U0242934

卫生健康数据手册

2022

国家卫生健康委统计信息中心　编

中国协和医科大学出版社

北　京

图书在版编目（CIP）数据

卫生健康数据手册. 2022 / 国家卫生健康委统计信息中心编. —
北京：中国协和医科大学出版社，2022.11

ISBN 978-7-5679-2085-9

Ⅰ. ①卫… Ⅱ. ①国… Ⅲ. ①医疗保健事业—中国—手册—
2022 Ⅳ. ①R199.2-62

中国版本图书馆CIP数据核字（2022）第204300号

卫生健康数据手册·2022

编　　者：	国家卫生健康委统计信息中心	
策　　划：	杨　帆	
责任编辑：	高淑英	
封面设计：	许晓晨	
责任校对：	张　麓	
责任印制：	张　岱	

出版发行：**中国协和医科大学出版社**
（北京市东城区东单三条9号　邮编100730　电话010-65260431）

网　　址：	www.pumcp.com
经　　销：	新华书店总店北京发行所
印　　刷：	北京联兴盛业印刷股份有限公司

开　　本：	880mm×1230mm　　1/32
印　　张：	10.5
字　　数：	260千字
版　　次：	2022年12月第1版
印　　次：	2022年12月第1次印刷
定　　价：	85.00元

ISBN 978-7-5679-2085-9

编者名单

主　编　吴士勇

编　者　张耀光　陈俐锦　王晓旭　冯星淋

　　　　徐向东　李岳峰　谢学勤　蔡　玥

　　　　武瑞仙　王　帅　梁艺琼　张黎黎

　　　　刘家硕　杨　硕　周　一　郑荣寿

前　　言

　　为贯彻落实新发展理念，全面推进健康中国建设和实施积极应对人口老龄化战略，促进卫生健康事业高质量发展，更好服务管理决策，国家卫生健康委统计信息中心组织编写了《卫生健康数据手册·2022》（以下简称《数据手册》），供各级领导、政策制定者、管理和研究人员参考使用。

　　《数据手册》以国家卫生健康委各类统计调查制度数据为基础，结合相关部委公开数据，涵盖人口社会与经济发展、居民健康状况、医疗资源与卫生服务、卫生健康投入、医疗保障、药品监管、教育与科技创新、医药产业发展等与健康相关的指标，力图全景式反映卫生健康事业发展以及居民健康卫生服务利用、健康水平的现状及变化等情况。《数据手册》主要提供了2015～2021年最新数据，重点指标则为1949年以来的情况。

　　希望《数据手册》能够为政策研究、制定和落实提供便捷的数据支持，成为决策和管理的有力助手。本书汇总了多种来源的数据，难免存在疏漏以及不足之处，敬请广大读者批评指正。

国家卫生健康委统计信息中心

2022年10月

目　　录

第一章

人口社会经济发展

第一节

人口情况

1-1-1 历年全国总人口及分性别、分城乡人口数
（万人）

年份	年末人口数	男性人口数	女性人口数	城镇人口	乡村人口
1949	54167	28145	26022	5765	48402
1950	55196	28669	26527	6169	49027
1955	61465	31809	29656	8285	53180
1960	66207	34283	31924	13073	53134
1965	72538	37128	35410	13045	59493
1970	82992	42686	40306	14424	68568
1975	92420	47564	44856	16030	76390
1980	98705	50785	47920	19140	79565
1985	105851	54725	51126	25094	80757
1990	114333	58904	55429	30195	84138
1995	121121	61808	59313	35174	85947
2000	126743	65437	61306	45906	80837
2001	127627	65672	61955	48064	79563
2002	128453	66115	62338	50212	78241
2003	129227	66556	62671	52376	76851
2004	129988	66976	63012	54283	75705
2005	130756	67375	63381	56212	74544
2006	131448	67728	63720	58288	73160
2007	132129	68048	64081	60633	71496
2008	132802	68357	64445	62403	70399
2009	133450	68647	64803	64512	68938
2010	134091	68748	65343	66978	67113
2011	134916	69161	65755	69927	64989
2012	135922	69660	66262	72175	63747
2013	136726	70063	66663	74502	62224
2014	137646	70522	67124	76738	60908
2015	138326	70857	67469	79302	59024
2016	139232	71307	67925	81924	57308
2017	140011	71650	68361	84343	55668
2018	140541	71864	68677	86433	54108
2019	141008	72039	68969	88426	52582
2020	141212	72357	68855	90220	50992
2021	141260	72311	68949	91425	49835

数据来源：国家统计局历年《中国统计年鉴》。

1-1-2 历年全国出生人口数、65 岁及以上老年人口数、劳动人口数（万人）

年份	出生人口数	65 岁及以上老年人口数	65 岁及以上老年人口占比（%）	劳动人口数
1990	2391	6368	5.6	65323
1995	2063	7510	6.2	68855
2000	1771	8821	7.0	73992
2001	1702	9062	7.1	73884
2002	1647	9377	7.3	74492
2003	1599	9692	7.5	74911
2004	1593	9879	7.6	75290
2005	1517	10068	7.7	76120
2006	1584	10384	7.9	76315
2007	1594	10702	8.1	76531
2008	1608	11023	8.3	77046
2009	1615	11343	8.5	77510
2010	1596	11934	8.9	78388
2011	1604	12277	9.1	78579
2012	1635	12777	9.4	78894
2013	1640	13262	9.7	79300
2014	1687	13902	10.1	79690
2015	1655	14476	10.5	80091
2016	1786	15037	10.8	80694
2017	1723	15961	11.4	80686
2018	1523	16724	11.9	80525
2019	1465	17725	12.6	81104
2020	1202	19064	13.5	78392
2021	1062	20059	14.2	

数据来源：出生人口数根据历年国民经济和社会发展统计公报整理；老年人口数、劳动人口数源自国家统计局历年《中国统计年鉴》。

1-1-3　2015～2021年全国人口基本情况

指标	2015	2016	2017	2018	2019	2020	2021
总人口（万人）	**138326**	**139232**	**140011**	**140541**	**141008**	**141212**	**141260**
按性别分（万人）							
男性人口	70857	71307	71650	71864	72039	72357	72311
女性人口	67469	67925	68361	68677	68969	68855	68949
按城乡分（万人）							
城镇人口	79302	81924	84343	86433	88426	90220	91425
农村人口	59024	57308	55668	54108	52582	50992	49835
性别比重（%）							
男性人口	51.2	51.2	51.2	51.1	51.1	51.2	51.2
女性人口	48.8	48.8	48.8	48.9	48.9	48.8	48.8
城乡比重（%）							
城镇人口	57.3	58.8	60.2	61.5	62.7	63.9	64.7
农村人口	42.7	41.2	39.8	38.5	37.3	36.1	35.3
人口年龄构成（%）							
0～14岁人口	16.5	16.7	16.8	16.9	16.8	17.9	17.5
15～64岁人口	73.0	72.5	71.8	71.2	70.6	68.6	68.3
65岁及以上人口	10.5	10.8	11.4	11.9	12.6	13.5	14.2
人口总抚养比（%）	37.0	37.9	39.3	40.4	41.5	45.9	46.3
少年儿童抚养比	22.6	22.9	23.4	23.7	23.8	26.2	25.6
老年人口抚养比	14.3	15.0	15.9	16.8	17.8	19.7	20.8
受教育程度人口占6岁及以上人口比重（%）							
小学	26.2	25.6	25.2	25.3	25.3		
初中	38.3	38.8	38.1	37.8	37.3		
高中及中职	16.4	16.9	17.6	17.6	17.7		
大专及以上	13.3	12.9	13.9	14.0	14.6		
文盲人口及文盲率							
文盲人口（万人）	1128946	61448	56152	57483	51892		
文盲率（%）	5.7	5.7	5.3	5.4	5.1		

数据来源：国家统计局历年《中国统计年鉴》。

1-1-4　2020 年全国分年龄、分性别人口数和性别比

年　龄	人口数（万人）			性别比（女 =100）
	合计	男	女	
总　计	140978	72142	68836	104.80
0～4 岁	7788	4097	3692	110.98
5～9 岁	9024	4802	4223	113.71
10～14 岁	8526	4561	3965	115.03
15～19 岁	7268	3905	3363	116.12
20～24 岁	7494	3968	3527	112.51
25～29 岁	9185	4816	4369	110.25
30～34 岁	12415	6387	6027	105.97
35～39 岁	9901	5093	4808	105.93
40～44 岁	9295	4763	4532	105.10
45～49 岁	11422	5819	5603	103.85
50～54 岁	12116	6111	6006	101.74
55～59 岁	10140	5082	5058	100.46
60～64 岁	7338	3687	3651	100.98
65～69 岁	7401	3634	3767	96.47
70～74 岁	4959	2416	2543	95.03
75～79 岁	3124	1475	1649	89.48
80～84 岁	2038	916	1123	81.57
85～89 岁	1083	443	640	69.15
90～94 岁	365	137	229	59.85
95～99 岁	82	27	55	49.50
100 岁及以上	12	4	8	41.95

数据来源：《2020 中国人口普查年鉴》。

1-1-5 2015～2021年分省人口数（万人）

地区	2015	2016	2017	2018	2019	2020	2021
全　国	138326	139232	140011	140541	141008	141212	141260
北　京	2188	2195	2194	2192	2190	2189	2189
天　津	1439	1443	1410	1383	1385	1387	1373
河　北	7345	7375	7409	7426	7447	7464	7448
山　西	3519	3514	3510	3502	3497	3490	3480
内　蒙古	2440	2436	2433	2422	2415	2403	2400
辽　宁	4338	4327	4312	4291	4277	4255	4229
吉　林	2613	2567	2526	2484	2448	2399	2375
黑龙江	3529	3463	3399	3327	3255	3171	3125
上　海	2458	2467	2466	2475	2481	2488	2489
江　苏	8315	8381	8423	8446	8469	8477	8505
浙　江	5985	6072	6170	6273	6375	6468	6540
安　徽	6011	6033	6057	6076	6092	6105	6113
福　建	3984	4016	4065	4104	4137	4161	4187
江　西	4485	4496	4511	4513	4516	4519	4517
山　东	9866	9973	10033	10077	10106	10165	10170
河　南	9701	9778	9829	9864	9901	9941	9883
湖　北	5850	5885	5904	5917	5927	5745	5830
湖　南	6615	6625	6633	6635	6640	6645	6622
广　东	11678	11908	12141	12348	12489	12624	12684
广　西	4811	4857	4907	4947	4982	5019	5037
海　南	945	957	972	982	995	1012	1020
重　庆	3070	3110	3144	3163	3188	3209	3212
四　川	8196	8251	8289	8321	8351	8371	8372
贵　州	3708	3758	3803	3822	3848	3858	3852
云　南	4663	4677	4693	4703	4714	4722	4690
西　藏	330	340	349	354	361	366	366
陕　西	3846	3874	3904	3931	3944	3955	3954
甘　肃	2523	2520	2522	2515	2509	2501	2490
青　海	577	582	586	587	590	593	594
宁　夏	684	695	705	710	717	721	725
新　疆	2385	2428	2480	2520	2559	2590	2589

数据来源：国家统计局历年《中国统计年鉴》。

1-1-6　2020年分省家庭户数、人口数及性别比

地　区	户数（万户）			人口数（万人）			性别比（女＝100）
	合计	家庭户	集体户	合计	男	女	
全　国	**52269**	**49416**	**2853**	**140978**	**72142**	**68836**	**104.80**
北　京	914	823	91	2189	1120	1070	104.65
天　津	546	487	60	1387	714	672	106.31
河　北	2636	2543	93	7461	3768	3693	102.02
山　西	1338	1275	64	3492	1781	1711	104.06
内蒙古	997	948	49	2405	1228	1177	104.26
辽　宁	1817	1747	70	4259	2126	2133	99.70
吉　林	996	943	53	2407	1202	1206	99.69
黑龙江	1371	1302	68	3185	1595	1590	100.35
上　海	1047	964	82	2487	1288	1200	107.33
江　苏	3192	2991	201	8475	4303	4172	103.15
浙　江	2688	2501	187	6457	3368	3089	109.04
安　徽	2289	2191	98	6100	3110	2992	103.94
福　建	1531	1437	94	4154	2147	2007	106.94
江　西	1479	1407	72	4519	2330	2187	106.62
山　东	3705	3518	186	10153	5143	5009	102.67
河　南	3322	3178	144	9937	4983	4953	100.60
湖　北	2102	1993	109	5775	2969	2806	105.83
湖　南	2389	2288	101	6644	3400	3245	104.77
广　东	4669	4247	422	12601	6687	5914	113.08
广　西	1687	1622	65	5013	2592	2421	107.04
海　南	320	296	24	1008	535	474	112.86
重　庆	1263	1204	59	3205	1620	1585	102.21
四　川	3221	3076	145	8367	4229	4139	102.19
贵　州	1327	1270	57	3856	1971	1886	104.50
云　南	1586	1515	71	4721	2442	2279	107.16
西　藏	109	101	8	365	191	173	110.32
陕　西	1498	1421	76	3953	2023	1930	104.79
甘　肃	877	842	35	2502	1270	1232	103.10
青　海	208	197	11	592	303	289	104.97
宁　夏	266	254	13	720	367	353	103.83
新　疆	880	835	45	2585	1335	1250	106.85

数据来源：《2020中国人口普查年鉴》。

1-1-7 2020年分省城乡人口分布情况

地区	城乡人口（万人）		城镇人口比重（%）	乡村人口比重（%）
	城镇	乡村		
全 国	**90199**	**50979**	**63.9**	**36.1**
北 京	1917	273	87.6	12.4
天 津	1174	212	84.6	15.4
河 北	4482	2979	60.1	39.9
山 西	2183	1308	62.5	37.5
内 蒙 古	1623	782	67.5	32.5
辽 宁	3073	1187	72.2	27.8
吉 林	1508	899	62.7	37.3
黑 龙 江	2090	1095	65.6	34.4
上 海	2221	266	89.3	10.7
江 苏	6224	2251	73.4	26.6
浙 江	4660	1797	72.2	27.8
安 徽	3560	2543	58.3	41.7
福 建	2856	1298	68.8	31.2
江 西	2731	1788	60.4	39.6
山 东	6401	3751	63.0	37.0
河 南	5508	4429	55.4	44.6
湖 北	3632	2143	62.9	37.1
湖 南	3905	2740	58.8	41.2
广 东	9344	3258	74.2	25.8
广 西	2717	2296	54.2	45.8
海 南	608	401	60.3	39.7
重 庆	2226	979	69.5	30.5
四 川	4747	3621	56.7	43.3
贵 州	2050	1807	53.2	46.8
云 南	2363	2358	50.1	49.9
西 藏	130	234	35.6	64.4
陕 西	2477	1476	62.7	37.3
甘 肃	1307	1195	52.2	47.8
青 海	356	236	60.1	39.9
宁 夏	468	252	65.0	35.0
新 疆	1461	1124	56.5	43.5

数据来源：《2020中国人口普查年鉴》。

1-1-8　历年家庭户户数及不同家庭规模户数比例

年份	家庭户户数（户）	一人户家庭占比（%）	二人户家庭占比（%）	三人户家庭占比（%）	四人户家庭占比（%）	五人户及以上家庭占比（%）
2002	365083	7.7	18.4	31.7	23.1	19.1
2003	367550	7.6	19.1	31.7	22.8	18.8
2004	367617	7.8	19.6	31.4	21.8	19.3
2005	5286554	10.7	24.5	29.8	19.2	15.8
2006	368180	9.1	24.2	30.7	20.0	16.0
2007	367260	8.9	24.4	30.4	20.9	15.3
2008	365130	8.9	24.6	30.4	21.0	15.2
2009	363948	10.0	25.0	29.4	19.6	16.0
2011	363948	14.0	26.0	27.7	16.9	15.4
2012	356954	14.1	26.4	27.6	16.8	15.2
2013	362031	14.6	27.3	26.9	17.0	14.2
2014	365416	14.9	27.7	26.7	15.9	14.8
2015	6355790	13.1	25.3	26.4	17.9	17.1
2016	364431	14.1	25.8	26.1	17.8	16.2
2017	367273	15.6	27.2	24.7	17.1	15.3
2018	371225	16.7	28.3	23.4	16.5	15.1
2019	363974	18.5	29.6	22.3	15.9	13.9

数据来源：国家统计局，2005年、2015年为1%人口抽样调查样本数据，2010年未公布相关数据，其他年份为1‰人口变动调查样本数据。

1-1-9　2020年分省家庭户数及不同家庭规模户数比例

地　区	家庭户	一人户家庭占比（%）	二人户家庭占比（%）	三人口家庭占比(%)	四人户家庭占比（%）	五人户及以上家庭占比(%)
全　国	**494157423**	**25.39**	**29.68**	**20.99**	**13.17**	**10.76**
北　京	8230792	29.93	33.14	21.71	8.94	6.27
天　津	4867116	23.99	35.49	24.84	10.52	5.16
河　北	25429609	19.99	31.34	21.69	15.50	11.47
山　西	12746142	23.99	31.79	23.28	13.86	7.08
内　蒙古	9483957	23.30	37.60	25.20	10.03	3.87
辽　宁	17467111	26.61	36.90	23.93	8.23	4.32
吉　林	9426822	24.54	37.09	24.32	9.19	4.85
黑龙江	13024687	29.23	36.25	22.80	8.09	3.64
上　海	9644628	28.37	34.55	22.39	8.45	6.24
江　苏	29910849	23.32	32.22	21.73	12.43	10.29
浙　江	25008606	30.84	32.38	19.13	9.93	7.71
安　徽	21910377	23.66	30.99	21.76	13.57	10.03
福　建	14371078	27.31	26.28	19.45	14.25	12.71
江　西	14072847	21.82	25.33	20.19	16.18	16.48
山　东	35184241	20.05	31.92	21.81	16.46	9.76
河　南	31782693	21.98	26.73	20.46	16.08	14.75
湖　北	19931045	23.61	29.30	23.03	13.17	10.87
湖　南	22878336	25.34	27.68	20.84	14.46	11.69
广　东	42469178	33.22	24.25	16.48	12.22	13.82
广　西	16215014	25.13	23.71	20.13	15.19	15.84
海　南	2961646	22.41	21.91	19.90	17.62	18.16
重　庆	12040234	29.29	30.27	20.25	11.38	8.81
四　川	30756120	28.73	29.78	19.79	11.61	10.09
贵　州	12696585	23.88	26.10	20.32	15.30	14.38
云　南	15146831	22.82	24.71	20.87	15.62	15.97
西　藏	1014090	33.22	17.76	13.79	11.91	23.32
陕　西	14211344	27.18	29.03	21.44	13.32	9.02
甘　肃	8422836	22.67	28.38	21.47	14.18	13.30
青　海	1965893	25.38	25.06	20.90	14.03	14.62
宁　夏	2535074	21.20	31.23	23.42	15.16	8.98
新　疆	8351642	20.90	26.96	22.65	16.67	12.81

数据来源：《2020中国人口普查年鉴》。

1-1-10　历年全国出生率、死亡率、自然增长率（‰）

年份	出生率	死亡率	自然增长率
1949	36.00	20.00	16.00
1950	37.00	18.00	19.00
1955	32.60	12.28	20.32
1960	20.86	25.43	−4.57
1965	38.00	9.50	28.50
1970	33.59	7.64	25.95
1975	23.13	7.36	15.77
1980	18.21	6.34	11.87
1985	21.04	6.78	14.26
1990	21.06	6.67	14.39
1995	17.12	6.57	10.55
2000	14.03	6.45	7.58
2001	13.38	6.43	6.95
2002	12.86	6.41	6.45
2003	12.41	6.40	6.01
2004	12.29	6.42	5.87
2005	12.40	6.51	5.89
2006	12.09	6.81	5.28
2007	12.10	6.93	5.17
2008	12.14	7.06	5.08
2009	11.95	7.08	4.87
2010	11.90	7.11	4.79
2011	13.27	7.14	6.13
2012	14.57	7.13	7.43
2013	13.03	7.13	5.90
2014	13.83	7.12	6.71
2015	11.99	7.07	4.93
2016	13.57	7.04	6.53
2017	12.64	7.06	5.58
2018	10.86	7.08	3.78
2019	10.41	7.09	3.32
2020	8.52	7.07	1.45
2021	7.52	7.18	0.34

数据来源：国家统计局历年《中国统计年鉴》。

1-1-11 2015～2020年分省出生率（‰）

地区	2015	2016	2017	2018	2019	2020
全　国	**11.99**	**13.57**	**12.64**	**10.86**	**10.41**	**8.52**
北　京	7.96	9.32	9.06	8.24	8.12	6.99
天　津	5.84	7.37	7.65	6.67	6.73	5.99
河　北	11.35	12.42	13.20	11.26	10.83	8.16
山　西	9.98	10.29	11.06	9.63	9.12	8.26
内蒙古	7.72	9.03	9.47	8.35	8.23	7.20
辽　宁	6.17	6.60	6.49	6.39	6.45	5.16
吉　林	5.87	5.55	6.76	6.62	6.05	4.84
黑龙江	6.00	6.12	6.22	5.98	5.73	3.75
上　海	7.52	9.00	8.10	7.20	7.00	5.02
江　苏	9.05	9.76	9.71	9.32	9.12	6.65
浙　江	10.52	11.22	11.92	11.02	10.51	7.13
安　徽	12.92	13.02	14.07	12.41	12.03	9.45
福　建	13.90	14.50	15.00	13.20	12.90	9.21
江　西	13.20	13.45	13.79	13.43	12.59	9.48
山　东	12.55	17.89	17.54	13.26	11.77	8.56
河　南	12.70	13.26	12.95	11.72	11.02	9.24
湖　北	10.74	12.04	12.60	11.54	11.35	8.28
湖　南	13.58	13.57	13.27	12.19	10.39	8.53
广　东	11.12	11.85	13.68	12.79	12.54	10.28
广　西	14.05	13.82	15.14	14.12	13.31	11.36
海　南	14.57	14.57	14.73	14.48	12.87	10.36
重　庆	11.05	11.77	11.18	11.02	10.48	7.47
四　川	10.30	10.48	11.26	11.05	10.70	7.60
贵　州	13.00	13.43	13.98	13.90	13.65	13.70
云　南	12.88	13.16	13.53	13.19	12.63	10.96
西　藏	15.75	15.79	16.00	15.22	14.60	13.96
陕　西	10.10	10.64	11.11	10.67	10.55	8.95
甘　肃	12.36	12.18	12.54	11.07	10.60	10.55
青　海	14.72	14.70	14.42	14.31	13.66	11.43
宁　夏	12.62	13.69	13.44	13.32	13.72	11.59
新　疆	15.59	15.34	15.88	10.69	8.14	6.94

数据来源：国家统计局历年《中国统计年鉴》。

1-1-12 2020年分省育龄妇女年龄别生育率（‰）

地 区	15～19岁	20～24岁	25～29岁	30～34岁	35～39岁	40～44岁	45～49岁	总和生育率
全 国	**6.07**	**55.22**	**98.98**	**65.05**	**26.91**	**6.34**	**1.61**	**1300.90**
北 京	0.96	11.88	55.70	66.66	29.96	7.45	1.07	868.39
天 津	1.40	26.58	74.41	54.86	22.26	4.15	0.60	921.28
河 北	4.30	62.27	104.87	60.29	22.16	4.99	1.30	1300.90
山 西	1.70	45.73	104.90	64.66	22.99	3.73	1.07	1223.87
内蒙古	2.13	34.25	98.26	68.84	28.27	5.17	0.82	1188.73
辽 宁	1.98	28.66	74.44	52.06	20.39	4.70	0.98	916.03
吉 林	2.19	29.69	74.38	47.03	18.61	3.14	0.80	879.21
黑龙江	1.78	25.35	64.19	41.52	14.80	3.36	0.66	758.26
上 海	2.99	20.70	52.53	47.34	18.87	4.70	0.95	740.37
江 苏	3.68	41.66	86.70	50.36	19.24	4.30	1.58	1037.60
浙 江	6.21	41.50	80.40	51.57	22.29	5.48	1.43	1044.38
安 徽	5.80	65.18	106.33	66.04	27.04	5.75	1.29	1387.16
福 建	5.98	57.01	108.14	68.72	27.87	6.30	1.66	1378.39
江 西	5.00	70.40	110.70	63.74	23.61	5.57	2.41	1407.21
山 东	3.16	50.70	107.41	76.56	37.05	9.49	1.85	1431.15
河 南	4.74	62.57	109.07	71.11	26.82	6.35	1.83	1412.46
湖 北	2.35	40.01	96.98	62.64	25.01	5.33	1.59	1169.50
湖 南	3.89	55.68	104.57	68.24	27.37	6.75	2.10	1343.00
广 东	5.83	52.53	101.29	71.06	31.54	8.13	1.97	1361.78
广 西	10.85	82.85	134.06	96.37	47.35	12.95	2.83	1936.32
海 南	12.57	66.75	106.08	76.71	34.67	11.41	2.14	1551.63
重 庆	3.68	50.29	95.37	59.80	23.02	4.40	1.11	1188.28
四 川	5.98	57.90	94.60	59.25	22.50	4.51	1.35	1230.51
贵 州	24.60	115.88	142.47	88.45	38.85	11.25	2.27	2118.88
云 南	18.09	80.69	110.42	70.43	31.17	8.12	2.15	1605.30
西 藏	16.29	108.50	117.98	77.96	41.45	17.12	6.03	1926.69
陕 西	1.68	37.88	96.45	65.36	25.17	4.80	1.45	1163.89
甘 肃	11.14	82.47	131.00	78.28	27.20	5.41	1.47	1684.86
青 海	20.86	76.52	107.34	69.66	32.59	7.80	3.11	1589.38
宁 夏	15.40	86.44	120.50	77.64	28.11	4.87	1.46	1672.09
新 疆	3.21	50.42	81.03	51.37	19.10	4.71	1.18	1055.09

数据来源：《2020中国人口普查年鉴》。

1-1-13 2015～2020年分省死亡率（‰）

地区	2015	2016	2017	2018	2019	2020
全 国	**7.07**	**7.04**	**7.06**	**7.08**	**7.09**	**7.07**
北 京	4.95	5.20	5.30	5.58	5.49	5.19
天 津	5.61	5.54	5.05	5.42	5.30	5.92
河 北	5.79	6.36	6.60	6.38	6.12	7.22
山 西	5.56	5.52	5.45	5.32	5.85	7.02
内蒙古	5.32	5.69	5.74	5.95	5.66	7.30
辽 宁	6.59	6.78	6.93	7.39	7.25	8.59
吉 林	5.53	5.60	6.50	6.26	6.90	7.81
黑龙江	6.60	6.61	6.63	6.67	6.74	8.23
上 海	5.07	5.00	5.30	5.40	5.50	5.58
江 苏	7.03	7.03	7.03	7.03	7.04	6.49
浙 江	5.50	5.52	5.56	5.58	5.52	6.56
安 徽	5.94	5.96	5.90	5.96	6.04	7.96
福 建	6.10	6.20	6.20	6.20	6.10	6.24
江 西	6.24	6.16	6.08	6.06	6.03	6.61
山 东	6.67	7.05	7.40	7.18	7.50	7.25
河 南	7.05	7.11	6.97	6.80	6.84	7.15
湖 北	5.83	6.97	7.01	7.00	7.08	7.67
湖 南	6.86	7.01	7.08	7.08	7.28	7.92
广 东	4.32	4.41	4.52	4.55	4.46	4.70
广 西	6.15	5.95	6.22	5.96	6.14	6.46
海 南	6.00	6.00	6.01	6.01	6.11	5.85
重 庆	7.19	7.24	7.27	7.54	7.57	7.70
四 川	6.94	6.99	7.03	7.01	7.09	8.48
贵 州	7.20	6.93	6.88	6.85	6.95	7.17
云 南	6.48	6.55	6.68	6.32	6.20	7.92
西 藏	5.10	5.11	4.95	4.58	4.46	5.37
陕 西	6.28	6.23	6.24	6.24	6.28	7.11
甘 肃	6.15	6.18	6.52	6.65	6.75	7.91
青 海	6.17	6.18	6.17	6.25	6.08	6.65
宁 夏	4.58	4.72	4.75	5.54	5.69	5.88
新 疆	4.51	4.26	4.48	4.56	4.45	5.46

数据来源：国家统计局历年《中国统计年鉴》。

1-1-14 2015～2020年分省人口自然增长率（‰）

地区	2015	2016	2017	2018	2019	2020
全　国	**4.93**	**6.53**	**5.58**	**3.78**	**3.32**	1.45
北　京	3.01	4.12	3.76	2.66	2.63	
天　津	0.23	1.83	2.60	1.25	1.43	
河　北	5.56	6.06	6.60	4.88	4.71	
山　西	4.42	4.77	5.61	4.31	3.27	
内蒙古	2.40	3.34	3.73	2.40	2.57	
辽　宁	−0.42	−0.18	−0.44	−1.00	−0.80	
吉　林	0.34	−0.05	0.26	0.36	−0.85	
黑龙江	−0.60	−0.49	−0.41	−0.69	−1.01	
上　海	2.45	4.00	2.80	1.80	1.50	
江　苏	2.02	2.73	2.68	2.29	2.08	
浙　江	5.02	5.70	6.36	5.44	4.99	
安　徽	6.98	7.06	8.17	6.45	5.99	
福　建	7.80	8.30	8.80	7.00	6.80	
江　西	6.96	7.29	7.71	7.37	6.56	
山　东	5.88	10.84	10.14	6.08	4.27	
河　南	5.65	6.15	5.98	4.92	4.18	
湖　北	4.91	5.07	5.59	4.54	4.27	
湖　南	6.72	6.56	6.19	5.11	3.11	
广　东	6.80	7.44	9.16	8.24	8.08	
广　西	7.90	7.87	8.92	8.16	7.17	
海　南	8.57	8.57	8.72	8.47	6.76	
重　庆	3.86	4.53	3.91	3.48	2.91	
四　川	3.36	3.49	4.23	4.04	3.61	
贵　州	5.80	6.50	7.10	7.05	6.70	
云　南	6.40	6.61	6.85	6.87	6.43	
西　藏	10.65	10.68	11.05	10.64	10.14	
陕　西	3.82	4.41	4.87	4.43	4.27	
甘　肃	6.21	6.00	6.02	4.42	3.85	
青　海	8.55	8.52	8.25	8.06	7.58	
宁　夏	8.04	8.97	8.69	7.78	8.03	
新　疆	11.08	11.08	11.40	6.13	3.69	

数据来源：国家统计局历年《中国统计年鉴》。

1-1-15　2020 年全国分民族人口数及不同民族人口数比例

民　　族	人口数（万人）	男（万人）	女（万人）	各民族人口占总人口的比重（%）
总　　计	140978	72142	68836	100.00
汉　族	128445	65737	62708	91.11
蒙古族	629	314	315	0.45
回　族	1138	575	562	0.81
藏　族	706	352	354	0.50
维吾尔族	1177	593	585	0.84
苗　族	1107	574	532	0.79
彝　族	983	499	484	0.70
壮　族	1957	1013	944	1.39
布依族	358	183	174	0.25
朝鲜族	170	83	87	0.12
满　族	1042	535	507	0.74
侗　族	350	184	165	0.25
瑶　族	331	172	159	0.23
白　族	209	105	104	0.15
土家族	959	497	462	0.68
哈尼族	173	89	84	0.12
哈萨克族	156	78	78	0.11
傣　族	133	66	67	0.09
黎　族	160	83	77	0.11
傈僳族	76	38	38	0.05
佤　族	43	22	21	0.03
畲　族	75	40	34	0.05
高山族	0.20	0.10	0.10	0.00
拉祜族	50	25	25	0.04
水　族	50	26	24	0.04
东乡族	77	39	38	0.05
纳西族	32	16	16	0.02
景颇族	16	8	8	0.01
柯尔克孜族	20	10	10	0.01

数据来源：《2020 中国人口普查年鉴》。

民　族	人口数（万人）	男（万人）	女（万人）	各民族人口占总人口的比重（%）
土　族	28	14	14	0.02
达斡尔族	13	6	7	0.01
仫佬族	28	14	14	0.02
羌　族	31	16	16	0.02
布朗族	13	6	6	0.01
撒拉族	17	8	8	0.01
毛南族	12	6	6	0.01
仡佬族	68	36	32	0.05
锡伯族	19	10	9	0.01
阿昌族	4	2	2	0.00
普米族	5	2	2	0.00
塔吉克族	5	3	3	0.00
怒　族	4	2	2	0.00
乌孜别克族	1	1	1	0.00
俄罗斯族	2	1	1	0.00
鄂温克族	3	2	2	0.00
德昂族	2	1	1	0.00
保安族	2	1	1	0.00
裕固族	1	1	1	0.00
京　族	3	2	2	0.00
塔塔尔族	0	0	0	0.00
独龙族	1	0	0	0.00
鄂伦春族	1	0	0	0.00
赫哲族	1	0	0	0.00
门巴族	1	1	1	0.00
珞巴族	0	0	0	0.00
基诺族	3	1	1	0.00
未定族称人口	84	44	40	0.06
入　籍	2	1	1	0.00

数据来源：《2020 中国人口普查年鉴》。

1-1-16 2020 年分省不同孩次比例

地　　区	第一孩占比（%）	第二孩占比（%）	第三孩占比（%）	第四孩占比（%）	第五孩及以上占比（%）
全　　国	**45.8**	**43.1**	**9.0**	**1.6**	**0.5**
北　京	62.5	35.6	1.7	0.2	0.1
天　津	59.1	37.7	2.8	0.3	0.0
河　北	40.7	47.4	10.4	1.3	0.2
山　西	49.9	45.4	4.1	0.5	0.1
内蒙古	52.8	43.2	3.5	0.4	0.1
辽　宁	65.6	32.1	1.9	0.2	0.0
吉　林	65.1	32.5	2.2	0.2	0.1
黑龙江	68.2	30.0	1.6	0.1	0.0
上　海	65.7	31.6	2.4	0.2	0.0
江　苏	52.9	41.7	4.8	0.5	0.1
浙　江	50.6	43.8	4.9	0.6	0.1
安　徽	43.2	47.3	8.3	1.1	0.2
福　建	41.1	47.3	10.2	1.1	0.2
江　西	39.7	43.5	13.9	2.3	0.6
山　东	37.8	48.5	12.2	1.3	0.3
河　南	40.7	44.2	13.1	1.7	0.4
湖　北	49.1	45.2	5.1	0.5	0.1
湖　南	43.1	46.1	9.1	1.4	0.3
广　东	43.1	41.1	12.0	2.9	0.9
广　西	37.7	42.2	14.7	3.8	1.5
海　南	42.8	41.7	12.6	2.2	0.7
重　庆	52.8	41.8	4.5	0.7	0.2
四　川	51.3	40.8	5.6	1.5	0.8
贵　州	38.8	42.5	13.8	3.5	1.4
云　南	43.8	43.2	10.0	2.2	0.8
西　藏	33.9	32.3	17.5	8.4	7.9
陕　西	48.8	45.9	4.7	0.5	0.1
甘　肃	44.3	44.0	8.9	2.0	0.8
青　海	46.1	37.2	10.7	3.7	2.3
宁　夏	43.0	39.9	12.1	3.6	1.4
新　疆	54.4	38.1	6.4	0.9	0.2

数据来源：《2020 中国人口普查年鉴》。

1-1-17　2020年分省、分孩次出生人口性别比
（女=100）

地　区	性别比	第一孩性别比	第二孩性别比	第三孩性别比	第四孩性别比	第五孩及以上性别比
全　国	112.28	113.17	106.78	132.93	130.07	127.14
北　京	110.06	111.63	107.20	119.85	93.33	28.57
天　津	108.36	111.21	101.30	148.94	166.67	100.00
河　北	108.60	109.42	102.34	132.77	142.99	163.46
山　西	102.94	106.80	96.82	128.28	107.79	137.50
内蒙古	105.60	105.84	104.05	127.53	61.36	300.00
辽　宁	107.15	110.39	98.63	152.30	125.00	100.00
吉　林	104.06	105.64	100.31	123.48	56.25	50.00
黑龙江	105.51	110.90	93.58	123.47	90.00	33.33
上　海	109.12	107.84	108.52	152.78	216.67	150.00
江　苏	110.73	112.10	105.59	146.55	111.56	130.77
浙　江	110.82	110.10	108.27	143.10	120.97	178.26
安　徽	114.54	111.96	108.92	165.85	161.71	120.83
福　建	120.10	111.53	118.40	164.49	203.62	134.29
江　西	122.73	119.80	113.38	158.22	177.59	148.60
山　东	112.52	110.21	107.96	138.89	132.70	136.84
河　南	111.04	116.37	101.24	123.66	163.62	159.84
湖　北	115.28	115.02	109.98	177.42	130.36	172.22
湖　南	116.91	121.07	108.41	140.74	149.05	108.97
广　东	117.52	118.39	111.74	130.87	135.35	128.46
广　西	115.97	116.77	110.46	125.25	129.35	136.50
海　南	120.55	114.29	118.49	144.09	153.93	180.00
重　庆	107.51	111.92	102.43	111.57	76.53	86.36
四　川	111.45	116.33	105.21	115.35	100.00	131.06
贵　州	113.59	113.21	109.90	123.69	123.80	118.89
云　南	107.25	109.96	103.27	111.20	107.54	134.71
西　藏	101.14	112.62	104.21	94.77	77.69	86.18
陕　西	108.51	111.78	102.04	145.09	120.29	80.00
甘　肃	108.41	110.89	103.70	115.29	121.55	139.51
青　海	110.63	116.45	106.22	103.55	111.61	102.74
宁　夏	105.67	104.59	100.29	120.42	131.62	118.52
新　疆	105.89	108.53	103.57	112.57	47.11	41.67

数据来源：《2020中国人口普查年鉴》。

1-1-18 历年地级及以上城市数及人口规模情况（个）

年份	全部地级及以上城市数	400万以上人口城市数	200万～400万人口城市数	100万～200万人口城市数	100万以下人口城市数
2000	262	8	12	70	172
2001	269	8	16	69	176
2002	278	10	21	71	176
2003	284	11	21	73	179
2004	286	12	23	73	178
2005	286	13	25	75	173
2006	286	13	24	80	169
2007	287	13	26	79	169
2008	287	13	28	81	165
2009	287	14	28	82	163
2010	287	14	30	81	162
2011	288	14	31	82	161
2012	289	14	31	82	162
2013	290	14	33	86	157
2014	292	17	35	91	149
2015	295	15	38	94	148
2016	297	17	43	96	141
2017	298	19	42	100	137
2018	297	20	42	99	136
2019	297	20	44	98	135
2020	297	22	46	96	133

数据来源：国家统计局，城市人口规模以城市市辖区年末总人口数计算。

1-1-19   2020年分省城市规模分布情况

地区	400万以上人口城市数	200万～400万人口城市数	100万～200万人口城市数	城区面积（平方千米）	城市人口密度（人/平方千米）
全　国	22	46	96	186629	2778
北　京	1				
天　津	1			2640	4449
河　北	1	4	3	6321	3085
山　西		1	2	3020	4015
内蒙古			3	4984	1850
辽　宁	2		3	12509	1805
吉　林	1		1	6486	1876
黑龙江	1		2	2574	5501
上　海	1			6341	3830
江　苏	1	9	3	15797	2240
浙　江	1	2	4	13461	2105
安　徽		4	5	6712	2655
福　建		3	2	3919	3545
江　西		3	3	2997	4426
山　东	2	6	8	23954	1665
河　南	1	2	8	5364	4994
湖　北	1	1	4	8221	2778
湖　南		1	6	4779	3677
广　东	4	3	9	16213	3909
广　西	1	1	7	5877	2162
海　南			1	1439	2444
重　庆	1			7779	2070
四　川	1	1	12	8894	3158
贵　州		2	2	3702	2262
云　南		1	1	3274	3138
西　藏				632	1584
陕　西	1		3	2597	4985
甘　肃		1	2	2005	3235
青　海			1	736	2930
宁　夏			1	951	3153
新　疆		1		2451	3627

数据来源：国家统计局，城市人口规模以城市市辖区年末总人口数计算。

第二节

行政区划与经济发展情况

1-2-1　2015～2021年分省县（市、区）数（个）

地区	2015	2016	2017	2018	2019	2020	2021
全　国	**2850**	**2851**	**2851**	**2851**	**2846**	**2844**	**2843**
北　京	16	16	16	16	16	16	16
天　津	16	16	16	16	16	16	16
河　北	170	168	168	168	168	167	167
山　西	119	119	119	117	117	117	117
内蒙古	102	103	103	103	103	103	103
辽　宁	100	100	100	100	100	100	100
吉　林	60	60	60	60	60	60	60
黑龙江	128	128	128	128	121	121	121
上　海	16	16	16	16	16	16	16
江　苏	97	96	96	96	96	95	95
浙　江	90	89	89	89	90	90	90
安　徽	105	105	105	105	105	104	104
福　建	85	85	85	85	85	85	84
江　西	100	100	100	100	100	100	100
山　东	137	137	137	137	137	136	136
河　南	158	158	158	158	158	158	157
湖　北	103	103	103	103	103	103	103
湖　南	122	122	122	122	122	122	122
广　东	119	121	121	122	122	122	122
广　西	110	111	111	111	111	111	111
海　南	23	23	23	23	23	25	25
重　庆	38	38	38	38	38	38	38
四　川	183	183	183	183	183	183	183
贵　州	88	88	88	88	88	88	88
云　南	129	129	129	129	129	129	129
西　藏	74	74	74	74	74	74	74
陕　西	107	107	107	107	107	107	107
甘　肃	86	86	86	86	86	86	86
青　海	43	43	43	44	44	44	44
宁　夏	22	22	22	22	22	22	22
新　疆	104	105	105	105	106	106	107

数据来源：国家统计局历年《中国统计年鉴》。

1-2-2 2015～2021年分省乡镇数（个）

地区	2015	2016	2017	2018	2019	2020	2021
全　国	**31832**	**31757**	**31647**	**31552**	**30236**	**29968**	**29631**
北　京	181	181	181	181	181	178	178
天　津	127	127	127	129	129	128	128
河　北	1958	1953	1947	1947	1945	1944	1943
山　西	1196	1196	1196	1196	1189	1189	1061
内蒙古	771	775	777	778	778	778	779
辽　宁	861	854	843	841	841	841	841
吉　林	611	610	608	608	608	607	607
黑龙江	886	886	885	888	902	902	901
上　海	109	109	109	109	108	108	108
江　苏	839	832	826	767	758	743	718
浙　江	906	929	915	908	878	877	876
安　徽	1249	1242	1240	1239	1239	1239	1236
福　建	927	926	926	923	923	922	907
江　西	1402	1403	1404	1405	1398	1398	1396
山　东	1190	1179	1164	1160	1155	1129	1129
河　南	1808	1802	1791	1791	1791	1791	1784
湖　北	929	927	926	925	922	922	922
湖　南	1536	1536	1532	1530	1526	1525	1522
广　东	1139	1139	1135	1134	1125	1127	1123
广　西	1123	1118	1118	1118	1118	1118	1118
海　南	196	196	196	196	196	196	196
重　庆	812	812	808	804	801	792	786
四　川	4303	4287	4260	4259	2991	2771	2642
贵　州	1197	1158	1156	1154	1152	1148	1145
云　南	1226	1226	1225	1225	1219	1218	1204
西　藏	684	685	685	677	676	676	676
陕　西	1012	1011	1006	996	996	990	990
甘　肃	1228	1228	1229	1229	1229	1229	1229
青　海	365	365	366	366	366	366	362
宁　夏	192	192	193	193	193	193	193
新　疆	869	873	873	876	903	923	931

数据来源：国家统计局历年《中国统计年鉴》。

1-2-3 2015～2021年分省街道办事处数（个）

地区	2015	2016	2017	2018	2019	2020	2021
全　国	**7957**	**8105**	**8241**	**8393**	**8519**	**8773**	**8925**
北　京	150	150	150	152	152	165	165
天　津	117	118	121	120	119	122	124
河　北	293	302	308	308	310	310	310
山　西	202	202	202	202	207	207	217
内蒙古	239	239	243	246	246	246	246
辽　宁	671	677	688	690	514	514	513
吉　林	290	300	311	325	329	344	351
黑龙江	348	311	307	308	338	390	415
上　海	104	105	105	105	107	107	107
江　苏	442	455	458	491	503	515	519
浙　江	444	449	463	467	482	488	488
安　徽	245	246	246	249	259	262	276
福　建	178	179	179	183	184	185	195
江　西	150	152	157	162	165	168	174
山　东	636	647	660	664	669	693	696
河　南	625	633	650	660	660	662	673
湖　北	304	307	308	310	327	329	333
湖　南	375	393	395	403	411	415	421
广　东	445	461	466	467	481	484	486
广　西	128	128	133	133	132	133	135
海　南	22	22	22	22	22	22	22
重　庆	213	216	222	226	228	239	245
四　川	332	346	350	353	449	459	459
贵　州	173	221	223	227	288	361	364
云　南	163	163	173	175	188	192	214
西　藏	10	12	12	20	21	21	23
陕　西	279	284	289	315	316	323	326
甘　肃	123	124	126	126	128	127	127
青　海	34	34	34	37	37	37	42
宁　夏	44	45	47	47	47	48	49
新　疆	178	184	193	200	200	205	210

数据来源：国家统计局历年《中国统计年鉴》。

1-2-4 历年国内生产总值及增长情况

年份	生产总值 GDP（亿元）	GDP 年增长率（%）	人均 GDP（元）	人均 GDP 增长率（%）
1952	679.1		119	
1955	911.6	6.9	150	4.6
1960	1470.1	0.0	220	−0.2
1965	1734.0	17.0	242	14.2
1970	2279.7	19.3	279	16.1
1975	3039.5	8.7	332	6.8
1980	4587.6	7.8	468	6.5
1985	9098.9	13.4	866	11.9
1990	18872.9	3.9	1663	2.4
1995	61339.9	11.0	5091	9.8
2000	100280.1	8.5	7942	7.6
2001	110863.1	8.3	8717	7.6
2002	121717.4	9.1	9506	8.4
2003	137422.0	10.0	10666	9.4
2004	161840.2	10.1	12487	9.5
2005	187318.9	11.4	14368	10.7
2006	219438.5	12.7	16738	12.1
2007	270092.3	14.2	20494	13.6
2008	319244.6	9.7	24100	9.1
2009	348517.7	9.4	26180	8.9
2010	412119.3	10.6	30808	10.1
2011	487940.2	9.6	36277	9.0
2012	538580.0	7.9	39771	7.1
2013	592963.2	7.8	43497	7.1
2014	643563.1	7.4	46912	6.8
2015	688858.2	7.0	49922	6.4
2016	746395.1	6.8	53783	6.2
2017	832035.9	6.9	59592	6.3
2018	919281.1	6.7	65534	6.3
2019	986515.2	6.0	70078	5.6
2020	1013567.0	2.2	71828	2.0
2021	1143669.7	8.1	80976	8.0

数据来源：国家统计局历年《中国统计年鉴》。

1-2-5 2015～2021 年分省国内生产总值（亿元）

地区	2015	2016	2017	2018	2019	2020	2021
全　国	688858.2	746395.1	832035.9	919281.1	986515.2	1013567.0	1143669.7
北　京	24779.1	27041.2	29883.0	33106.0	35445.1	35943.3	40269.6
天　津	10879.5	11477.2	12450.6	13362.9	14055.5	14008.0	15695.0
河　北	26398.4	28474.1	30640.8	32494.6	34978.6	36013.8	40391.3
山　西	11836.4	11946.4	14484.3	15958.1	16961.6	17835.6	22590.2
内蒙古	12949.0	13789.3	14898.1	16140.8	17212.5	17258.0	20514.2
辽　宁	20210.3	20392.5	21693.0	23510.5	24855.3	25011.4	27584.1
吉　林	10018.0	10427.0	10922.0	11253.8	11726.8	12256.0	13235.5
黑龙江	11690.0	11895.0	12313.0	12846.5	13544.4	13633.4	14879.2
上　海	26887.0	29887.0	32925.0	36011.8	37987.6	38963.3	43214.9
江　苏	71255.9	77350.9	85869.8	93207.6	98656.8	102807.7	116364.2
浙　江	43507.7	47254.0	52403.1	58002.8	62462.0	64689.1	73515.8
安　徽	23831.2	26307.7	29676.2	34010.9	36845.5	38061.5	42959.2
福　建	26819.5	29609.4	33842.4	38687.8	42326.6	43608.6	48810.4
江　西	16780.9	18388.6	20210.8	22716.5	24667.3	25782.0	29619.7
山　东	55288.8	58762.5	63012.1	66648.9	70540.5	72798.2	83095.9
河　南	37084.1	40249.3	44824.9	49935.9	53717.8	54259.4	58887.4
湖　北	30344.0	33353.0	37235.0	42022.0	45429.0	43004.5	50012.9
湖　南	28538.6	30853.5	33828.1	36329.7	39894.1	41542.6	46063.1
广　东	74732.4	82163.2	91648.7	99945.2	107986.9	111151.6	124369.7
广　西	14797.8	16116.6	17790.7	19627.8	21237.1	22120.9	24740.9
海　南	3734.2	4090.2	4497.5	4910.7	5330.8	5566.2	6475.2
重　庆	16040.5	18023.0	20066.3	21588.8	23605.8	25041.4	27894.0
四　川	30342.0	33138.5	37905.1	42902.1	46363.8	48501.6	53850.8
贵　州	10541.0	11792.4	13605.4	15353.2	16769.3	17860.4	19586.4
云　南	14960.0	16369.0	18486.0	20880.6	23223.8	24555.7	27146.8
西　藏	1043.0	1173.0	1349.0	1548.4	1697.8	1902.7	2080.2
陕　西	17898.8	19045.8	21473.5	23941.9	25793.2	26014.1	29801.0
甘　肃	6556.6	6907.9	7336.7	8104.1	8718.3	8979.7	10243.3
青　海	2011.0	2258.2	2465.1	2748.0	2941.1	3009.8	3346.6
宁　夏	2579.4	2781.4	3200.3	3510.2	3748.5	3956.3	4522.3
新　疆	9306.9	9630.8	11159.9	12809.4	13597.1	13800.7	15983.6

数据来源：国家统计局历年《中国统计年鉴》。

1-2-6 2015～2021 年分省人均国内生产总值（元）

地区	2015	2016	2017	2018	2019	2020	2021
全　国	**49922**	**53783**	**59592**	**65534**	**70078**	**71828**	**80976**
北　京	113692	123391	136172	150962	161776	164158	183980
天　津	75868	79647	87280	95689	101557	101068	113732
河　北	35994	38688	41451	43808	47036	48302	54172
山　西	33593	33972	41242	45517	48469	51051	64821
内蒙古	52972	56560	61196	66491	71170	71640	85422
辽　宁	46482	47069	50221	54657	58019	58629	65026
吉　林	38128	40259	42890	44925	47554	50561	55450
黑龙江	32759	34025	35887	38199	41156	42432	47266
上　海	109186	121369	133489	145767	153299	156803	173630
江　苏	85871	92658	102202	110508	116650	121333	137039
浙　江	73276	78384	85612	93230	98770	100738	113032
安　徽	39692	43686	49092	56063	60561	62411	70321
福　建	67649	74024	83758	94719	102722	105106	116939
江　西	37436	40950	44878	50347	54640	57065	65560
山　东	56205	59239	62993	66284	69901	71825	81727
河　南	38338	41326	45723	50714	54356	54691	59410
湖　北	52021	56844	63169	71097	76712	73687	86416
湖　南	43155	46606	51030	54763	60104	62537	69440
广　东	64516	69671	76218	81625	86956	88521	98285
广　西	30890	33340	36441	39837	42778	44237	49206
海　南	39704	43009	46631	50263	53929	55438	63707
重　庆	52480	58327	64171	68460	74337	78294	86879
四　川	37150	40297	45835	51658	55619	58009	64326
贵　州	28547	31589	35988	40271	43727	46355	50808
云　南	32117	35051	39458	44446	49323	52047	57686
西　藏	31847	35015	39158	44051	47491	52280	56831
陕　西	46654	49341	55216	61115	65506	65867	75360
甘　肃	25946	27396	29103	32178	34707	35848	41046
青　海	34883	38968	42211	46854	49976	50845	56398
宁　夏	37876	40339	45718	49614	52537	55021	62549
新　疆	39520	40020	45476	51238	53542	53606	61725

数据来源：国家统计局历年《中国统计年鉴》。

1-2-7 2015～2020年人均主要工农业产品产量

指标	2015	2016	2017	2018	2019	2020
粮食人均占有量（千克）	481.8	479.0	477.2	472.4	475.0	474.5
棉花人均占有量（千克）	4.3	3.9	4.1	4.4	4.2	4.2
油料人均占有量（千克）	24.7	24.7	25.1	24.7	25.0	25.4
糖料人均占有量（千克）	81.8	81.1	82.1	85.7	87.1	
茶叶人均产量（千克）	1.6	1.7			2.0	
水果人均占有量（千克）	178.9	177.0	182.1	184.5	196.0	
猪、牛羊肉人均占有量（千克）	48.9	47.2	47.3	46.8	38.7	37.4
水产品人均占有量（千克）	45.1	46.3	46.5	46.4	46.4	46.4
人均原煤产量（吨）	2.7	2.5	2.5	2.7	2.8	2.8
人均原油产量（千克）	156.5	144.8	138.1	135.9	136.7	138.0
人均纱产量（千克）	25.8	27.1	23.0	22.1	20.2	18.6
人均布产量（米）	65.1	65.8	49.9	50.2	39.7	32.5
人均机制纸及纸板产量（千克）	85.6	89.4	90.5	86.5	89.5	90.0
人均水泥产量（千克）	1720.5	1748.3	1681.2	1605.6	1677.2	1697.1
人均粗钢产量（千克）	586.2	585.8	628.1	667.1	712.2	754.6
人均发电量（千瓦时）	4240.4	4448.6	4763.8	5145.4	5368.4	5512.8

数据来源：国家统计局。

1-2-8　2015～2021年全国财政收入支出情况（亿元）

指标	2015	2016	2017	2018	2019	2020	2021
财政收入							
全国财政收入	152269.2	159605.0	172592.8	183359.8	190390.1	182913.9	202538.9
中央财政收入	69267.2	72365.6	81123.4	85456.5	89309.5	82770.1	91461.8
地方财政收入	83002.0	87239.4	91469.4	97903.4	101080.6	100143.2	111077.1
全国财政收入增长速度（%）	5.8	4.5	7.4	6.2	3.8	−3.9	10.7
财政支出							
全国财政支出	175877.8	187755.2	203085.5	220904.1	238858.4	245679.0	246322.0
中央财政支出	25542.2	27403.9	29857.2	32707.8	35115.2	35095.6	35050.0
地方财政支出	150335.6	160351.4	173228.3	188196.3	203743.2	210492.5	211271.5
全国财政支出增长速度（%）	13.2	6.3	7.6	8.7	8.1	2.9	0.3
国家财政支出							
教育支出	26271.9	28072.8	30153.2	32169.5	34796.9	36337.2	37621.3
教育支出占比（%）	14.9	15.0	14.8	14.6	14.6	14.8	15.3
科学技术支出	5862.6	6564.0	7267.0	8326.7	9470.8	9009.3	9676.7
科学技术支出占比（%）	3.3	3.5	3.6	3.8	4.0	3.7	3.9
社会保障和就业支出	19018.7	21591.5	24611.7	27012.1	29379.1	32580.6	33866.5
社会保障和就业支出占比（%）	10.8	11.5	12.1	12.2	12.3	13.3	13.7
医疗卫生支出	11953.2	13158.8	14450.6	15623.6	16665.3	19201.2	19204.8
医疗卫生支出占比（%）	6.8	7.0	7.1	7.1	7.0	7.8	7.8

注：财政收入、支出数据源自国家统计局年度财政数据；卫生健康支出数据源自财政部全国财政决算表，下表同。

1-2-9 2019～2021 年全国财政卫生健康支出情况（亿元）

指标	2019	2020	2021
卫生健康支出	**16665.3**	**19216.2**	**19142.68**
卫生健康管理事务	538.8	566.3	555.9
卫生健康管理事务占比（%）	3.2	2.9	2.9
公立医院	2538.4	2848.4	2613.5
公立医院占比（%）	15.2	14.8	13.7
基层医疗卫生机构	1496.2	1489.3	1451.5
基层医疗卫生机构占比（%）	9.0	7.8	7.6
公共卫生	2211.6	3878.6	3593.3
公共卫生占比（%）	13.3	20.2	18.8
中医药	60.4	67.3	59.4
中医药占比（%）	0.4	0.4	0.3
计划生育事务	693.1	663.4	646.2
计划生育事务占比（%）	4.2	3.5	3.4
财政对基本医疗保险基金的补助	5863.6	6066.5	6504.4
财政对基本医疗保险基金的补助占比（%）	35.2	31.6	34.0
医疗救助	517.9	566.2	582.2
医疗救助占比（%）	3.1	2.9	3.0
医疗保障管理事务	104.3	224.6	253.6
医疗保障管理事务占比（%）	0.6	1.2	1.3
其他卫生健康支出	627.4	689.1	628.6
其他卫生健康支出占比（%）	3.8	3.6	3.3

第三节

居民收入、支出与价格

1-3-1 2015~2021年全国人均可支配收入与支出

指标	2015	2016	2017	2018	2019	2020	2021
居民人均可支配收入（元）	21966	23821	25974	28228	30733	32189	35128
居民人均医疗保健消费支出（元）	1165	1307	1451	1685	1902	1843	2115
居民人均医疗保健消费支出占居民人均可支配收入比（%）	5.3	5.5	5.6	6.0	6.2	5.7	6.0
居民人均可支配工资性收入（元）	12459	13455	14620	15829	17186	17917	19629
居民人均可支配经营净收入（元）	3956	4218	4502	4852	5247	5307	5893
居民人均可支配财产净收入（元）	1740	1889	2107	2379	2619	2791	3076
居民人均可支配转移净收入（元）	3812	4259	4744	5168	5680	6173	6531
居民人均消费支出（元）	15712	17111	18322	19853	21559	21210	24100
居民人均食品烟酒消费支出（元）	4814	5151	5374	5631	6084	6397	7178
居民人均衣着消费支出（元）	1164	1203	1238	1289	1338	1238	1419
居民人均居住消费支出（元）	3419	3746	4107	4647	5055	5215	5641
居民人均生活用品及服务消费支出（元）	951	1044	1121	1223	1281	1260	1423
居民人均交通通信消费支出（元）	2087	2338	2499	2675	2862	2762	3156
居民人均教育文化娱乐消费支出（元）	1723	1915	2086	2226	2513	2032	2599
居民人均其他用品及服务消费支出（元）	389	406	447	477	524	462	447

数据来源：国家统计局历年《中国统计年鉴》。

1-3-2 2015～2021 年城镇人均可支配收入与支出

指标	2015	2016	2017	2018	2019	2020	2021
居民人均可支配收入（元）	31195	33616	36396	39251	42359	43834	47412
居民人均医疗保健消费支出（元）	1443	1631	1777	2046	2283	2172	2521
居民人均医疗保健消费支出占居民人均可支配收入比（%）	4.6	4.9	4.9	5.2	5.4	5.0	5.3
居民人均可支配工资性收入（元）	19337	20665	22201	23792	25565	26381	28481
居民人均可支配经营净收入（元）	3476	3770	4065	4443	4840	4711	5382
居民人均可支配财产净收入（元）	3042	3271	3607	4028	4391	4627	5052
居民人均可支配转移净收入（元）	5340	5910	6524	6988	7563	8116	8497
居民人均消费支出（元）	21392	23079	24445	26112	28063	27007	30307
居民人均食品烟酒消费支出（元）	6360	6762	7001	7239	7733	7881	8678
居民人均衣着消费支出（元）	1701	1739	1758	1808	1832	1645	1843
居民人均居住消费支出（元）	4726	5114	5564	6255	6780	6958	7405
居民人均生活用品及服务消费支出（元）	1306	1427	1525	1629	1689	1640	1820
居民人均交通通信消费支出（元）	2895	3174	3322	3473	3671	3474	3932
居民人均教育文化娱乐消费支出（元）	2383	2638	2847	2974	3328	2592	3322
居民人均其他用品及服务消费支出（元）	578	595	652	687	747	646	786

数据来源：国家统计局历年《中国统计年鉴》。

1-3-3　2015～2021 年农村人均可支配收入与支出

指标	2015	2016	2017	2018	2019	2020	2021
居民人均可支配收入（元）	11422	12363	13432	14617	16021	17131	18931
居民人均医疗保健消费支出（元）	846	929	1059	1240	1421	1418	1580
居民人均医疗保健消费支出占居民人均可支配收入比（%）	7.4	7.5	7.9	8.5	8.9	8.3	8.3
居民人均可支配工资性收入（元）	4600	5022	5498	5996	6583	6974	7958
居民人均可支配经营净收入（元）	4504	4741	5028	5358	5762	6077	6566
居民人均可支配财产净收入（元）	252	272	303	342	377	419	469
居民人均可支配转移净收入（元）	2066	2328	2603	2920	3298	3661	3937
居民人均消费支出（元）	9223	10130	10955	12124	13328	13713	15916
居民人均食品烟酒消费支出（元）	3048	3266	3415	3646	3998	4479	5200
居民人均衣着消费支出（元）	550	575	612	648	713	713	860
居民人均居住消费支出（元）	1926	2147	2354	2661	2871	2962	3315
居民人均生活用品及服务消费支出（元）	546	596	634	720	764	768	901
居民人均交通通信消费支出（元）	1163	1360	1509	1690	1837	1841	2132
居民人均教育文化娱乐消费支出（元）	969	1070	1171	1302	1482	1309	1646
居民人均其他用品及服务消费支出（元）	174	186	201	218	241	224	284

数据来源：国家统计局历年《中国统计年鉴》。

1-3-4 2015～2021 年人均可支配收入及指数

指标	2015	2016	2017	2018	2019	2020	2021
居民人均可支配收入（元）	21966	23821	25974	28228	30733	32189	35128
城镇居民人均可支配收入（元）	31195	33616	36396	39251	42359	43834	47412
城镇居民人均可支配收入指数（1978=100）	1371.5	1448.0	1541.6	1627.6	1708.4	1728.9	
农村居民人均可支配收入（元）	11422	12363	13432	14617	16021	17131	18931
农村居民人均可支配收入指数（1978=100）	1602.3	1702.1	1825.5	1945.3	2066.0	2144.4	
城镇居民家庭恩格尔系数（%）		29.3	28.6	27.7	27.6	29.2	28.6
农村居民家庭恩格尔系数（%）		32.2	31.2	30.1	30.0	32.7	32.7

数据来源：国家统计局历年《中国统计年鉴》。

1-3-5 历年城乡居民消费价格指数

年份	居民消费价格指数定基比			居民消费价格指数环比		
	合计	城市	农村	合计	城市	农村
1978	100.0	100.0		100.7	100.7	
1980	109.5	109.5		107.5	107.5	
1985	131.1	134.2	100.0	109.3	111.9	107.6
1990	216.4	222.0	165.1	103.1	101.3	104.5
1995	396.9	429.6	291.4	117.1	116.8	117.5
2000	434.0	476.6	314.0	100.4	100.8	99.9
2001	437.0	479.9	316.5	100.7	100.7	100.8
2002	433.5	475.1	315.2	99.2	99.0	99.6
2003	438.7	479.4	320.2	101.2	100.9	101.6
2004	455.8	495.2	335.6	103.9	103.3	104.8
2005	464.0	503.1	343.0	101.8	101.6	102.2
2006	471.0	510.6	348.1	101.5	101.5	101.5
2007	493.6	533.6	366.9	104.8	104.5	105.4
2008	522.7	563.5	390.7	105.9	105.6	106.5
2009	519.0	558.4	389.5	99.3	99.1	99.7
2010	536.1	576.3	403.5	103.3	103.2	103.6
2011	565.0	606.8	426.9	105.4	105.3	105.8
2012	579.7	623.2	437.6	102.6	102.7	102.5
2013	594.8	639.4	449.9	102.6	102.6	102.8
2014	606.7	652.8	458.0	102.0	102.1	101.8
2015	615.2	662.6	464.0	101.4	101.5	101.3
2016	627.5	676.5	472.8	102.0	102.1	101.9
2017	637.5	688.0	478.9	101.6	101.7	101.3
2018	650.9	702.4	489.0	102.1	102.1	102.1
2019	669.8	722.1	504.6	102.9	102.8	103.2
2020	686.5	738.7	519.7	102.5	102.3	103.0
2021	692.7			100.9	101.0	100.7

数据来源：国家统计局历年《中国统计年鉴》。

1-3-6　2016～2021年医疗与教育类居民消费价格指数

指标	2016	2017	2018	2019	2020	2021
医疗保健类居民消费价格指数						
合计	103.8	106.0	104.3	102.4	101.8	100.4
城市	104.4	106.8	104.6	102.5	101.7	100.3
农村	102.5	104.2	103.7	102.1	102.0	102.0
药品及医疗器具类居民消费价格指数						
合计	104.3	105.4	104.4	103.6	101.0	
城市	104.4	105.0	104.1	103.5	100.8	
农村	104.0	106.7	105.3	104.0	102.4	
医疗服务类居民消费价格指数						
合计	103.5	106.5	104.3	101.6	102.3	
城市	104.4	108.2	105.0	101.8	102.4	
农村	101.7	102.9	102.8	101.1	102.2	
教育类居民消费价格指数						
合计	102.4	103.0	102.9	103.1	102.2	
城市	102.4	103.1	102.9	103.3	102.3	
农村	102.6	102.8	102.7	102.5	101.7	
教育用品类居民消费价格指数						
合计	101.1	102.0	102.5	102.8	101.5	
城市	101.1	101.9	102.6	103.1	101.7	
农村	101.2	102.2	102.3	102.1	100.9	
教育服务类居民消费价格指数						
合计	102.5	103.1	102.9	103.1	102.2	
城市	102.5	103.2	103.0	103.4	102.4	
农村	102.7	102.9	102.7	102.5	101.8	

数据来源：国家统计局，价格指数以上年＝100计算。

第四节

教育与就业情况

1-4-1 历年教育经费投入情况（亿元）

年份	教育经费投入	国家财政性教育经费投入	国家财政性教育经费投入占教育经费投入的比例（%）	社会捐赠经费
1991	731.5	617.8	84.5	62.8
1995	1878.0	1411.5	75.2	162.8
2000	3849.1	2562.6	66.6	114.0
2001	4637.7	3057.0	65.9	112.9
2002	5480.0	3491.4	63.7	127.3
2003	6208.3	3850.6	62.0	104.6
2004	7242.6	4465.9	61.7	93.4
2005	8418.8	5161.1	61.3	93.2
2006	9815.3	6348.4	64.7	89.9
2007	12148.1	8280.2	68.2	93.1
2008	14500.7	10449.6	72.1	102.7
2009	16502.7	12231.1	74.1	125.5
2010	19561.8	14670.1	75.0	107.9
2011	23869.3	18586.7	77.9	111.9
2012	28655.3	23147.6	80.8	95.7
2013	30364.7	24488.2	80.6	85.5
2014	32806.5	26420.6	80.5	79.7
2015	36129.2	29221.5	80.9	87.0
2016	38888.4	31396.3	80.7	81.0
2017	42562.0	34207.8	80.4	85.0
2018	46143.0	36995.8	80.2	94.8
2019	50178.1	40046.6	79.8	101.4
2020	53033.9	42908.2	80.9	117.2

数据来源：国家统计局历年《中国统计年鉴》。

1-4-2 2020年分省3岁以上人口及不同受教育程度人口比例

地 区	3岁及以上人口（万人）	未上过学人口占比（%）	学前教育人口占比（%）	小学人口占比（%）	初高中人口占比（%）	大学专科人口占比（%）	大学本科及以上人口占比（%）
全 国	**136814**	**3.6**	**3.9**	**25.6**	**51.1**	**8.2**	**7.7**
北 京	2134	1.4	2.8	10.8	41.9	13.7	29.3
天 津	1355	1.8	2.9	16.5	51.2	11.2	16.3
河 北	7244	2.2	4.2	25.4	55.4	7.3	5.5
山 西	3393	1.6	3.4	20.1	57.0	9.6	8.2
内 蒙 古	2346	3.8	2.9	24.2	49.9	10.2	8.9
辽 宁	4182	1.5	2.1	19.2	58.5	9.0	9.5
吉 林	2366	1.9	2.1	22.7	56.3	7.7	9.4
黑 龙 江	3141	1.9	1.8	22.2	59.1	7.4	7.6
上 海	2442	2.1	2.4	12.2	48.8	12.6	21.9
江 苏	8276	3.4	3.5	23.3	50.7	9.9	9.2
浙 江	6297	3.9	3.2	27.1	48.5	8.7	8.7
安 徽	5907	5.8	4.1	27.8	48.6	7.5	6.3
福 建	4021	3.8	4.7	29.0	48.0	7.2	7.4
江 西	4374	2.7	4.3	28.4	52.3	6.9	5.3
山 东	9826	4.4	4.4	24.5	51.8	8.0	6.9
河 南	9612	3.2	4.8	25.4	54.5	7.1	5.1
湖 北	5613	3.1	3.6	24.2	53.2	8.4	7.6
湖 南	6449	2.5	3.9	26.0	55.0	7.3	5.3
广 东	12162	2.4	4.3	21.4	55.6	8.9	7.4
广 西	4820	3.2	5.3	29.0	51.3	6.3	4.9
海 南	973	3.1	4.3	20.4	57.8	7.6	6.9
重 庆	3122	2.3	3.5	30.7	47.8	8.4	7.4
四 川	8148	4.7	3.6	32.2	45.9	7.4	6.2
贵 州	3684	8.0	4.8	33.4	42.3	5.8	5.6
云 南	4549	5.8	4.0	37.0	41.1	6.3	5.7
西 藏	348	25.9	4.9	33.7	23.9	5.4	6.1
陕 西	3829	3.5	3.9	22.4	51.2	9.9	9.1
甘 肃	2413	8.0	4.2	30.9	41.9	8.0	7.0
青 海	570	10.1	4.2	34.0	36.3	8.1	7.3
宁 夏	693	6.1	3.9	27.1	44.9	9.3	8.7
新 疆	2524	2.5	5.6	29.1	45.9	10.0	6.9

数据来源：《2020中国人口普查年鉴》。

1-4-3　2020 年分省、分性别的 15 岁及以上文盲人口数及文盲人口占比

地　　区	15 岁及以上人口（万人）			文盲人口占 15 岁及以上人口比重（%）		
	合计	男	女	合计	男	女
全　　国	**115639**	**58682**	**56957**	**3.26**	**1.62**	**4.95**
北　　京	1930	985	945	0.89	0.39	1.42
天　　津	1200	616	584	1.42	0.67	2.20
河　　北	5952	2969	2983	1.89	0.88	2.91
山　　西	2921	1486	1435	1.45	0.83	2.08
内　蒙古	2067	1052	1015	3.83	2.06	5.67
辽　　宁	3785	1880	1905	1.01	0.56	1.45
吉　　林	2125	1056	1070	1.51	0.91	2.10
黑龙江	2856	1425	1431	1.53	0.92	2.13
上　　海	2243	1160	1083	1.79	0.70	2.96
江　　苏	7186	3616	3570	3.08	1.27	4.90
浙　　江	5589	2907	2682	3.14	1.51	4.91
安　　徽	4928	2478	2451	5.54	2.69	8.43
福　　建	3351	1712	1640	2.89	1.02	4.85
江　　西	3527	1791	1736	2.48	1.00	4.01
山　　东	8246	4114	4132	4.01	1.79	6.22
河　　南	7638	3758	3879	2.91	1.44	4.34
湖　　北	4833	2460	2373	2.77	1.19	4.41
湖　　南	5348	2707	2640	2.12	1.06	3.21
广　　东	10226	5413	4814	1.78	0.73	2.97
广　　西	3828	1960	1869	3.10	1.27	5.02
海　　南	807	424	382	4.05	1.83	6.52
重　　庆	2696	1354	1341	1.93	1.02	2.85
四　　川	7020	3530	3491	4.74	2.70	6.80
贵　　州	2932	1477	1455	8.77	4.08	13.53
云　　南	3797	1960	1837	5.77	3.27	8.44
西　　藏	275	146	130	28.08	20.44	36.68
陕　　西	3268	1663	1604	3.33	1.88	4.83
甘　　肃	2017	1017	1000	8.32	4.66	12.04
青　　海	469	240	229	10.01	6.14	14.06
宁　　夏	573	291	283	5.07	2.65	7.56
新　　疆	2005	1037	968	3.43	2.59	4.32

数据来源：《2020 中国人口普查年鉴》。

1-4-4 在校学生教育情况（万人）

年份	普通高等学校在校学生数	普通高中在校学生数	初中在校学生数	普通小学在校学生数	特殊教育学校在校学生数	学前教育在校学生数
1949	11.7	20.7		2439.1		
1950	13.7	23.8		2892.4		14.0
1955	28.8	58.0		5312.6	0.5	56.2
1960	96.2	167.5		9379.1	2.7	
1965	67.4	130.8		11620.9	2.3	171.3
1970	4.8	349.7		10528.0		
1975	50.1	1163.7		15094.1	2.7	620.0
1980	114.4	969.8	4551.8	14627.0	3.3	1150.8
1985	170.3	741.1	4010.1	13370.2	4.2	1479.7
1990	206.3	717.3	3916.6	12241.4	7.2	1972.2
1995	290.6	713.2	4727.5	13195.2	29.6	2711.2
2000	556.1	1201.3	6256.3	13013.3	37.8	2244.2
2001	719.1	1405.0	6514.4	12543.5	38.6	2021.8
2002	903.4	1683.8	6687.4	12156.7	37.5	2036.0
2003	1108.6	1964.8	6690.8	11689.7	36.5	2003.9
2004	1333.5	2220.4	6527.5	11246.2	37.2	2089.4
2005	1561.8	2409.1	6214.9	10864.1	36.4	2179.0
2006	1738.8	2514.5	5957.9	10711.5	36.3	2263.9
2007	1884.9	2522.4	5736.2	10564.0	41.9	2348.8
2008	2021.0	2476.3	5585.0	10331.5	41.7	2475.0
2009	2144.7	2434.3	5440.9	10071.5	42.8	2657.8
2010	2231.8	2427.3	5279.3	9940.7	42.6	2976.7
2011	2308.5	2454.8	5066.8	9926.4	39.9	3424.5
2012	2391.3	2467.2	4763.1	9695.9	37.9	3685.8
2013	2468.1	2435.9	4440.1	9360.5	36.8	3894.7
2014	2547.7	2400.5	4384.6	9451.1	39.5	4050.7
2015	2625.3	2374.4	4312.0	9692.2	44.2	4264.8
2016	2695.8	2366.6	4329.4	9913.0	49.2	4413.9
2017	2753.6	2374.5	4442.1	10093.7	57.9	4600.1
2018	2831.0	2375.4	4652.6	10339.3	66.6	4656.4
2019	3031.5	2414.3	4827.1	10561.2	79.5	4713.9
2020	3285.3	2494.5	4914.1	10725.4	88.1	4818.3
2021	3496.1	2605.0	5018.4	10779.9	88.1	4805.2

数据来源：国家统计局历年《中国统计年鉴》。

1-4-5 医学专业招生及在校学生数（万人）

年份	普通高等学校				中等职业学校			
	招生总数	医学专业	在校生总数	医学专业	招生总数	医学专业	在校生总数	医学专业
1955	9.8	1.0	28.8	3.6	19.0	2.3	53.7	5.7
1965	16.4	2.0	67.4	8.3	20.8	3.7	54.7	8.9
1970	4.2	0.9	4.8	1.3	5.4	0.8	6.4	1.1
1975	19.1	3.4	50.1	8.6	34.4	6.7	70.7	13.9
1980	28.1	3.1	114.4	14.0	46.8	6.6	124.3	24.5
1985	61.9	4.3	170.3	15.7	66.8	8.8	157.1	22.1
1990	60.9	4.7	206.3	20.2	73.0	9.3	224.4	30.8
1995	92.6	6.6	290.6	25.6	138.1	13.3	372.2	40.2
2000	220.6	15.0	556.1	42.3	132.6	17.9	489.5	56.8
2001	284.8	19.1	719.1	52.9	127.7	19.8	458.0	64.8
2002	340.8	22.8	903.4	65.7	155.3	25.2	456.4	67.9
2003	409.1	28.4	1108.6	81.5	424.1	35.9	1063.6	108.2
2004	480.0	33.2	1333.5	97.6	456.5	38.8	1174.7	110.9
2005	540.9	38.7	1561.8	113.2	537.3	46.9	1324.7	122.7
2006	585.8	42.2	1849.3	138.4	613.1	49.2	1489.1	132.9
2007	607.8	41.0	2004.4	151.5	651.5	47.8	1619.9	137.2
2008	665.6	44.9	2186.7	167.3	650.3	53.9	1688.2	144.3
2009	702.2	50.0	2324.6	178.8	711.8	62.9	1779.8	159.7
2010	728.4	53.4	2427.7	186.5	711.4	58.3	1816.4	168.4
2011	750.9	59.3	2519.3	200.2	650.0	53.0	1774.9	165.1
2012	761.9	59.2	2612.3	212.1	597.1	51.3	1689.9	154.0
2013	777.7	63.0	2703.3	225.6	541.3	52.0	1536.4	147.1
2014	799.3	68.0	2792.1	241.9	495.4	48.8	1416.3	146.6
2015	811.1	70.9	2863.1	255.4	479.8	46.8	1335.2	140.1
2016	825.1	77.7	2942.2	275.6	419.9	45.1	1275.9	134.1
2017	839.0	80.9	3007.5	289.2	451.8	42.1	1254.3	128.6
2018	876.8	85.5	3104.2	305.0	428.5	39.0	1213.6	120.9
2019	1006.6	100.6	3317.9	331.5	457.4	39.4	1216.2	115.5
2020	1077.0	112.3	3595.2	367.7	484.6	44.2	1267.8	118.5
2021	1119.0	125.1	3829.3	411.7	489.0	45.1	1312.0	122.6

注：①普通高等学校招生和在校生数包括博士和硕士研究生、本科生及大专生，含研究机构研究生和在职研究生，不含成人本专科生；2003年起中等职业学校包括调整后中职学生、普通中专学生、成人中专学生，职业高中学生，下表同；② 2020年医学专业成人本专科招生572904人。

1-4-6 医学专业毕业人数（万人）

年份	普通高等学校		中等职业学校	
	毕业人数	医学专业	毕业人数	医学专业
1950～1952	6.9	0.6	20.0	3.1
1953～1957	26.9	2.6	84.2	9.6
1958～1962	60.6	6.0	139.3	17.0
1963～1965	58.9	7.3	45.2	7.0
1966～1970	66.9	7.8	61.7	10.1
1971～1975	21.5	4.4	72.0	12.6
1976～1980	74.0	11.7	150.2	25.6
1981～1985	153.5	15.2	223.1	32.9
1986～1990	266.8	17.9	292.2	39.3
1991～1995	323.1	24.3	378.7	46.5
1996～2000	429.5	30.5	637.8	62.5
2000	95.0	6.0	150.7	13.0
2001	110.4	7.0	150.3	14.2
2002	141.8	8.8	144.2	16.1
2003	198.9	12.4	188.5	30.2
2004	254.2	17.0	180.1	34.1
2005	325.8	22.2	196.1	33.1
2006	403.1	28.0	392.6	35.1
2007	479.0	33.3	431.2	36.1
2008	546.4	40.9	471.1	40.9
2009	568.3	42.8	509.7	42.1
2010	613.8	48.4	543.7	43.6
2011	651.2	49.8	541.1	50.5
2012	673.4	51.3	554.4	53.4
2013	690.1	55.9	557.6	50.0
2014	713.0	58.9	516.2	45.2
2015	732.2	62.7	473.3	46.1
2016	756.9	67.4	440.6	44.4
2017	790.5	74.6	406.4	42.2
2018	813.7	79.1	397.0	40.9
2019	822.5	82.8	395.0	40.1
2020	868.8	87.8	383.5	37.5
2021	903.8	94.3	375.4	34.7

补充资料：① 2020 年医学专业成人本专科毕业 482796 人；2003 年起中等职业学校包括调整后中职学生、普通中专学生、成人中专学生、职业高中学生；② 1928～1947 年高校医药专业毕业生 9499 人，新中国成立前中等医药学校毕业生 41437 人。

1-4-7　医学专业研究生数（人）

年份	研究生总数			医学专业		
	招生数	在校生数	毕业生数	招生数	在校生数	毕业生数
1978	10708	10934	9	1417	1474	
1980	3616	21604	476	640	3651	32
1985	46871	87331	17004	4373	9196	777
1990	29649	93018	35440			
1995	51053	145443	31877			
2000	128484	301239	58767	12832	30070	6166
2001	165197	393256	67809	16274	37571	6722
2002	203000	501000	81000	16800	38837	6992
2003	268925	651260	111091	26501	63939	12207
2004	326286	819896	150777	33012	81859	16128
2005	364831	978610	189728	31602	80107	21923
2006	397925	1104653	255902	42200	115901	26415
2007	418612	1195047	311839	44161	128471	32453
2008	446422	1283046	344825	47412	140030	37402
2009	510953	1404942	371273	44713	128205	34629
2010	538177	1538416	383600	40067	128916	35582
2011	560168	1645845	429994	60831	181129	49039
2012	589673	1719818	486455	64868	188666	56001
2013	611381	1793953	513626	66525	196621	58550
2014	621323	1847689	535863	70466	204148	61192
2015	645055	1911406	551522	75325	215232	62602
2016	667064	1981051	563938	79341	227162	65798
2017	806103	2639561	578045	86539	253719	66869
2018	857966	2731257	604368	95172	271406	70708
2019	916503	2863712	639666	101347	290132	74371
2020	1106551	3139598	728627	130740	336215	80405
2021	1176526	3332373	772761	142549	387806	89257

注：研究生包括博士和硕士研究生，2017年以后含在职研究生。

1-4-8 历年城乡就业人数及城镇登记失业情况

年份	就业人数（万人）	城镇就业人数（万人）	乡村就业人数（万人）	城镇登记失业人数（万人）	城镇登记失业率（%）
1952	20729	2486	18243		
1955	22328	2802	19526		
1960	25880	6119	19761		
1965	28670	5136	23534		
1970	34432	6312	28120		
1975	38168	8222	29946		
1980	42361	10525	31836	542	4.9
1985	49873	12808	37065	239	1.8
1990	64749	17041	47708	383	2.5
1995	68065	19040	49025	520	2.9
2000	72085	23151	48934	595	3.1
2001	72797	24123	48674	681	3.6
2002	73280	25159	48121	770	4.0
2003	73736	26230	47506	800	4.3
2004	74264	27293	46971	827	4.2
2005	74647	28389	46258	839	4.2
2006	74978	29630	45348	847	4.1
2007	75321	30953	44368	830	4.0
2008	75564	32103	43461	886	4.2
2009	75828	33322	42506	921	4.3
2010	76105	34687	41418	908	4.1
2011	76196	36003	40193	922	4.1
2012	76254	37287	38967	917	4.1
2013	76301	38527	37774	926	4.0
2014	76349	39703	36646	952	4.1
2015	76320	40916	35404	966	4.0
2016	76245	42051	34194	982	4.0
2017	76058	43208	32850	972	3.9
2018	75782	44292	31490	974	3.8
2019	75447	45249	30198	945	3.6
2020	75064	46271	28793	1160	4.2
2021	74652	46773	27879	1040	4.0

数据来源：国家统计局。

1-4-9 历年按产业分就业人数（万人）

年份	就业人数	第一产业 就业人数	第二产业 就业人数	第三产业 就业人数
1952	20729	17317	1531	1881
1955	22328	18592	1913	1823
1960	25880	17016	4112	4752
1965	28670	23396	2408	2866
1970	34432	27811	3518	3103
1975	38168	29456	5152	3560
1980	42361	29122	7707	5532
1985	49873	31130	10384	8359
1990	64749	38914	13856	11979
1995	68065	35530	15655	16880
2000	72085	36043	16219	19823
2001	72797	36399	16234	20165
2002	73280	36640	15682	20958
2003	73736	36204	15927	21605
2004	74264	34830	16709	22725
2005	74647	33442	17766	23439
2006	74978	31941	18894	24143
2007	75321	30731	20186	24404
2008	75564	29923	20553	25087
2009	75828	28890	21080	25857
2010	76105	27931	21842	26332
2011	76196	26472	22539	27185
2012	76254	25535	23226	27493
2013	76301	23838	23142	29321
2014	76349	22372	23057	30920
2015	76320	21418	22644	32258
2016	76245	20908	22295	33042
2017	76058	20295	21762	34001
2018	75782	19515	21356	34911
2019	75447	18652	21234	35561
2020	75064	17715	21543	35806
2021	74652	17072	21712	35868

数据来源：国家统计局。

1-4-10 2015~2021年按经济类型分城镇、乡村就业人数情况（万人）

指标	2015	2016	2017	2018	2019	2020	2021
城镇就业人数	40916	42051	43208	44292	45249	46271	46773
国有单位城镇就业人数	6208	6170	6064	5740	5473	5563	
城镇集体单位城镇就业人数	481	453	406	347	296	271	
股份合作单位城镇就业人数	92	86	77	66	60	69	
联营单位城镇就业人数	20	18	13	12	12	25	
有限责任公司城镇就业人数	6389	6381	6367	6555	6608	6542	
股份有限公司城镇就业人数	1798	1824	1846	1875	1879	1837	
私营企业城镇就业人数	11180	12083	13327	13952	14567		
港澳台商投资单位城镇就业人数	1344	1305	1290	1153	1157	1159	
外商投资单位城镇就业人数	1446	1361	1291	1212	1203	1216	
个体城镇就业人数	7800	8627	9348	10440	11692		
乡村就业人数	35404	34194	32850	31490	30198	28793	27879
私营企业乡村就业人数	5215	5914	6554	7424	8267		
个体乡村就业人数	3882	4235	4878	5597	6000		

数据来源：国家统计局。

— 56 —

1-4-11　2015～2021年按行业分城镇单位就业人员平均工资（元）

指标	2015	2016	2017	2018	2019	2020	2021
城镇单位就业人员平均工资	62029	67569	74318	82413	90501	97379	106837
农、林、牧、渔业城镇单位	31947	33612	36504	36466	39340	48540	
采矿业城镇单位	59404	60544	69500	81429	91068	96674	
制造业城镇单位	55324	59470	64452	72088	78147	82783	
电力、燃气及水的生产和供应业城镇单位	78886	83863	90348	100162	107733	116728	
建筑业城镇单位	48886	52082	55568	60501	65580	69986	
交通运输、仓储和邮政业城镇单位	68822	73650	80225	88508	97050	100642	
信息传输、计算机服务和软件业城镇单位	112042	122478	133150	147678	161352	177544	
批发和零售业城镇单位	60328	65061	71201	80551	89047	96521	
住宿和餐饮业城镇单位	40806	43382	45751	48260	50346	48833	
金融业城镇单位	114777	117418	122851	129837	131405	133390	
房地产业城镇单位	60244	65497	69277	75281	80157	83807	
租赁和商务服务业城镇单位	72489	76782	81393	85147	88190	92924	
科学研究、技术服务和地质勘查业城镇单位	89410	96638	107815	123343	133459	139851	
水利、环境和公共设施管理业城镇单位	43528	47750	52229	56670	61158	63914	
居民服务和其他服务业城镇单位	44802	47577	50552	55343	60232	60722	
教育城镇单位	66592	74498	83412	92383	97681	106474	
卫生、社会保障和社会福利业城镇单位	71624	80026	89648	98118	108903	115449	
文化、体育和娱乐业城镇单位	72764	79875	87803	98621	107708	112081	
公共管理和社会组织城镇单位	62323	70959	80372	87932	94369	104487	

第五节

居民生活环境

1-5-1 2020 年分省家庭户数及不同人均住房建筑面积户数比例

地 区	家庭户户数（万户）	19m² 及以下家庭占比（%）	20～29m² 家庭占比（%）	30～39m² 家庭占比（%）	40～49m² 家庭占比（%）	50m² 及以上家庭占比（%）
全　国	46524	12.7	19.1	16.8	13.7	37.8
北　京	777	23.8	21.6	15.1	12.1	27.3
天　津	459	13.7	22.7	19.7	15.6	28.4
河　北	2455	10.2	21.5	19.3	14.7	34.3
山　西	1206	15.0	21.9	19.6	13.1	30.4
内蒙古	882	12.3	24.2	21.0	16.4	25.9
辽　宁	1657	12.1	24.2	20.6	15.2	27.9
吉　林	872	11.8	25.8	21.1	15.8	25.5
黑龙江	1169	12.4	25.5	20.7	14.2	27.2
上　海	910	28.7	22.7	16.0	11.4	21.3
江　苏	2807	8.9	16.2	16.2	14.8	44.0
浙　江	2292	19.5	17.6	13.2	11.5	38.2
安　徽	2075	7.2	17.1	17.2	14.7	43.8
福　建	1335	17.6	16.4	13.6	10.7	41.6
江　西	1333	6.4	13.9	13.3	12.3	54.1
山　东	3392	9.2	20.9	19.6	14.9	35.4
河　南	3056	7.0	15.9	16.6	14.5	46.0
湖　北	1876	5.7	15.4	16.6	15.6	46.7
湖　南	2156	5.0	14.5	16.5	15.4	48.7
广　东	3895	30.2	21.4	13.7	9.2	25.5
广　西	1552	10.6	16.5	14.6	12.7	45.6
海　南	275	22.0	22.8	15.8	11.5	28.0
重　庆	1142	8.7	18.5	17.2	14.4	41.2
四　川	2910	8.0	16.8	16.9	14.2	44.1
贵　州	1200	9.1	18.0	16.2	14.0	42.7
云　南	1430	13.4	18.6	15.7	13.4	38.8
西　藏	79	16.4	16.1	13.1	11.0	43.5
陕　西	1335	10.7	17.1	16.5	14.2	41.4
甘　肃	794	16.3	22.6	18.5	13.5	29.1
青　海	179	16.0	21.7	16.5	13.6	32.3
宁　夏	236	11.3	22.5	19.5	16.0	30.6
新　疆	788	16.1	25.7	17.4	13.5	27.3

数据来源：《2020 中国人口普查年鉴》。

1-5-2 2016～2020年全国废水污染物排放量情况

指标	2016	2017	2018	2019	2020
化学需氧量（万吨）	658.1	608.9	584.2	567.1	2564.7
其中：工业源	122.8	91.0	81.4	77.2	
农业源	57.1	31.8	24.5	18.6	
生活源	473.5	483.8	476.8	469.9	
集中式	4.6	2.3	1.5	1.4	
氨氮（万吨）	56.8	50.9	49.4	46.3	98.4
其中：工业源	6.5	4.4	4.0	3.5	
农业源	1.3	0.7	0.5	0.4	
生活源	48.4	45.4	44.7	42.1	
集中式	0.7	0.3	0.2	0.3	
总氮（万吨）	123.6	120.3	120.2	117.6	332.3
其中：工业源	18.4	15.6	14.4	13.4	
农业源	4.1	2.3	1.8	1.3	
生活源	100.2	101.9	103.6	102.4	
集中式	0.8	0.5	0.4	0.4	
总磷（万吨）	9.0	7.0	6.4	5.9	33.7
其中：工业源	1.7	0.8	0.7	0.8	
农业源	0.6	0.3	0.2	0.2	
生活源	6.7	5.8	5.4	5.0	
集中式	0.0	0.0	0.0	0.0	
废水重金属（吨）	167.8	182.6	128.8	120.7	
其中：工业源	162.6	176.4	125.4	117.6	
集中式	5.1	6.2	3.4	3.1	
石油类（工业源）（万吨）	1.2	0.8	0.7	0.6	0.4
挥发酚（工业源）（吨）	272.1	244.1	174.4	147.1	59.8
氰化物（工业源）（吨）	57.9	54.0	46.1	38.2	

数据来源：生态环境部《中国生态环境状况公报》。

1-5-3 2016～2020 年全国废气污染物排放、工业固体废物产生及利用情况

指标	2016	2017	2018	2019	2020
废气污染物排放量（万吨）					
二氧化硫	854.9	610.8	516.1	457.3	318.2
其中：工业源	770.5	529.9	446.7	395.4	
生活源	84.0	80.5	68.7	61.3	
集中式	0.4	0.4	0.7	0.6	
氮氧化物	1503.3	1348.4	1288.4	1233.9	1019.7
其中：工业源	809.1	646.5	588.7	548.1	
生活源	61.6	59.2	53.1	49.7	
移动源	631.6	641.2	644.6	633.6	
集中式	1.0	1.5	2.0	2.4	
颗粒物	1608.0	1284.9	1132.3	1088.5	611.4
其中：工业源	1376.2	1067.0	948.9	925.9	
生活源	219.2	206.1	173.1	154.9	
移动源	12.3	11.4	9.9	7.4	
集中式	0.4	0.4	0.3	0.3	
工业固体废物产生及利用					
一般工业固体废物产生量（亿吨）	37.1	38.7	40.8	44.1	36.8
一般工业固体废物综合利用量（亿吨）	21.1	20.6	21.7	23.2	20.4
一般工业固体废物处置量（亿吨）	8.5	9.4	10.3	11.0	9.2
工业危险废物产生量（万吨）	5219.5	6581.3	7470.0	8126.0	
工业危险废物综合利用处置量（万吨）	4317.2	5972.7	6788.5	7539.3	

数据来源：生态环境部《中国生态环境状况公报》。

1-5-4 2011~2020 年城市绿地与园林情况

年份	城市绿地面积（万公顷）	城市公园绿地面积（万公顷）	公园个数（个）	公园面积（万公顷）	建成区绿化覆盖率（%）
2011	224.29	48.26	10780	28.58	39.2
2012	236.78	51.78	11604	30.62	39.6
2013	242.72	54.74	12401	32.98	39.7
2014	252.8	57.68	13037	35.24	40.2
2015	266.96	61.41	13834	38.38	40.1
2016	278.61	65.36	15370	41.69	40.3
2017	292.13	68.84	15633	44.46	40.9
2018	304.71	72.37	16735	49.42	41.1
2019	315.29	75.64	18038	50.24	41.5
2020	331.22	79.79	19823	53.85	41.3

数据来源：国家统计局，公园绿地面积包括综合公园、社区公园、专类公园、带状公园和街旁绿地。

1-5-5 2011～2020年城市市容环境卫生情况

年份	道路清扫保洁面积（万平方米）	生活垃圾清运量（万吨）	粪便清运量（万吨）	市容环卫专用车辆设备（台）	公共厕所数量（座）
2011	630545	16395	1963	100340	120459
2012	573507	17081	1812	112157	121941
2013	646014	17239	1682	126552	122541
2014	676093	17860	1552	141431	124410
2015	730333	19142	1437	165725	126344
2016	794923	20362	1299	193942	129818
2017	842048	21521		228019	136084
2018	869329	22802		252484	147466
2019	922124	24206		281558	153426
2020	975595	23512		306422	165186

数据来源：国家统计局。

1-5-6 2011～2020 年城市设施水平情况

年份	城市用水普及率（%）	城市燃气普及率（%）	每万人拥有公共交通车辆（标台）	人均城市道路面积（平方米）	人均公园绿地面积（平方米/人）	每万人拥有公共厕所（座）
2011	97.0	92.4	11.81	13.75	11.80	2.95
2012	97.2	93.2	12.15	14.39	12.26	2.89
2013	97.6	94.3	12.78	14.87	12.64	2.83
2014	97.6	94.6	12.99	15.34	13.08	2.79
2015	98.1	95.3	12.24	15.60	13.35	2.75
2016	98.4	95.8	13.84	15.80	13.70	2.72
2017	98.3	96.3	14.73	16.05	14.01	2.77
2018	98.4	96.7	13.09	16.70	14.11	2.88
2019	98.8	97.3	13.13	17.36	14.36	2.93
2020	99.0	97.9	12.88	18.04	14.78	3.07

数据来源：国家统计局。

第二章

居民健康状况

2-1-1　历年全国预期寿命（岁）

年份	预期寿命	男性	女性
新中国成立前	35.0		
1973～1975	⋯	63.6	66.3
1981	67.8	66.3	69.3
1990	68.55	66.84	70.47
1996	70.8		
2000	71.40	69.63	73.33
2005	73.0	70.8	75.3
2010	74.83	72.38	77.37
2015	76.3	73.6	79.4
2016	76.5		
2017	76.7		
2018	77.0		
2019	77.3		
2020	77.93	75.37	80.88
2021	78.2		

数据来源：国家统计局历年《中国统计年鉴》、国家卫生健康委《2021中国卫生健康统计年鉴》。

2-1-2　分省预期寿命（岁）

地区	1990	2000	2010	2020
全　国	**68.55**	**71.40**	**74.83**	**77.93**
北　京	72.86	76.10	80.18	82.49
天　津	72.32	74.91	78.89	81.30
河　北	70.35	72.54	74.97	77.75
山　西	68.97	71.65	74.92	77.91
内　蒙古	65.68	69.87	74.44	77.56
辽　宁	70.22	73.34	76.38	78.68
吉　林	67.95	73.10	76.18	78.41
黑龙江	66.97	72.37	75.98	78.25
上　海	74.90	78.14	80.26	82.55
江　苏	71.37	73.91	76.63	79.32
浙　江	71.38	74.70	77.73	80.19
安　徽	69.48	71.85	75.08	77.96
福　建	68.57	72.55	75.76	78.49
江　西	66.11	68.95	74.33	77.64
山　东	70.57	73.92	76.46	79.18
河　南	70.15	71.54	74.57	77.60
湖　北	67.25	71.08	74.87	78.00
湖　南	66.93	70.66	74.70	77.88
广　东	72.52	73.27	76.49	79.31
广　西	68.72	71.29	75.11	78.06
海　南	70.01	72.92	76.30	79.05
重　庆	}66.33	71.73	75.70	78.56
四　川		71.20	74.75	77.79
贵　州	64.29	65.96	71.10	75.20
云　南	63.49	65.49	69.54	74.02
西　藏	59.64	64.37	68.17	72.19
陕　西	67.40	70.07	74.68	77.80
甘　肃	67.24	67.47	72.23	75.64
青　海	60.57	66.03	69.96	73.96
宁　夏	66.94	70.17	73.38	76.58
新　疆	63.59	67.41	72.35	75.65

数据来源：国家统计局历年《中国统计年鉴》。

2-1-3 2000～2021 年监测地区婴儿死亡率和孕产妇死亡率

年份	婴儿死亡率（‰）			孕产妇死亡率（1/10 万）		
	合计	城市	农村	合计	城市	农村
2000	32.2	11.8	37.0	53.0	29.3	69.6
2001	30.0	13.6	33.8	50.2	33.1	61.9
2002	29.2	12.2	33.1	43.2	22.3	58.2
2003	25.5	11.3	28.7	51.3	27.6	65.4
2004	21.5	10.1	24.5	48.3	26.1	63.0
2005	19.0	9.1	21.6	47.7	25.0	53.8
2006	17.2	8.0	19.7	41.1	24.8	45.5
2007	15.3	7.7	18.6	36.6	25.2	41.3
2008	14.9	6.5	18.4	34.2	29.2	36.1
2009	13.8	6.2	17.0	31.9	26.6	34.0
2010	13.1	5.8	16.1	30.0	29.7	30.1
2011	12.1	5.8	14.7	26.1	25.2	26.5
2012	10.3	5.2	12.4	24.5	22.2	25.6
2013	9.5	5.2	11.3	23.2	22.4	23.6
2014	8.9	4.8	10.7	21.7	20.5	22.2
2015	8.1	4.7	9.6	20.1	19.8	20.2
2016	7.5	4.2	9.0	19.9	19.5	20.0
2017	6.8	4.1	7.9	19.6	16.6	21.1
2018	6.1	3.6	7.3	18.3	15.5	19.9
2019	5.6	3.4	6.6	17.8	16.5	18.6
2020	5.4	3.6	6.2	16.9	14.1	18.5
2021	5.0	3.2	5.8	16.1	15.4	16.5

数据来源：国家卫生健康委《2021 中国卫生健康统计年鉴》。

2-1-4 2000～2021年监测地区新生儿死亡率和 5岁以下儿童死亡率

年份	新生儿死亡率（‰）			5岁以下儿童死亡率（‰）		
	合计	城市	农村	合计	城市	农村
2000	22.8	9.5	25.8	39.7	13.8	45.7
2001	21.4	10.6	23.9	35.9	16.3	40.4
2002	20.7	9.7	23.2	34.9	14.6	39.6
2003	18.0	8.9	20.1	29.9	14.8	33.4
2004	15.4	8.4	17.3	25.0	12.0	28.5
2005	13.2	7.5	14.7	22.5	10.7	25.7
2006	12.0	6.8	13.4	20.6	9.6	23.6
2007	10.7	5.5	12.8	18.1	9.0	21.8
2008	10.2	5.0	12.3	18.5	7.9	22.7
2009	9.0	4.5	10.8	17.2	7.6	21.1
2010	8.3	4.1	10.0	16.4	7.3	20.1
2011	7.8	4.0	9.4	15.6	7.1	19.1
2012	6.9	3.9	8.1	13.2	5.9	16.2
2013	6.3	3.7	7.3	12.0	6.0	14.5
2014	5.9	3.5	6.9	11.7	5.9	14.2
2015	5.4	3.3	6.4	10.7	5.8	12.9
2016	4.9	2.9	5.7	10.2	5.2	12.4
2017	4.5	2.6	5.3	9.1	4.8	10.9
2018	3.9	2.2	4.7	8.4	4.4	10.2
2019	3.5	2.0	4.1	7.8	4.1	9.4
2020	3.4	2.1	3.9	7.5	4.4	8.9
2021	3.1	1.9	3.6	7.1	4.1	8.5

数据来源：国家卫生健康委《2021中国卫生健康统计年鉴》。

2-1-5 2015～2021年甲类、乙类法定报告传染病发病人数

指标	2015	2016	2017	2018	2019	2020	2021
总计	**3046447**	**2956500**	**3064073**	**3063031**	**3072338**	**2673200**	**2727288**
鼠疫	0	1	1	0	5	4	1
霍乱	13	27	14	28	16	11	5
病毒性肝炎	1218946	1221479	1283523	1280015	1286691	1138781	1226165
细菌性和阿米巴性痢疾	138917	123283	109368	91152	81075	57820	50403
伤寒和副伤寒	11637	10899	10791	10843	9274	7011	7244
艾滋病	50330	54360	57194	64170	71204	62167	60154
淋病	100245	115024	138855	133156	117938	105160	127803
梅毒	433974	438199	475860	494867	535819	464435	480020
脊髓灰质炎	0	–	–	0	0	–	–
麻疹	42361	24820	5941	3940	2974	856	552
百日咳	6658	5584	10390	22057	30027	4475	9611
白喉	0	–	–	0	0	2	–
流行性脑脊髓膜炎	106	101	118	104	111	50	63
猩红热	68249	59282	74369	78864	81737	16564	29503
流行性出血热	10314	8853	11262	11966	9596	8121	9187
狂犬病	801	644	516	422	290	202	157
钩端螺旋体病	355	354	201	157	214	297	403
布鲁菌病	56989	47139	38554	37947	44036	47245	69767
炭疽	288	374	318	336	297	224	392
流行性乙型脑炎	624	1237	1147	1800	416	288	207
疟疾	3116	3189	2697	2518	2487	1023	783
登革热	3858	2050	5893	5136	22188	778	41
新生儿破伤风	306	177	93	83	65	34	23
肺结核	864015	836236	835193	823324	775764	670538	639548
血吸虫病	34143	2924	1186	144	113	43	13
人禽流感	6	–	–	0	0	–	–
传染性非典型肺炎	0	–	–	0	0	–	–
人感染H7N9禽流感	196	264	589	2	1	–	–
新型冠状病毒肺炎	–	–	–	–	–	87071	15243

数据来源：国家卫生健康委《2022中国卫生健康统计年鉴》。

2-1-6 2015～2021 年甲类、乙类法定报告传染病发病率（1/10 万）

指标	2015	2016	2017	2018	2019	2020	2021
总计	**223.60**	**215.68**	**222.06**	**220.51**	**220.00**	**190.36**	**193.46**
鼠疫	0.00	0.00	0.00	0.00	0.00	0.00	0.00
霍乱	0.00	0.00	0.00	0.00	0.00	0.00	0.00
病毒性肝炎	89.47	89.11	93.02	92.15	92.13	81.12	86.98
细菌性和阿米巴性痢疾	10.20	8.99	7.93	6.56	5.81	4.12	3.58
伤寒和副伤寒	0.85	0.80	0.78	0.78	1.00	0.50	0.51
艾滋病	3.69	3.97	4.15	4.62	5.10	4.43	4.27
淋病	7.36	8.39	10.06	9.59	8.45	7.49	9.07
梅毒	31.85	31.97	34.49	35.63	38.00	33.08	34.05
脊髓灰质炎	0.00	0.00	0.00	0.00	0.00	0.00	
麻疹	3.11	1.81	0.43	0.39	0.21	0.06	0.04
百日咳	0.49	0.41	0.75	1.59	2.15	0.32	0.68
白喉	0.00	0.00	0.00	0.00	0.00	0.00	
流行性脑脊髓膜炎	0.01	0.01	0.01	0.01	0.01	0.00	0.00
猩红热	5.01	4.32	5.39	5.68	5.85	1.18	2.09
流行性出血热	0.76	0.65	0.82	0.86	0.69	0.58	0.65
狂犬病	0.06	0.05	0.04	0.03	0.00	0.00	0.01
钩端螺旋体病	0.03	0.03	0.01	0.01	0.02	0.02	0.03
布鲁菌病	4.18	3.44	2.79	2.73	3.15	3.37	4.95
炭疽	0.02	0.03	0.02	0.02	0.02	0.02	0.03
流行性乙型脑炎	0.05	0.09	0.08	0.13	0.03	0.02	0.01
疟疾	0.23	0.23	0.19	0.18	0.18	0.07	0.06
登革热	0.28	0.15	0.43	0.37	2.00	0.00	0.00
新生儿破伤风	0.02	0.01	0.01	0.01	0.00	0.00	
肺结核	63.42	61.00	60.53	59.27	55.55	47.76	45.37
血吸虫病	2.51	0.21	0.09	0.01	0.00	0.00	0.00
人禽流感	0.00	0.00	0.00	0.00	0.00	0.00	
传染性非典型肺炎	0.00	0.00	0.00	0.00	0.00	0.00	
人感染 H7N9 禽流感	0.01	0.02	0.04	0.00	0.00	0.00	
新型冠状病毒肺炎						6.20	1.08

数据来源：国家卫生健康委《2021 中国卫生健康统计年鉴》。

2-1-7　2015～2021年甲类、乙类法定报告传染病死亡人数

指标	2015	2016	2017	2018	2019	2020	2021
总计	**16584**	**17968**	**19642**	**23174**	**24981**	**26289**	**22179**
鼠疫	0	–	1	0	1	3	0
霍乱	0	–	–	0	0	–	0
病毒性肝炎	474	537	573	531	575	588	520
细菌性和阿米巴性痢疾	7	4	2	1	1	2	3
伤寒和副伤寒	1	1	3	2	0	5	0
艾滋病	12755	14091	15251	18780	20999	18819	19623
淋病	1	1	1	1	0	–	0
梅毒	58	53	45	39	42	54	30
脊髓灰质炎	0	–	–	0	0	–	0
麻疹	32	18	5	1	0	–	0
百日咳	2	3	–	2	2	1	2
白喉	0	–	–	0	0	–	0
流行性脑脊髓膜炎	13	10	19	10	6	3	5
猩红热	1	–	–	0	0	1	0
流行性出血热	62	48	64	97	44	48	64
狂犬病	744	592	502	410	276	188	150
钩端螺旋体病	1	1	–	1	2	8	2
布鲁菌病	1	2	1	0	1	–	3
炭疽	1	2	3	3	1	–	2
流行性乙型脑炎	19	47	79	135	13	9	6
疟疾	20	16	6	6	19	6	3
登革热	0	–	2	1	3	–	0
新生儿破伤风	17	3	3	4	5	1	1
肺结核	2280	2465	2823	3149	2990	1919	1763
血吸虫病	0	–	–	0	0	–	0
人禽流感	3	1	–	0	0	–	0
传染性非典型肺炎	0	–	–	0	0	–	0
人感染 H7N9 禽流感	92	73	259	1	1	–	0
新型冠状病毒肺炎	–	–	–	–	–	4634	2

2-1-8 2015～2021年甲类、乙类法定报告传染病死亡率（1/10万）

指标	2015	2016	2017	2018	2019	2020	2021
总计	**1.20**	**1.30**	**1.42**	**1.67**	**1.77**	**1.86**	**1.57**
鼠疫	0.00	0.00	0.00	0.00	0.00	0.00	
霍乱	0.00	0.00	0.00	0.00	0.00	0.00	
病毒性肝炎	0.03	0.04	0.04	0.04	0.04	0.04	0.04
细菌性和阿米巴性痢疾	0.00	0.00	0.00	0.00	0.00	0.00	0.00
伤寒和副伤寒	0.00	0.00	0.00	0.00	0.00	0.00	
艾滋病	0.94	1.03	1.11	1.35	1.50	1.34	1.39
淋病	0.00	0.00	0.00	0.00	0.00	0.00	
梅毒	0.00	0.00	0.00	0.00	0.00	0.00	0.00
脊髓灰质炎					0.00	0.00	
麻疹	0.00	0.00	0.00	0.00	0.00	0.00	
百日咳	0.00	0.00	0.00	0.00	0.00	0.00	0.00
白喉	0.00	0.00	0.00	0.00	0.00	0.00	
流行性脑脊髓膜炎	0.00	0.00	0.00	0.00	0.00	0.00	
猩红热	0.00	0.00	0.00	0.00	0.00	0.00	
流行性出血热	0.00	0.00	0.00	0.01	0.00	0.00	0.00
狂犬病	0.05	0.04	0.04	0.03	0.02	0.01	0.01
钩端螺旋体病	0.00	0.00	0.00	0.00	0.00	0.00	
布鲁菌病	0.00	0.00	0.00	0.00	0.00	0.00	0.00
炭疽	0.00	0.00	0.00	0.00	0.00	0.00	
流行性乙型脑炎	0.00	0.00	0.01	0.01	0.00	0.00	0.00
疟疾	0.00	0.00	0.00	0.00	0.00	0.00	
登革热			0.00	0.00	0.00	0.00	
新生儿破伤风	0.00	0.00	0.00	0.00	0.00	0.00	0.00
肺结核	0.17	0.18	0.20	0.23	0.21	0.14	0.13
血吸虫病	0.00	0.00	0.00	0.00	0.00	0.00	
人禽流感	0.00	0.00	0.00	0.00	0.00	0.00	
传染性非典型肺炎	0.00	0.00	0.00	0.00	0.00	0.00	
人感染 H7N9 禽流感	0.01	0.01	0.02	0.00	0.00		
新型冠状病毒肺炎						0.33	0.00

2-1-9 2015年、2020年城市居民主要疾病死亡率及构成

疾病名称	2015			2021		
	死亡率（1/10万）	构成（%）	位次	死亡率（1/10万）	构成（%）	位次
传染病（含呼吸道结核）	6.78	1.09	9	5.30	0.82	10
寄生虫病	0.04	0.01	17	0.07	0.01	16
恶性肿瘤	164.35	26.44	1	158.7	24.61	2
血液、造血器官及免疫疾病	1.22	0.20	15	1.33	0.21	13
内分泌、营养和代谢疾病	19.25	3.10	6	24.15	3.74	6
精神障碍	2.79	0.45	11	3.45	0.54	11
神经系统疾病	6.90	1.11	8	9.44	1.46	8
心脏病	136.61	21.98	2	165.37	25.64	1
脑血管病	128.23	20.63	3	140.02	21.71	3
呼吸系统疾病	73.36	11.80	4	54.49	8.45	4
消化系统疾病	14.27	2.30	7	15.41	2.39	7
肌肉骨骼和结缔组织疾病	1.79	0.29	12	1.95	0.30	12
泌尿生殖系统疾病	6.52	1.05	10	6.75	1.05	9
妊娠、分娩产褥期并发症	0.07	0.01	16	0.02	0	17
围生期疾病	1.70	0.27	14	0.69	0.11	15
先天畸形、变形和染色体异常	1.73	0.28	13	0.87	0.13	14
损伤和中毒外部原因	37.63	6.05	5	35.22	5.46	5
诊断不明	2.26	0.36		3.19	0.50	
其他疾病	6.15	0.99		5.57	0.86	

2-1-10 2015 年、2020 年农村居民主要疾病死亡率及构成

疾病名称	2015			2021		
	死亡率 (1/10万)	构成 (%)	位次	死亡率 (1/10万)	构成 (%)	位次
传染病（含呼吸道结核）	7.72	1.16	8	6.52	0.88	10
寄生虫病	0.07	0.01	17	0.04	0.01	17
恶性肿瘤	153.94	23.22	1	167.06	22.47	3
血液、造血器官及免疫疾病	1.16	0.18	15	1.36	0.18	13
内分泌营养和代谢疾病	14.28	2.15	6	21.09	2.84	6
精神障碍	2.83	0.43	11	3.54	0.48	11
神经系统疾病	6.51	0.98	10	10.15	1.37	8
心脏病	144.79	21.84	3	188.58	25.36	1
脑血管病	153.63	23.17	2	175.58	23.62	2
呼吸系统疾病	79.96	12.06	4	65.23	8.77	4
消化系统疾病	14.16	2.14	7	15.98	2.15	7
肌肉骨骼和结缔组织疾病	1.54	0.23	14	2.48	0.33	12
泌尿生殖系统疾病	7.20	1.09	9	7.86	1.06	9
妊娠分娩产褥期并发症	0.10	0.02	16	0.04	0.01	16
围生期疾病	2.19	0.33	12	0.79	0.11	15
先天畸形、变形和染色体异常	1.78	0.27	13	1.04	0.14	14
损伤和中毒外部原因	53.49	8.07	5	52.98	7.13	5
诊断不明	2.41	0.36		2.61	0.35	
其他疾病	6.17	0.93		6.91	0.93	

2-1-11　2015～2021年主要受灾情况

指标	2015	2016	2017	2018	2019	2020	2021
自然灾害							
受灾人口（万人次）	18620.3	18911.7	14448	13553.9	13759.0	13829.7	10731.0
受灾死亡人口（人）	967	1706	979	589	909	591	867
直接经济损失（亿元）	2704.1	5032.9	3018.7	2644.6	3270.9	3701.5	3340.2
地质灾害							
伤亡人数（人）	422	593	523	185	299	197	129
死亡人数（人）	226	362	329	105	211	117	80
直接经济损失（亿元）	25.1	35.4	36.0	14.7	27.7	50.2	32.0
地震灾害							
伤亡人数（人）	1192	104	676	85	428	35	
死亡人数（人）	30	1	38		17	5	9
直接经济损失（亿元）	179.2	66.9	147.7	30.2	91.0	20.5	10.7

数据来源：国家统计局。

2-1-12 调查地区 15 岁及以上人口吸烟率（%）

指标	2003	2008	2013	2018
合计	**26.0**	**25.1**	**25.6**	**24.7**
城乡				
城市	23.9	22.5	24.3	23.0
农村	26.8	26.0	27.0	26.7
东中西部				
东部	25.4	24.6	24.2	22.7
中部	26.8	25.8	26.2	24.9
西部	26.0	24.9	26.5	26.6
城市地区				
东部	23.4	22.1	21.9	21.1
中部	24.6	23.9	24.8	23.3
西部	23.9	21.7	26.3	25.1
农村地区				
东部	26.5	25.9	26.6	25.2
中部	27.7	26.6	27.7	26.6
西部	26.5	25.8	26.6	27.9
按收入组分				
最低	27.0	25.3	26.0	25.3
较低	26.7	25.3	25.6	25.4
中等	25.8	25.0	25.9	25.1
较高	25.8	24.6	25.3	24.0
最高	25.2	25.1	25.2	23.9

数据来源：2003 年、2008 年、2013 年、2018 年全国卫生服务统计调查。

2-1-13　调查地区 15 岁及以上人口体育锻炼率（%）

指标	2003	2008	2013	2018
合计	**14.6**	**23.5**	**29.7**	**49.9**
城乡				
城市	36.2	53.5	44.9	60.4
农村	6.3	11.6	14.5	37.8
东中西部				
东部	17.3	27.7	34.3	52.5
中部	13.2	21.7	30.1	49.2
西部	13.2	21.0	24.6	48.0
城市地区				
东部	37.9	56.0	50.9	59.9
中部	30.2	47.0	44.9	62.0
西部	40.3	57.1	38.5	59.6
农村地区				
东部	6.9	13.4	17.4	40.7
中部	5.5	10.2	14.4	36.1
西部	6.3	11.1	11.7	37.2
按收入组分				
最低	10.1	18.7	23.5	43.2
较低	12.2	20.1	26.2	45.8
中等	14.1	23.0	27.9	48.7
较高	16.2	26.1	32.5	52.8
最高	20.6	28.8	37.8	58.2

　　数据来源：2003 年、2008 年、2013 年、2018 年全国卫生服务统计调查，体育锻炼为平均每周进行至少一次主动体育锻炼。

2-1-14 2017 年全国癌症发病率、病死率（1/10 万）

癌症种类	发病率			病死率		
	粗率	构成	中标率	粗率	构成	中标率
口腔癌	3.80	1.30	2.46	2.01	1.13	1.19
鼻咽癌	3.63	1.24	2.64	1.88	1.06	1.24
食管癌	19.23	6.55	11.14	15.21	8.59	8.53
胃癌	28.24	9.61	16.88	20.89	11.79	11.95
结直肠癌	28.96	9.86	17.54	14.08	7.95	7.92
肝癌	28.17	9.59	17.82	24.91	14.06	15.41
胆囊癌	4.00	1.36	2.30	3.02	1.70	1.68
胰腺癌	7.07	2.41	4.13	6.40	3.61	3.66
喉癌	1.84	0.63	1.11	1.08	0.61	0.62
肺癌	62.95	21.44	37.29	49.28	27.82	28.14
胸腔器官肿瘤	0.95	0.32	0.66	0.54	0.30	0.35
骨癌	1.83	0.62	1.34	1.33	0.75	0.86
皮肤黑色素瘤	0.51	0.17	0.33	0.36	0.21	0.23
乳腺癌	42.51	7.14	30.08	9.76	2.72	6.17
子宫颈癌	17.07	2.87	12.28	5.55	1.54	3.56
子宫体肿瘤	10.06	1.69	6.79	2.44	0.68	1.47
卵巢癌	7.66	1.29	5.43	3.60	1.00	2.25
前列腺癌	11.57	2.00	6.64	4.83	1.38	2.56
睾丸癌	0.46	0.08	0.43	0.13	0.04	0.10
肾癌	5.15	1.75	3.28	1.90	1.07	1.09
膀胱癌	5.94	2.02	3.43	2.54	1.43	1.28
脑瘤	7.79	2.65	5.62	3.95	2.23	2.72
甲状腺癌	13.91	4.74	11.94	0.58	0.33	0.36
淋巴瘤	6.46	2.20	4.34	3.66	2.06	2.24
白血病	6.22	2.12	4.83	3.66	2.07	2.65
合计	293.66	100.00	188.10	177.15	100.00	104.20

数据来源：《2022 年中国肿瘤登记年报》。中标率：按照中国标准人口结构标化。

2-1-15 2017 年全国男性癌症发病率、病死率（1/10 万）

癌症种类	发病率			病死率		
	粗率	构成	中标率	粗率	构成	中标率
口腔癌	5.21	1.62	3.43	2.89	1.29	1.79
鼻咽癌	5.06	1.57	3.72	2.71	1.21	1.83
食管癌	27.85	8.65	16.91	22.03	9.86	13.13
胃癌	38.99	12.12	24.04	28.72	12.85	17.25
结直肠癌	33.45	10.40	20.98	16.37	7.32	9.75
肝癌	41.05	12.76	27.08	36.12	16.16	23.43
胆囊癌	3.71	1.15	2.25	2.78	1.24	1.65
胰腺癌	8.02	2.49	4.92	7.23	3.23	4.37
喉癌	3.30	1.02	2.04	1.78	0.80	1.07
肺癌	82.28	25.57	50.36	67.83	30.34	40.71
胸腔器官肿瘤	1.14	0.35	0.81	0.67	0.30	0.45
骨癌	2.04	0.64	1.54	1.55	0.69	1.05
皮肤黑色素瘤	0.53	0.16	0.35	0.41	0.18	0.27
乳腺癌	0.55	0.17	0.37	0.22	0.10	0.14
前列腺癌	11.57	3.59	6.64	4.83	2.16	2.56
睾丸癌	0.46	0.14	0.43	0.13	0.06	0.10
肾癌	6.37	1.98	4.17	2.37	1.06	1.44
膀胱癌	9.26	2.88	5.59	3.93	1.76	2.15
脑瘤	7.14	2.22	5.37	4.37	1.95	3.11
甲状腺癌	6.59	2.05	5.88	0.44	0.20	0.28
淋巴瘤	7.36	2.29	5.07	4.38	1.96	2.81
白血病	6.99	2.17	5.51	4.19	1.88	3.11
合计	321.80	100.00	206.07	223.54	100.00	137.23

数据来源：《2022 年中国肿瘤登记年报》。中标率：按照中国标准人口结构标化。

2-1-16 2017 年全国女性癌症发病率、病死率（1/10 万）

癌症种类	发病率			病死率		
	粗率	构成	中标率	粗率	构成	中标率
口腔癌	2.36	0.89	1.51	1.09	0.84	0.60
鼻咽癌	2.16	0.82	1.57	1.03	0.80	0.65
食管癌	10.37	3.92	5.54	8.20	6.34	4.10
胃癌	17.18	6.49	9.99	12.85	9.92	6.93
结直肠癌	24.34	9.19	14.21	11.73	9.06	6.20
肝癌	14.93	5.64	8.61	13.39	10.34	7.47
胆囊癌	4.29	1.62	2.35	3.27	2.52	1.71
胰腺癌	6.10	2.31	3.37	5.54	4.28	2.96
喉癌	0.34	0.13	0.20	0.36	0.27	0.19
肺癌	43.09	16.28	24.77	30.22	23.34	16.16
胸腔器官肿瘤	0.76	0.29	0.52	0.40	0.31	0.25
骨癌	1.60	0.61	1.15	1.10	0.85	0.69
皮肤黑色素瘤	0.49	0.19	0.32	0.32	0.25	0.19
乳腺癌	42.51	16.06	30.08	9.76	7.54	6.17
子宫颈癌	17.07	6.45	12.28	5.55	4.28	3.56
子宫体肿瘤	10.06	3.80	6.79	2.44	1.88	1.47
卵巢癌	7.66	2.89	5.43	3.60	2.78	2.25
肾癌	3.89	1.47	2.40	1.42	1.09	0.75
膀胱癌	2.53	0.95	1.39	1.10	0.85	0.51
脑瘤	8.45	3.19	5.87	3.53	2.73	2.32
甲状腺癌	21.43	8.10	18.10	0.73	0.56	0.43
淋巴瘤	5.54	2.09	3.63	2.91	2.25	1.70
白血病	5.43	2.05	4.16	3.12	2.41	2.20
合计	**264.75**	**100.00**	**172.02**	**129.48**	**100.00**	**72.77**

数据来源：《2022 年中国肿瘤登记年报》。中标率：按照中国标准人口结构标化。

2-1-17 2017 年城市癌症发病率、病死率（1/10 万）

癌症种类	发病率			病死率		
	粗率	构成	中标率	粗率	构成	中标率
口腔癌	4.29	1.36	2.67	2.18	1.21	1.24
鼻咽癌	3.72	1.18	2.66	1.94	1.07	1.23
食管癌	14.86	4.70	8.31	12.01	6.63	6.48
胃癌	26.31	8.32	15.17	18.62	10.28	10.17
结直肠癌	34.65	10.96	20.07	16.81	9.28	8.91
肝癌	26.68	8.44	16.23	23.70	13.09	14.04
胆囊癌	4.58	1.45	2.52	3.46	1.91	1.83
胰腺癌	8.11	2.56	4.51	7.49	4.13	4.08
喉癌	2.13	0.67	1.24	1.19	0.66	0.65
肺癌	66.08	20.90	37.65	50.89	28.09	27.64
胸腔器官肿瘤	1.11	0.35	0.75	0.67	0.37	0.41
骨癌	1.68	0.53	1.19	1.24	0.68	0.78
皮肤黑色素瘤	0.57	0.18	0.35	0.37	0.21	0.22
乳腺癌	50.57	7.97	34.49	11.25	3.09	6.74
子宫颈癌	16.53	2.60	11.70	5.13	1.41	3.23
子宫体肿瘤	10.89	1.72	7.14	2.46	0.68	1.44
卵巢癌	8.65	1.36	5.97	4.27	1.17	2.57
前列腺癌	15.46	2.45	8.49	6.21	1.72	3.04
睾丸癌	0.56	0.09	0.53	0.14	0.04	0.10
肾癌	6.75	2.13	4.13	2.46	1.36	1.32
膀胱癌	7.10	2.25	3.91	2.98	1.64	1.40
脑瘤	8.17	2.59	5.72	3.89	2.15	2.58
甲状腺癌	19.07	6.03	16.18	0.69	0.38	0.39
淋巴瘤	7.55	2.39	4.91	4.17	2.30	2.43
白血病	6.74	2.13	5.05	3.83	2.11	2.62
合计	316.08	100.00	196.53	181.14	100.00	101.43

数据来源：《2022 年中国肿瘤登记年报》。中标率：按照中国标准人口结构标化。

2-1-18 2017年城市男性癌症发病率、病死率（1/10万）

癌症种类	发病率			病死率		
	粗率	构成	中标率	粗率	构成	中标率
口腔癌	5.94	1.74	3.75	3.19	1.39	1.89
鼻咽癌	5.28	1.55	3.80	2.85	1.25	1.87
食管癌	22.50	6.60	13.18	18.23	7.96	10.46
胃癌	36.36	10.66	21.55	25.76	11.25	14.74
结直肠癌	40.53	11.88	24.30	19.86	8.67	11.18
肝癌	39.26	11.50	24.92	34.69	15.15	21.57
胆囊癌	4.33	1.27	2.51	3.25	1.42	1.83
胰腺癌	9.15	2.68	5.35	8.46	3.69	4.88
喉癌	3.90	1.14	2.33	2.01	0.88	1.15
肺癌	85.90	25.17	50.43	70.62	30.84	40.41
胸腔器官肿瘤	1.36	0.40	0.93	0.85	0.37	0.53
骨癌	1.89	0.56	1.37	1.47	0.64	0.96
皮肤黑色素瘤	0.59	0.17	0.37	0.42	0.18	0.26
乳腺癌	0.63	0.19	0.42	0.24	0.11	0.14
前列腺癌	15.46	4.53	8.49	6.21	2.71	3.04
睾丸癌	0.56	0.16	0.53	0.14	0.06	0.10
肾癌	8.52	2.50	5.36	3.12	1.36	1.78
膀胱癌	11.15	3.27	6.42	4.63	2.02	2.36
脑瘤	7.31	2.14	5.32	4.29	1.87	2.94
甲状腺癌	9.39	2.75	8.30	0.55	0.24	0.32
淋巴瘤	8.60	2.52	5.74	4.99	2.18	3.04
白血病	7.62	2.23	5.77	4.41	1.93	3.10
合计	341.22	100.00	210.69	229.00	100.00	133.80

数据来源：《2022年中国肿瘤登记年报》。中标率：按照中国标准人口结构标化。

2017 年城市女性癌症发病率、病死率（1/10 万）

癌症种类	发病率			病死率		
	粗率	构成	中标率	粗率	构成	中标率
口腔癌	2.62	0.90	1.62	1.17	0.88	0.61
鼻咽癌	2.15	0.74	1.53	1.02	0.76	0.61
食管癌	7.16	2.46	3.65	5.74	4.32	2.70
胃癌	16.19	5.57	9.14	11.43	8.60	5.93
结直肠癌	28.73	9.88	16.06	13.73	10.33	6.80
肝癌	14.01	4.82	7.71	12.64	9.51	6.70
胆囊癌	4.83	1.66	2.53	3.68	2.77	1.82
胰腺癌	7.06	2.43	3.71	6.51	4.90	3.31
喉癌	0.34	0.12	0.19	0.35	0.27	0.17
肺癌	46.11	15.86	25.61	31.01	23.33	15.68
胸腔器官肿瘤	0.86	0.29	0.57	0.48	0.36	0.29
骨癌	1.47	0.51	1.01	1.00	0.75	0.60
皮肤黑色素瘤	0.56	0.19	0.34	0.32	0.24	0.19
乳腺癌	50.57	17.39	34.49	11.25	8.46	6.74
子宫颈癌	16.53	5.68	11.70	5.13	3.86	3.23
子宫体肿瘤	10.89	3.75	7.14	2.46	1.85	1.44
卵巢癌	8.65	2.97	5.97	4.27	3.21	2.57
肾癌	4.95	1.70	2.93	1.79	1.35	0.88
膀胱癌	3.03	1.04	1.58	1.31	0.99	0.56
脑瘤	9.04	3.11	6.11	3.49	2.62	2.23
甲状腺癌	28.81	9.91	24.02	0.83	0.62	0.46
淋巴瘤	6.49	2.23	4.11	3.35	2.52	1.86
白血病	5.84	2.01	4.35	3.24	2.44	2.16
合计	290.77	100.00	184.56	132.92	100.00	71.14

数据来源：《2022 年中国肿瘤登记年报》。中标率：按照中国标准人口结构标化。

2-1-20 2017 年农村癌症发病率、病死率（1/10 万）

癌症种类	发病率			病死率		
	粗率	构成	中标率	粗率	构成	中标率
口腔癌	3.34	1.23	2.25	1.83	1.06	1.14
鼻咽癌	3.54	1.30	2.63	1.83	1.05	1.24
食管癌	23.40	8.60	14.02	18.28	10.54	10.63
胃癌	30.08	11.05	18.62	23.07	13.31	13.75
结直肠癌	23.52	8.64	14.93	11.48	6.62	6.88
肝癌	29.59	10.87	19.41	26.06	15.04	16.79
胆囊癌	3.44	1.26	2.08	2.60	1.50	1.53
胰腺癌	6.09	2.24	3.74	5.35	3.09	3.22
喉癌	1.56	0.57	0.98	0.98	0.56	0.59
肺癌	59.97	22.03	36.91	47.74	27.54	28.59
胸腔器官肿瘤	0.80	0.29	0.57	0.42	0.24	0.28
骨癌	1.96	0.72	1.49	1.42	0.82	0.95
皮肤黑色素瘤	0.45	0.17	0.31	0.36	0.20	0.23
乳腺癌	34.64	6.22	25.55	8.30	2.34	5.56
子宫颈癌	17.60	3.16	12.87	5.95	1.68	3.90
子宫体肿瘤	9.24	1.66	6.43	2.41	0.68	1.51
卵巢癌	6.69	1.20	4.88	2.95	0.83	1.92
前列腺癌	7.92	1.49	4.77	3.55	1.05	2.04
睾丸癌	0.37	0.07	0.34	0.12	0.03	0.10
肾癌	3.62	1.33	2.42	1.37	0.79	0.84
膀胱癌	4.83	1.77	2.93	2.12	1.22	1.15
脑瘤	7.42	2.72	5.52	4.02	2.32	2.85
甲状腺癌	8.98	3.30	7.70	0.48	0.28	0.31
淋巴瘤	5.42	1.99	3.78	3.16	1.83	2.05
白血病	5.74	2.11	4.62	3.51	2.02	2.67
合计	272.23	100.00	179.48	173.34	100.00	106.86

数据来源：《2022 年中国肿瘤登记年报》。中标率：按照中国标准人口结构标化。

2-1-21　2017 年农村男性癌症发病率、病死率（1/10 万）

癌症种类	发病率			病死率		
	粗率	构成	中标率	粗率	构成	中标率
口腔癌	4.52	1.49	3.09	2.62	1.20	1.70
鼻咽癌	4.85	1.60	3.64	2.57	1.18	1.79
食管癌	32.86	10.82	20.65	25.60	11.72	15.84
胃癌	41.46	13.66	26.51	31.50	14.42	19.75
结直肠癌	26.81	8.83	17.62	13.10	6.00	8.27
肝癌	42.72	14.07	29.21	37.47	17.16	25.28
胆囊癌	3.13	1.03	1.98	2.34	1.07	1.46
胰腺癌	6.96	2.29	4.48	6.07	2.78	3.86
喉癌	2.73	0.90	1.75	1.57	0.72	0.99
肺癌	78.89	25.99	50.26	65.21	29.85	40.96
胸腔器官肿瘤	0.93	0.31	0.69	0.51	0.23	0.36
骨癌	2.18	0.72	1.70	1.62	0.74	1.13
皮肤黑色素瘤	0.47	0.15	0.33	0.39	0.18	0.27
乳腺癌	0.47	0.16	0.32	0.19	0.09	0.13
前列腺癌	7.92	2.61	4.77	3.55	1.62	2.04
睾丸癌	0.37	0.12	0.34	0.12	0.05	0.10
肾癌	4.36	1.43	2.99	1.67	0.77	1.08
膀胱癌	7.50	2.47	4.75	3.27	1.50	1.93
脑瘤	6.98	2.30	5.41	4.44	2.03	3.27
甲状腺癌	3.97	1.31	3.49	0.34	0.16	0.23
淋巴瘤	6.19	2.04	4.41	3.82	1.75	2.57
白血病	6.40	2.11	5.25	3.99	1.83	3.12
合计	**303.60**	**100.00**	**201.30**	**218.42**	**100.00**	**140.43**

数据来源：《2022 年中国肿瘤登记年报》。中标率：按照中国标准人口结构标化。

2-1-22　2017年农村女性癌症发病率、病死率（1/10万）

癌症种类	发病率			病死率		
	粗率	构成	中标率	粗率	构成	中标率
口腔癌	2.10	0.88	1.40	1.01	0.80	0.59
鼻咽癌	2.17	0.91	1.60	1.05	0.83	0.69
食管癌	13.50	5.64	7.49	10.60	8.41	5.57
胃癌	18.15	7.58	10.86	14.23	11.28	7.96
结直肠癌	20.06	8.38	12.29	9.78	7.75	5.55
肝癌	15.83	6.61	9.54	14.11	11.19	8.27
胆囊癌	3.77	1.57	2.17	2.86	2.27	1.59
胰腺癌	5.18	2.16	3.01	4.60	3.64	2.60
喉癌	0.33	0.14	0.21	0.36	0.28	0.20
肺癌	40.15	16.77	23.89	29.44	23.35	16.62
胸腔器官肿瘤	0.67	0.28	0.46	0.32	0.25	0.21
骨癌	1.73	0.72	1.28	1.21	0.96	0.77
皮肤黑色素瘤	0.43	0.18	0.29	0.32	0.25	0.20
乳腺癌	34.64	14.47	25.55	8.30	6.58	5.56
子宫颈癌	17.60	7.35	12.87	5.95	4.72	3.90
子宫体肿瘤	9.24	3.86	6.43	2.41	1.91	1.51
卵巢癌	6.69	2.80	4.88	2.95	2.34	1.92
肾癌	2.85	1.19	1.86	1.05	0.83	0.61
膀胱癌	2.04	0.85	1.19	0.90	0.72	0.46
脑瘤	7.87	3.29	5.63	3.57	2.83	2.42
甲状腺癌	14.24	5.95	12.04	0.63	0.50	0.40
淋巴瘤	4.60	1.92	3.14	2.48	1.97	1.53
白血病	5.04	2.10	3.98	3.00	2.38	2.23
合计	239.38	100.00	159.11	126.12	100.00	74.34

数据来源：《2022年中国肿瘤登记年报》。中标率：按照中国标准人口结构标化。

第三章

医疗资源与卫生服务

第一节

卫生机构与床位

3-1-1　15分钟内能够到达最近医疗机构家庭比例（％）

指标	2003	2008	2013	2018
合计	**80.8**	**80.4**	**84.0**	**89.9**
按城乡分				
城市	91.2	91.8	87.8	91.9
农村	76.5	75.6	80.2	87.6
按地区分				
东部	88.0	89.7	91.7	94.1
城市	90.1	95.1	93.0	94.6
农村	87.0	86.9	90.4	93.3
中部	85.1	81.5	84.9	89.9
城市	94.1	90.0	88.8	91.6
农村	80.9	77.4	81.1	88.1
西部	70.8	70.9	75.3	85.8
城市	89.5	89.2	81.6	89.0
农村	65.2	65.3	69.1	82.6
按收入情况分				
最低收入组	78.6	77.6	80.1	85.1
较低收入组	79.8	79.2	82.6	88.5
中等收入组	80.1	80.4	83.8	90.6
较高收入组	81.9	81.5	86.0	91.6
最高收入组	84.2	82.7	86.5	92.7

数据来源：2003年、2008年、2013年、2018年国家卫生服务统计调查。

3-1-2 历年医疗卫生机构数（个）

年份	合计	医院	基层医疗卫生机构	社区卫生服务中心（站）	乡镇卫生院	专业公共卫生机构数
1950	8915	2803				
1955	67725	3648				
1960	261195	6020			24849	
1965	224266	5330			36965	
1970	149823	5964			56568	
1975	151733	7654			54026	
1980	180553	9902			55413	
1985	978540	11955			47387	
1990	1012690	14377			47749	
1995	994409	15663			51797	
2000	1034229	16318	1000169		49229	11386
2001	1029314	16197	995670		48090	11471
2002	1005004	17844	973098	8211	44992	10787
2003	806243	17764	774693	10101	44279	10792
2004	849140	18393	817018	14153	41626	10878
2005	882206	18703	849488	17128	40907	11177
2006	918097	19246	884818	22656	39975	11269
2007	912263	19852	878686	27069	39876	11528

年份	合计	医院	基层医疗卫生机构	社区卫生服务中心（站）	乡镇卫生院	专业公共卫生机构数
2008	891480	19712	858015	24260	39080	11485
2009	916571	20291	882153	27308	38475	11665
2010	936927	20918	901709	32739	37836	11835
2011	954389	21979	918003	32860	37295	11926
2012	950297	23170	912620	33562	37097	12083
2013	974398	24709	915368	33965	37015	31155
2014	981432	25860	917335	34238	36902	35029
2015	983528	27587	920770	34321	36817	31927
2016	983394	29140	926518	34327	36795	24866
2017	986649	31056	933024	34652	36551	19896
2018	997433	33009	943639	34997	36461	18033
2019	1007579	34354	954390	35013	36112	15958
2020	1022922	35394	970036	35365	35762	14492
2021	1030935	36570	977790	36160	34943	13276

注：①村卫生室数计入医疗卫生机构数中；②2008年社区卫生服务中心（站）减少的原因是江苏省约5000家农村社区卫生服务站划归村卫生室；③2002年起，医疗卫生机构数不再包括高中等医学院校本部、药检机构、国境卫生检疫所和非卫生部门举办的计划生育指导站；④2013年起，医疗卫生机构数包括原计生部门主管的计划生育技术服务机构；⑤1996年以前门诊部（所）不包括私人诊所。

3-1-3 2021年分省医疗卫生机构数（个）

地　区	合计	医院	基层医疗卫生机构	社区卫生服务中心（站）	乡镇卫生院	专业公共卫生机构	其他医疗卫生机构
全　国	**1030935**	**36570**	**977790**	**36160**	**34943**	**13276**	**3299**
北　京	10699	644	9777	1989	0	101	177
天　津	6076	432	5489	673	133	73	82
河　北	88162	2395	85029	1543	1970	644	94
山　西	41007	1427	39101	1037	1312	431	48
内蒙古	24948	806	23684	1230	1251	400	58
辽　宁	33051	1444	30919	1387	1025	539	149
吉　林	25344	825	24155	321	762	285	79
黑龙江	20578	1187	18772	673	964	548	71
上　海	6308	426	5656	1159	0	103	123
江　苏	36448	2030	33387	2669	973	619	412
浙　江	35120	1485	33021	4658	1042	406	208
安　徽	29554	1338	27629	1814	1347	466	121
福　建	28693	711	27463	725	889	392	127
江　西	36764	939	35216	587	1588	513	96
山　东	85715	2654	82062	2406	1492	779	220
河　南	78536	2410	75174	1791	2010	791	161
湖　北	36529	1167	34823	1073	1110	459	80
湖　南	55677	1716	53354	970	2099	539	68
广　东	57964	1762	55139	2736	1166	788	275
广　西	34112	803	32643	338	1263	599	67
海　南	6277	269	5881	222	274	111	16
重　庆	21361	858	20268	577	810	154	81
四　川	80249	2481	76875	1116	3661	703	190
贵　州	29292	1449	27465	893	1331	328	50
云　南	26885	1405	24869	652	1369	544	67
西　藏	6907	179	6600	14	675	127	1
陕　西	34971	1270	33185	741	1531	415	101
甘　肃	25759	699	24373	698	1357	652	35
青　海	6408	222	6011	275	410	173	2
宁　夏	4571	213	4242	239	205	95	21
新　疆	16970	924	15528	954	924	499	19

3-1-4 2021年分省不同类别医院数（个）

地区	综合医院			专科医院		
	三级	二级	一级	三级	二级	一级
全 国	**1763**	**4839**	**9142**	**797**	**3686**	**1794**
北 京	46	34	129	35	79	73
天 津	24	28	149	18	42	20
河 北	58	320	991	16	149	211
山 西	36	206	181	16	115	66
内蒙古	33	131	165	30	103	19
辽 宁	90	187	277	39	112	115
吉 林	34	122	122	21	90	27
黑龙江	60	209	290	35	69	30
上 海	29	44	6	16	34	0
江 苏	99	159	570	59	243	65
浙 江	78	126	31	27	36	10
安 徽	68	217	356	22	193	76
福 建	45	128	169	31	94	55
江 西	48	152	178	28	48	49
山 东	102	277	741	60	321	91
河 南	85	300	794	20	183	205
湖 北	80	170	194	46	154	65
湖 南	69	214	345	21	255	120
广 东	148	271	372	54	245	65
广 西	49	136	187	22	126	44
海 南	21	25	76	11	29	3
重 庆	27	128	206	26	85	48
四 川	160	260	782	50	348	76
贵 州	46	161	618	16	191	63
云 南	55	231	401	36	149	65
西 藏	10	57	26	1	0	2
陕 西	48	219	279	22	112	54
甘 肃	48	100	43	5	17	7
青 海	17	54	10	4	5	0
宁 夏	9	40	58	3	28	8
新 疆	41	133	396	7	31	62

注：不含中医类医院。

3-1-5　2021 年分省不同经济类别医院数（个）

地区	公立医院			民营医院		
	三级	二级	一级	三级	二级	一级
全　国	**2789**	**5718**	**2193**	**486**	**5130**	**10456**
北　京	87	55	49	29	94	299
天　津	47	48	36	2	39	152
河　北	85	372	203	15	249	1113
山　西	56	260	67	6	151	209
内蒙古	83	200	26	8	131	246
辽　宁	132	174	86	29	186	387
吉　林	54	144	36	14	130	137
黑龙江	95	254	155	14	110	199
上　海	53	92	9	0	1	1
江　苏	176	124	88	27	339	625
浙　江	138	177	5	6	42	43
安　徽	92	184	67	19	312	439
福　建	74	158	47	19	127	193
江　西	82	170	39	16	110	217
山　东	158	331	201	38	409	796
河　南	126	348	239	15	285	1030
湖　北	119	203	54	42	192	251
湖　南	112	254	71	12	325	450
广　东	219	316	119	35	308	345
广　西	83	207	41	11	135	225
海　南	21	35	35	15	33	48
重　庆	46	108	43	19	159	302
四　川	259	293	47	40	458	885
贵　州	69	160	42	10	260	685
云　南	89	242	54	18	246	454
西　藏	16	59	32	1	1	15
陕　西	62	275	72	20	168	293
甘　肃	60	161	13	2	33	51
青　海	23	87	0	2	12	14
宁　夏	18	43	4	1	43	69
新　疆	55	184	213	1	42	283

3-1-6 2021年分省基层医疗卫生机构数（个）

地区	合计	社区卫生服务中心	社区卫生服务站	乡镇卫生院	村卫生室	门诊部	诊所（医务室、护理站）
全 国	977790	10122	26038	34943	599292	35827	271056
北 京	9777	344	1645		2559	1343	3886
天 津	5489	129	544	133	2214	819	1645
河 北	85029	342	1201	1970	59967	1035	20514
山 西	39101	234	803	1312	26355	664	9485
内蒙古	23684	345	885	1251	12965	771	7466
辽 宁	30919	393	994	1025	16235	1182	11076
吉 林	24155	240	81	762	9463	1624	11985
黑龙江	18772	471	202	964	10128	1495	5505
上 海	5656	335	824		1147	1397	1953
江 苏	33387	575	2094	973	14936	2916	11886
浙 江	33021	502	4156	1042	11221	2671	13416
安 徽	27629	368	1446	1347	15630	1437	7392
福 建	27463	234	491	889	16847	1667	7335
江 西	35216	181	406	1588	27189	536	5311
山 东	82062	594	1812	1492	52940	1868	23308
河 南	75174	550	1241	2010	58488	1148	11728
湖 北	34823	351	722	1110	22961	1594	8056
湖 南	53354	416	554	2099	37078	1008	12199
广 东	55139	1231	1505	1166	25448	5711	20071
广 西	32643	194	144	1263	19088	622	11332
海 南	5881	67	155	274	2737	400	2248
重 庆	20268	238	339	810	9495	587	8790
四 川	76875	498	618	3661	50309	1200	20563
贵 州	27465	310	583	1331	20105	339	4751
云 南	24869	210	442	1369	13588	556	8678
西 藏	6600	10	4	675	5258	8	645
陕 西	33185	287	454	1531	22394	666	7853
甘 肃	24373	213	485	1357	16301	116	5899
青 海	6011	35	240	410	4472	132	722
宁 夏	4242	38	201	205	2159	68	1571
新 疆	15528	187	767	924	9615	247	3787

3-1-7 2021 年分省专业公共卫生机构数（个）

地区	合计	疾病预防控制中心	专科疾病防治院（所、站）	健康教育所（站）	妇幼保健院（所、站）
全国	**13276**	**3376**	**932**	**184**	**3032**
北　京	101	25	19		18
天　津	73	20	3	1	17
河　北	644	187	12	2	184
山　西	431	132	8	6	127
内　蒙古	400	121	14	8	114
辽　宁	539	109	51	4	86
吉　林	285	66	55	3	71
黑龙江	548	146	32		117
上　海	103	19	16	1	19
江　苏	619	115	34	6	118
浙　江	406	103	14	2	95
安　徽	466	122	41	5	126
福　建	392	100	23		94
江　西	513	144	92	13	112
山　东	779	191	86	1	161
河　南	791	183	22	9	164
湖　北	459	116	70	1	101
湖　南	539	144	78	2	136
广　东	788	142	128	35	130
广　西	599	122	30	1	105
海　南	111	29	16	10	25
重　庆	154	41	13	7	41
四　川	703	212	23	12	202
贵　州	328	100	5	2	99
云　南	544	150	28	11	147
西　藏	127	82			36
陕　西	415	119	5	10	118
甘　肃	652	103	9	14	99
青　海	173	55	2	3	50
宁　夏	95	25		11	23
新　疆	499	153	3	4	97

3-1-8 历年医疗卫生机构床位数（万张）

年份	合计	医院	基层医疗卫生机构	社区卫生服务中心（站）	乡镇卫生院	专业公共卫生机构数
1950	11.91	9.71				
1955	36.28	21.53				
1960	97.68	59.14			4.63	
1965	103.33	61.20			13.25	
1970	126.15	70.50			36.80	
1975	176.43	94.02			62.03	
1980	218.44	119.58			77.54	
1985	248.71	150.86			72.06	
1990	292.54	186.89			72.29	
1995	314.06	206.33			73.31	
2000	317.70	216.67	76.65		73.48	11.86
2001	320.12	215.56	77.14		74.00	12.02
2002	313.61	222.18	71.05	1.20	67.13	12.37
2003	316.40	226.95	71.05	1.21	67.27	12.61
2004	326.84	236.35	71.44	1.81	66.89	12.73
2005	336.75	244.50	72.58	2.50	67.82	13.58
2006	351.18	256.04	76.19	4.12	69.62	13.50
2007	370.11	267.51	85.03	7.66	74.72	13.29
2008	403.87	288.29	97.10	9.80	84.69	14.66
2009	441.66	312.08	109.98	13.13	93.34	15.40
2010	478.68	338.74	119.22	16.88	99.43	16.45
2011	515.99	370.51	123.37	18.71	102.63	17.81
2012	572.48	416.15	132.43	20.32	109.93	19.82
2013	618.19	457.86	134.99	19.42	113.65	21.49
2014	660.12	496.12	138.12	19.59	116.72	22.30
2015	701.52	533.06	141.38	20.10	119.61	23.63
2016	741.05	568.89	144.19	20.27	122.39	24.72
2017	794.03	612.05	152.85	21.84	129.21	26.26
2018	840.41	651.97	158.36	23.13	133.39	27.44
2019	880.70	686.65	163.11	23.74	136.99	28.50
2020	910.07	713.12	164.94	23.83	139.03	29.61
2021	945.01	741.42	169.98	25.17	141.74	30.16

3-1-9 历年每千人口医疗卫生机构床位数（张）

年份	合计	城市	农村
1950	0.18	0.85	0.05
1960	0.99	3.32	0.38
1970	1.34	4.18	0.85
1980	2.02	4.70	1.48
1985	2.14	4.54	1.53
1990	2.32	4.18	1.55
1995	2.39	3.50	1.59
2000	2.38	3.49	1.50
2001	2.39	3.51	1.48
2002	2.32	3.40	1.41
2003	2.34	3.42	1.41
2004	2.40	1.64	0.75
2005	2.45	4.03	1.74
2006	2.53	4.23	1.81
2007	2.63	4.47	1.89
2008	2.84	4.70	2.08
2009	3.06	5.00	2.28
2010	3.27	5.33	2.44
2011	3.84	6.24	2.80
2012	4.24	6.88	3.11
2013	4.55	7.36	3.35
2014	4.85	7.84	3.54
2015	5.11	8.27	3.71
2016	5.37	8.41	3.91
2017	5.72	8.75	4.19
2018	6.03	8.70	4.56
2019	6.30	8.78	4.81
2020	6.46	8.81	4.95
2021	6.70	7.47	6.01

注：2005年前，千人口床位数按市、县统计，2005年及以后按城市、农村统计；千人口床位数的合计项分母系常住人口数，2020年前，分城乡分母系户籍人口数推算，2021年城乡分母系常住人口数推算。

3-1-10 2020年、2021年各地区每千人口医疗卫生机构床位数（张）

地区	2020			2021		
	合计	城市	农村	合计	城市	农村
全　国	**6.46**	**8.81**	**4.95**	**6.70**	**7.47**	**6.01**
北　京	5.80	8.50		5.95	5.95	
天　津	4.92	5.79	7.56	5.00	5.00	
河　北	5.92	6.63	4.84	6.11	7.82	5.18
山　西	6.41	11.48	4.30	6.58	8.49	5.23
内蒙古	6.74	10.64	4.95	6.94	8.83	5.66
辽　宁	7.38	11.68	4.41	7.67	8.72	6.14
吉　林	7.19	7.32	5.41	7.43	7.94	7.00
黑龙江	7.95	12.13	4.54	8.34	10.68	6.11
上　海	6.12	10.77		6.44	6.44	
江　苏	6.31	8.09	5.44	6.45	7.13	5.61
浙　江	5.60	9.61	5.19	5.66	6.87	4.55
安　徽	6.68	8.32	4.50	6.72	8.44	5.61
福　建	5.22	7.25	4.39	5.35	6.08	4.74
江　西	6.33	8.85	4.37	6.80	8.62	5.81
山　东	6.37	8.27	4.95	6.63	7.76	5.68
河　南	6.71	11.50	4.35	7.30	9.84	6.20
湖　北	7.12	9.04	5.52	7.44	8.45	6.71
湖　南	7.82	13.29	5.51	8.04	10.55	7.02
广　东	4.48	6.79	3.96	4.64	4.58	4.79
广　西	5.90	6.82	4.25	6.33	7.39	5.56
海　南	5.80	10.75	4.51	6.02	6.05	5.99
重　庆	7.35	9.71	4.26	7.50	7.10	8.99
四　川	7.77	8.72	6.18	7.91	8.70	7.26
贵　州	7.17	10.79	4.86	7.71	9.07	7.09
云　南	6.89	10.97	5.78	7.04	8.62	6.55
西　藏	5.09	4.32	4.12	5.37	10.88	3.54
陕　西	6.89	8.35	5.46	7.20	7.52	6.83
甘　肃	6.87	8.58	5.06	7.36	9.23	6.24
青　海	6.97	10.47	5.01	7.10	9.06	5.84
宁　夏	5.73	7.72	4.30	5.68	6.79	4.37
新　疆	7.02	11.68	7.22	7.19	8.52	6.89

　　注：千人口床位数的合计项分母系常住人口数，2020年前，分城乡分母系户籍人口数推算，2021年城乡分母系常住人口数推算。

3-1-11 2020年分省不同类别医院床位数（张）

地区	综合医院			专科医院		
	三级	二级	一级	三级	二级	一级
全　国	**2251327**	**1637159**	**503123**	**453962**	**560025**	**142033**
北　京	49527	10013	6044	15172	9858	2718
天　津	20792	5955	4514	11962	4707	876
河　北	84331	118447	39877	9948	21073	10387
山　西	44377	53327	9277	10243	13972	2717
内蒙古	38511	31579	5695	12654	7685	1168
辽　宁	105614	47146	14804	23462	17666	7748
吉　林	43673	34364	6234	9619	15127	1793
黑龙江	72514	47678	14463	23690	9895	4040
上　海	41526	18085	338	12281	13882	0
江　苏	144951	49249	32686	36459	30854	7083
浙　江	98222	47323	2283	20302	7231	765
安　徽	104677	79378	18976	16683	26512	5642
福　建	59081	42285	8741	12903	14953	6534
江　西	62327	60125	11056	13708	7447	6224
山　东	155784	133062	37113	32520	37187	7461
河　南	145133	153987	47660	23587	27680	16263
湖　北	121265	67965	12247	13613	20646	5375
湖　南	103602	86394	23706	14415	47593	12120
广　东	178372	88075	30911	35448	42004	4913
广　西	64174	50260	14480	10622	24848	6901
海　南	18467	8571	4881	2832	4435	66
重　庆	36389	45771	15823	10227	13586	6455
四　川	162689	60637	53594	35342	64454	4994
贵　州	53580	54209	29597	7514	35310	7333
云　南	68021	68921	22515	17429	16777	4629
西　藏	3922	4153	1307	356	0	107
陕　西	57894	76238	14450	8987	12136	4553
甘　肃	46225	31099	2447	3477	1695	345
青　海	14086	7700	363	2666	494	0
宁　夏	11663	10681	2201	927	2668	304
新　疆	39938	44482	14840	4914	7650	2519

注：不含中医类医院。

3-1-12 2020 年分省不同经济类别医院床位数（张）

地区	公立医院			民营医院		
	三级	二级	一级	三级	二级	一级
全 国	**3002690**	**1969224**	**139357**	**227939**	**773855**	**586697**
北　京	72719	14481	1938	10285	10128	11711
天　津	38808	7782	1270	679	4890	4552
河　北	104353	139394	8698	10701	36097	46128
山　西	58640	63620	3773	2171	16051	9801
内蒙古	65138	41682	1215	688	10825	9233
辽　宁	127579	51175	6330	19256	25141	18983
吉　林	56313	42264	1660	5785	19087	7240
黑龙江	96650	56473	7930	12017	16030	11988
上　海	60435	35662	2566	0	262	20
江　苏	198796	41419	6238	18919	56870	38349
浙　江	141068	61449	20	3564	9266	3433
安　徽	127324	81145	3093	13714	52277	25102
福　建	77836	49902	4104	6776	18880	12214
江　西	85723	69535	2683	3866	21590	15842
山　东	197797	157012	12521	19497	55957	38976
河　南	186264	168923	17504	12762	62691	57905
湖　北	151999	84166	4627	9922	26377	15019
湖　南	141409	119277	6894	6025	47938	31997
广　东	233327	103159	13294	22530	48630	25067
广　西	89579	73988	2908	3693	21109	20094
海　南	19845	11464	2301	3991	4173	2781
重　庆	54491	53392	5765	3604	23065	22897
四　川	241238	75623	1753	12937	71466	61288
贵　州	68265	63905	1819	5116	43242	36928
云　南	93852	76477	1778	4341	34119	27329
西　藏	5269	4081	1158	560	249	957
陕　西	67584	88716	4669	11606	22182	15721
甘　肃	56097	50671	793	1553	3618	2519
青　海	17736	11696	0	700	1170	462
宁　夏	14981	11435	152	319	4858	2640
新　疆	51575	59256	9903	362	5617	9521

第二节

卫生人员情况

3-2-1 历年卫生人员数（万人）

年份	卫生人员	卫生技术人员	乡村医生和卫生员	其他技术人员	管理人员	工勤技能人员
1950	61.1	55.5			2.2	3.4
1955	105.3	87.4			8.6	9.2
1960	176.9	150.5			13.2	13.2
1965	187.2	153.2		1.1	16.9	16.1
1970	657.2	145.3	477.9	1.1	15.7	17.2
1975	743.5	205.7	484.2	1.4	25.1	27.1
1980	735.5	279.8	382.1	2.8	31.1	39.8
1985	560.6	341.1	129.3	4.6	35.9	49.7
1990	613.8	389.8	123.2	8.6	39.7	52.6
1995	670.4	425.7	133.1	12.1	45.0	54.6
2000	691.0	449.1	131.9	15.8	42.7	51.6
2001	687.5	450.8	129.1	15.8	41.3	50.6
2002	652.9	427.0	129.1	18.0	33.3	45.6
2003	621.7	438.1	86.8	19.9	31.9	45.0
2004	633.3	448.6	88.3	20.9	31.6	43.9
2005	644.7	456.4	91.7	22.6	31.3	42.8
2006	668.1	472.8	95.7	23.5	32.4	43.6
2007	696.4	491.3	93.2	24.3	35.7	51.9
2008	725.2	517.4	93.8	25.5	35.7	52.7
2009	778.1	553.5	105.1	27.5	36.3	55.8
2010	820.8	587.6	109.2	29.0	37.1	57.9
2011	861.6	620.3	112.6	30.6	37.5	60.6
2012	911.6	667.6	109.4	31.9	37.3	65.4
2013	979.0	721.1	108.1	36.0	42.1	71.8
2014	1023.4	759.0	105.8	38.0	45.1	75.5
2015	1069.4	800.8	103.2	40.0	47.3	78.2
2016	1117.3	845.4	100.0	42.6	48.3	80.9
2017	1174.9	898.8	96.9	45.1	50.9	83.2
2018	1230.0	952.9	90.7	47.7	52.9	85.8
2019	1292.8	1015.4	84.2	50.4	54.4	88.4
2020	1347.5	1067.8	79.6	53.0	56.1	91.1
2021	1398.5	1124.4	69.7	59.9	46.0	98.5

注：①卫生人员和卫生技术人员包括获得"卫生监督员"证书的公务员1万人；②2013年以后卫生人员数包括卫生计生部门主管的计划生育技术服务机构人员数，2013年以前不包括原人口计生部门主管的计划生育技术服务机构人员数；③2016年起，执业（助理）医师数含乡村全科执业助理医师；④1985年以前乡村医生和卫生员系赤脚医生数；⑤2020年起，诊所的乡村医生和卫生员纳入统计。

3-2-2 历年卫生技术人员数（万人）

年份	合计	执业（助理）医师	执业医师	注册护士	药师（士）	检验师（士）
1950	55.5	38.1	32.7	3.8	0.8	
1955	87.4	50.0	40.2	10.7	6.1	1.5
1960	150.5	59.6	42.7	17.0	11.9	
1965	153.2	76.3	51.0	23.5	11.7	
1970	145.3	70.2	44.6	29.5		
1975	205.7	87.8	52.2	38.0	22.0	7.8
1980	279.8	115.3	70.9	46.6	30.8	11.4
1985	341.1	141.3	72.4	63.7	36.5	14.5
1990	389.8	176.3	130.3	97.5	40.6	17.0
1995	425.7	191.8	145.5	112.6	41.9	18.9
2000	449.1	207.6	160.3	126.7	41.4	20.1
2001	450.8	210.0	163.7	128.7	40.4	20.3
2002	427.0	184.4	146.4	124.7	35.8	20.9
2003	438.1	194.2	153.4	126.6	35.7	21.0
2004	448.6	199.9	158.2	130.8	35.5	21.2
2005	456.4	204.2	162.3	135.0	35.0	21.1
2006	472.8	209.9	167.8	142.6	35.4	21.9
2007	491.3	212.3	171.5	155.9	32.5	20.6
2008	517.4	220.2	179.2	167.8	33.1	21.3
2009	553.5	232.9	190.5	185.5	34.2	22.1
2010	587.6	241.3	197.3	204.8	35.4	23.1
2011	620.3	246.6	202.0	224.4	36.4	23.9
2012	667.6	261.6	213.9	249.7	37.7	24.9
2013	721.1	279.5	228.6	278.3	39.6	26.7
2014	759.0	289.3	237.5	300.4	41.0	27.9
2015	800.8	303.9	250.8	324.1	42.3	29.4
2016	845.4	319.1	265.1	350.7	43.9	29.4
2017	898.8	339.0	282.9	380.4	45.3	32.6
2018	952.9	360.7	301.0	409.9	46.8	34.3
2019	1015.4	386.7	321.1	444.5	48.3	36.3
2020	1067.8	408.6	340.2	470.9	49.7	38.0
2021	1124.4	428.8	359.1	501.9	52.1	40.2

注：①卫生人员和卫生技术人员包括获得"卫生监督员"证书的公务员1万人；②2013年以后卫生人员数包括卫生计生部门主管的计划生育技术服务机构人员数，2013年以前不包括原人口计生部门主管的计划生育技术服务机构人员数；③2016年起，执业（助理）医师数含乡村全科执业助理医师；④1985年以前乡村医生和卫生员系赤脚医生数；⑤2020年起，诊所的乡村医生和卫生员纳入统计。

3-2-3　2021 年分省卫生人员数（万人）

地区	合计	卫生技术人员	乡村医生和卫生员	其他技术人员	管理人员	工勤技能人员
全　国	**1397.5**	**1123.4**	**69.7**	**59.9**	**81.8**	**98.5**
北　京	36.1	28.9	0.2	1.9	2.5	3.2
天　津	15.2	12.2	0.4	0.8	1.3	1.0
河　北	71.0	55.9	5.7	3.2	3.9	4.1
山　西	36.3	28.2	3.0	1.6	2.1	2.3
内蒙古	26.2	21.2	1.3	1.3	1.6	1.4
辽　宁	41.8	33.4	1.6	1.9	2.5	3.3
吉　林	27.7	21.7	1.3	1.3	1.8	2.2
黑龙江	31.5	24.9	1.4	1.5	2.3	2.4
上　海	28.1	22.9	0.1	1.3	2.2	2.6
江　苏	85.3	69.2	2.1	4.3	4.1	7.1
浙　江	69.5	57.9	0.6	2.9	5.1	5.7
安　徽	51.9	43.5	2.7	2.1	2.4	2.4
福　建	36.6	29.4	1.7	1.7	1.6	2.8
江　西	38.2	30.6	3.0	1.3	1.9	2.4
山　东	105.6	85.3	7.2	5.4	5.1	5.2
河　南	97.0	75.6	7.2	4.7	5.0	6.8
湖　北	56.4	45.6	3.0	2.6	3.2	3.3
湖　南	62.0	50.6	3.0	2.5	3.3	4.0
广　东	105.9	87.3	1.9	3.5	8.7	9.3
广　西	49.3	39.4	2.7	1.9	2.0	4.0
海　南	10.0	8.1	0.3	0.4	0.7	0.9
重　庆	30.9	24.7	1.3	1.1	2.5	2.5
四　川	86.5	67.3	5.4	3.2	4.3	7.6
贵　州	38.4	30.9	2.5	1.4	2.7	2.1
云　南	47.0	38.1	3.2	2.0	2.1	2.7
西　藏	4.2	2.6	1.0	0.2	0.2	0.3
陕　西	44.6	36.9	1.9	0.5	3.7	2.8
甘　肃	24.8	20.1	1.6	1.1	1.0	1.3
青　海	6.7	5.2	0.6	0.4	0.2	0.4
宁　夏	7.3	6.1	0.3	0.2	0.6	0.5
新　疆	25.7	20.0	1.5	1.6	1.2	1.8

3-2-4　2021 年分省卫生技术人员数（万人）

地区	小计	执业（助理）医师	执业医师	注册护士	药师（士）	技师（士）	其他
全　国	**1124.4**	**428.8**	**359.1**	**501.9**	**52.1**	**69.2**	**72.4**
北　京	28.9	11.3	10.6	12.4	1.6	1.9	1.8
天　津	12.2	5.2	4.9	4.7	0.7	0.8	0.8
河　北	55.9	25.4	19.8	22.5	2.1	2.9	3.0
山　西	28.2	11.3	9.6	12.4	1.2	1.7	1.5
内蒙古	21.2	8.4	7.2	8.9	1.2	1.2	1.5
辽　宁	33.4	13.2	11.9	15.3	1.4	2.0	1.6
吉　林	21.7	8.7	7.5	9.8	0.9	1.2	1.1
黑龙江	24.9	9.7	8.3	10.7	1.1	1.5	1.9
上　海	22.9	8.4	8.0	10.4	1.1	1.7	1.3
江　苏	69.2	27.3	23.1	30.9	3.4	4.3	3.3
浙　江	57.9	23.3	20.7	25.0	3.2	3.4	2.9
安　徽	43.5	17.3	14.1	20.1	1.7	2.6	1.9
福　建	29.4	11.1	9.5	13.0	1.7	1.8	1.8
江　西	30.6	11.1	9.3	14.0	1.8	2.1	1.6
山　东	85.3	34.3	28.2	37.7	3.9	5.0	4.5
河　南	75.6	29.8	22.9	32.8	3.2	5.0	4.8
湖　北	45.6	17.0	14.4	21.5	1.9	2.9	2.4
湖　南	50.6	19.3	15.3	23.9	2.2	2.9	2.3
广　东	87.3	31.9	27.1	40.2	4.7	4.8	5.7
广　西	39.4	13.2	10.9	18.2	2.2	2.6	3.2
海　南	8.1	3.0	2.5	3.8	0.4	0.5	0.4
重　庆	24.7	9.2	7.6	11.4	1.1	1.5	1.5
四　川	67.3	25.0	21.0	30.7	3.0	4.3	4.3
贵　州	30.9	10.5	8.4	14.2	1.2	2.1	2.9
云　南	38.1	12.6	10.4	18.3	1.4	2.4	3.5
西　藏	2.6	1.1	0.8	0.8	0.1	0.1	0.5
陕　西	36.9	12.1	9.8	15.9	1.6	2.6	4.7
甘　肃	20.1	7.1	5.8	9.2	0.8	1.3	1.8
青　海	5.2	1.9	1.6	2.1	0.3	0.4	0.5
宁　夏	6.1	2.3	2.0	2.7	0.3	0.4	0.4
新　疆	20.0	7.1	5.9	8.5	0.9	1.5	2.1

3-2-5　历年每千人口卫生技术人员数（人）

年份	卫生技术人员			注册护士		
	合计	城市	农村	合计	城市	农村
1949	0.93	1.87	0.73	0.06	0.25	0.02
1955	1.42	3.49	1.01	0.14	0.64	0.04
1960	2.37	5.67	1.85	0.23	1.04	0.07
1965	2.11	5.37	1.46	0.32	1.45	0.10
1970	1.76	4.88	1.22	0.29	1.10	0.14
1975	2.24	6.92	1.41	0.41	1.74	0.18
1980	2.85	8.03	1.81	0.47	1.83	0.20
1985	3.28	7.92	2.09	0.61	1.85	0.30
1990	3.45	6.59	2.15	0.86	1.91	0.43
1995	3.59	5.36	2.32	0.95	1.59	0.49
2000	3.63	5.17	2.41	1.02	1.64	0.54
2001	3.62	5.15	2.38	1.03	1.65	0.54
2002	3.41	…	…	1.00	…	…
2003	3.48	4.88	2.26	1.00	1.59	0.50
2004	3.53	4.99	2.24	1.03	1.63	0.50
2005	3.50	5.82	2.69	1.03	2.10	0.65
2006	3.60	6.09	2.70	1.09	2.22	0.66
2007	3.72	6.44	2.69	1.18	2.42	0.70
2008	3.90	6.68	2.80	1.27	2.54	0.76
2009	4.15	7.15	2.94	1.39	2.82	0.81
2010	4.39	7.62	3.04	1.53	3.09	0.89
2011	4.58	7.90	3.19	1.66	3.29	0.98
2012	4.94	8.54	3.41	1.85	3.65	1.09
2013	5.27	9.18	3.64	2.04	4.00	1.22
2014	5.56	9.70	3.77	2.20	4.30	1.31
2015	5.84	10.21	3.90	2.37	4.58	1.39
2016	6.12	10.42	4.08	2.54	4.75	1.50
2017	6.47	10.87	4.28	2.74	5.01	1.62
2018	6.83	10.91	4.63	2.94	5.08	1.80
2019	7.26	11.10	4.96	3.18	5.22	1.99
2020	7.57	11.46	5.18	3.34	5.40	2.10
2021	7.97	9.87	6.27	3.56	4.58	2.64

注：①2002年以前，执业（助理）医师数系医生，执业医师数系医师，注册护士数系护师（士）；②城市包括直辖市区和地级市辖区，农村包括县及县级市；③合计项分母系常住人口数，分城乡项分母系推算户籍人口数。下表同。

3-2-6 历年每千人口执业（助理）医师数（人）

年份	执业（助理）医师			其中：执业医师
	合计	城市	农村	
1949	0.67	0.70	0.66	0.58
1955	0.81	1.24	0.74	0.70
1960	1.04	1.97	0.90	0.79
1965	1.05	2.22	0.82	0.70
1970	0.85	1.97	0.66	0.43
1975	0.95	2.66	0.65	0.57
1980	1.17	3.22	0.76	0.72
1985	1.36	3.35	0.85	0.70
1990	1.56	2.95	0.98	1.15
1995	1.62	2.39	1.07	1.23
2000	1.68	2.31	1.17	1.30
2001	1.69	2.32	1.17	1.32
2002	1.47	…	…	1.17
2003	1.54	2.13	1.04	1.22
2004	1.57	2.18	1.04	1.25
2005	1.56	2.46	1.26	1.24
2006	1.60	2.56	1.26	1.28
2007	1.61	2.61	1.23	1.30
2008	1.66	2.68	1.26	1.35
2009	1.75	2.83	1.31	1.43
2010	1.80	2.97	1.32	1.47
2011	1.82	3.00	1.33	1.49
2012	1.94	3.19	1.40	1.58
2013	2.04	3.39	1.48	1.67
2014	2.12	3.54	1.51	1.74
2015	2.22	3.72	1.55	1.84
2016	2.31	3.79	1.61	1.92
2017	2.44	3.97	1.68	2.04
2018	2.59	4.01	1.82	2.16
2019	2.77	4.10	1.96	2.30
2020	2.90	4.25	2.06	2.41
2021	3.04	3.73	2.42	2.55

注：① 2002年以前，执业（助理）医师数系医生，执业医师数系医师，注册护士数系护师（士）；②城市包括直辖市区和地级市辖区，农村包括县及县级市；③合计项分母系常住人口数，分城乡项分母系推算户籍人口数。下表同。

3-2-7 2021年分省每千人口卫生技术人员数（人）

地区	卫生技术人员			注册护士		
	合计	城市	农村	合计	城市	农村
全　国	**7.97**	**9.87**	**6.27**	**3.56**	**4.58**	**2.64**
北　京	13.20	13.20		5.67	5.67	
天　津	8.87	8.87		3.41	3.41	
河　北	7.51	10.50	5.88	3.02	4.60	2.16
山　西	8.09	11.58	5.63	3.57	5.54	2.19
内蒙古	8.82	11.63	6.91	3.71	5.31	2.61
辽　宁	7.90	9.73	5.21	3.61	4.63	2.11
吉　林	9.15	9.76	8.63	4.12	4.65	3.66
黑龙江	7.95	10.07	5.94	3.43	4.72	2.20
上　海	9.20	9.20		4.17	4.17	
江　苏	8.13	9.23	6.77	3.63	4.24	2.88
浙　江	8.85	10.67	7.20	3.83	4.74	3.00
安　徽	7.12	9.54	5.54	3.29	4.58	2.44
福　建	7.03	9.28	5.19	3.11	4.20	2.22
江　西	6.77	9.35	5.35	3.10	4.54	2.31
山　东	8.39	10.64	6.51	3.70	4.86	2.74
河　南	7.65	11.88	5.81	3.32	5.60	2.33
湖　北	7.83	10.07	6.19	3.68	4.94	2.76
湖　南	7.64	11.16	6.21	3.61	5.59	2.80
广　东	6.88	7.47	5.38	3.17	3.47	2.39
广　西	7.82	10.30	6.01	3.62	4.93	2.66
海　南	7.89	9.44	6.45	3.77	4.70	2.89
重　庆	7.68	7.68	7.68	3.55	3.59	3.39
四　川	8.04	9.99	6.43	3.66	4.75	2.77
贵　州	8.03	10.22	7.05	3.68	4.89	3.13
云　南	8.12	12.04	6.88	3.89	6.03	3.22
西　藏	7.00	14.62	4.46	2.13	5.43	1.03
陕　西	9.32	10.21	8.33	4.03	4.74	3.24
甘　肃	8.07	11.06	6.29	3.68	5.39	2.66
青　海	8.70	12.52	6.25	3.59	5.85	2.15
宁　夏	8.36	10.40	5.94	3.76	4.83	2.49
新　疆	7.74	11.79	6.82	3.30	5.32	2.84

3-2-8 2021年分省每千人口执业（助理）医师数

地区	执业（助理）医师			其中：执业医师		
	合计	城市	农村	合计	城市	农村
全　国	**3.04**	**3.73**	**2.42**	**2.55**	**3.37**	**1.81**
北　京	5.14	5.14		4.83	4.83	
天　津	3.77	3.77		3.54	3.54	
河　北	3.41	4.51	2.82	2.66	3.92	1.97
山　西	3.26	4.42	2.44	2.77	4.02	1.88
内蒙古	3.51	4.45	2.87	3.00	4.09	2.26
辽　宁	3.12	3.77	2.18	2.81	3.55	1.73
吉　林	3.68	3.79	3.58	3.18	3.48	2.92
黑龙江	3.10	3.84	2.40	2.66	3.52	1.85
上　海	3.38	3.38		3.22	3.22	
江　苏	3.21	3.52	2.82	2.71	3.18	2.13
浙　江	3.56	4.17	3.00	3.16	3.85	2.53
安　徽	2.82	3.64	2.29	2.30	3.24	1.69
福　建	2.65	3.55	1.92	2.28	3.22	1.51
江　西	2.47	3.29	2.01	2.06	2.96	1.57
山　东	3.37	4.25	2.64	2.78	3.72	1.99
河　南	3.01	4.50	2.37	2.31	3.96	1.60
湖　北	2.91	3.67	2.35	2.46	3.37	1.80
湖　南	2.91	4.06	2.43	2.31	3.70	1.74
广　东	2.52	2.76	1.90	2.14	2.49	1.24
广　西	2.62	3.59	1.91	2.17	3.24	1.39
海　南	2.91	3.39	2.46	2.49	3.10	1.91
重　庆	2.87	2.88	2.82	2.37	2.42	2.17
四　川	2.99	3.72	2.39	2.51	3.34	1.82
贵　州	2.74	3.65	2.32	2.19	3.25	1.72
云　南	2.68	4.18	2.21	2.22	3.81	1.72
西　藏	2.90	6.14	1.83	2.27	5.23	1.28
陕　西	3.05	3.48	2.57	2.47	3.04	1.83
甘　肃	2.84	3.84	2.24	2.33	3.41	1.68
青　海	3.16	4.35	2.40	2.66	4.01	1.79
宁　夏	3.11	3.87	2.20	2.72	3.52	1.77
新　疆	2.73	4.48	2.33	2.27	4.26	1.81

3-2-9 2015～2021年医院、基层医疗卫生机构各类卫生人员数（万人）

指标	2015	2016	2017	2018	2019	2020	2021
医院							
卫生人员	613.3	654.2	697.7	737.5	778.2	811.2	848.1
卫生技术人员	507.1	541.5	578.5	612.9	648.7	677.5	711.5
执业（助理）医师	169.3	180.3	193.3	205.4	217.4	228.3	239.7
执业医师	157.3	168.0	180.0	191.1	202.8	212.8	224.2
注册护士	240.8	261.3	282.2	302.1	323.8	338.8	358.7
药师（士）	26.6	27.9	28.8	29.8	30.8	31.5	327.2
技师（士）	27.4	29.2	31.0	32.6	34.4	35.9	457.6
其他卫生技术人员	43.0	42.8	43.2	43.1	42.3	43.0	347.1
其他技术人员	24.3	267.5	28.4	30.1	32.1	33.5	36.8
管理人员	30.5	32.0	34.6	36.1	37.3	38.5	33.0
工勤技能人员	51.3	53.9	56.2	58.4	60.1	61.7	66.8
基层医疗卫生机构							
卫生人员	360.3	368.3	382.6	396.5	416.1	434.0	443.2
卫生技术人员	225.8	235.4	250.5	268.3	292.1	312.4	330.0
执业（助理）医师	110.2	114.5	121.4	130.5	143.7	153.6	161.5
执业医师	73.2	76.5	81.8	88.2	95.7	103.7	110.3
注册护士	64.7	69.6	76.9	85.2	96.0	105.7	115.0
药师（士）	13.4	13.8	14.2	14.7	15.2	15.7	16.8
技师（士）	8.8	9.3	9.9	10.6	11.3	11.9	13.5
其他卫生技术人员	28.7	28.2	28.1	27.3	25.9	25.5	23.4
其他技术人员	8.1	8.7	9.7	10.5	11.1	11.9	14.4
管理人员	6.9	7.3	8.3	9.1	9.8	10.5	7.3
工勤技能人员	16.4	16.8	17.2	17.9	18.8	19.7	21.5

数据来源：国家卫生健康委历年《中国卫生健康统计年鉴》。

3-2-10 2015～2021 年社区卫生服务中心（站）各类卫生人员数（万人）

指标	2015	2016	2017	2018	2019	2020	2021
社区卫生服务中心（站）							
卫生人员	50.5	52.2	55.5	58.3	61.0	64.8	68.3
卫生技术人员	43.1	44.6	47.4	49.9	52.5	55.8	59.2
执业（助理）医师	18.2	18.8	19.8	20.9	22.0	23.4	24.5
执业医师	14.6	15.2	16.1	17.1	18.0	19.2	20.3
注册护士	15.3	16.2	17.6	18.9	20.2	22.0	23.7
药师（士）	3.4	3.5	3.6	3.7	3.8	4.0	4.2
技师（士）	2.0	2.1	2.2	2.4	2.5	2.6	3.3
其他卫生技术人员	4.2	4.1	4.2	4.0	3.9	3.9	3.5
其他技术人员	2.0	2.2	2.4	2.5	2.6	2.7	3.3
管理人员	2.1	2.1	2.3	2.3	2.4	2.4	1.7
工勤技能人员	3.3	3.3	3.4	3.5	3.6	3.8	4.0
乡镇卫生院							
卫生人员	127.8	132.1	136.0	139.1	144.5	148.1	149.2
卫生技术人员	107.9	111.6	115.1	118.1	123.2	126.7	128.5
执业（助理）医师	44.1	45.5	46.6	47.9	50.3	52.0	52.5
执业医师	25.3	26.3	27.2	28.1	29.7	31.2	32.1
注册护士	29.9	31.9	34.1	36.0	39.1	40.9	42.5
药师（士）	7.5	7.6	7.7	7.7	7.9	7.9	9.1
技师（士）	5.8	6.1	6.5	6.8	7.3	7.6	8.3
其他卫生技术人员	20.6	20.5	20.3	19.6	18.7	18.4	17.0
其他技术人员	5.8	6.0	6.3	6.5	6.7	7.0	7.9
管理人员	4.2	4.3	4.3	4.3	4.3	4.2	2.5
工勤技能人员	9.9	10.2	10.2	10.3	10.3	10.2	10.4

3-2-11 2015～2021年专业公共卫生机构各类卫生人员数（万人）

指标	2015	2016	2017	2018	2019	2020	2021
卫生人员	87.7	87.1	87.2	88.3	89.7	92.5	95.8
卫生技术人员	63.9	64.6	66.2	67.8	70.0	72.7	76.4
执业（助理）医师	23.1	22.9	23.2	23.7	24.2	25.2	26.1
执业医师	19.2	19.6	20.1	20.6	21.3	22.3	23.2
注册护士	17.8	18.9	20.4	21.7	23.5	24.8	26.4
药师（士）	2.1	2.1	2.1	2.2	2.3	2.4	2.5
技师（士）	6.2	6.3	6.5	6.7	6.9	7.2	8.3
其他卫生技术人员	14.7	14.3	13.9	13.6	13.1	13.2	13.3
其他技术人员	6.0	5.7	5.6	5.7	5.6	5.8	6.6
管理人员	8.4	7.7	6.9	6.5	6.0	5.8	4.4
工勤技能人员	9.3	9.0	8.5	8.3	8.1	8.1	8.3

3-2-12 2021年分省不同等级医院卫生技术人员数量及构成

地区	人数（万人）			构成（%）		
	三级医院	二级医院	一级医院	三级医院	二级医院	一级医院
全 国	**367.5**	**248.3**	**49.7**	**55.2**	**37.3**	**7.5**
北 京	14.4	3.4	1.9	73.0	17.3	9.7
天 津	5.6	1.6	0.7	70.2	20.8	9.0
河 北	13.8	17.2	4.1	39.3	49.0	11.8
山 西	7.5	7.9	1.1	45.3	48.1	6.6
内蒙古	7.4	5.0	0.7	56.8	38.0	5.2
辽 宁	14.9	5.8	1.7	66.5	26.0	7.5
吉 林	6.8	5.4	0.6	53.1	42.5	4.4
黑龙江	9.3	5.7	1.2	57.7	35.2	7.1
上 海	9.5	3.5	0.1	72.3	26.9	0.8
江 苏	25.7	9.7	3.1	66.8	25.2	8.0
浙 江	19.1	9.0	0.2	67.5	31.7	0.8
安 徽	13.7	10.8	2.0	51.5	40.8	7.7
福 建	10.0	6.3	1.0	57.8	36.3	5.9
江 西	8.7	8.1	0.9	49.2	45.8	5.0
山 东	25.2	21.2	3.9	50.1	42.1	7.7
河 南	21.1	21.1	5.2	44.5	44.6	10.9
湖 北	16.8	8.9	1.1	62.8	33.1	4.1
湖 南	14.8	12.3	2.1	50.6	42.1	7.3
广 东	32.7	14.7	2.9	65.0	29.2	5.8
广 西	11.5	9.1	1.2	52.7	41.7	5.7
海 南	2.8	1.3	0.3	63.5	29.6	7.0
重 庆	6.3	6.2	1.6	44.7	44.0	11.4
四 川	25.5	10.3	3.6	64.6	26.2	9.2
贵 州	7.9	8.5	2.5	41.8	45.1	13.1
云 南	10.1	9.9	2.0	45.9	45.1	9.0
西 藏	0.7	0.5	0.2	51.9	35.2	12.9
陕 西	9.8	11.5	1.4	43.0	50.6	6.4
甘 肃	6.1	4.8	0.2	55.0	42.9	2.1
青 海	2.1	1.2	0.0	63.2	35.9	0.9
宁 夏	1.9	1.7	0.2	50.2	43.9	5.9
新 疆	6.1	5.8	1.9	44.2	42.1	13.7

注：不含未定级医院。

3-2-13　2021 年分省不同等级医院执业（助理）医师数量及构成

地区	人数（万人）			构成（%）		
	三级医院	二级医院	一级医院	三级医院	二级医院	一级医院
全　国	**125.0**	**81.0**	**18.1**	**55.8**	**36.1**	**8.1**
北　京	5.1	1.2	0.9	70.8	16.9	12.3
天　津	1.9	0.7	0.4	65.3	22.1	12.5
河　北	5.1	6.4	1.8	38.3	48.1	13.6
山　西	2.5	2.7	0.4	44.5	48.6	6.9
内蒙古	2.6	1.7	0.3	57.2	37.1	5.7
辽　宁	5.2	2.1	0.6	66.0	25.9	8.1
吉　林	2.4	1.9	0.2	53.3	42.0	4.7
黑龙江	3.2	2.0	0.5	56.7	34.8	8.5
上　海	3.2	1.2	0.0	72.9	26.6	0.6
江　苏	9.0	3.2	1.1	67.4	24.2	8.4
浙　江	6.7	3.1	0.1	67.5	31.6	0.9
安　徽	4.8	3.5	0.7	53.1	38.8	8.0
福　建	3.3	2.0	0.4	59.1	34.7	6.2
江　西	2.8	2.6	0.3	49.0	45.9	5.1
山　东	8.9	7.3	1.5	50.3	41.3	8.5
河　南	7.1	7.0	2.0	44.1	43.6	12.3
湖　北	5.5	3.0	0.4	62.0	33.6	4.4
湖　南	4.8	3.9	0.7	51.0	41.3	7.7
广　东	10.8	4.7	1.0	65.7	28.3	6.0
广　西	3.7	2.6	0.4	55.9	38.3	5.8
海　南	0.9	0.4	0.1	64.1	28.7	7.2
重　庆	2.0	2.0	0.5	44.1	43.8	12.1
四　川	8.5	3.1	1.2	66.2	24.4	9.3
贵　州	2.7	2.5	0.8	45.9	41.4	12.7
云　南	3.3	2.8	0.6	49.2	42.3	8.4
西　藏	0.3	0.2	0.1	51.7	32.5	15.8
陕　西	3.1	3.1	0.4	46.8	47.0	6.2
甘　肃	1.9	1.5	0.1	55.2	42.6	2.3
青　海	0.7	0.4	0.0	61.6	37.5	0.9
宁　夏	0.7	0.6	0.1	52.1	42.3	5.6
新　疆	2.2	1.7	0.6	47.8	38.1	14.1

注：不含未定级医院。

3-2-14 2021年分省不同等级医院注册护士数量及构成

地区	人数（万人）			构成（%）		
	三级医院	二级医院	一级医院	三级医院	二级医院	一级医院
全　　国	**190.1**	**123.5**	**22.6**	**56.5**	**36.7**	**6.7**
北　　京	7.0	1.6	0.7	75.0	17.4	7.6
天　　津	2.7	0.7	0.2	74.7	19.6	5.7
河　　北	7.0	8.2	1.7	41.5	48.5	10.0
山　　西	3.9	3.9	0.5	46.8	46.9	6.3
内　蒙古	3.8	2.4	0.3	58.6	36.7	4.7
辽　　宁	7.7	2.8	0.7	68.0	25.2	6.8
吉　　林	3.6	2.7	0.3	54.6	41.5	4.0
黑龙江	4.9	2.6	0.5	61.2	33.0	5.8
上　　海	4.7	1.7	0.0	72.8	26.5	0.8
江　　苏	13.2	4.8	1.5	67.8	24.6	7.5
浙　　江	9.6	4.3	0.1	68.7	30.5	0.7
安　　徽	7.1	5.7	1.0	51.4	41.2	7.4
福　　建	5.2	3.2	0.5	58.8	35.9	5.4
江　　西	4.6	4.1	0.4	50.4	45.0	4.6
山　　东	13.0	10.5	1.7	51.6	41.5	6.8
河　　南	11.1	10.3	2.3	46.8	43.5	9.7
湖　　北	9.0	4.4	0.5	64.7	31.8	3.5
湖　　南	8.1	6.6	1.1	51.6	41.8	6.7
广　　东	16.5	7.3	1.4	65.5	29.1	5.4
广　　西	6.0	4.8	0.6	52.6	42.2	5.2
海　　南	1.5	0.7	0.1	64.2	29.4	6.4
重　　庆	3.4	3.2	0.8	45.6	44.0	10.3
四　　川	13.4	5.3	1.8	65.5	25.9	8.6
贵　　州	4.0	4.5	1.2	41.4	45.8	12.8
云　　南	5.3	5.1	1.0	46.3	44.7	9.1
西　　藏	0.3	0.1	0.1	59.7	29.4	10.9
陕　　西	5.1	5.6	0.6	45.0	49.4	5.6
甘　　肃	3.3	2.3	0.1	57.9	40.1	1.9
青　　海	1.1	0.5	0.0	69.5	29.8	0.7
宁　　夏	1.0	0.8	0.1	51.1	43.3	5.6
新　　疆	3.1	2.7	0.8	46.9	41.4	11.7

注：不含未定级医院。

3-2-15 2021年分省基层医疗卫生机构各类卫生技术人员数（万人）

地区	卫生技术人员	执业（助理）医师	执业医师	注册护士	药师（士）	技师（士）	其他卫生技术人员
全　国	330.2	161.5	110.3	115.0	16.8	13.5	23.4
北　京	7.3	3.5	3.1	2.6	0.5	0.3	0.3
天　津	3.1	1.7	1.4	0.9	0.2	0.1	0.2
河　北	16.0	10.2	6.0	4.0	0.5	0.4	0.9
山　西	7.5	4.3	3.0	2.4	0.3	0.2	0.4
内蒙古	6.0	3.1	2.2	1.8	0.4	0.2	0.4
辽　宁	7.9	4.1	3.2	2.9	0.3	0.2	0.4
吉　林	6.5	3.3	2.5	2.3	0.3	0.2	0.4
黑龙江	5.7	3.0	2.2	1.7	0.3	0.3	0.5
上　海	6.3	2.9	2.6	2.5	0.4	0.3	0.2
江　苏	23.4	11.5	8.0	8.4	1.3	1.1	1.1
浙　江	17.7	9.1	7.1	5.8	1.2	0.6	0.9
安　徽	13.8	7.1	4.6	5.1	0.5	0.6	0.5
福　建	9.6	4.6	3.4	3.3	0.7	0.4	0.6
江　西	8.4	3.9	2.6	2.9	0.6	0.5	0.5
山　东	25.6	13.2	8.6	8.6	1.3	1.0	1.6
河　南	21.0	11.4	6.4	6.4	0.9	0.9	1.3
湖　北	13.8	6.3	4.3	5.4	0.6	0.6	0.9
湖　南	15.4	7.6	4.6	5.6	0.7	0.6	0.8
广　东	27.0	12.3	8.6	10.7	1.5	0.9	1.7
广　西	13.0	5.1	3.3	4.8	0.9	0.6	1.6
海　南	2.7	1.2	0.9	1.1	0.1	0.1	0.2
重　庆	8.3	4.0	2.8	3.1	0.4	0.3	0.6
四　川	21.1	10.0	6.9	7.5	1.0	0.9	1.7
贵　州	8.7	3.5	2.1	3.1	0.3	0.6	1.2
云　南	11.2	4.4	3.0	4.7	0.3	0.5	1.3
西　藏	0.8	0.4	0.3	0.2	0.0	0.0	0.2
陕　西	9.8	4.3	2.6	2.9	0.5	0.6	1.5
甘　肃	5.5	2.4	1.7	2.0	0.2	0.2	0.6
青　海	1.2	0.6	0.4	0.4	0.1	0.1	0.2
宁　夏	1.6	0.7	0.5	0.6	0.1	0.1	0.1
新　疆	4.5	1.9	1.3	1.5	0.2	0.2	0.7

3-2-16 2020年分省药师数量及
类别分布（人）

地区	合计	执业类别		
		药学	中药学	药学与中药学
全 国	**594154**	**289837**	**283398**	**20919**
北 京	7634	3523	3914	197
天 津	6771	4107	2574	90
河 北	29639	19251	10095	293
山 西	16516	7934	8333	249
内蒙古	13759	5386	8082	291
辽 宁	26334	11776	14272	286
吉 林	15195	9334	5491	370
黑龙江	15783	6130	8824	829
上 海	7281	4706	2389	186
江 苏	34103	17020	16098	985
浙 江	28886	13160	14669	1057
安 徽	25335	16820	7823	692
福 建	14969	5589	8406	974
江 西	13118	5742	7136	240
山 东	45114	21288	23138	688
河 南	36369	19517	16458	394
湖 北	22493	9685	12248	560
湖 南	25904	10505	12721	2678
广 东	70279	29342	35153	5784
广 西	21776	11104	10232	440
海 南	3373	2541	747	85
重 庆	16138	7317	8571	250
四 川	36914	14722	20624	1568
贵 州	7167	4515	2506	146
云 南	13608	8423	4611	574
西 藏	672	365	277	30
陕 西	18140	11143	6614	383
甘 肃	9845	3876	5759	210
青 海	1541	822	649	70
宁 夏	3395	1264	2060	71
新 疆	6103	2930	2924	249

数据来源：国家药品监督管理局《药品监督管理统计年度报告》。

3-2-17 2020年分省药师数量及领域分布（人）

地区	合计	执业领域				
		药品生产企业	药品批发企业	药品零售企业	医疗机构	其他
全　国	**594154**	**3929**	**34329**	**541264**	**14514**	**118**
北　京	7634	55	801	6159	619	0
天　津	6771	189	483	5914	185	0
河　北	29639	95	1431	26764	1349	0
山　西	16516	40	866	15051	558	1
内蒙古	13759	24	537	12452	746	0
辽　宁	26334	23	778	25205	328	0
吉　林	15195	200	1094	13654	246	1
黑龙江	15783	37	999	14434	313	0
上　海	7281	163	620	6433	65	0
江　苏	34103	33	1599	32203	264	4
浙　江	28886	337	1608	26772	157	12
安　徽	25335	143	1415	22575	1200	2
福　建	14969	234	675	13924	134	2
江　西	13118	59	1045	11824	188	2
山　东	45114	287	1832	41653	1304	38
河　南	36369	137	1316	33642	1270	4
湖　北	22493	259	1943	19662	625	4
湖　南	25904	69	628	24946	252	9
广　东	70279	543	3678	65770	274	14
广　西	21776	33	719	20653	370	1
海　南	3373	72	732	2517	48	4
重　庆	16138	351	1607	13897	283	0
四　川	36914	137	2409	32557	1809	2
贵　州	7167	60	498	6146	450	13
云　南	13608	190	1372	11597	449	0
西　藏	672	1	199	455	17	0
陕　西	18140	17	1154	16674	295	0
甘　肃	9845	69	833	8470	473	0
青　海	1541	39	207	1254	41	0
宁　夏	3395	20	694	2553	123	5
新　疆	6103	13	557	5454	79	0

数据来源：国家药品监督管理局《药品监督管理统计年度报告》。

3-2-18　2020 年分省药师数量及学历分布（人）

地区	合计	学历分布				
		博士	硕士	本科	大专	中专
全　国	**594154**	**292**	**3769**	**81249**	**122933**	**385911**
北　京	7634	40	184	2007	1981	3422
天　津	6771	8	159	1918	1839	2847
河　北	29639	9	297	5072	8032	16229
山　西	16516	4	69	2162	4124	10157
内蒙古	13759	3	28	1303	2844	9581
辽　宁	26334	14	304	5655	7231	13130
吉　林	15195	7	160	3482	3750	7796
黑龙江	15783	1	83	2199	2748	10752
上　海	7281	5	76	1434	2207	3559
江　苏	34103	9	253	5745	7921	20175
浙　江	28886	122	81	3171	6247	19265
安　徽	25335	2	120	2888	5217	17108
福　建	14969	4	85	2003	3316	9561
江　西	13118	0	35	1906	2488	8689
山　东	45114	6	315	4905	8466	31422
河　南	36369	2	88	3114	8176	24989
湖　北	22493	2	172	3325	4036	14958
湖　南	25904	3	68	2455	4818	18560
广　东	70279	18	444	9028	11197	49592
广　西	21776	3	84	2930	3906	14853
海　南	3373	2	47	1034	687	1603
重　庆	16138	4	94	1645	3744	10651
四　川	36914	14	179	3517	6490	26714
贵　州	7167	2	41	959	999	5166
云　南	13608	3	100	1945	1803	9757
西　藏	672	0	3	137	136	396
陕　西	18140	3	115	2534	4693	10795
甘　肃	9845	1	23	964	1548	7309
青　海	1541	1	5	299	288	948
宁　夏	3395	0	22	555	658	2160
新　疆	6103	0	35	958	1343	3767

数据来源：国家药品监督管理局《药品监督管理统计年度报告》。

3-2-19 2015～2021年分省全科医生数（人）

地区	2015	2016	2017	2018	2019	2020	2021
全 国	194757	218520	263671	308740	365082	408820	434868
北 京	8298	8441	8611	8861	9267	9918	9303
天 津	2153	2414	3763	4138	4568	5051	5615
河 北	9518	9778	10609	11292	18407	18995	24410
山 西	4144	4339	6592	5962	6516	7033	7441
内蒙古	3110	3255	4086	4894	5801	6042	6103
辽 宁	3670	4264	6384	9002	10847	11771	11922
吉 林	3019	3504	5225	4965	7536	7992	8272
黑龙江	4454	4553	4580	5637	6593	6942	6906
上 海	7360	7971	8504	8629	9924	9876	10673
江 苏	23804	29562	32568	47794	47601	49628	49433
浙 江	22044	23324	31268	26047	27406	27628	23446
安 徽	7438	8756	10599	12917	15116	18501	17101
福 建	5185	5994	7101	8182	9157	10145	11644
江 西	3382	3760	5370	5620	6705	8031	9624
山 东	10080	11636	13894	17426	21034	24760	35914
河 南	10657	12833	16344	20497	22763	24358	33830
湖 北	7040	7116	9102	10863	12857	13847	12625
湖 南	6207	6683	7162	8841	16761	19602	17958
广 东	15225	18856	23428	27638	31950	37177	39016
广 西	4719	5180	6338	7958	10662	13149	13091
海 南	1023	1015	1155	1353	1955	2913	2853
重 庆	3003	3286	4067	6348	8117	8769	8944
四 川	10618	10587	11689	13404	17838	25213	20776
贵 州	3246	3840	5164	6238	6466	7572	9269
云 南	4351	4836	5387	6381	8812	9481	9250
西 藏	161	206	253	352	642	730	467
陕 西	2213	2918	3851	4979	5300	8098	13255
甘 肃	3341	3835	3908	4835	5994	6516	7422
青 海	979	1022	1249	1315	1514	1625	1686
宁 夏	575	669	951	1279	1500	1638	1627
新 疆	3740	4087	4469	5093	5473	5819	4992

注：2021年，全科医生数指注册为全科医学专业和注册为乡村全科执业（助理）医师的人数之和。2020年，全科医生总数包括取得全科医生培训证的执业（助理）医师。

3-2-20　2015～2021年分省每万人口全科医生数(人)

地区	2015	2016	2017	2018	2019	2020	2021
全　国	**1.4**	**1.6**	**1.9**	**2.2**	**2.6**	**2.9**	**3.1**
北　京	3.8	3.9	4.0	4.1	4.3	4.5	4.3
天　津	1.4	1.5	2.4	2.7	2.9	3.6	4.1
河　北	1.3	1.3	1.4	1.5	2.4	2.5	3.3
山　西	1.1	1.2	1.8	1.6	1.7	2.0	2.1
内　蒙古	1.2	1.3	1.6	1.9	2.3	2.5	2.5
辽　宁	0.8	1.0	1.5	2.1	2.5	2.8	2.8
吉　林	1.1	1.3	1.9	1.8	2.8	3.3	3.5
黑龙江	1.2	1.2	1.2	1.5	1.8	2.2	2.2
上　海	3.0	3.3	3.5	3.6	4.1	4.0	4.3
江　苏	3.0	3.7	4.1	5.9	5.9	5.9	5.8
浙　江	4.0	4.2	5.5	4.5	4.7	4.3	3.6
安　徽	1.2	1.4	1.7	2.0	2.4	3.0	2.8
福　建	1.4	1.5	1.8	2.1	2.3	2.4	2.8
江　西	0.7	0.8	1.2	1.2	1.4	1.8	2.1
山　东	1.0	1.2	1.4	1.7	2.1	2.4	3.5
河　南	1.1	1.3	1.7	2.1	2.4	2.5	3.4
湖　北	1.2	1.2	1.5	1.8	2.2	2.4	2.2
湖　南	0.9	1.0	1.0	1.3	2.4	3.0	2.7
广　东	1.4	1.7	2.1	2.4	2.8	3.0	3.1
广　西	1.0	1.1	1.3	1.6	2.2	2.6	2.6
海　南	1.1	1.1	1.2	1.4	2.1	2.9	2.8
重　庆	1.0	1.1	1.3	2.0	2.6	2.7	2.8
四　川	1.3	1.3	1.4	1.6	2.1	3.0	2.5
贵　州	0.9	1.1	1.4	1.7	1.8	2.0	2.4
云　南	0.9	1.0	1.1	1.3	1.8	2.0	2.0
西　藏	0.5	0.6	0.8	1.0	1.8	2.0	1.3
陕　西	0.6	0.8	1.0	1.3	1.4	2.0	3.4
甘　肃	1.3	1.5	1.5	1.8	2.3	2.6	3.0
青　海	1.7	1.7	2.1	2.2	2.5	2.7	2.8
宁　夏	0.9	1.0	1.4	1.9	2.2	2.3	2.2
新　疆	1.6	1.7	1.8	2.0	2.2	2.3	1.9

3-2-21 2015～2021年分省公共卫生机构人员数(人)

地区	2015	2016	2017	2018	2019	2020	2021
全　国	**876848**	**870652**	**872208**	**882671**	**896554**	**924944**	**958156**
北　京	14868	15291	15369	15368	15676	15974	16160
天　津	6016	6006	5829	5728	6328	6485	6811
河　北	39792	37979	39237	40141	41515	43397	46118
山　西	19076	20922	21253	24419	21913	22138	22772
内蒙古	19025	19122	19311	18999	19769	20055	20308
辽　宁	22633	22231	21607	18610	14702	15039	18362
吉　林	16010	16249	16107	16184	16103	16084	16307
黑龙江	25030	24646	23594	23098	20842	20832	21489
上　海	11866	12384	12754	12588	12876	13627	14008
江　苏	37295	36528	35843	35699	35836	37831	43289
浙　江	28807	30323	31545	31844	35720	36589	38894
安　徽	25881	22457	21427	21221	21887	23323	24920
福　建	24810	22044	20755	20779	21165	23649	25636
江　西	27685	28859	29819	30755	32372	34315	35360
山　东	63841	65365	60893	64772	67845	69543	71374
河　南	81342	79161	77975	76626	72955	73960	75483
湖　北	37959	38532	40274	40694	41370	41428	43388
湖　南	53123	49633	47673	48468	50601	49153	46807
广　东	73483	75767	79298	81735	84470	85406	86868
广　西	50255	51590	50131	50786	50233	50808	49219
海　南	6549	6790	7226	7643	6838	7537	7960
重　庆	11759	12705	13451	13999	14457	15179	16247
四　川	42577	41483	43973	45460	48576	50785	53099
贵　州	18677	17641	19683	21140	22574	24459	28043
云　南	25581	25049	27489	28626	32426	35430	37829
西　藏	1761	1645	1860	1804	1842	1882	2337
陕　西	33783	32505	30726	30032	30992	35575	30814
甘　肃	24510	24344	23298	21755	21334	20581	21636
青　海	3297	3259	3638	3689	3735	3769	3908
宁　夏	4323	4699	5057	5105	5232	5643	6006
新　疆	15234	15443	15113	14904	14370	14468	16704

第三节

医疗服务提供与利用

3-3-1 2015～2021年医疗卫生机构诊疗人次数（万人次）

机构分类	2015	2016	2017	2018	2019	2020	2021
总诊疗人次数	**769342.5**	**793170.0**	**818311.0**	**830801.7**	**871987.3**	**774104.8**	**847203.3**
医院	308364.1	326955.9	343892.1	357737.5	384240.5	332287.9	388380.1
三级医院	149764.6	162784.8	172642.5	185478.7	205701.2	179824.5	223144.4
二级医院	117233.1	121666.5	126785.1	128493.4	134342.4	115606.8	125452.8
一级医院	20567.9	21790.9	22217.3	22464.4	22965.2	20225.9	21648.8
公立医院	271243.6	284771.6	295201.5	305123.7	327232.3	279193.8	327089.3
民营医院	37120.5	42184.3	48690.5	52613.8	57008.2	53094.1	61290.8
基层医疗卫生机构	434192.7	436663.3	442891.6	440632.0	453087.1	411614.4	425023.7
社区卫生服务中心（站）	70645.0	71888.9	76725.6	79909.4	85916.4	75472.1	83602.5
内：社区卫生服务中心	55902.6	56327.0	60743.2	63897.9	69110.7	62068.4	69596.6
卫生院	106256.4	109114.5	112298.3	112835.3	118644.1	110695.4	117416.8
街道卫生院	792.1	881.4	1222.8	1239.6	1190.4	1179.1	1352.6
乡镇卫生院	105464.3	108233.0	111075.6	111595.8	117453.7	109516.3	116064.2
村卫生室	189406.9	185263.6	178932.5	167207.0	160461.7	142753.8	134184.3
门诊部	9394.2	10288.7	12044.7	13581.4	15631.7	15722.1	18692.1
诊所（医务室）	58490.1	60107.6	62890.5	67098.8	72433.3	66971.1	71128.0
专业公共卫生机构	26391.6	29300.1	31239.6	32153.7	34470.6	30052.5	33671.2
专科疾病防治院（所、站）	2256.8	2246.6	2189.0	2197.3	2148.7	1888.7	1902.1
内：专科疾病防治院	805.7	791.7	785.1	778.0	782.3	694.2	668.4
妇幼保健院（所、站）	23529.1	26400.6	28370.3	29246.5	31511.7	27309.8	30723.1
内：妇幼保健院	21472.4	24280.4	26341.1	27331.1	29714.5	25782.3	29246.7
急救中心（站）	605.6	652.9	680.3	710.0	810.2	853.9	1046
其他医疗卫生机构	394.2	250.7	287.7	278.5	189.2	150.0	128.3
疗养院	224.5	250.7	250.9	203.5	189.2	150.0	128.3
临床检验中心	169.7	0.0				0.0	

3-3-2 历年医院诊疗人次数（亿人次）

年份	诊疗人次	卫生健康部门医院	综合医院	中医医院
1985	12.55	7.21	5.08	0.87
1986	13.02	7.76	5.36	1.04
1987	14.80	8.50	5.61	1.38
1988	14.63	8.38	5.48	1.44
1989	14.43	8.16	5.25	1.46
1990	14.94	8.58	5.47	1.60
1991	15.33	8.88	5.54	1.78
1992	15.35	8.84	5.50	1.78
1993	13.07	7.98	4.95	1.61
1994	12.69	7.75	4.81	1.58
1995	12.52	7.76	4.78	1.58
1996	12.81	8.08	4.78	1.70
1997	12.27	7.95	4.76	1.65
1998	12.39	8.17	4.88	1.62
1999	12.31	8.19	4.93	1.56
2000	12.86	8.76	5.27	1.64
2001	12.50	8.74	5.18	1.64
2002	12.43	9.27	6.69	1.79
2003	12.13	9.05	6.69	1.85
2004	13.05	9.73	7.44	1.97
2005	13.87	10.34	8.12	2.06
2006	14.71	10.97	8.60	2.19
2007	16.38	13.00	9.55	2.29
2008	17.82	14.45	10.54	2.64
2009	19.22	15.53	11.27	2.87
2010	20.40	16.60	11.98	3.12
2011	22.59	18.34	13.28	3.43
2012	25.42	20.49	14.74	3.85
2013	27.42	22.12	15.87	4.15
2014	29.72	23.80	17.17	4.31
2015	30.84	24.52	17.64	4.42
2016	32.70	25.88	18.62	4.60
2017	34.39	27.35	19.74	4.79
2018	35.77	28.37	20.45	4.94
2019	38.42	30.54	22.05	5.28
2020	33.23	26.15	18.79	4.67
2021	38.84	30.73	22.13	5.34

注：① 1993 年以前诊疗人次系推算数字；② 2002 年前医院数字包括妇幼保健院、专科疾病防治院数字；③ 2002 年以前综合医院不含高等院校附属医院。

3-3-3 2021年分省部分类型医疗卫生机构诊疗人次数（万人次）

地区	医院			基层医疗卫生机构	
	三级	二级	一级	社区卫生服务中心（站）	乡镇卫生院
全　国	**223144.4**	**125452.8**	**21648.8**	**83602.5**	**116064.2**
北　京	10538.8	2140.5	1538.9	6486.6	0.0
天　津	4115.7	1121.6	769.1	1897.6	765.7
河　北	6476.1	8825.2	1576.0	1598.3	3760.9
山　西	3216.7	3250.1	312.2	905.6	1441.4
内蒙古	3137.4	2135.7	253.3	800.6	958.4
辽　宁	7102.4	2352.8	564.1	1330.6	1141.6
吉　林	3386.2	2119.4	139.5	741.1	689.1
黑龙江	3605.2	2033.7	315.2	855.0	756.3
上　海	12187.0	3470.0	21.0	7103.6	0.0
江　苏	17496.2	4578.5	2262.9	8186.7	8954.4
浙　江	16782.8	8575.4	128.8	10795.1	10036.6
安　徽	7968.5	4996.8	728.0	3270.6	7143.6
福　建	6584.2	3742.9	292.5	2875.0	3945.4
江　西	4163.3	3980.6	270.2	814.9	3926.1
山　东	13547.1	9565.7	1737.5	4896.5	8119.5
河　南	10652.0	9794.2	2112.9	3125.1	12640.9
湖　北	10056.9	4310.8	396.8	2398.4	5114.9
湖　南	6997.2	3973.1	558.2	2123.7	5623.6
广　东	24412.2	11277.2	2005.6	11886.0	7296.1
广　西	6216.1	4880.0	339.8	1105.0	4908.9
海　南	1453.7	588.9	109.3	380.4	857.4
重　庆	4073.6	3471.0	546.6	1373.8	2242.8
四　川	16705.6	4618.5	1395.3	3510.8	9271.6
贵　州	3722.4	3238.5	1034.6	1177.1	3817.3
云　南	5540.3	5288.3	952.8	1081.0	6222.3
西　藏	356.1	220.4	73.6	22.8	394.4
陕　西	4708.3	4656.4	450.6	867.8	1953.2
甘　肃	2902.1	2187.0	87.0	686.8	1337.6
青　海	811.9	567.3	8.6	245.9	320.1
宁　夏	1087.1	888.9	123.6	446.0	597.8
新　疆	3141.4	2603.5	544.0	614.0	1826.4

3-3-4　2015～2021年医疗卫生机构分科门急诊人次数（万人次）

科室	2015	2016	2017	2018	2019	2020	2021
总　计	498681.9	523122.0	548692.3	565831.7	603866.9	528082.3	599544.2
预防保健科	8106.2	7693.2	8537.6	9000.5	9591.9	11188.2	14315.8
全科医疗科	64977.0	67427.1	70765.3	73651.0	79541.1	69372.3	74276.5
内科	117691.4	121163.3	124124.1	127001.8	133922.0	118208.6	128686.0
外科	41126.6	42170.0	43843.6	45325.8	47574.5	43174.3	49414.3
儿科	47505.2	49765.9	54167.1	49775.9	54258.1	41748.6	50398.3
妇产科	47578.4	53715.0	54625.8	51574.1	52670.3	45280.7	48048.9
眼科	9844.2	10486.1	11240.4	11747.5	12790.2	11264.7	13397.9
耳鼻咽喉科	9150.6	9544.6	10144.8	10683.6	11417.1	9178.4	11001.2
口腔科	12358.4	13154.9	14362.3	15610.3	17434.4	15835.5	19380.7
皮肤科	10141.3	10392.4	10843.2	11293.7	12030.0	9994.0	11957.0
医疗美容科	583.8	720.3	911.9	1227.4	1538.6	1686.8	2132.1
精神科	4123.6	4469.4	4914.7	5351.5	6002.1	6012.0	6851.1
传染科	4039.0	4320.4	4617.6	4971.1	5496.3	5718.4	7130.7
结核病科	814.3	845.5	836.5	910.3	934.8	804.0	874.5
肿瘤科	2917.4	3183.2	3509.6	3970.7	4573.2	4695.6	5583.4
急诊医学科	15270.5	16463.0	18253.8	19434.3	22016.2	19821.4	24181.6
康复医学科	3963.1	4294.6	4547.2	4863.3	5267.7	4837.2	5700.6
职业病科	411.5	391.7	328.3	352.6	384.0	351.8	354.4
中医科	69397.5	72873.6	76395.6	79396.0	85617.8	76968.9	86618.5
民族医学科	774.8	873.2	1027.1	1164.9	1199.7	1080.9	1459.8
中西医结合科	6381.3	6973.4	7473.8	7944.9	8713.9	7635.0	8879.3
重症医学科	170.2	173.4	205.5	241.2	254.4	238.1	213.3
其他	21355.8	22028.1	23016.4	30339.2	30638.5	28017.5	28688.5

3-3-5 2015～2021年医疗卫生机构分科门急诊人次数构成（%）

科室	2015	2016	2017	2018	2019	2020	2021
总　计	100.0	100.0	100.0	100.0	100.0	100.0	100.0
预防保健科	1.6	1.5	1.6	1.6	1.6	2.1	2.4
全科医疗科	13.0	12.9	12.9	13.0	13.2	13.1	12.4
内科	23.6	23.2	22.6	22.4	22.2	22.4	21.5
外科	8.2	8.1	8.0	8.0	7.9	8.2	8.2
儿科	9.5	9.5	9.9	8.8	9.0	7.9	8.4
妇产科	9.5	10.3	10.0	9.1	8.7	8.6	8.0
眼科	2.0	2.0	2.0	2.1	2.1	2.1	2.2
耳鼻咽喉科	1.8	1.8	1.8	1.9	1.9	1.7	1.8
口腔科	2.5	2.5	2.6	2.8	2.9	3.0	3.2
皮肤科	2.0	2.0	2.0	2.0	2.0	1.9	2.0
医疗美容科	0.1	0.1	0.2	0.2	0.3	0.3	0.4
精神科	0.8	0.9	0.9	1.0	1.0	1.1	1.1
传染科	0.8	0.8	0.8	0.9	0.9	1.1	1.2
结核病科	0.2	0.2	0.2	0.2	0.2	0.2	0.2
肿瘤科	0.6	0.6	0.6	0.7	0.8	0.9	0.9
急诊医学科	3.1	3.1	3.3	3.4	3.6	3.8	4.0
康复医学科	0.8	0.8	0.8	0.9	0.9	0.9	1.0
职业病科	0.1	0.1	0.1	0.1	0.1	0.1	0.1
中医科	13.9	13.9	13.9	14.0	14.2	14.6	14.5
民族医学科	0.2	0.2	0.2	0.2	0.2	0.2	0.2
中西医结合科	1.3	1.3	1.4	1.4	1.4	1.4	1.5
重症医学科	0.0	0.0	0.0	0.0	0.0	0.0	0.0
其他	4.3	4.2	4.2	5.4	5.1	4.4	4.8

3-3-6 2015～2021年分省诊疗人次数（万人次）

地区	2015	2016	2017	2018	2019	2020	2021
全 国	**769342.5**	**793170.0**	**818311.0**	**830801.7**	**871987.3**	**774104.8**	**847203.3**
北 京	21780.3	23205.0	22468.7	23515.8	24886.4	18228.9	22747.6
天 津	11880.7	12003.5	12144.7	11997.8	12288.5	9782.8	10853.5
河 北	42134.1	43494.3	43213.8	43137.3	43227.9	38179.6	39874.7
山 西	12521.3	12942.4	13485.3	12962.8	13145.7	12300.3	13440.7
内蒙古	10024.9	10340.4	10442.1	10548.1	10701.2	9612.3	10291.3
辽 宁	18551.0	19294.2	20042.3	19869.0	19987.6	16299.2	16727.6
吉 林	10469.2	10760.8	10843.3	11040.6	11042.0	9278.5	10460.3
黑龙江	11474.9	11890.8	11790.7	11178.0	11250.9	8500.3	9644.1
上 海	25616.0	25931.9	26579.4	27016.9	27560.0	22564.0	26691.4
江 苏	54579.2	55194.9	58433.7	59442.1	61721.6	53355.5	56976.2
浙 江	52973.4	55521.3	59514.1	62755.2	68133.2	60499.9	67114.9
安 徽	26124.0	26300.2	28012.2	29701.9	33315.9	34606.6	36406.1
福 建	21190.0	21926.7	22635.6	23366.8	24899.6	24044.8	26710.0
江 西	20838.3	21341.2	21605.2	21232.3	23627.7	21994.7	22864.6
山 东	61521.3	62163.0	64436.3	65561.8	67464.1	61328.9	67152.7
河 南	55553.0	57777.0	58520.1	58542.8	61020.3	57364.6	61873.0
湖 北	34839.4	35479.1	35601.8	35149.5	35382.6	29456.0	34398.4
湖 南	25696.1	26430.8	27058.4	26927.4	28098.1	26722.7	30125.5
广 东	78526.1	81200.7	83620.2	84530.3	89179.8	72639.5	81669.4
广 西	25188.4	25423.4	26103.1	25574.3	26131.2	23182.1	25569.6
海 南	4640.9	4865.7	4961.6	5078.5	5252.6	5316.6	5055.0
重 庆	14500.3	14905.7	15552.7	15968.8	17548.3	17027.7	19363.3
四 川	45081.9	46424.6	48530.9	51599.4	56026.4	51227.7	54647.4
贵 州	13201.2	13844.5	15241.8	16358.6	17579.7	16209.4	18087.8
云 南	22836.6	24460.1	25464.0	25832.8	28244.3	26982.5	29365.8
西 藏	1376.2	1394.2	1599.6	1640.8	1634.3	1628.3	1620.5
陕 西	17501.1	18499.8	19155.4	19628.0	20899.0	17664.4	18704.9
甘 肃	12530.8	13042.1	13458.0	13245.9	12688.8	11044.1	11520.4
青 海	2281.7	2356.6	2545.5	2533.6	2659.4	2400.3	2651.0
宁 夏	3577.0	3832.2	4008.6	4145.7	4358.3	3962.9	4116.7
新 疆	10333.3	10923.0	11242.0	10719.2	12032.0	10699.6	10478.5

3-3-7 2015～2021年医疗卫生机构入院人次数（万人次）

机构分类	2015	2016	2017	2018	2019	2020	2021
总入院人次数	**21053.8**	**22727.8**	**24435.9**	**25454.3**	**26596.1**	**23012.8**	**24706.1**
医院	16086.8	17527.7	18915.4	20016.9	21183.1	18352.0	20155.1
三级医院	6828.9	7686.2	8396.3	9292.2	10482.7	9372.7	11252.3
二级医院	7121.2	7570.3	8005.8	8176.7	8380.1	6965.2	6890.1
一级医院	965.2	1039.3	1168.9	1209.5	1151.0	1116.7	1120.0
公立医院	13721.4	14750.5	15594.7	16351.3	17487.2	14835.4	16409.9
民营医院	2365.4	2777.2	3320.7	3665.7	3695.9	3516.6	3745.3
基层医疗卫生机构	4036.6	4164.8	4450.0	4376.2	4295.1	3707.5	3591.7
社区卫生服务中心（站）	322.1	328.7	365.4	354.0	349.9	299.3	325.1
内：社区卫生服务中心	305.5	313.7	344.2	339.5	339.5	292.7	319.3
卫生院	3693.9	3819.2	4073.2	4010.0	3934.3	3401.7	3240.7
街道卫生院	17.8	19.2	26.1	24.9	24.9	18.4	17.7
乡镇卫生院	3676.1	3799.9	4047.2	3985.1	3909.4	3383.3	3223.0
村卫生室	1955.9	2019.4	2141.2	2094.7	2030.8	1745.7	0.0
门诊部	20.4	16.7	11.4	12.2	10.9	6.4	25.7
诊所（医务室）（人次）	2729	2527	171	194	413	221	1703
专业公共卫生机构	887.1	990.6	1029.7	1029.3	1091.2	931.3	963.4
内：专科疾病防治院	26.6	28.1	24.1	24.7	21.6	19.1	18.4
妇幼保健院（所、站）	835.7	936.3	982.1	981.0	1047.2	893.9	927.8
内：妇幼保健院	802.1	905.5	954.8	958.1	1029.7	878.8	915.5
其他医疗卫生机构	43.2	44.7	40.7	31.9	26.7	22.0	21.6
疗养院	43.2	44.7	40.7	31.9	26.7	22.0	21.6

3-3-8 历年医院入院人数

年份	入院人数 （万人）	卫生健康 部门医院 （万人）	综合医院 （万人）	中医医院 （万人）	每百门急诊 入院人数 （人）
1980	2247	1667	1383	41	2.4
1985	2560	1862	1485	79	2.3
1990	3182	2341	1769	195	2.3
1991	3276	2433	1825	223	2.3
1992	3262	2428	1799	232	2.3
1993	3066	2325	1723	231	2.5
1994	3079	2344	1728	241	2.6
1995	3073	2358	1710	251	2.6
1996	3100	2379	1704	267	2.7
1997	3121	2425	1725	274	2.7
1998	3238	2538	1794	287	2.8
1999	3379	2676	1884	298	2.9
2000	3584	2862	1996	321	3.0
2001	3759	3030	2100	349	3.2
2002	3997	3209	2577	394	3.5
2003	4159	3339	2727	438	3.6
2004	4673	3752	3108	498	3.8
2005	5108	4101	3394	544	3.8
2006	5562	4465	3656	610	3.9
2007	6487	5336	4257	693	4.1
2008	7392	6193	4874	847	4.3
2009	8488	7048	5525	986	4.5
2010	9524	7890	6172	1113	4.8
2011	10755	8849	6896	1285	4.9
2012	12727	10324	7978	1564	5.1
2013	14007	11251	8639	1736	5.2
2014	15375	12275	9398	1889	5.2
2015	16087	12583	9595	1946	5.2
2016	17528	13591	10351	2101	5.4
2017	18915	14588	11072	2282	5.5
2018	20017	15345	11567	2425	5.7
2019	21183	16483	12394	2610	5.6
2020	18352	14006	10459	2296	5.7
2021	20155	15526	11555	2480	5.3

注：① 1993 年以前入院人数系推算数；② 2002 年之前医院数字包括妇幼保健院、专科疾病防治院；③ 2002 年以前综合医院不含高校附属医院。

3-3-9　2015～2021年医疗卫生机构出院人次数（万人次）

分科	2015	2016	2017	2018	2019	2020	2021
总　　计	20955.0	22603.6	24315.7	25384.7	26502.7	22980.6	24642.1
预防保健科	25.4	27.0	29.9	21.8	19.6	18.5	15.8
全科医疗科	1012.8	1046.7	1103.1	1109.2	1133.1	923.9	906.1
内科	6196.1	6626.5	7199.8	7536.4	7779.5	6760.3	7087.7
外科	3612.3	3812.4	4069.3	4272.1	4452.1	4029.6	4411.0
儿科	2061.0	2195.8	2360.6	2400.2	2443.1	1690.5	2022.7
妇产科	2545.5	2878.7	2873.5	2728.0	2678.7	2297.4	2208.1
眼科	420.7	469.6	527.9	589.8	620.8	564.9	649.6
耳鼻咽喉科	283.5	302.6	323.8	349.2	369.7	302.9	358.9
口腔科	64.4	66.4	69.2	72.4	72.7	61.4	77.3
皮肤科	53.2	56.7	62.7	66.7	70.3	55.6	64.2
医疗美容科	14.5	15.2	20.6	23.0	28.1	27.4	31.2
精神科	202.0	221.6	256.3	298.6	333.1	331.3	401.6
传染科	307.5	321.1	327.4	339.7	359.2	257.9	268.5
结核病科	53.9	56.4	57.6	59.8	63.5	50.6	52.0
肿瘤科	641.1	699.2	783.3	890.7	1022.4	1009.2	1212.1
急诊医学科	140.3	153.8	167.4	175.2	191.7	163.7	169.0
康复医学科	243.5	289.7	346.4	395.5	420.0	399.8	442.3
职业病科	17.1	20.0	19.1	18.1	18.2	15.9	17.5
中医科	2367.8	2592.9	2879.4	3119.9	3362.5	3061.4	3216.4
民族医学科	51.2	53.7	67.1	83.3	85.0	69.0	83.0
中西医结合科	253.5	280.6	318.7	352.3	376.8	336.9	376.8
重症医学科	72.0	81.8	92.9	99.7	111.0	108.8	112.3
其他	315.9	335.1	359.7	382.7	491.4	443.7	457.9

3-3-10 2015～2021 年医疗卫生机构分科出院人次数构成（%）

科室	2015	2016	2017	2018	2019	2020	2021
总　计	**100.0**	**100.0**	**100.0**	**100.0**	**100.0**	**100.0**	**100.0**
预防保健科	0.1	0.1	0.1	0.1	0.1	0.1	0.1
全科医疗科	4.8	4.6	4.5	4.4	4.3	4.0	3.7
内科	29.6	29.3	29.6	29.7	29.4	29.4	28.8
外科	17.2	16.9	16.7	16.8	16.8	17.5	17.9
儿科	9.8	9.7	9.7	9.5	9.2	7.4	8.2
妇产科	12.1	12.7	11.8	10.7	10.1	10.0	9.0
眼科	2.0	2.1	2.2	2.3	2.3	2.5	2.6
耳鼻咽喉科	1.4	1.3	1.3	1.4	1.4	1.3	1.5
口腔科	0.3	0.3	0.3	0.3	0.3	0.3	0.3
皮肤科	0.3	0.3	0.3	0.3	0.3	0.2	0.3
医疗美容科	0.1	0.1	0.1	0.1	0.1	0.1	0.1
精神科	1.0	1.0	1.1	1.2	1.3	1.4	1.6
传染科	1.5	1.4	1.3	1.3	1.4	1.1	1.1
结核病科	0.3	0.2	0.2	0.2	0.2	0.2	0.2
肿瘤科	3.1	3.1	3.2	3.5	3.9	4.4	4.9
急诊医学科	0.7	0.7	0.7	0.7	0.7	0.7	0.7
康复医学科	1.2	1.3	1.4	1.6	1.6	1.7	1.8
职业病科	0.1	0.1	0.1	0.1	0.1	0.1	0.1
中医科	11.3	11.5	11.8	12.3	12.7	13.3	13.1
民族医学科	0.2	0.2	0.3	0.3	0.3	0.3	0.3
中西医结合科	1.2	1.2	1.3	1.4	1.4	1.5	1.5
重症医学科	0.3	0.4	0.4	0.4	0.4	0.4	0.5
其他	1.5	1.5	1.5	1.5	1.9	1.9	1.9

3-3-11 2015～2021年公立医院出院患者疾病构成（%）

疾病名称（ICD-10）	2015	2016	2017	2018	2019	2020	2021
总　计	**100.0**	**100.0**	**100.0**	**100.0**	**100.0**	**100.0**	**100.0**
传染病和寄生虫病小计	3.3	3.2	3.0	2.9	2.6	2.3	2.2
肿瘤小计	6.5	6.2	6.2	6.2	6.3	6.7	6.9
血液、造血器官及免疫疾病小计	0.8	0.8	0.8	0.9	0.9	0.9	0.9
内分泌、营养和代谢疾病小计	3.2	3.1	3.1	3.2	3.2	3.3	3.4
精神和行为障碍小计	0.6	0.6	0.6	0.6	0.6	0.6	0.6
神经系统疾病小计	3.0	3.1	3.1	3.2	3.3	3.2	3.2
眼和附器疾病小计	2.3	2.2	2.3	2.3	2.4	2.4	2.6
耳和乳突疾病小计	0.8	0.9	0.9	1.0	1.0	1.0	1.0
循环系统疾病小计	15.9	15.5	15.4	16.0	15.9	16.5	17.3
呼吸系统疾病小计	14.2	14.1	14.3	14.4	15.0	11.7	11.9
消化系统疾病小计	10.6	10.2	10.3	10.3	10.3	10.9	10.8
皮肤和皮下组织疾病小计	0.8	0.8	0.8	0.9	0.8	0.8	0.8
肌肉骨骼系统和结缔组织疾病小计	3.5	3.4	3.7	3.8	3.9	4.0	4.0
泌尿生殖系统疾病小计	6.2	6.1	6.2	6.2	6.3	6.5	6.3
妊娠、分娩和产褥期小计	8.7	10.2	9.5	8.4	7.7	7.6	6.1
起源于围生期疾病小计	1.7	1.8	1.8	1.6	1.5	1.5	1.2
先天性畸形、变形和染色体异常小计	0.6	0.5	0.5	0.5	0.5	0.5	0.5
症状、体征和检验异常小计	1.8	1.8	1.8	1.9	1.9	1.8	1.8
损伤、中毒小计	8.5	8.1	7.7	7.5	7.0	7.6	7.2
其他接受医疗服务小计	7.0	7.3	8.0	8.3	9.0	10.1	11.2

3-3-12　2015～2021年医疗卫生机构分省入院
人次数（万人次）

地区	2015	2016	2017	2018	2019	2020	2021
全　国	**21053.8**	**22727.8**	**24435.9**	**25454.3**	**26596.1**	**23012.8**	**24731.8**
北　京	276.4	311.9	328.6	353.6	384.9	253.8	367.7
天　津	150.8	162.1	158.1	162.5	169.9	128.9	162.7
河　北	991.3	1117.7	1175.2	1215.2	1192.3	1031.1	1025.0
山　西	381.4	430.1	455.5	496.0	501.5	427.5	445.8
内蒙古	295.9	329.5	363.6	384.9	362.5	294.3	311.8
辽　宁	646.4	692.6	735.1	741.7	708.3	575.8	614.2
吉　林	341.4	368.8	383.3	404.4	402.3	306.7	348.4
黑龙江	514.9	564.1	604.7	585.2	604.7	358.1	442.1
上　海	335.1	366.6	391.2	418.4	454.9	375.1	448.1
江　苏	1217.6	1309.0	1418.0	1449.4	1528.2	1356.6	1415.7
浙　江	791.2	871.3	949.3	1019.7	1104.3	964.8	1081.2
安　徽	843.0	897.3	996.1	1011.1	1035.9	950.2	949.3
福　建	523.0	535.0	551.1	574.2	609.2	531.4	561.0
江　西	712.1	745.5	827.8	865.5	884.4	806.6	861.6
山　东	1521.8	1691.8	1825.3	1841.8	1859.7	1661.9	1823.2
河　南	1501.6	1601.8	1745.3	1916.4	2021.7	1829.4	1914.9
湖　北	1107.5	1197.6	1279.9	1319.4	1368.8	1026.0	1214.7
湖　南	1304.1	1400.9	1473.5	1537.3	1616.2	1486.7	1510.0
广　东	1441.5	1546.9	1634.6	1710.1	1816.0	1564.3	1729.3
广　西	831.2	860.4	901.0	932.0	1046.4	998.3	1067.6
海　南	104.6	110.0	116.5	119.4	128.9	116.1	128.2
重　庆	591.1	631.4	687.1	705.4	752.9	676.2	730.5
四　川	1546.8	1656.0	1824.7	1835.4	1981.6	1756.3	1863.0
贵　州	633.9	661.9	732.8	815.2	860.1	781.4	844.9
云　南	748.9	819.4	892.3	961.4	1011.5	970.5	993.9
西　藏	29.0	34.4	33.2	31.1	30.6	33.1	32.2
陕　西	625.5	680.7	751.4	798.1	819.3	675.7	728.4
甘　肃	351.8	400.2	437.5	487.2	520.1	431.3	445.1
青　海	84.1	91.2	97.3	98.5	106.0	101.0	98.2
宁　夏	98.0	106.7	117.6	120.8	123.3	106.9	108.1
新　疆	512.2	535.1	548.2	543.2	589.7	436.9	465.1

3-3-13 2021年分省部分类型医疗卫生机构 入院人次数（万人次）

地区	医院			基层医疗卫生机构	
	三级	二级	一级	社区卫生服务中心（站）	乡镇卫生院
全 国	**11252.3**	**6890.1**	**1120.0**	**325.1**	**3223.0**
北 京	306.4	38.2	11.6	1.5	0.0
天 津	138.3	19.3	1.9	0.2	1.1
河 北	363.6	448.7	65.3	4.9	79.4
山 西	182.5	169.8	15.1	2.1	18.1
内 蒙 古	172.5	94.5	8.8	2.1	17.8
辽 宁	398.2	127.1	26.8	3.1	24.8
吉 林	185.5	119.0	9.5	1.3	9.3
黑 龙 江	253.4	120.3	16.7	2.3	21.1
上 海	338.1	67.5	0.5	2.6	0.0
江 苏	804.1	237.8	78.7	36.7	168.0
浙 江	623.0	235.3	4.3	9.6	23.9
安 徽	475.9	303.0	37.4	11.6	84.9
福 建	293.8	156.8	21.5	4.8	53.9
江 西	294.9	269.4	32.4	4.3	159.2
山 东	796.5	567.9	68.5	26.7	224.3
河 南	700.9	656.2	119.4	24.6	276.0
湖 北	562.6	278.6	25.6	23.5	233.6
湖 南	528.0	417.3	64.5	38.3	348.3
广 东	942.3	367.3	64.0	10.5	174.3
广 西	357.7	296.6	27.8	6.8	284.4
海 南	73.8	30.3	5.3	1.2	4.3
重 庆	204.9	211.6	55.4	35.4	168.8
四 川	867.1	319.2	126.4	36.8	411.3
贵 州	262.9	280.3	100.3	13.7	125.8
云 南	358.8	339.7	60.6	10.5	151.9
西 藏	15.4	7.0	2.8	0.0	0.8
陕 西	276.3	305.6	31.3	4.1	49.5
甘 肃	172.6	150.2	5.1	3.8	59.7
青 海	55.1	26.7	0.7	0.5	7.2
宁 夏	52.7	41.1	3.4	0.1	3.1
新 疆	194.5	188.0	28.3	1.3	38.3

第四节

公共卫生服务利用

3-4-1　历年孕产妇保健情况（%）

年份	建卡率	系统管理率	产前检查率	产后访视率
1992	76.6		69.7	69.7
1995	81.4		78.7	78.8
2000	88.6	77.2	89.4	86.2
2001	89.4	78.6	90.3	87.2
2002	89.2	78.2	90.1	86.7
2003	87.6	75.5	88.9	85.4
2004	88.3	76.4	89.7	85.9
2005	88.5	76.7	89.8	86.0
2006	88.2	76.5	89.7	85.7
2007	89.3	77.3	90.9	86.7
2008	89.3	78.1	91.0	87.0
2009	90.9	80.9	92.2	88.7
2010	92.9	84.1	94.1	90.8
2011	93.8	85.2	93.7	91.0
2012	94.8	87.6	95.0	92.6
2013	95.7	89.5	95.6	93.5
2014	95.8	90.0	96.2	93.9
2015	96.4	91.5	96.5	94.5
2016	96.6	91.6	96.6	94.6
2017	96.6	89.6	96.5	94.0
2018	92.5	89.9	96.6	93.8
2019	92.4	90.3	96.8	94.1
2020	94.1	92.7	97.4	95.5
2021		92.9	97.6	96.0

3-4-2　历年孕产妇住院分娩率（%）

年份	合计	市	县
1985	43.7	73.6	36.4
1990	50.6	74.2	45.1
1995	58.0	70.7	50.2
2000	72.9	84.9	65.2
2001	76.0	87.0	69.0
2002	78.7	89.4	71.6
2003	79.4	89.9	72.6
2004	82.8	91.4	77.1
2005	85.9	93.2	81.0
2006	88.4	94.1	84.6
2007	91.7	95.8	88.8
2008	94.5	97.5	92.3
2009	96.3	98.5	94.7
2010	97.8	99.2	96.7
2011	98.7	99.6	98.1
2012	99.2	99.7	98.8
2013	99.5	99.9	99.2
2014	99.6	99.9	99.4
2015	99.7	99.9	99.5
2016	99.8	100.0	99.6
2017	99.9	100.0	99.8
2018	99.9	99.9	99.8
2019	99.9	100.0	99.8
2020	99.9	100.0	99.9
2021	99.9	100.0	99.9

3-4-3 2021 年各地区孕产妇保健情况（%）

地区	系统管理率	产前检查率	产后访视率
全　国	**92.9**	**97.6**	**96.0**
北　京	97.9	98.4	98.2
天　津	95.2	98.9	97.5
河　北	91.4	97.4	94.0
山　西	91.4	98.2	95.4
内蒙古	95.4	98.1	96.6
辽　宁	92.9	98.3	96.3
吉　林	96.2	98.4	98.5
黑龙江	94.2	98.7	97.1
上　海	96.2	98.3	97.7
江　苏	94.3	98.7	97.6
浙　江	96.5	98.4	98.2
安　徽	91.4	96.8	95.5
福　建	92.7	98.2	95.8
江　西	94.5	97.6	96.3
山　东	94.5	97.0	95.5
河　南	86.9	95.2	91.3
湖　北	93.1	97.3	95.5
湖　南	95.1	97.7	96.6
广　东	94.4	98.1	96.9
广　西	90.3	98.1	97.7
海　南	92.3	98.5	97.9
重　庆	93.4	98.4	95.7
四　川	95.1	97.9	96.6
贵　州	92.1	97.0	95.3
云　南	91.1	98.7	97.2
西　藏	75.1	86.6	86.5
陕　西	96.5	98.6	97.2
甘　肃	92.0	97.5	96.3
青　海	92.5	97.2	94.8
宁　夏	97.9	99.2	98.8
新　疆	94.3	99.1	98.0

3-4-4 2021 年各地区孕产妇住院分娩率（%）

地区	合计	市	县
全 国	**99.9**	**100.0**	**99.9**
北 京	100.0	100.0	
天 津	100.0	100.0	
河 北	100.0	100.0	100.0
山 西	100.0	100.0	100.0
内 蒙 古	100.0	100.0	100.0
辽 宁	100.0	100.0	100.0
吉 林	100.0	100.0	100.0
黑 龙 江	100.0	100.0	100.0
上 海	99.8	99.8	
江 苏	100.0	100.0	100.0
浙 江	100.0	100.0	100.0
安 徽	100.0	100.0	100.0
福 建	100.0	100.0	100.0
江 西	100.0	100.0	100.0
山 东	100.0	100.0	100.0
河 南	100.0	100.0	100.0
湖 北	100.0	100.0	100.0
湖 南	100.0	100.0	99.9
广 东	100.0	100.0	99.9
广 西	100.0	100.0	100.0
海 南	100.0	100.0	99.9
重 庆	100.0	100.0	99.9
四 川	99.8	100.0	99.7
贵 州	99.7	99.9	99.7
云 南	99.9	99.9	99.9
西 藏	98.6	99.4	98.4
陕 西	99.9	100.0	99.9
甘 肃	99.9	100.0	99.9
青 海	99.8	100.0	99.7
宁 夏	100.0	100.0	100.0
新 疆	99.9	99.9	99.8

3-4-5 2010～2021 年儿童保健情况（%）

年份	新生儿访视率	3 岁以下儿童系统管理率	7 岁以下儿童保健管理率
2010	89.6	81.5	83.4
2015	94.3	90.7	92.1
2016	94.6	91.1	92.4
2017	93.9	91.1	92.6
2018	93.7	91.2	92.7
2019	94.1	91.9	93.6
2020	95.5	92.9	94.3
2021	96.2	92.8	94.6

3-4-6　2021年分省儿童保健情况（%）

地区	新生儿访视率	3 岁以下儿童系统管理率	7 岁以下儿童保健管理率
全　国	**96.2**	**92.8**	**94.6**
北　京	98.0	96.1	99.1
天　津	98.9	96.1	93.7
河　北	94.3	92.2	94.0
山　西	96.1	92.7	93.7
内蒙古	97.2	95.1	94.8
辽　宁	96.5	93.6	94.2
吉　林	97.2	94.2	95.6
黑龙江	97.7	94.5	95.3
上　海	97.7	97.3	99.6
江　苏	98.1	96.3	95.6
浙　江	99.0	97.1	98.0
安　徽	96.1	90.7	93.3
福　建	96.4	94.2	95.8
江　西	96.4	92.9	93.7
山　东	96.2	94.8	94.9
河　南	91.5	89.9	91.4
湖　北	95.5	91.6	94.1
湖　南	97.7	93.9	94.8
广　东	95.9	92.3	96.1
广　西	97.2	82.5	94.4
海　南	98.3	88.0	93.6
重　庆	96.6	91.7	93.9
四　川	96.8	95.5	95.7
贵　州	95.5	93.1	93.8
云　南	97.6	93.1	94.2
西　藏	89.8	84.8	84.2
陕　西	97.7	95.2	96.2
甘　肃	96.7	93.8	94.3
青　海	94.1	92.8	91.4
宁　夏	99.1	96.2	96.4
新　疆	96.9	96.2	95.9

3-4-7 2015～2021 年分省 65 岁以上老年人健康管理人数（万人）

地区	2015	2016	2017	2018	2019	2020	2021
全　国	6531.5	11846.4	11712.4	11680.3	11988.6	12718.9	13948.9
北　京	71.3	159.1	160.9	159.4	155.9	165.6	175.8
天　津	49.7	130.8	130.1	116.5	113.8	126.8	151.0
河　北	357.9	667.3	688.7	685.7	717.6	785.3	833.6
山　西	157.0	275.0	287.2	301.8	320.2	340.8	389.3
内蒙古	93.1	187.2	192.6	199.4	208.4	225.9	258.2
辽　宁	202.1	360.8	374.8	380.9	388.4	406.3	441.7
吉　林	122.0	217.3	184.2	187.1	195.6	220.0	240.0
黑龙江	123.7	265.0	256.3	233.7	246.7	252.7	268.6
上　海	134.4	212.5	216.9	196.2	183.7	250.5	266.9
江　苏	538.9	855.3	880.2	884.2	867.4	903.4	993.9
浙　江	289.1	466.4	466.3	485.5	531.5	562.0	608.7
安　徽	366.8	694.0	753.2	774.2	791.9	840.6	911.5
福　建	146.3	273.6	257.9	249.9	264.0	288.4	345.2
江　西	164.3	353.7	342.7	336.1	333.9	362.1	402.1
山　东	472.2	843.9	918.7	970.1	1084.2	1108.4	1176.4
河　南	423.5	1079.5	1067.9	1088.9	1072.7	1108.0	1159.8
湖　北	284.8	543.8	459.9	476.8	498.2	527.8	600.2
湖　南	372.2	671.0	672.0	647.8	662.9	709.3	812.3
广　东	336.8	692.0	595.3	528.1	521.4	538.7	623.1
广　西	192.8	307.5	320.6	344.9	353.5	373.2	386.8
海　南	28.3	46.8	45.8	44.0	46.1	47.0	64.4
重　庆	195.3	273.0	263.0	269.0	276.5	314.3	366.1
四　川	527.4	867.4	810.9	731.9	712.0	735.2	790.4
贵　州	166.5	281.4	263.8	255.9	262.7	316.5	337.5
云　南	245.1	318.1	312.9	319.8	345.1	343.0	383.2
西　藏	1.3	12.0	13.3	18.2	19.4	18.2	20.4
陕　西	203.8	335.9	323.0	327.6	330.0	334.9	384.5
甘　肃	148.4	230.9	228.3	236.7	245.0	254.8	269.0
青　海	32.9	36.7	40.1	39.7	38.4	40.8	43.0
宁　夏	33.4	44.4	37.5	38.9	46.9	49.1	53.9
新　疆	50.1	143.9	147.5	151.3	154.5	169.4	191.8

3-4-8 2016～2021年中医药健康管理人数（万人）

地区	2016	2017	2018	2019	2020	2021
全　国	14562.8	20224.4	12190.1	13201.0	14415.2	17897.7
北　京	175.2	180.2	157.0	167.7	189.7	282.7
天　津	83.7	109.4	96.1	107.0	122.9	161.0
河　北	706.1	761.9	678.7	729.0	803.5	946.5
山　西	304.1	341.4	331.0	357.0	393.9	523.7
内蒙古	217.7	229.8	193.7	211.2	218.6	284.7
辽　宁	351.3	1686.0	343.5	369.1	380.3	481.2
吉　林	185.9	1427.4	185.2	251.2	242.6	286.9
黑龙江	221.8	224.7	202.9	224.0	239.2	301.4
上　海	338.9	158.3	214.3	248.1	277.4	465.4
江　苏	953.0	990.1	898.6	904.4	958.4	1126.2
浙　江	452.1	471.6	476.9	537.4	642.8	712.4
安　徽	672.6	779.1	760.2	808.1	888.8	1094.3
福　建	265.6	299.9	308.0	326.9	356.8	417.3
江　西	336.1	345.0	318.7	339.6	403.3	484.0
山　东	813.2	973.6	988.0	1162.7	1248.0	1373.9
河　南	2178.5	2039.8	898.8	939.2	1027.8	1304.9
湖　北	588.3	526.9	512.5	562.9	604.9	767.8
湖　南	700.0	668.8	564.9	636.5	712.6	921.5
广　东	1107.7	953.8	695.6	732.9	787.8	1019.1
广　西	361.2	402.4	412.6	421.2	498.0	615.6
海　南	54.8	54.0	55.5	58.2	62.8	78.3
重　庆	304.6	318.6	282.7	290.2	360.0	458.1
四　川	1121.0	2206.6	894.1	941.4	936.5	1223.7
贵　州	343.0	371.5	380.9	411.5	494.4	530.8
云　南	427.8	435.0	416.9	459.7	488.2	571.9
西　藏	13.1	15.4	9.3	11.9	12.1	22.7
陕　西	444.9	467.6	387.4	400.3	433.0	519.1
甘　肃	467.2	449.7	250.5	275.7	289.1	437.5
青　海	107.2	101.4	58.6	59.8	62.5	108.8
宁　夏	113.4	85.6	60.8	70.1	73.6	116.7
新　疆	152.8	2149.1	156.3	186.1	205.7	259.6

3-4-9 2015～2021 年分省高血压患者规范管理人数（万人）

地区	2015	2016	2017	2018	2019	2020	2021
全　国	8835.4	9023.0	10041.9	10199.5	10596.3	10912.1	11675.7
北　京	116.7	125.2	126.0	116.0	115.9	118.5	167.7
天　津	88.8	98.3	123.0	135.6	126.6	127.6	143.5
河　北	628.5	668.1	746.4	782.5	800.7	836.6	859.9
山　西	232.4	243.7	286.5	314.3	324.7	349.8	424.7
内蒙古	163.7	170.9	199.8	210.5	215.3	226.1	245.0
辽　宁	284.8	284.3	325.5	331.4	342.3	358.8	379.8
吉　林	146.3	151.9	174.1	181.7	184.9	194.5	198.3
黑龙江	212.7	202.1	208.5	221.1	217.8	223.0	228.8
上　海	198.2	209.1	210.7	224.0	226.7	231.5	239.3
江　苏	737.0	702.2	788.8	803.0	779.6	802.1	851.5
浙　江	366.7	355.3	480.2	514.3	700.0	565.0	556.9
安　徽	525.2	560.9	686.5	663.4	707.7	773.0	856.3
福　建	202.5	208.9	233.4	234.3	249.8	259.9	271.4
江　西	257.4	267.7	279.3	277.0	273.3	288.8	315.4
山　东	600.4	610.8	767.5	806.5	858.6	875.2	927.7
河　南	715.4	755.1	810.5	845.9	842.5	850.7	868.6
湖　北	525.7	436.7	420.4	440.0	464.2	487.1	537.5
湖　南	310.7	339.9	373.4	377.3	391.9	436.9	474.9
广　东	502.1	460.3	428.2	385.1	418.2	443.4	479.4
广　西	219.1	225.1	242.4	240.2	239.8	265.7	291.5
海　南	43.1	42.6	44.9	48.7	41.9	41.2	55.2
重　庆	183.3	169.2	191.5	185.6	188.5	211.1	224.2
四　川	519.9	638.9	727.2	650.3	606.5	607.7	610.5
贵　州	215.3	226.5	249.7	246.2	261.8	268.8	294.2
云　南	265.8	272.8	257.6	251.1	269.0	279.8	310.5
西　藏	8.8	9.0	16.1	19.7	22.1	15.3	17.2
陕　西	252.5	257.5	274.8	296.3	298.8	312.4	340.5
甘　肃	135.3	141.2	162.1	176.7	189.9	206.9	230.0
青　海	32.6	26.6	29.4	30.7	29.4	30.8	32.0
宁　夏	35.0	38.8	39.4	43.9	46.5	46.3	46.9
新　疆	109.5	123.4	138.2	146.4	161.1	177.7	196.3

3-4-10 2015～2021年分省糖尿病患者规范管理人数（万人）

地区	2015	2016	2017	2018	2019	2020	2021
全　国	2614.2	2781.3	3124.8	3239.1	3350.7	3573.2	3917.8
北　京	44.0	47.9	49.8	50.9	52.9	54.8	84.0
天　津	33.0	33.6	45.2	50.6	47.0	51.0	58.0
河　北	194.4	220.4	250.1	260.9	276.5	291.4	304.2
山　西	62.5	67.4	79.4	86.6	93.6	98.4	112.5
内蒙古	37.1	39.1	48.5	52.4	56.3	60.5	67.0
辽　宁	120.9	122.0	133.4	138.9	135.5	137.1	147.9
吉　林	45.0	48.6	55.5	93.9	63.1	69.0	70.3
黑龙江	61.4	61.7	64.6	63.1	69.0	73.4	76.7
上　海	58.8	64.6	65.0	72.6	75.2	76.9	79.7
江　苏	212.6	212.1	240.4	244.2	241.8	257.5	269.8
浙　江	94.8	94.0	130.6	141.9	152.6	157.4	167.9
安　徽	132.3	144.6	179.7	194.3	221.5	253.3	288.2
福　建	67.2	72.0	82.0	81.8	87.8	91.9	101.5
江　西	66.5	72.3	80.1	79.0	79.9	84.5	97.0
山　东	200.7	216.6	280.7	299.4	319.3	333.6	364.2
河　南	229.4	246.8	272.4	287.3	293.8	302.8	318.7
湖　北	131.5	111.8	108.4	116.5	121.9	134.0	152.7
湖　南	92.5	105.6	121.7	121.1	126.4	142.6	165.7
广　东	148.4	135.7	139.0	127.5	138.4	165.3	180.4
广　西	61.5	66.4	71.9	69.9	70.8	78.2	88.1
海　南	16.0	16.9	18.0	18.5	17.3	17.1	23.6
重　庆	54.0	49.0	57.7	58.0	60.3	71.1	76.6
四　川	190.0	246.8	249.5	215.7	221.4	220.8	218.9
贵　州	54.1	63.6	68.5	69.1	65.2	71.4	78.2
云　南	65.4	68.4	61.0	60.0	64.5	68.2	78.6
西　藏	0.3	0.3	1.8	2.2	2.3	0.9	1.0
陕　西	58.0	65.7	70.4	76.5	79.4	82.1	92.6
甘　肃	28.3	28.8	33.0	37.4	39.8	45.3	53.2
青　海	7.6	6.4	7.2	7.2	7.3	7.8	8.5
宁　夏	9.3	10.2	10.3	11.9	13.1	13.3	13.2
新　疆	36.5	41.9	48.9	49.6	56.8	61.6	78.9

第五节

医疗服务效率与质量

3-5-1　2015～2021年各类医疗卫生机构医师日均担负诊疗量（人次）

机构分类	2015	2016	2017	2018	2019	2020	2021
机构合计	**8.4**	**8.3**	**8.2**	**8.0**	**8.0**	**6.8**	**7.2**
医院	7.3	7.3	7.1	7.0	7.1	5.9	6.5
三级医院	8.1	8.1	7.9	7.8	7.9	6.3	7.1
二级医院	7.0	6.9	6.8	6.7	6.8	5.8	6.2
一级医院	6.1	6.1	5.7	5.5	5.5	4.5	4.8
基层医疗卫生机构	10.3	10.1	10.0	9.7	9.7	8.3	8.5
社区卫生服务中心（站）	15.8	15.6	15.7	15.5	15.9	13.2	13.8
乡镇卫生院	9.6	9.5	9.6	9.3	9.4	8.5	8.9

3-5-2　2015～2021年各类医疗卫生机构医师日均担负住院床日（天）

机构分类	2015	2016	2017	2018	2019	2020	2021
机构合计	**1.9**	**1.9**	**1.9**	**1.9**	**1.8**	**1.6**	**1.6**
医院	2.6	2.6	2.6	2.5	2.5	2.1	2.2
三级医院	2.7	2.7	2.6	2.6	2.5	2.1	2.2
二级医院	2.6	2.7	2.7	2.7	2.6	2.3	2.3
一级医院	1.9	1.9	1.9	1.9	1.9	1.8	1.9
基层医疗卫生机构	0.8	0.8	0.8	0.8	0.7	0.6	0.5
社区卫生服务中心（站）	0.5	0.5	0.5	0.5	0.5	0.4	0.4
乡镇卫生院	1.6	1.6	1.6	1.6	1.5	1.3	1.2

3-5-3　2015～2021年各类医疗卫生机构平均住院日（天）

机构分类	2015	2016	2017	2018	2019	2020	2021
机构合计	**8.9**	**8.8**	**8.6**	**8.7**	**8.6**	**8.9**	**8.8**
医院	9.6	9.4	9.3	9.3	9.1	9.5	9.2
三级医院	10.4	10.1	9.8	9.6	9.2	9.2	8.8
二级医院	8.9	8.8	8.7	8.8	8.8	9.3	9.4
一级医院	9.0	9.0	8.6	8.8	9.2	10.2	9.9
基层医疗卫生机构	6.6	6.7	6.5	6.7	6.7	6.8	6.8
社区卫生服务中心（站）	9.7	9.6	9.2	9.7	9.6	10.2	9.8
乡镇卫生院	6.4	6.4	6.3	6.4	6.5	6.6	6.6

3-5-4　2015～2021年各类医疗卫生机构病床使用率（%）

机构分类	2015	2016	2017	2018	2019	2020	2021
机构合计	**79.5**	**79.8**	**79.7**	**78.8**	**78.0**	**67.7**	**69.3**
医院	85.4	85.3	85.0	84.2	83.6	72.3	74.6
三级医院	98.8	98.8	98.6	97.5	97.5	81.3	85.3
二级医院	84.1	84.2	84.0	83.0	81.6	70.7	71.1
一级医院	58.8	58.0	57.5	56.9	54.7	52.1	52.1
基层医疗卫生机构	59.1	59.7	60.3	58.4	56.3	49.2	47.4
社区卫生服务中心（站）	54.2	54.1	54.4	51.4	49.2	42.5	43.0
乡镇卫生院	59.9	60.7	61.3	59.6	57.5	50.4	48.2

3-5-5 2015～2021年分省医院医师日均担负诊疗人次

地区	2015	2016	2017	2018	2019	2020	2021
全　国	**7.3**	**7.3**	**7.1**	**7.0**	**7.1**	**5.9**	**6.5**
北　京	10.3	10.4	9.3	9.1	9.1	6.3	8.0
天　津	11.7	11.5	10.4	9.9	9.7	7.0	8.1
河　北	5.0	5.2	5.2	5.1	5.3	4.7	5.0
山　西	3.8	4.0	4.2	4.2	4.3	4.0	4.6
内蒙古	5.1	5.2	5.1	5.1	5.1	4.4	4.9
辽　宁	5.4	5.4	5.3	5.2	5.4	4.5	5.0
吉　林	5.0	5.0	5.0	5.0	51	4.1	4.9
黑龙江	4.7	4.8	4.7	4.6	4.6	3.4	4.1
上　海	15.1	14.8	14.8	14.4	14.2	11.1	13.5
江　苏	9.5	8.9	8.7	8.5	8.5	6.9	7.1
浙　江	11.5	11.1	11.4	10.9	10.7	8.8	9.4
安　徽	6.3	6.2	6.2	6.4	6.6	5.5	6.0
福　建	8.9	9.0	8.6	8.3	8.2	6.9	7.5
江　西	5.9	5.9	5.9	5.9	6.0	5.2	5.8
山　东	5.6	5.8	5.9	5.6	5.7	4.9	5.5
河　南	6.2	6.3	6.1	6.1	6.2	5.2	5.6
湖　北	6.7	6.8	6.9	6.8	7.1	5.3	6.5
湖　南	4.8	4.7	4.6	4.5	4.7	4.2	4.8
广　东	11.4	11.2	10.6	10.1	10.2	8.1	9.1
广　西	7.8	7.8	7.8	7.6	7.6	6.2	6.8
海　南	6.2	6.3	6.4	6.2	6.4	5.4	5.8
重　庆	7.6	7.4	7.2	6.8	7.1	6.3	7.1
四　川	6.9	7.0	7.0	7.0	7.4	6.3	6.9
贵　州	5.4	5.6	5.7	5.8	5.8	5.1	5.4
云　南	7.7	7.6	7.6	7.6	7.3	6.4	7.1
西　藏	6.1	6.1	5.9	5.6	5.1	5.1	5.1
陕　西	6.0	6.0	6.0	6.0	6.2	5.2	5.8
甘　肃	6.1	6.2	6.2	6.2	6.2	5.3	5.5
青　海	5.2	5.6	5.3	5.2	5.2	4.6	5.0
宁　夏	6.9	6.9	6.8	7.1	7.1	6.0	6.4
新　疆	5.7	5.8	5.8	5.7	5.8	5.0	5.5

3-5-6 2015～2021 年分省医院医师日均担负住院床日（天）

地区	2015	2016	2017	2018	2019	2020	2021
全　国	**2.6**	**2.6**	**2.6**	**2.6**	**2.5**	**2.2**	**2.2**
北　京	1.4	1.5	1.4	1.4	1.4	1.0	1.2
天　津	1.7	1.7	1.6	1.5	1.5	1.1	1.2
河　北	2.2	2.2	2.2	2.1	2.0	1.8	1.7
山　西	1.9	2.0	2.1	2.1	2.1	1.8	1.8
内蒙古	2.1	2.1	2.2	2.2	2.0	1.6	1.6
辽　宁	2.8	2.7	2.7	2.5	2.3	1.9	2.0
吉　林	2.3	2.3	2.3	2.3	2.3	1.8	2.0
黑龙江	2.6	2.7	2.7	2.6	2.7	1.7	1.9
上　海	2.5	2.6	2.6	2.6	2.6	2.3	2.4
江　苏	2.7	2.6	2.6	2.6	2.5	2.2	2.2
浙　江	2.3	2.4	2.4	2.4	2.3	2.0	1.9
安　徽	2.8	2.7	2.7	2.7	2.7	2.3	2.3
福　建	2.4	2.4	2.4	2.4	2.3	2.0	2.1
江　西	2.9	2.9	2.9	3.0	2.9	2.6	2.6
山　东	2.3	2.3	2.2	2.2	2.1	1.8	2.0
河　南	2.8	2.8	2.8	2.9	2.8	2.3	2.4
湖　北	2.9	3.0	3.0	3.0	3.0	2.3	2.5
湖　南	3.0	3.0	2.9	2.8	2.9	2.7	2.8
广　东	2.3	2.3	2.3	2.2	2.2	1.9	2.0
广　西	2.7	2.7	2.7	2.8	2.8	2.6	2.5
海　南	2.1	2.1	2.1	2.1	2.1	1.9	1.9
重　庆	3.2	3.2	3.2	3.0	3.1	2.7	2.8
四　川	3.2	3.3	3.4	3.4	3.4	3.0	2.9
贵　州	3.1	3.0	3.0	3.1	3.1	2.8	2.8
云　南	3.2	3.1	3.1	3.2	3.0	2.7	2.8
西　藏	1.8	1.7	1.7	1.5	1.5	1.3	1.3
陕　西	2.8	2.8	2.8	2.8	2.7	2.2	2.3
甘　肃	2.8	2.8	2.7	2.8	2.8	2.5	2.2
青　海	2.3	2.4	2.2	2.2	2.2	2.1	1.9
宁　夏	2.4	2.3	2.3	2.2	2.2	1.8	1.8
新　疆	2.8	2.7	2.7	2.7	2.8	2.1	2.1

3-5-7 2015～2021年分省医院平均住院日（天）

地区	2015	2016	2017	2018	2019	2020	2021
全 国	**9.6**	**9.4**	**9.3**	**9.3**	**9.1**	**9.5**	**9.2**
北 京	10.9	10.5	10.1	10.1	9.0	9.9	8.9
天 津	10.9	10.3	10.1	9.2	9.4	9.6	8.4
河 北	9.1	8.8	8.8	9.0	9.0	9.3	9.2
山 西	10.8	10.5	10.4	10.5	10.3	10.3	10.3
内蒙古	10.1	9.9	9.8	9.6	9.3	9.6	9.4
辽 宁	11.1	10.8	10.5	10.3	10.0	10.4	10.1
吉 林	9.8	9.6	9.4	9.3	9.3	10.0	9.9
黑龙江	10.8	10.7	10.5	10.2	10.4	10.7	10.8
上 海	10.6	10.1	10.1	10.2	10.0	10.7	10.0
江 苏	9.8	9.6	9.5	9.6	9.4	9.7	9.5
浙 江	10.1	9.9	9.8	9.6	9.3	9.5	8.9
安 徽	9.1	8.8	8.7	8.7	8.6	9.7	8.9
福 建	8.7	8.7	8.6	8.6	8.6	8.7	8.7
江 西	9.1	9.1	8.9	8.9	8.9	9.0	9.0
山 东	9.4	8.9	8.6	8.8	8.6	8.9	8.8
河 南	9.9	9.7	9.6	9.5	9.3	9.5	9.4
湖 北	9.8	9.7	9.5	9.4	9.3	10.1	9.4
湖 南	9.4	9.5	9.1	9.2	9.1	9.5	9.4
广 东	8.8	8.8	8.7	8.9	8.4	8.7	8.7
广 西	8.8	8.6	8.6	8.7	8.9	9.1	8.7
海 南	9.3	9.0	8.9	8.9	8.9	9.3	9.1
重 庆	9.3	9.2	9.3	9.4	9.4	10.0	9.7
四 川	10.1	10.1	10.5	10.5	10.3	10.6	10.4
贵 州	8.3	8.5	8.2	8.1	8.2	8.4	8.3
云 南	8.8	8.6	8.5	8.6	8.5	8.7	8.7
西 藏	8.8	9.2	8.7	8.9	9.2	7.7	8.2
陕 西	9.4	9.2	9.1	8.9	8.7	9.1	9.0
甘 肃	9.7	9.1	8.8	8.4	8.6	8.7	8.5
青 海	9.5	9.3	9.0	9.0	9.2	9.0	9.0
宁 夏	10.7	9.3	8.9	8.9	8.7	8.7	8.4
新 疆	8.8	8.7	8.5	8.5	8.4	8.8	8.3

3-5-8　2015～2021年分省医院病床使用率（%）

地区	2015	2016	2017	2018	2019	2020	2021
全　国	**85.4**	**85.3**	**85.0**	**84.2**	**83.6**	**72.3**	**74.6**
北　京	80.6	82.2	82.4	83.4	82.6	60.9	73.2
天　津	81.6	82.1	78.1	77.5	79.8	61.6	68.4
河　北	83.6	86.3	83.7	82.7	81.3	70.8	68.9
山　西	76.9	75.9	77.6	79.6	76.6	65.9	67.0
内蒙古	73.2	74.7	74.7	76.1	71.4	58.8	60.1
辽　宁	85.4	83.8	82.0	78.1	73.8	62.2	62.7
吉　林	78.5	78.3	77.6	76.0	76.3	61.1	66.4
黑龙江	81.4	82.7	78.9	73.8	74.5	48.3	55.5
上　海	95.7	95.8	95.4	95.9	96.2	85.3	89.3
江　苏	88.6	87.3	87.5	86.4	85.7	76.1	77.2
浙　江	88.9	89.4	89.4	89.5	88.4	77.9	79.9
安　徽	85.0	84.8	86.2	83.3	83.1	72.4	70.7
福　建	82.6	81.9	83.1	83.9	82.8	71.6	73.6
江　西	90.4	89.4	85.8	86.7	84.8	75.7	76.2
山　东	84.3	85.0	83.4	82.5	80.7	71.0	75.3
河　南	87.2	87.9	88.4	87.6	88.1	78.1	80.1
湖　北	92.4	92.0	92.7	92.7	92.3	72.1	78.9
湖　南	86.4	86.0	85.2	84.3	83.7	76.2	77.6
广　东	83.5	84.0	84.0	83.0	82.2	71.1	74.3
广　西	89.8	88.0	87.7	87.6	90.1	82.8	81.6
海　南	79.4	78.2	81.1	79.6	78.4	66.6	68.3
重　庆	86.8	84.4	84.1	82.2	82.2	74.7	78.2
四　川	89.6	90.2	91.3	88.7	89.4	79.0	82.2
贵　州	80.9	78.2	79.9	81.8	81.5	75.7	76.5
云　南	82.9	83.0	83.2	85.8	83.8	77.5	78.5
西　藏	73.2	74.5	72.1	64.6	64.8	56.2	56.6
陕　西	83.4	82.2	83.7	84.0	81.7	68.7	72.4
甘　肃	82.2	82.6	81.6	81.6	82.3	71.6	69.6
青　海	76.0	74.4	70.6	73.2	74.1	70.2	66.6
宁　夏	83.2	84.4	80.8	79.9	81.1	68.8	67.4
新　疆	86.9	86.5	85.0	85.6	87.9	69.9	73.6

3-5-9　2021 年各地区医院医师担负工作量

地　区	医师日均担负诊疗人次数			医师日均担负住院床日（天）		
	合计	公立	民营	合计	公立	民营
全　国	**6.5**	**7.0**	**4.7**	**2.2**	**2.2**	**2.3**
北　京	8.0	8.6	5.9	1.2	1.3	1.0
天　津	8.1	8.3	7.5	1.2	1.4	0.6
河　北	5.0	5.4	3.8	1.7	1.8	1.4
山　西	4.6	5.0	3.0	1.8	1.9	1.5
内蒙古	4.9	5.0	4.4	1.6	1.7	1.2
辽　宁	5.0	5.2	4.3	2.0	2.0	1.9
吉　林	4.9	5.3	3.6	2.0	2.0	2.1
黑龙江	4.1	4.3	3.3	1.9	1.8	2.3
上　海	13.5	14.3	8.0	2.4	2.1	4.5
江　苏	7.1	7.7	5.7	2.2	2.1	2.5
浙　江	9.4	10.5	5.5	1.9	1.8	2.4
安　徽	6.0	6.7	4.2	2.3	2.4	1.9
福　建	7.5	8.2	4.5	2.1	2.1	2.1
江　西	5.8	6.2	4.0	2.6	2.5	3.1
山　东	5.5	5.9	4.3	2.0	2.0	1.8
河　南	5.6	5.9	4.7	2.4	2.5	2.2
湖　北	6.5	6.9	4.7	2.5	2.6	2.1
湖　南	4.8	5.2	3.5	2.8	2.9	2.6
广　东	9.1	9.6	6.5	2.0	1.9	2.5
广　西	6.8	7.2	3.7	2.5	2.4	3.6
海　南	5.8	6.4	3.7	1.9	1.9	1.8
重　庆	7.1	8.1	4.6	2.8	3.0	2.5
四　川	6.9	7.8	4.4	2.9	2.9	3.1
贵　州	5.4	5.7	4.6	2.8	2.5	3.6
云　南	7.1	7.4	5.9	2.8	2.7	2.9
西　藏	5.1	5.0	5.4	1.3	1.2	1.3
陕　西	5.8	6.2	4.6	2.3	2.3	2.4
甘　肃	5.5	5.8	3.7	2.2	2.3	1.9
青　海	5.0	5.0	4.9	1.9	1.9	1.6
宁　夏	6.4	6.6	5.5	1.8	1.8	1.6
新　疆	5.5	5.7	3.1	2.1	2.2	1.5

3-5-10 2021年各地区医院医师担负工作量

地区	平均住院日（天）			病床使用率（%）		
	合计	公立	民营	合计	公立	民营
全 国	**9.2**	**9.0**	**10.5**	**74.6**	**80.3**	**59.9**
北 京	8.9	8.6	10.6	73.2	78.2	58.4
天 津	8.4	8.1	14.2	68.4	74.2	43.3
河 北	9.2	9.0	10.0	68.9	75.0	53.0
山 西	10.3	10.3	10.4	67.0	73.8	48.1
内蒙古	9.4	9.5	8.3	60.1	66.0	31.1
辽 宁	10.1	10.1	10.1	62.7	68.3	50.0
吉 林	9.9	9.6	11.0	66.4	71.6	54.3
黑龙江	10.8	10.4	12.3	55.5	56.1	53.7
上 海	10	8.3	36.5	89.3	92.5	81.1
江 苏	9.5	8.9	10.9	77.2	83.3	67.6
浙 江	8.9	7.7	16.2	79.9	85.9	67.1
安 徽	8.9	8.9	9.1	70.7	78.7	52.9
福 建	8.7	8.7	8.8	73.6	78.2	59.3
江 西	9.0	8.7	9.9	76.2	80.5	64.6
山 东	8.8	8.7	9.5	75.3	81.7	56.8
河 南	9.4	9.4	9.5	80.1	86.4	64.1
湖 北	9.4	9.4	9.7	78.9	84.7	55.7
湖 南	9.4	9.3	10.0	77.6	84.7	59.0
广 东	8.7	8.2	12.3	74.3	79.1	59.6
广 西	8.7	8.2	12.8	81.6	85.7	67.2
海 南	9.1	9.1	9.1	68.3	73.5	52.4
重 庆	9.7	10.2	8.6	78.2	88.2	58.8
四 川	10.4	10.1	11.4	82.2	90.0	66.9
贵 州	8.3	8.2	8.6	76.5	83.4	66.4
云 南	8.7	8.5	9.3	78.5	86.6	60.3
西 藏	8.2	9.2	5.9	56.6	57.2	54.5
陕 西	9	8.9	9.4	72.4	78.6	57.1
甘 肃	8.5	8.6	8.1	69.6	72.1	56.3
青 海	9	9.3	6.9	66.6	70.2	46.5
宁 夏	8.4	8.3	9.4	67.4	74.4	45.3
新 疆	8.3	8.3	8.4	73.6	77.7	43.4

3-5-11　三级公立医院门诊患者满意度

指标	2019	2020	变化	幅度（%）
隐私	83.69	84.43	0.74	0.88
环境与标识	81.27	83.23	1.96	2.41
挂号体验	82.58	84.20	1.62	1.96
医务人员回应	82.77	84.77	2.00	2.42
医生沟通	85.79	86.62	0.83	0.97
护士沟通	86.98	88.06	1.08	1.24
总分	85.41	86.51	1.10	1.29

数据来源：2020年度三级公立医院绩效考核国家监测分析。

3-5-12　三级公立医院住院患者满意度

指标	2019	2020	变化	幅度（%）
出入院信息及手续	82.33	82.56	0.23	0.28
住院环境与标识	86.95	88.31	1.36	1.56
疼痛管理	88.50	89.75	1.25	1.41
饭菜	81.02	81.93	0.91	1.12
住院医生沟通	92.86	93.50	0.64	0.69
药物沟通	89.68	90.86	1.18	1.32
护士沟通	92.45	93.05	0.60	0.65
住院医务人员回应	93.13	93.86	0.73	0.78
对亲友态度	93.21	92.83	−0.38	−0.41
总分	91.01	91.68	0.67	0.74

数据来源：2020年度三级公立医院绩效考核国家监测分析。

3-5-13 二级、三级公立医院用药及服务能力、质量

指标	2017	2018	2019	2020
三级公立医院				
门诊患者基本药物处方占比（%）	49.53	52.25	52.74	54.50
住院患者基本药物使用率（%）	94.44	95.38	94.86	95.63
辅助用药收入占比（%）	9.62	7.55	4.42	1.72
出院患者手术占比（%）	26.34	27.40	28.39	30.49
出院手术患者微创手术比例（%）	14.49	15.90	16.73	18.35
出院手术患者四级手术比例（%）	15.50	16.39	17.24	18.76
二级公立医院				
出院患者手术占比（%）	17.08	17.45	18.14	19.77
出院手术患者微创手术比例（%）	9.03	10.77	12.07	13.47
出院手术患者三级手术比例（%）	27.50	30.69	33.46	36.96

数据来源：2020 年度二级、三级公立医院绩效考核国家监测分析。

3-5-14 2020年分省药品不良反应监测情况（件）

地区	不良反应报告	严重药品不良反应报告	死亡病例报告	新的药品不良反应报告	药品群体不良事件报告
全　国	**1661807**	**165280**	**1486**	**368875**	**0**
北　京	20956	2425	111	2066	0
天　津	10443	296	12	1903	0
河　北	147527	6541	7	31255	0
山　西	47039	2463	3	10118	0
内蒙古	20478	1074	3	4354	0
辽　宁	34011	1269	42	8298	0
吉　林	20337	1184	1	2962	0
黑龙江	39394	604	1	11563	0
上　海	48889	3943	211	7228	0
江　苏	107396	9044	258	24005	0
浙　江	86830	17830	520	19614	0
安　徽	128204	5251	0	38800	0
福　建	41915	5789	4	10664	0
江　西	63208	10723	5	13796	0
山　东	143484	16594	6	17675	0
河　南	105439	10187	6	22311	0
湖　北	65140	7825	18	15328	0
湖　南	70047	7994	21	12021	0
广　东	94625	16311	26	22937	0
广　西	37591	9605	6	14357	0
海　南	9567	358	2	2889	0
重　庆	28550	2171	6	6277	0
四　川	90753	8815	20	26317	0
贵　州	51699	3097	5	8725	0
云　南	41765	4092	17	12541	0
西　藏	2016	15	0	446	0
陕　西	42569	5303	167	7696	0
甘　肃	25994	2658	1	5882	0
青　海	3739	197	4	628	0
宁　夏	7868	87	1	1144	0
新　疆	24334	1535	2	5075	0

数据来源：国家药品监督管理局《药品监督管理统计年度报告》。

3-5-15 2020 年分省医疗器械不良事件报告和监测情况（个）

地区	不良事件报告数	严重伤害事件报告数	死亡事件 报告数	死亡事件 涉及品种
全　国	**536055**	**32874**	**218**	**88**
北　京	7037	177	3	3
天　津	8465	7	1	1
河　北	55037	813	2	2
山　西	10948	196	1	1
内蒙古	7131	40	0	0
辽　宁	10492	759	2	2
吉　林	6885	4	4	2
黑龙江	8995	9	0	0
上　海	10250	1138	164	53
江　苏	43123	1976	0	0
浙　江	15531	1784	6	2
安　徽	35250	1700	2	1
福　建	9520	1511	0	0
江　西	17748	3534	1	1
山　东	52872	3167	4	3
河　南	40109	212	5	2
湖　北	18991	1028	1	1
湖　南	19686	3726	1	1
广　东	41129	2919	9	8
广　西	17242	992	0	0
海　南	2869	46	0	0
重　庆	11203	41	0	0
四　川	28324	5038	2	1
贵　州	11863	402	4	2
云　南	12180	199	0	0
西　藏	367	0	0	0
陕　西	14492	1063	1	1
甘　肃	7784	377	0	0
青　海	864	1	1	1
宁　夏	1346	3	0	0
新　疆	8322	12	0	0

数据来源：国家药品监督管理局《药品监督管理统计年度报告》。

第六节

卫生经费与医疗费用

3-6-1 历年卫生总费用及 GDP 占比

年份	卫生总费用（亿元）	卫生总费用分项（亿元）			卫生总费用占 GDP（%）
		政府卫生支出	社会卫生支出	个人卫生支出	
1980	143.23	51.91	60.97	30.35	3.15
1985	279.00	107.65	91.96	79.39	3.09
1990	747.39	187.28	293.10	267.01	3.96
1995	2155.13	387.34	767.81	999.98	3.51
2000	4586.63	709.52	1171.94	2705.17	4.57
2001	5025.93	800.61	1211.43	3013.89	4.53
2002	5790.03	908.51	1539.38	3342.14	4.76
2003	6584.10	1116.94	1788.50	3678.66	4.79
2004	7590.29	1293.58	2225.35	4071.35	4.69
2005	8659.91	1552.53	2586.41	4520.98	4.62
2006	9843.34	1778.86	3210.92	4853.56	4.49
2007	11573.97	2581.58	3893.72	5098.66	4.29
2008	14535.40	3593.94	5065.60	5875.86	4.55
2009	17541.92	4816.26	6154.49	6571.16	5.03
2010	19980.39	5732.49	7196.61	7051.29	4.85
2011	24345.91	7464.18	8416.45	8465.28	4.99
2012	28119.00	8431.98	10030.70	9656.32	5.22
2013	31668.95	9545.81	11393.79	10729.34	5.34
2014	35312.40	10579.23	13437.75	11295.41	5.49
2015	40974.64	12475.28	16506.71	11992.65	5.95
2016	46344.88	13910.31	19096.68	13337.90	6.21
2017	52598.28	15205.87	22258.81	15133.60	6.32
2018	59121.91	16399.13	25810.78	16911.99	6.43
2019	65841.39	18016.95	29150.57	18673.87	6.67
2020	72175.00	21941.90	30273.67	19959.43	7.12
2021	76844.99	20676.06	34963.26	21205.67	6.72

注：①本表系核算数，2020 年为初步核算数；②按当年价格计算；③ 2001 年起卫生总费用不含高等医学教育经费，2006 年起包括城乡医疗救助经费。

3-6-2 历年卫生总费用构成

年份	卫生总费用（亿元）	卫生总费用构成（%）		
		政府卫生支出	社会卫生支出	个人卫生支出
1980	143.23	36.24	42.57	21.19
1985	279.00	38.58	32.96	28.46
1990	747.39	25.06	39.22	35.73
1995	2155.13	17.97	35.63	46.40
2000	4586.63	15.47	25.55	58.98
2001	5025.93	15.93	24.10	59.97
2002	5790.03	15.69	26.59	57.72
2003	6584.10	16.96	27.16	55.87
2004	7590.29	17.04	29.32	53.64
2005	8659.91	17.93	29.87	52.21
2006	9843.34	18.07	32.62	49.31
2007	11573.97	22.31	33.64	44.05
2008	14535.40	24.73	34.85	40.42
2009	17541.92	27.46	35.08	37.46
2010	19980.39	28.69	36.02	35.29
2011	24345.91	30.66	34.57	34.80
2012	28119.00	29.99	35.67	34.34
2013	31668.95	30.10	36.00	33.90
2014	35312.40	29.96	38.05	31.99
2015	40974.64	30.45	40.29	29.27
2016	46344.88	30.01	41.21	28.78
2017	52598.28	28.91	42.32	28.77
2018	59121.91	27.74	43.66	28.61
2019	65841.39	27.36	44.27	28.36
2020	72175.00	30.40	41.94	27.65
2021	76844.99	26.91	45.50	27.60

注：①本表系核算数，2020年为初步核算数；②按当年价格计算；③2001年起卫生总费用不含高等医学教育经费，2006年起包括城乡医疗救助经费。

3-6-3　历年卫生费总费用构成

年份	城乡卫生费用（亿元）		人均卫生费用（元）		
	城市	农村	合计	城市	农村
1980			14.5		
1985			26.4		
1990	396.00	351.39	65.4	158.8	38.8
1995	1239.50	915.63	177.9	401.3	112.9
2000	2624.24	1962.39	361.9	813.7	214.7
2001	2792.95	2232.98	393.8	841.2	244.8
2002	3448.24	2341.79	450.7	987.1	259.3
2003	4150.32	2433.78	509.5	1108.9	274.7
2004	4939.21	2651.08	583.9	1261.9	301.6
2005	6305.57	2354.34	662.3	1126.4	315.8
2006	7174.73	2668.61	748.8	1248.3	361.9
2007	8968.70	2605.27	876.0	1516.3	358.1
2008	11251.90	3283.50	1094.5	1861.8	455.2
2009	13535.61	4006.31	1314.3	2176.6	562.0
2010	15508.62	4471.77	1490.1	2315.5	666.3
2011	18571.87	5774.04	1804.5	2697.5	879.4
2012	21280.46	6838.54	2068.8	2999.3	1064.8
2013	23644.95	8024.00	2316.2	3234.1	1274.4
2014	26575.60	8736.80	2565.5	3558.3	1412.2
2015	31297.85	9676.79	2962.2	4058.5	1603.6
2016	35458.01	10886.87	3328.6	4471.5	1846.1
2017			3756.7		
2018			4206.7		
2019			4669.3		
2020			5111.1		
2021			5440.0		

注：①本表系核算数，2021年为初步核算数；②按当年价格计算；③2001年起卫生总费用不含高等医学教育经费，2006年起包括城乡医疗救助经费。

3-6-4 2020年分省卫生总费用、GDP 占比、人均卫生总费用

地区	卫生总费用 （亿元）	卫生总费 用占 GDP%	人均卫生总费用 （元）
全　国	**72175.00**	**7.12**	**5111.11**
北　京	3028.26	8.39	13834.01
天　津	907.57	6.44	6545.33
河　北	3069.08	8.48	4111.38
山　西	1479.91	8.38	4239.83
内蒙古	1266.58	7.30	5271.21
辽　宁	1909.38	7.60	4486.87
吉　林	1174.46	9.54	4878.73
黑龙江	1776.72	12.97	5578.38
上　海	2634.22	6.81	10591.59
江　苏	4917.28	4.79	5800.56
浙　江	3815.64	5.91	5909.49
安　徽	2438.43	6.30	3995.66
福　建	1927.36	4.39	4631.96
江　西	1795.50	6.99	3973.35
山　东	4823.41	6.60	4750.85
河　南	3931.59	7.15	3954.93
湖　北	3449.84	7.94	5973.48
湖　南	2878.30	6.89	4331.86
广　东	7073.13	6.39	5602.92
广　西	1876.70	8.47	3739.20
海　南	529.79	9.58	5233.33
重　庆	1559.60	6.24	4860.20
四　川	4041.94	8.32	4830.52
贵　州	1490.37	8.36	3863.05
云　南	1909.93	7.79	4044.74
西　藏	210.44	11.06	5765.42
陕　西	2028.06	7.75	5127.85
甘　肃	1015.31	11.26	4059.58
青　海	382.11	12.71	6450.25
宁　夏	378.08	9.64	5244.28
新　疆	1510.16	10.95	5841.48

3-6-5 2020年分省卫生总费用构成

地区	卫生总费用分项（亿元）			卫生总费用构成（%）		
	政府卫生支出	社会卫生支出	个人卫生支出	政府卫生支出	社会卫生支出	个人卫生支出
全　国	21941.90	30273.67	19959.43	**30.40**	**41.94**	**27.65**
北　京	809.83	1812.81	405.62	26.74	59.86	13.39
天　津	191.61	452.13	263.83	21.11	49.82	29.07
河　北	848.36	1271.43	949.29	27.64	41.43	30.93
山　西	469.45	554.87	455.59	31.72	37.49	30.78
内蒙古	395.09	493.62	377.87	31.19	38.97	29.83
辽　宁	447.09	874.51	587.78	23.42	45.80	30.78
吉　林	366.69	464.97	342.80	31.22	39.59	29.19
黑龙江	524.28	719.81	532.62	29.51	40.51	29.98
上　海	633.70	1491.95	508.57	24.06	56.64	19.31
江　苏	1133.75	2609.27	1174.27	23.06	53.06	23.88
浙　江	913.11	1961.74	940.79	23.93	51.41	24.66
安　徽	801.83	925.61	710.99	32.88	37.96	29.16
福　建	660.82	790.85	475.69	34.29	41.03	24.68
江　西	673.55	635.55	486.40	37.51	35.40	27.09
山　东	1169.79	2235.99	1417.63	24.25	46.36	29.39
河　南	1163.03	1590.34	1178.23	29.58	40.45	29.97
湖　北	1314.92	1233.28	901.63	38.12	35.75	26.14
湖　南	795.62	1237.04	845.65	27.64	42.98	29.38
广　东	1950.18	3293.58	1829.37	27.57	46.56	25.86
广　西	731.74	634.71	510.25	38.99	33.82	27.19
海　南	239.69	174.90	115.20	45.24	33.01	21.75
重　庆	478.32	640.66	440.63	30.67	41.08	28.25
四　川	1220.72	1702.59	1118.62	30.20	42.12	27.68
贵　州	615.27	517.84	357.25	41.28	34.75	23.97
云　南	774.53	618.33	517.07	40.55	32.37	27.07
西　藏	147.11	48.25	15.07	69.91	22.93	7.16
陕　西	558.06	874.39	595.61	27.52	43.11	29.37
甘　肃	424.00	299.50	291.82	41.76	29.50	28.74
青　海	186.47	103.76	91.88	48.80	27.15	24.05
宁　夏	128.42	145.66	104.00	33.97	38.53	27.51
新　疆	605.50	536.97	367.69	40.10	35.56	24.35

3-6-6　历年政府卫生支出情况（亿元）

年份	合计	医疗卫生服务支出	医疗保障支出	行政管理事务支出	人口与计划生育事务支出
1990	187.28	122.86	44.34	4.55	15.53
1991	204.05	132.38	50.41	5.15	16.11
1992	228.61	144.77	58.10	6.37	19.37
1993	272.06	164.81	76.33	8.04	22.89
1994	342.28	212.85	92.02	10.94	26.47
1995	387.34	230.05	112.29	13.09	31.91
1996	461.61	272.18	135.99	15.61	37.83
1997	523.56	302.51	159.77	17.06	44.23
1998	590.06	343.03	176.75	19.90	50.38
1999	640.96	368.44	191.27	22.89	58.36
2000	709.52	407.21	211.00	26.81	64.50
2001	800.61	450.11	235.75	32.96	81.79
2002	908.51	497.41	251.66	44.69	114.75
2003	1116.94	603.02	320.54	51.57	141.82
2004	1293.58	679.72	371.60	60.90	181.36
2005	1552.53	805.52	453.31	72.53	221.18
2006	1778.86	834.82	602.53	84.59	256.92
2007	2581.58	1153.30	957.02	123.95	347.32
2008	3593.94	1397.23	1577.10	194.32	425.29
2009	4816.26	2081.09	2001.51	217.88	515.78
2010	5732.49	2565.60	2331.12	247.83	587.94
2011	7464.18	3125.16	3360.78	283.86	694.38
2012	8431.98	3506.70	3789.14	323.29	812.85
2013	9545.81	3838.93	4428.82	373.15	904.92
2014	10579.23	4288.70	4958.53	436.95	895.05
2015	12475.28	5191.25	5822.99	625.94	835.10
2016	13910.31	5867.38	6497.20	804.31	741.42
2017	15205.87	6550.45	7007.51	933.82	714.10
2018	16399.13	6908.05	7795.57	1005.79	689.72
2019	18016.95	7986.42	8459.16	883.77	687.61
2020	21941.90	11415.83	8844.93	1021.15	660.00
2021	20676.06	9564.18	9416.78	1048.13	646.97

注：①本表按当年价格计算；② 2021 年为初步核算数；③政府卫生支出是指各级政府用于医疗卫生服务、医疗保障补助、卫生和医疗保险行政管理事务、人口与计划生育事务支出等各项事业的经费。

3-6-7 政府卫生支出所占比重

年份	政府卫生支出（亿元）	占财政支出比重（%）	占卫生总费用比重（%）	占国内生产总值比重（%）
1990	187.28	6.07	25.06	1.00
1995	387.34	5.68	17.97	0.63
2000	709.52	4.47	15.47	0.71
2001	800.61	4.24	15.93	0.72
2002	908.51	4.12	15.69	0.75
2003	1116.94	4.53	16.96	0.81
2004	1293.58	4.54	17.04	0.80
2005	1552.53	4.58	17.93	0.83
2006	1778.86	4.40	18.07	0.81
2007	2581.58	5.19	22.31	0.96
2008	3593.94	5.74	24.73	1.13
2009	4816.26	6.31	27.46	1.38
2010	5732.49	6.38	28.69	1.39
2011	7464.18	6.83	30.66	1.53
2012	8431.98	6.69	29.99	1.57
2013	9545.81	6.81	30.14	1.61
2014	10579.23	6.97	29.96	1.64
2015	12475.28	7.09	30.45	1.81
2016	13910.31	7.41	30.01	1.86
2017	15205.87	7.49	28.91	1.83
2018	16399.13	7.42	27.74	1.78
2019	18016.95	7.54	27.36	1.83
2020	21941.90	8.41	30.40	2.16
2021	20676.06	8.35	26.91	1.81

注：①本表按当年价格计算；②为保证支出口径均为一般公共预算支出及历史时间序列数据可比，2020年政府卫生支出占财政支出比重中政府卫生支出不含政府性基金支出下抗疫特别国债安排的支出。

3-6-8 历年城乡居民医疗保健支出

年份	城镇居民			农村居民		
	人均年消费支出（元）	人均医疗保健支出（元）	医疗保健支出占消费性支出（%）	人均年消费支出（元）	人均医疗保健支出（元）	医疗保健支出占消费性支出（%）
2000	4998.0	318.1	6.4	1670.1	87.6	5.2
2005	7942.9	600.9	7.6	2555.4	168.1	6.6
2010	13471.5	871.8	6.5	4381.8	326.0	7.4
2015	21392.4	1443.4	6.7	9222.6	846.0	9.2
2016	23078.9	1630.8	7.1	10129.8	929.2	9.2
2017	24445.0	1777.4	7.3	10954.5	1058.7	9.7
2018	26112.3	2045.7	7.8	12124.3	1240.1	10.2
2019	28063.4	2282.7	8.1	13327.7	1420.8	10.7
2020	27007.4	2172.2	8.0	13713.4	1417.5	10.3

注：本表按当年价格计算。

3-6-9　2020 年全国城乡居民医疗保健支出

地区	城镇居民			农村居民		
	人均年消费支出（元）	人均医疗保健支出（元）	医疗保健支出占消费性支出（%）	人均年消费支出（元）	人均医疗保健支出（元）	医疗保健支出占消费性支出（%）
全　　国	**27007.4**	**2172.2**	**8.0**	**13713.4**	**1417.5**	**10.3**
北　京	41726.3	3755.0	9.0	20912.7	1972.8	9.4
天　津	30894.7	2811.0	9.1	16844.1	1858.2	11.0
河　北	23167.4	1988.8	8.6	12644.2	1380.1	10.9
山　西	20331.9	2421.2	11.9	10290.1	1182.8	11.5
内蒙古	23887.7	2039.8	8.5	13593.7	1667.0	12.3
辽　宁	24849.1	2595.2	10.4	12311.2	1718.7	14.0
吉　林	21623.2	2396.4	11.1	11863.6	1568.5	13.2
黑龙江	20397.3	2350.7	11.5	12360.0	1562.9	12.6
上　海	44839.3	3188.7	7.1	22095.5	1655.3	7.5
江　苏	30882.2	2173.4	7.0	17021.7	1712.2	10.1
浙　江	36196.9	2162.1	6.0	21555.4	1546.2	7.2
安　徽	22682.7	1637.6	7.2	15023.5	1457.4	9.7
福　建	30486.5	1773.8	5.8	16338.9	1270.9	7.8
江　西	22134.3	1724.3	7.8	13579.4	1136.7	8.4
山　东	27291.1	2298.1	8.4	12660.4	1413.4	11.2
河　南	20644.9	1899.3	9.2	12201.1	1379.1	11.3
湖　北	22885.5	1922.3	8.4	14472.5	1558.5	10.8
湖　南	26796.4	2350.5	8.8	14974.0	1706.6	11.4
广　东	33511.3	1748.6	5.2	17132.3	1517.9	8.9
广　西	20906.5	1903.4	9.1	12431.1	1227.8	9.9
海　南	23559.9	1668.3	7.1	13169.3	1077.3	8.2
重　庆	26464.4	2445.3	9.2	14139.5	1560.1	11.0
四　川	25133.2	2193.4	8.7	14952.6	1650.3	11.0
贵　州	20587.0	1706.6	8.3	10817.6	959.4	8.9
云　南	24569.4	2317.7	9.4	11069.5	980.6	8.9
西　藏	24927.4	1098.9	4.4	8917.1	402.5	4.5
陕　西	22866.4	2608.4	11.4	11375.7	1490.7	13.1
甘　肃	24614.6	2090.5	8.5	9922.9	1140.4	11.5
青　海	24315.2	2524.6	10.4	12134.2	1416.0	11.7
宁　夏	22379.1	2267.3	10.1	11724.3	1478.0	12.6
新　疆	22951.8	2349.1	10.2	10778.2	955.0	8.9

注：①本表按当年价格计算；②分地区系 2020 年数字。

3-6-10　2021 年各类医疗卫生机构收入情况（亿元）

机构分类	总收入	财政拨款收入	事业收入	医疗收入
总　计	**54824.0**	**9134.1**	**42723.4**	**41771.8**
一、医院	40904.6	4326.6	35469.4	35249.2
综合医院	29125.8	2877.4	25465.4	25319.7
中医医院	4987.5	662.1	4202.6	4185.6
中西医结合医院	781.7	77.9	686.4	682.5
民族医院	141.3	51.2	85.9	85.4
专科医院	5789.6	656.1	4961.2	4908.2
护理院	78.6	2.0	67.9	67.8
二、基层医疗卫生机构	8900.2	2674.6	5315.0	5145.8
社区卫生服务中心（站）	2538.5	944.5	1454.1	1407.5
卫生院	3712.5	1729.5	1809.1	1749.3
乡镇卫生院	3669.0	1709.2	1789.3	1730.2
村卫生室	488.3		314.9	252.2
门诊部	1216.4		1017.6	1017.6
诊所、卫生所、医务室、护理站	944.5	0.6	719.3	719.3
三、专业公共卫生机构	3934.1	1858.7	1752.7	1362.4
疾病预防控制中心	1387.1	929.7	292.1	
专科疾病防治院（所、站）	160.1	65.2	84.8	84.0
健康教育所（站、中心）	7.4	6.9	0.1	
妇幼保健院（所、站）	1847.5	514.7	1282.8	1278.4
急救中心（站）	81.1	59.8	15.9	
采供血机构	216.0	101.4	73.8	
卫生监督所（中心）	212.4	161.6	1.4	
计划生育技术服务机构	22.6	19.4	1.9	
四、其他医疗卫生机构	1085.2	274.3	186.3	14.4

　　统计范围：医疗卫生机构 103.1 万个，其中：社区卫生服务中心（站）3.6 万个，诊所（医务室）26 万个，村卫生室 59.9 万个。

3-6-11 2021年各类医疗卫生机构支出情况（亿元）

机构分类	总费用/总支出	业务活动费用和单位管理费用	财政拨款费用	总费用中：人员经费
总　计	**51646.2**	**48298.6**	**2115.5**	**18937.1**
一、医院	39144.1	38114.7	1309.1	13789.6
综合医院	28040.8	27443.6	869.0	9734.5
中医医院	4730.3	4628.3	194.6	1732.8
中西医结合医院	754.7	730.4	25.3	267.8
民族医院	133.0	129.6	14.0	53.4
专科医院	5402.5	5106.7	205.7	1968.1
护理院	82.8	76.0	0.4	32.9
二、基层医疗卫生机构	7895.5	5949.8	0.1	3408.8
社区卫生服务中心（站）	2452.4	2339.4		909.9
卫生院	3764.7	3587.8		1673.6
乡镇卫生院	3724.1	3548.0		1654.9
村卫生室	403.0			198.8
门诊部	709.0			320.7
诊所、卫生所、医务室、护理站	566.4	22.6	0.1	305.7
三、专业公共卫生机构	3762.9	3590.4	729.2	1456.5
疾病预防控制中心	1339.1	1277.2	452.8	356.6
专科疾病防治院（所、站）	144.7	141.1	19.0	66.4
健康教育所（站、中心）	7.3	7.0	1.7	4.1
妇幼保健院（所、站）	1736.8	1704.8	169.6	787.9
急救中心（站）	76.2	73.2	18.1	41.1
采供血机构	210.8	200.8	42.7	64.6
卫生监督所（中心）	225.6	166.1	19.3	124.9
计划生育技术服务机构	22.4	20.2	6.0	10.8
四、其他医疗卫生机构	843.7	643.7	77.1	282.3

　　统计范围：医疗卫生机构103.1万个，其中：社区卫生服务中心（站）3.6万个，诊所（医务室）26万个，村卫生室59.9万个。

3-6-12 2015～2021年分省人均基本公共卫生补助经费（元）

地 区	2015	2016	2017	2018	2019	2020	2021
全 国	**42.6**	**47.7**	**52.6**	**57.6**	**58.9**	**77.4**	**82.3**
北 京	120.0	83.2			105.0	105.0	105.0
天 津	40.0	50.0	60.0	70.0	89.0	99.0	104.0
河 北	40.0	45.0	50.0	55.0	67.4	73.4	81.3
山 西	40.0	45.0	49.4	55.1	69.0	74.0	79.0
内 蒙 古	40.0	45.0	50.1	55.0	61.9	67.4	76.6
辽 宁	40.0	45.0	50.0	53.4	63.9	70.5	77.4
吉 林	40.0	45.0	50.0	55.0	59.8	74.8	79.1
黑 龙 江	40.0	45.0	50.0	55.0	59.9	71.9	78.7
上 海	64.0	65.0	79.4	86.9	91.8	104.7	107.9
江 苏	43.5	57.2	69.5	74.1	81.7	87.0	94.0
浙 江	43.9	46.6	53.8	58.7	66.1	90.0	103.1
安 徽	40.3	45.0	50.1	54.3	61.7	69.9	77.2
福 建	41.1	45.0	52.0	57.4	68.4	76.5	82.7
江 西	39.3	45.0	50.0	55.1	61.1	67.8	80.5
山 东	41.1	45.0	50.4	55.1	65.5	73.6	78.5
河 南	40.0	45.0	50.0	54.9	69.0	74.0	79.0
湖 北	41.3	47.5	50.2	55.5	62.5	71.5	76.6
湖 南	40.2	45.1	50.2	55.2	69.0	74.0	79.0
广 东	42.9	45.0	56.1	60.5	74.2	90.7	90.4
广 西	40.0	45.0	50.0	55.0	69.0	74.0	78.9
海 南	40.9	45.4	51.8	57.4	63.5	71.7	70.9
重 庆	40.0	45.0	50.0	55.0	69.0	74.0	79.0
四 川	40.9	46.1	51.9	57.3	65.2	73.1	79.7
贵 州	40.0	45.0	50.0	54.2	62.0	74.0	79.0
云 南	40.0	45.0	50.5	55.0	69.0	74.0	79.0
西 藏	50.0	55.0	65.0	75.0	70.7	93.4	100.5
陕 西	40.0	45.0	50.0	55.0	60.0	74.0	75.1
甘 肃	40.0	45.0	49.6	54.5	61.0	69.5	75.6
青 海	45.0	50.0	55.0	60.0	65.5	79.0	84.0
宁 夏	40.0	45.0	49.8	54.4	58.6	74.3	79.1
新 疆	42.9	45.0	52.3	55.7	50.3	82.0	77.4

3-6-13　公立医院收入与支出

指标名称	2015	2016	2017	2018	2019	2020	2021
机构数（个）	12633	12302	11872	11600	11465	11363	11343
平均每所医院总收入（万元）	16498.5	18915.7	21452.8	24182.9	27552.1	28289.9	31193.2
财政拨款收入 *	1480.1	1727.0	1982.2	2306.1	2670.0	4503.8	3782.1
事业收入	－	－	－	－	24276.3	22859.7	26583.3
其中：医疗收入	14612.4	16721.5	18909.0	21200.8	24159.9	22723.8	26394.0
门急诊收入	5048.3	5703.5	6390.3	7158.1	8205.5	7864.2	9249.8
内：药品收入	2441.1	2664.1	2810.7	3019.3	3450.1	3188.6	3591.6
住院收入	9564.1	11017.9	12518.8	14042.7	15950.8	14847.8	16847.0
内：药品收入	3529.3	3814.7	3869.0	3915.8	4342.7	3858.5	4178.4
平均每所医院总费用（万元）	15996.5	18386.1	20968.1	23546.7	26271.7	26482.3	29746.9
其中：业务活动费用和单位管理费用 #	13263.2	15333.8	17556.0	19695.4	25860.2	26015.0	26190.0
内：药品费	5322.1	5916.2	6360.1	6722.6	7712.5	6957.2	7555.2
平均每所医院人员经费（万元）	4900.6	5829.8	6984.2	8092.3	9448.8	9663.2	10771.5
职工人均年业务收入（万元）	37.0	39.5	41.5	43.9	46.9	42.3	47.1
医师人均年业务收入（万元）	132.7	141.1	147.1	154.8	164.5	147.3	162.8
门诊患者次均医药费（元）	235.2	246.5	257.1	272.2	287.6	320.2	320.9
住院患者人均医药费（元）	8833.0	9229.7	9563.2	9976.4	10484.3	11364.3	11673.7
住院患者日均医药费（元）	903.1	965.3	1017.4	1067.6	1154.8	1225.7	1304.3

注：①本表按当年价格计算；②2010年医疗业务成本为医疗支出和药品支出之和；③ *2018年及以前系财政补助收入；④ #2018年及以前系医疗业务成本。

3-6-14 综合医院收入与支出

指标名称	2015	2016	2017	2018	2019	2020	2021
机构数（个）	4519	4510	4521	4522	4505	4503	4507
平均每所医院总收入（万元）	31210.1	35007.1	38857.3	42507.3	48203.4	48956.4	53845.5
财政拨款收入	2555.3	2911.1	3227.7	3617.3	4140.9	7109.7	5897.4
事业收入	-	-	-	-	43052.1	40280.8	46588.1
其中：医疗收入	27962.6	31305.6	34677.0	37764.9	42872.5	40060.7	46279.3
门急诊收入	9132.1	10098.4	11061.8	12082.4	13828.6	13186.9	15865.5
内：药品收入	4200.3	4475.8	4585.7	4784.8	5492.1	5008.3	5604.3
住院收入	18830.4	21207.1	23615.2	25682.4	29030.6	26846.9	30327.4
内：药品收入	6870.2	7256.6	7243.4	7086.6	7804.2	6928.0	7467.0
平均每所医院总费用（万元）	30317.5	34035.7	37961.5	41368.2	45980.4	46093.6	51590.9
其中：业务活动费用和单位管理费用	25542.2	28823.2	32288.7	35137.2	45423.1	45383.3	50896.7
内：药品费	10038.2	10871.5	11428.4	11648.1	13148.4	11696.2	12864.8
平均每所医院人员经费（万元）	9170.8	10640.2	12427.6	13997.0	16149.7	16495.7	18274.5
职工人均年业务收入（万元）	40.0	42.5	44.7	47.1	50.5	45.5	50.6
医师人均年业务收入（万元）	145.0	153.7	159.9	167.5	177.7	159.3	175.5
门诊患者次均医药费（元）	237.5	247.8	257.4	271.4	286.4	319.6	318.7
其中：药费	109.3	109.8	106.7	107.5	113.8	121.4	116.0
检查费	50.1	52.7	55.6	59.3	62.3	71.4	72.0
住院患者人均医药费（元）	8953.3	9339.1	9735.4	10124.6	10644.2	11605.0	11919.0
其中：药费	3266.6	3195.6	2986.1	2793.7	2861.4	2994.7	2934.6
检查费	775.6	826.4	894.9	978.7	1056.7	1171.7	1237.8
住院患者日均医药费（元）	1009.7	1079.1	1142.3	1203.0	1300.5	1403.3	1502.3

注：①本表系卫生健康部门综合医院数字；②本表按当年价格计算；③ 2010 年医疗业务成本为医疗支出和药品支出之和。

3-6-15 医院门诊患者次均医药费用

指标	门诊患者次均医药费（元）	药费	检查费	占门诊医药费（%） 药费	检查费
医院合计					
2015	233.9	110.5	42.7	47.3	18.3
2016	245.5	111.7	45.2	45.5	18.4
2017	257.0	109.7	47.6	42.7	18.5
2018	274.1	112.0	51.0	40.9	18.6
2019	290.8	118.1	54.1	40.6	18.6
2020	324.4	126.9	61.6	39.1	19.0
2021	329.1	123.2	62.7	37.5	19.0
其中：公立医院					
2015	235.2	113.7	44.3	48.4	18.8
2016	246.5	115.1	46.9	46.7	19.0
2017	257.1	113.1	49.6	44.0	19.3
2018	272.2	114.8	53.0	42.2	19.5
2019	287.6	120.9	56.1	42.0	19.5
2020	320.2	129.8	64.4	40.5	20.1
2021	320.9	124.6	65.3	38.8	20.4
内：三级医院					
2015	283.7	139.8	51.1	49.3	18.0
2016	294.9	139.8	53.9	47.4	18.3
2017	306.1	135.7	57.0	44.3	18.6
2018	322.1	135.8	61.5	42.2	19.1
2019	337.6	141.3	65.3	41.8	19.4
2020	373.6	150.8	74.9	40.4	20.1
2021	370.0	142.9	75.4	38.6	20.4
二级医院					
2015	184.1	85.0	39.2	46.2	21.3
2016	190.6	85.5	40.6	44.9	21.3
2017	197.1	84.3	42.1	42.8	21.4
2018	204.3	85.2	43.0	41.7	21.0
2019	214.5	90.4	44.1	42.1	20.5
2020	238.4	96.8	49.7	40.6	20.9
2021	232.1	90.9	48.3	39.1	20.8

注：本表按当年价格计算。

3-6-16　医院住院患者人均医药费用

指标	住院患者人均医药费（元）	药费	检查费	占住院医药费（%） 药费	检查费
医院合计					
2015	8268.1	3042.0	697.2	36.8	8.4
2016	8604.7	2977.5	740.7	34.6	8.6
2017	8890.7	2764.9	791.3	31.1	8.9
2018	9291.9	2621.6	861.3	28.2	9.3
2019	9848.4	2710.5	938.5	27.5	9.5
2020	10619.2	2786.6	1033.7	26.2	9.7
2021	11002.3	2759.4	1099.1	25.1	10.0
其中：公立医院					
2015	8833.0	3259.6	753.4	36.9	8.5
2016	9229.7	3195.6	805.2	34.6	8.7
2017	9563.2	2955.6	864.3	30.9	9.0
2018	9976.4	2781.9	943.3	27.9	9.5
2019	10484.3	2854.4	1021.1	27.2	9.7
2020	11364.3	2953.2	1131.6	26.0	10.0
2021	11673.7	2895.3	1198.3	24.8	10.2
内：三级医院					
2015	12599.3	4641.6	1078.1	36.8	8.6
2016	12847.8	4459.0	1121.8	34.7	8.7
2017	13086.7	4024.2	1181.4	30.8	9.0
2018	13313.3	3678.1	1254.9	27.6	9.4
2019	13670.0	3699.9	1321.8	27.1	9.7
2020	14442.0	3749.7	1423.5	26.0	9.9
2021	14283.6	3523.3	1449.1	24.7	10.1
二级医院					
2015	5358.2	1981.2	456.2	37.0	8.5
2016	5569.9	1913.6	487.4	34.4	8.8
2017	5799.1	1812.3	528.2	31.3	9.1
2018	6002.2	1713.1	576.8	28.5	9.6
2019	6232.4	1726.9	624.1	27.7	10.0
2020	6760.5	1765.3	700.1	26.1	10.4
2021	6842.4	1737.6	730.8	25.4	10.7

3-6-17　综合医院门诊患者次均医药费用

年份	门诊患者次均医药费（元）	药费	检查费	占门诊医药费（%）药费	检查费
2015	237.5	109.3	50.1	46.0	21.1
2016	247.8	109.8	52.7	44.3	21.2
2017	257.4	106.7	55.6	41.5	21.6
2018	271.4	107.5	59.3	39.6	21.9
2019	286.8	113.8	62.4	39.7	21.8
2020	319.6	121.4	71.4	38.0	22.4
2021	318.7	116.0	72.0	36.4	22.6

3-6-18　综合医院住院患者人均医药费用

年份	住院患者人均医药费（元）	药费	检查费	占住院医药费（%）药费	检查费
2015	8953.3	3266.6	775.6	36.5	8.7
2016	9339.1	3195.6	826.4	34.2	8.8
2017	9735.4	2986.1	894.9	30.7	9.2
2018	10124.6	2793.7	978.7	27.6	9.7
2019	10646.6	2861.5	1056.7	26.9	9.9
2020	11605.0	2994.7	1171.7	25.8	10.1
2021	11919.0	2934.6	1237.8	24.6	10.4

第四章

社会保障情况

第一节

社会服务情况

4-1-1 历年全国社会服务机构单位数情况（个）

年份	提供住宿的社会服务机构	老年人与残疾人服务机构	儿童福利机构
2008	41000		
2009	44000	39671	303
2010	44000	39904	335
2011	46000	42828	397
2012	48000	44304	463
2013	45977	42475	529
2014	37000	33043	545
2015	31187	27752	478
2016	31000	28000	713
2017	32000	29000	656
2018	33000	30000	664
2019	37000	34000	663
2020	40852	38000	735
2021	42534	40000	801

数据来源：国家统计局。

4-1-2　历年全国提供住宿的民政机构床位数情况（万张）

年份	提供住宿的民政机构床位数	养老床位数	精神疾病床位数	儿童福利和救助床位数	其他床位数
1978	16.3	15.7	0.6		
1980	24.2	21.3	2.4	0.5	
1985	49.1	45.5	2.9	0.5	
1990	78.0	73.5	3.7	0.8	
1995	97.6	91.9	4.0	1.1	0.6
2000	113.0	104.5	4.1	1.8	2.6
2001	140.7	114.6	4.2	2.3	19.6
2002	141.5	114.9	4.3	2.5	19.8
2003	142.9	120.6	4.5	2.7	15.1
2004	157.2	139.5	4.5	3.0	10.2
2005	180.7	158.1	4.4	3.2	15.0
2006	204.5	179.6	4.4	3.2	17.3
2007	269.6	242.9	4.7	3.4	18.6
2008	300.3	267.4	5.4	4.3	23.2
2009	326.5	293.5	5.9	4.8	22.3
2010	349.6	316.1	6.1	5.5	21.9
2011	396.4	369.2	6.5	6.8	13.9
2012	449.3	416.5	6.7	8.7	17.4
2013	462.4	429.5	7.4	9.8	15.7
2014	426.0	390.2	8.0	10.8	17.0
2015	393.2	358.2	7.9	10.0	17.1
2016	414.0	378.8	8.4	10.0	16.7
2017	419.6	383.5	8.8	10.3	17.1
2018	408.1	379.4	6.3	9.7	12.7
2019	467.4	438.8	6.5	9.9	12.2
2020	515.4	488.2	6.7	10.1	10.4
2021	528.4				

数据来源：国家统计局，2001年起，社会服务机构床位数口径有所调整，除收养性机构床位数外，还包括了救助类机构床位数、社区类机构床位数以及军休所、军供站等机构床位数。

4-1-3　2000～2021年全国居民受社会救助情况（万人）

年份	城市居民最低生活保障人数	农村居民最低生活保障人数	农村集中供养五保人数	农村分散供养五保人数
2000	402.6	300.2		
2001	1170.7	304.6		
2002	2064.7	407.8		
2003	2246.8	367.1		
2004	2205.0	488.0		
2005	2234.2	825.0		
2006	2240.1	1593.1		
2007	2272.1	3566.3	138.0	393.3
2008	2334.8	4305.5	155.6	393.0
2009	2345.6	4760.0	171.8	381.6
2010	2310.5	5214.0	177.4	378.9
2011	2276.8	5305.7	184.5	366.5
2012	2143.5	5344.5	185.3	360.3
2013	2064.0	5388.0	183.5	353.8
2014	1877.0	5207.0	174.3	354.8
2015	1701.1	4903.6	162.3	354.4
2016	1480.2	4586.5	139.7	357.2
2017	1261.0	4045.2	99.6	367.2
2018	1007.0	3519.1	86.2	368.8
2019	860.9	3455.4	75.0	364.1
2020	805.1	3620.8	73.9	372.4
2021	738.0	3474.0		

数据来源：国家统计局。

4-1-4　2000～2020年全国残疾人事业基本情况

年份	城镇残疾人当年安排就业人数（万人）	城镇残疾职工参加社会保险人数（万人）	扶持贫困残疾人人数（万人次）	残疾人实用技术培训（万人次）	特殊教育普通高中在校生数（人）	高等院校录取残疾考生数（人）
2000	26.6					
2001	27.5					
2002	30.2					
2003	32.7					
2004	37.8					
2005	39.1		194.2	71.6		
2006	36.2		176.7	80.8		
2007	39.2	260.8	179.4	77.0	4978	6320
2008	36.8	297.6	179.8	87.0	5464	7305
2009	35.0	287.6	192.3	84.0	6339	7782
2010	32.4	283.2	204.0	85.5	6067	8731
2011	31.8	299.3	211.8	92.3	7207	8027
2012	32.9	280.9	229.9	86.1	7043	8363
2013	36.9	296.7	238.7	85.6	7313	8926
2014	27.8	282.8	233.2	72.6	7227	9542
2015	26.3		226.8	72.7	7488	10186
2016	896.1	2370.6	1.4	75.6	7686	9592
2017	942.1	2614.7	0.9	70.6	10059	10818
2019	948.4	2561.2	0.7	59.0	10505	11154
2020	861.7		0.4	45.7	10173	13551

数据来源：国家统计局。

4-1-5 历年全国结婚、离婚登记情况（万对）

年份	结婚登记	内地居民登记结婚	涉外及港澳台居民登记结婚	离婚登记	粗离婚率（‰）
1978	597.8			28.5	
1980					
1985	831.3	829.1	2.2	45.8	0.44
1990	951.1	948.7	2.4	80.0	0.69
1995	934.1	929.7	4.4	105.6	0.88
2000	848.5	842.0	6.5	121.3	0.96
2001	805.0	797.1	7.9	125.1	0.98
2002	786.0	778.8	7.3	117.7	0.90
2003	811.4	803.5	7.8	133.0	1.05
2004	867.2	860.8	6.4	166.5	1.28
2005	823.1	816.6	6.4	178.5	1.37
2006	945.0	938.2	6.8	191.3	1.46
2007	991.4	986.3	5.1	209.8	1.59
2008	1098.3	1093.2	5.1	226.9	1.71
2009	1212.4	1207.5	4.9	246.8	1.85
2010	1241.0	1236.1	4.9	267.8	2.00
2011	1302.4	1297.5	4.9	287.4	2.13
2012	1323.6	1318.3	5.3	310.4	2.29
2013	1346.9	1341.4	5.5	350.0	2.57
2014	1306.7	1302.0	4.7	363.7	2.67
2015	1224.7	1220.6	4.1	384.1	2.79
2016	1142.8	1138.6	4.2	415.8	3.02
2017	1063.1	1059.0	4.1	437.4	3.15
2018	1013.9	1009.1	4.8	446.1	3.20
2019	927.3	922.4	4.9	470.1	3.36
2020	814.3	812.6	1.7	433.9	3.09
2021	764.3				

数据来源：国家统计局。

4-1-6　2020 年分省 15 岁及以上人口不同婚姻情况

地　区	15 岁及以上人口（人）	未婚人口占比（%）	有配偶人口占比（%）	离婚人口占比（%）	丧偶人口占比（%）
全　国	**114261590**	**19.2**	**72.7**	**2.4**	**5.7**
北　京	1852002	20.8	72.2	2.8	4.1
天　津	1060933	18.2	73.5	3.2	5.1
河　北	5912499	15.9	76.5	1.8	5.8
山　西	2887300	17.9	74.8	1.8	5.5
内蒙古	2005584	15.1	76.2	2.9	5.8
辽　宁	3633278	15.9	72.9	4.5	6.8
吉　林	1937575	15.1	73.4	4.5	7.0
黑龙江	2637902	16.3	72.1	4.8	6.7
上　海	2183950	20.2	72.2	3.1	4.5
江　苏	6979672	15.6	76.8	1.9	5.7
浙　江	5632551	18.0	75.1	2.3	4.6
安　徽	4877094	17.1	74.6	2.1	6.2
福　建	3188888	18.6	73.7	2.2	5.5
江　西	3786171	21.9	70.8	1.8	5.4
山　东	8231972	16.1	76.2	1.5	6.1
河　南	7532705	20.0	72.6	1.5	5.9
湖　北	5118036	18.9	72.7	2.4	6.0
湖　南	5674153	20.4	70.8	2.4	6.4
广　东	9826600	27.0	67.5	1.8	3.7
广　西	3517749	22.1	68.9	2.1	7.0
海　南	739671	24.4	68.8	1.7	5.1
重　庆	2785011	19.7	70.7	3.4	6.2
四　川	7466650	19.1	71.4	2.9	6.5
贵　州	2769151	20.7	69.6	3.0	6.7
云　南	3899521	22.0	69.5	2.6	5.8
西　藏	250082	31.9	61.1	2.1	4.9
陕　西	3062288	18.2	74.1	1.8	5.9
甘　肃	1910067	17.2	74.2	1.9	6.7
青　海	453713	21.4	69.5	3.6	5.6
宁　夏	564754	17.8	74.7	3.0	4.4
新　疆	1884068	20.2	70.9	3.9	5.0

数据来源：《2020 中国人口普查年鉴》。

4-1-7 2020 年分省 15 岁及以上男性人口数及 不同婚姻情况人口数比例

地 区	15 岁及以上男性人口（人）	未婚男性人口占比（%）	有配偶男性人口占比（%）	离婚男性人口占比（%）	丧偶男性人口占比（%）
全 国	**57861957**	**22.6**	**71.9**	**2.5**	**3.0**
北 京	936729	22.1	73.6	2.4	1.9
天 津	536096	20.3	74.0	2.9	2.7
河 北	2953612	18.4	76.1	2.1	3.3
山 西	1466370	20.4	74.6	2.1	2.9
内 蒙 古	1019523	17.7	76.4	3.2	2.8
辽 宁	1809089	18.6	73.3	4.4	3.7
吉 林	958960	17.4	74.1	4.7	3.8
黑 龙 江	1311679	18.5	72.7	5.1	3.8
上 海	1124762	22.4	72.9	2.8	2.0
江 苏	3512398	18.4	76.5	2.0	3.0
浙 江	2945227	21.3	74.3	2.4	2.0
安 徽	2437492	20.5	73.5	2.5	3.5
福 建	1624272	22.2	73.1	2.3	2.3
江 西	1925679	25.8	69.6	2.1	2.6
山 东	4106966	18.6	76.3	1.7	3.4
河 南	3691317	23.3	71.4	1.7	3.6
湖 北	2608102	22.9	71.2	2.5	3.4
湖 南	2867782	24.3	69.6	2.7	3.4
广 东	5207531	31.7	65.1	1.7	1.5
广 西	1788061	26.9	67.4	2.3	3.4
海 南	387457	29.7	66.4	1.9	2.1
重 庆	1396941	23.1	69.9	3.6	3.5
四 川	3741247	22.4	70.6	3.2	3.8
贵 州	1398043	24.4	68.4	3.5	3.7
云 南	2008907	26.1	67.9	3.0	3.0
西 藏	130455	34.6	61.1	1.5	2.7
陕 西	1544904	21.4	73.1	2.1	3.4
甘 肃	951148	20.3	73.6	2.2	3.8
青 海	230889	24.3	69.2	3.6	2.9
宁 夏	285609	20.2	74.8	2.9	2.1
新 疆	954710	23.7	70.5	3.7	2.0

数据来源：《2020 中国人口普查年鉴》。

4-1-8 2020 年分省 15 岁及以上女性人口数及不同婚姻情况人口数比例

地　　区	15 岁及以上女性人口（人）	未婚女性人口占比（%）	有配偶女性人口占比（%）	离婚女性人口占比（%）	丧偶女性人口占比（%）
全　　国	**56399633**	**15.7**	**73.5**	**2.2**	**8.5**
北　京	915273	19.4	70.9	3.3	6.4
天　津	524837	16.0	73.0	3.4	7.6
河　北	2958887	13.4	76.8	1.6	8.3
山　西	1420930	15.3	74.9	1.5	8.2
内蒙古	986061	12.4	76.0	2.7	8.8
辽　宁	1824189	13.2	72.4	4.5	9.9
吉　林	978615	12.8	72.8	4.4	10.1
黑龙江	1326223	14.2	71.6	4.6	9.6
上　海	1059188	17.8	71.5	3.4	7.2
江　苏	3467274	12.7	77.1	1.8	8.4
浙　江	2687324	14.3	76.0	2.2	7.5
安　徽	2439602	13.7	75.7	1.8	8.8
福　建	1564616	14.8	74.4	2.1	8.7
江　西	1860492	17.9	72.1	1.6	8.4
山　东	4125006	13.7	76.1	1.3	8.9
河　南	3841388	16.9	73.7	1.3	8.1
湖　北	2509934	14.7	74.3	2.2	8.8
湖　南	2806371	16.4	72.0	2.1	9.5
广　东	4619069	21.7	70.2	1.9	6.2
广　西	1729688	17.1	70.3	1.8	10.8
海　南	352214	18.6	71.4	1.6	8.4
重　庆	1388070	16.2	71.6	3.3	8.9
四　川	3725403	15.7	72.3	2.6	9.4
贵　州	1371108	16.9	70.8	2.5	9.8
云　南	1890614	17.7	71.2	2.3	8.8
西　藏	119627	29.0	61.0	2.7	7.3
陕　西	1517384	14.9	75.1	1.6	8.4
甘　肃	958919	14.1	74.7	1.6	9.6
青　海	222824	18.3	69.5	3.6	8.3
宁　夏	279145	15.4	74.6	3.1	6.8
新　疆	929358	16.6	71.2	4.1	8.1

数据来源：《2020 中国人口普查年鉴》。

第二节

养老保障等情况

4-2-1 历年城镇职工基本养老保险基金收入、支出、累计结余情况（亿元）

年份	基金收入	基金支出	累计结余
1989	146.7	118.8	68.0
1990	178.8	149.3	97.9
1991	215.7	173.1	144.1
1992	365.8	321.9	220.6
1993	503.5	470.6	258.6
1994	707.4	661.1	304.8
1995	950.1	847.6	429.8
1996	1171.8	1031.9	578.6
1997	1337.9	1251.3	682.8
1998	1459.0	1511.6	587.8
1999	1965.1	1924.9	733.5
2000	2278.5	2115.5	947.1
2001	2489.0	2321.3	1054.1
2002	3171.5	2842.9	1608.0
2003	3680.0	3122.1	2206.5
2004	4258.4	3502.1	2975.0
2005	5093.3	4040.3	4041.0
2006	6309.8	4896.7	5488.9
2007	7834.2	5964.9	7391.4
2008	9740.2	7389.6	9931.0
2009	11490.8	8894.4	12526.1
2010	13419.5	10554.9	15365.3
2011	16894.7	12764.9	19496.6
2012	20001.0	15561.8	23941.3
2013	22680.4	18470.4	28269.2
2014	25309.7	21754.7	31800.0
2015	29340.9	25812.7	35344.8
2016	35057.5	31853.8	38580.0
2017	43309.6	38051.5	43884.6
2018	51167.6	44644.9	50901.3
2019	52918.8	49228.0	54623.3
2020	44375.7	51301.4	48316.6

数据来源：国家统计局。

4-2-2 历年失业保险基金收入、支出、累计结余情况（亿元）

年份	基金收入	基金支出	累计结余
1989	6.8	2.0	13.6
1990	7.2	2.5	19.5
1991	9.3	3.0	25.7
1992	11.7	5.1	32.1
1993	17.9	9.3	40.8
1994	25.4	14.2	52.0
1995	35.3	18.9	68.4
1996	45.2	27.3	86.4
1997	46.9	36.3	97.0
1998	68.4	51.9	133.4
1999	125.2	91.6	159.9
2000	160.4	123.4	195.9
2001	187.3	156.6	226.2
2002	215.6	186.6	253.8
2003	249.5	199.8	303.5
2004	290.8	211.3	385.8
2005	340.3	206.9	519.0
2006	402.4	198.0	724.8
2007	471.7	217.7	979.1
2008	585.1	253.5	1310.1
2009	580.4	366.8	1523.6
2010	649.8	423.3	1749.8
2011	923.1	432.8	2240.2
2012	1138.9	450.6	2929.0
2013	1288.9	531.6	3685.9
2014	1379.8	614.7	4451.5
2015	1367.8	736.4	5083.0
2016	1228.9	976.1	5333.3
2017	1112.6	893.8	5552.4
2018	1171.1	915.3	5817.0
2019	1284.2	1333.2	4625.4
2020	951.5	2103.0	3354.1

数据来源：国家统计局。

4-2-3 历年工伤保险基金收入、支出、累计结余情况（亿元）

年份	基金收入	基金支出	累计结余
1989	0.0	0.0	0.0
1990	0.0	0.0	0.0
1991	0.0	0.0	0.0
1992	0.0	0.0	0.0
1993	2.4	0.4	3.1
1994	4.6	0.9	6.8
1995	8.1	1.8	12.7
1996	10.9	3.7	19.7
1997	13.6	6.1	27.7
1998	21.2	9.0	39.5
1999	20.9	15.4	44.9
2000	24.8	13.8	57.9
2001	28.3	16.5	68.9
2002	32.0	19.9	81.1
2003	37.6	27.1	91.2
2004	58.3	33.3	118.6
2005	92.5	47.5	163.5
2006	121.8	68.5	192.9
2007	165.6	87.9	262.6
2008	216.7	126.9	384.6
2009	240.1	155.7	468.8
2010	284.9	192.4	561.4
2011	466.4	286.4	742.6
2012	526.7	406.3	861.9
2013	614.8	482.1	996.2
2014	694.8	560.5	1128.8
2015	754.2	598.7	1285.3
2016	736.9	610.3	1410.9
2017	853.8	662.3	1606.9
2018	913.0	742.0	1784.9
2019	819.4	816.9	1783.2
2020	486.3	820.3	1449.3

数据来源：国家统计局。

4-2-4 历年城镇基本养老保险参保情况（万人）

年份	参加养老保险人数	在职职工参加养老保险人数	企业在职职工参加养老保险人数	离退人员参加养老保险人数	企业离退休人员参加养老保险人数
1989	5710.3	4816.9	4816.9	893.4	893.4
1990	6166.0	5200.7	5200.7	965.3	965.3
1995	10979.0	8737.8	8737.8	2241.2	2241.2
2000	13617.4	10447.5	9469.9	3169.9	3016.5
2001	14182.5	10801.9	9733.0	3380.6	3171.3
2002	14736.6	11128.8	9929.4	3607.8	3349.2
2003	15506.7	11646.5	10324.5	3860.2	3556.9
2004	16352.9	12250.3	10903.9	4102.6	3775.0
2005	17487.9	13120.4	11710.6	4367.5	4005.2
2006	18766.3	14130.9	12618.0	4635.4	4238.6
2007	20136.9	15183.2	13690.6	4953.7	4544.0
2008	21891.1	16587.5	15083.4	5303.6	4868.0
2009	23549.9	17743.0	16219.0	5806.9	5348.0
2010	25707.3	19402.3	17822.7	6305.0	5811.6
2011	28391.3	21565.0	19970.0	6826.2	6314.0
2012	30426.8	22981.1	21360.9	7445.7	6910.9
2013	32218.4	24177.3	22564.7	8041.0	7484.8
2014	34124.4	25531.0	23932.3	8593.4	8013.6
2015	35361.2	26219.2	24586.8	9141.9	8536.5
2016	37929.7	27826.3	25239.6	10103.4	9023.9
2017	40293.3	29267.6	25856.3	11025.7	9460.4
2018	41901.6	30104.0	26502.6	11797.7	9980.5
2019	43487.9	31177.5	27508.7	12310.4	10396.3
2020	45621.1	32858.7	29123.6	12762.3	10784.2
2021	48075.0				

数据来源：国家统计局。

4-2-5　历年城乡居民社会养老保险情况

年份	城乡居民社会养老保险参保人数（万人）	城乡居民社会养老保险实际领取待遇人数（万人）	城乡居民社会养老保险基金收入（亿元）	城乡居民社会养老保险基金支出（亿元）	城乡居民社会养老保险累计结余（亿元）
2012	48369.5	13382.2	1829.2	1149.7	2302.2
2013	49750.1	14122.3	2052.3	1348.3	3005.7
2014	50107.5	14312.7	2310.2	1571.2	3844.6
2015	50472.2	14800.3	2854.6	2116.7	4592.3
2016	50847.1	15270.3	2933.3	2150.5	5385.2
2017	51255.0	15597.9	3304.2	2372.2	6317.6
2018	52391.7	15898.1	3837.7	2905.5	7250.3
2019	53266.0	16031.9	4107.0	3114.3	8249.2
2020	54243.8	16068.2	4852.9	3355.1	9758.6
2021	54797.0				

数据来源：国家统计局。

第三节

医疗保障情况

4-3-1 2018～2021年医疗保障基本情况

指标	2018	2019	2020	2021
基本医疗保险				
年末参保人数（万人）	134458.6	135407.4	136131.1	136424.7
基金收入（亿元）	21384.4	24420.9	24846.1	28732.0
基金支出（亿元）	18749.8	20854.2	21032.1	24048.2
基金累计结余（亿元）	23440.0	27696.7	31500.0	36178.3
职工基本医疗保险				
年末参保人数（万人）	31680.8	32924.7	34455.1	35430.8
基金收入（亿元）	13537.8	15845.4	15731.6	19007.5
基金支出（亿元）	10706.6	12663.2	12867.0	14751.8
基金累计结余（亿元）	18749.8	21982.0	25423.5	29461.8
在岗职工年末参保人数（万人）	23307.5	24224.4	25428.8	26106.5
退休人员年末参保人数（万人）	8373.3	8700.4	9026.3	9324.4
城乡居民医疗保险				
年末参保人数（万人）	89735.7	102482.7	101676.0	100865.9
基金收入（亿元）	7846.4	8575.5	9114.5	9724.5
基金支出（亿元）	7115.9	8191.0	8165.1	9296.4
基金累计结余（亿元）	4372.3	5142.5	6076.5	6716.6
生育保险				
年末参保人数（万人）	20434.1	21417.3	23567.3	23751.7
基金收入（亿元）	756.0	861.4		
基金支出（亿元）	738.3	792.1	902.8	
基金累计结余（亿元）	574.3	619.3		

数据来源：国家医疗保障局，医疗保障事业发展统计快报，2020年基本医疗保险基金、职工基本医疗保险基金收入、支出、结余包含生育保险。

4-3-2 全国基本医疗保险参保总体情况

年份	参保总人数（万人）	职工医保参保人数（万人）	城乡居民医保参保人数（万人）	新农合参保人数（亿人）
1998	1878.7	1878.7	–	–
1999	2065.3	2065.3	–	–
2000	3786.9	3786.9	–	–
2001	7285.9	7285.9	–	–
2002	9401.2	9401.2	–	–
2003	10901.7	10901.7	–	–
2004	20403.6	12403.6	–	0.8
2005	31682.9	13782.9	–	1.8
2006	56731.8	15731.8	–	4.1
2007	94911.4	18020.3	4291.1	7.3
2008	113321.6	19995.6	11826.0	8.2
2009	123447.0	21937.4	18209.6	8.3
2010	126863.0	23734.7	19528.3	8.4
2011	130543.2	25227.1	22116.1	8.3
2012	134141.3	26485.6	27155.7	8.1
2013	137272.5	27443.1	29629.4	8.0
2014	133346.9	28296.0	31450.9	7.4
2015	133581.6	28893.1	37688.5	6.7
2016	74391.5	29531.5	44860.0	–
2017	117681.4	30322.7	87358.7	–
2018	134458.6	31680.8	102777.8	–
2019	135407.4	32924.7	102482.7	–
2020	136131.1	34455.1	101676.0	–
2021	136296.7	35430.9	100865.9	–

注：2016 年、2017 年不含未整合的新农合参保，2018 年起，城乡居民医保数据含整合后的新农合参保。

数据来源：《2022 年中国医疗保障统计年鉴》。

4-3-3 全国基本医疗保险基金总体情况（亿元）

年份	基金收入			基金支出			累计结存
	合计	职工	居民	合计	职工	居民	合计
1998	60.6	–	–	53.3	–	–	20.0
1999	89.9	–	–	69.1	–	–	57.6
2000	170.0	–	–	124.5	–	–	109.8
2001	383.6	–	–	244.1	–	–	253.0
2002	607.8	–	–	409.4	–	–	450.7
2003	890.0	–	–	653.9	–	–	670.6
2004	1140.5	–	–	862.2	–	–	957.9
2005	1405.3	–	–	1078.7	–	–	1278.1
2006	1747.1	–	–	1276.7	–	–	1752.4
2007	2257.2	2214.2	43.0	1561.8	1551.7	10.1	2476.9
2008	3040.4	2885.5	154.9	2083.6	2019.7	63.9	3431.7
2009	3671.9	3420.3	251.6	2797.4	2630.1	167.3	4275.9
2010	4308.9	3955.4	353.5	3538.1	3271.6	266.5	5047.1
2011	5539.2	4945.0	594.2	4431.4	4018.3	413.1	6180.0
2012	6938.7	6061.9	876.8	5543.6	4868.5	675.1	7644.5
2013	8248.3	7061.6	1186.6	6801.0	5829.9	971.1	9116.5
2014	9687.2	8037.9	1649.3	8133.6	6696.6	1437.0	10644.8
2015	11192.9	9083.5	2109.4	9312.1	7531.5	1780.6	12542.8
2016	13084.3	10273.7	2810.5	10767.1	8286.7	2480.4	14964.3
2017	17931.6	12278.3	5653.3	14421.7	9466.9	4954.8	19385.6
2018	21384.2	13537.9	7846.4	17822.5	10706.6	7115.9	23439.9
2019	23695.2	15119.8	8575.5	20206.7	12015.7	8191.0	27124.5
2020	24846.1	15731.6	9114.5	21032.1	12867.0	8165.1	31500.0
2021	28732.0	19007.5	9724.5	24048.2	14751.8	9296.4	36178.3

注：2007 年以前基金收入为城镇职工基本医疗保险数据。2007 年及以后基本医疗保险基金中包括职工基本医疗保险和城乡居民基本医疗保险。2020 年职工基本医疗保险与生育保险合并实施，统一核算，与以往年度统计口径有差异。

数据来源：《2022 年中国医疗保障统计年鉴》。

4-3-4　2021 年各地区基本医疗保险基金总体情况（亿元）

地区	基金收入			基金支出		
	合计	职工	居民	合计	职工	居民
全 国	**28732.0**	**19007.5**	**9724.5**	**24048.2**	**14751.8**	**9296.4**
北 京	1786.1	1672.5	113.6	1465.6	1358.8	106.8
天 津	440.0	386.6	53.4	385.4	324.1	61.3
河 北	1130.6	608.0	522.5	931.4	462.1	469.3
山 西	566.0	322.5	243.5	460.3	244.2	216.0
内 蒙 古	432.5	279.9	152.6	342.6	209.2	133.3
辽 宁	810.4	608.8	201.6	698.8	499.1	199.7
吉 林	367.4	226.2	141.2	306.8	175.9	130.9
黑 龙 江	551.3	379.9	171.5	477.4	308.0	169.4
上 海	1829.1	1730.5	98.6	1133.3	1038.0	95.2
江 苏	2176.3	1614.7	561.6	1854.1	1315.1	539.0
浙 江	2032.6	1549.5	483.1	1632.5	1174.6	457.8
安 徽	906.8	417.8	489.0	817.8	328.1	489.7
福 建	715.4	447.9	267.5	618.7	357.8	260.9
江 西	672.1	268.9	403.3	616.8	225.6	391.2
山 东	1921.5	1223.6	698.0	1827.6	1118.1	709.6
河 南	1399.0	614.7	784.2	1275.1	493.4	781.7
湖 北	1001.9	598.0	403.9	861.6	469.0	392.6
湖 南	956.0	453.2	502.8	806.2	347.9	458.3
广 东	2573.2	1890.5	682.6	2199.3	1572.9	626.4
广 西	731.0	321.4	409.6	677.3	257.9	419.4
海 南	197.2	123.6	73.6	141.4	86.0	55.5
重 庆	605.5	401.6	203.9	504.7	290.7	214.0
四 川	1554.6	962.0	592.6	1247.3	674.3	573.1
贵 州	588.0	261.4	326.6	489.0	187.4	301.6
云 南	760.4	388.4	372.0	640.3	298.9	341.3
西 藏	87.5	63.6	23.9	40.9	25.7	15.2
陕 西	695.6	415.0	280.6	629.8	351.0	278.7
甘 肃	402.7	201.6	201.1	318.8	145.9	172.9
青 海	139.1	94.9	44.2	110.1	66.9	43.2
宁 夏	127.8	78.2	49.7	101.5	54.8	46.7
新 疆	574.5	402.3	172.2	435.8	290.3	145.5

4-3-5 2021 年各地区基本医疗保险基金总体情况（亿元）

地区	当年结余			累计结存			
	合计	职工	居民	合计	职工医保统筹资金	职工医保个人账户	城乡居民
全　国	4683.8	4255.7	428.1	36178.3	17691.4	11770.4	6716.6
北　京	320.5	313.7	6.8	1674.2	1611.0	2.1	61.1
天　津	54.6	62.6	−8.0	467.7	245.9	128.4	93.5
河　北	199.2	146.0	53.2	1385.0	618.8	449.3	316.9
山　西	105.8	78.2	27.5	671.8	200.2	308.5	163.1
内蒙古	90.0	70.7	19.3	596.5	297.3	182.2	117.1
辽　宁	111.6	109.7	1.9	881.3	341.5	337.9	201.8
吉　林	60.6	50.3	10.3	542.5	271.3	142.4	128.8
黑龙江	73.9	71.9	2.0	782.1	312.7	277.1	192.3
上　海	695.9	692.5	3.4	3903.4	2410.9	1465.1	27.3
江　苏	322.2	299.6	22.7	2625.7	1118.2	1230.7	276.9
浙　江	400.1	374.9	25.2	2860.2	1712.8	886.5	261.0
安　徽	88.9	89.7	−0.8	867.5	371.0	261.4	235.2
福　建	96.7	90.0	6.7	963.6	356.9	497.1	109.6
江　西	55.3	43.3	12.1	730.9	257.1	175.4	298.5
山　东	93.9	105.6	−11.6	1759.2	1019.6	315.5	423.9
河　南	123.9	121.3	2.5	1200.3	389.9	490.3	320.1
湖　北	140.3	129.0	11.3	1042.8	315.8	438.5	288.5
湖　南	149.8	105.3	44.5	1060.5	373.0	394.4	293.1
广　东	373.9	317.6	56.3.	4042.1	2012.5	1300.8	728.9
广　西	53.7	63.5	−9.8	913.9	256.9	256.5	400.5
海　南	55.8	37.6	18.1	277.8	204.2	11.1	62.5
重　庆	100.8	110.8	−10.1	615.7	140.9	304.4	170.5
四　川	307.3	287.7	19.6	2250.4	1187.0	562.4	501.1
贵　州	98.9	74.0	24.9	647.2	214.2	165.4	267.6
云　南	120.2	89.5	30.7	853.9	321.1	292.8	240.0
西　藏	46.5	37.9	8.7	194.2	137.9	36.9	19.4
陕　西	65.9	63.9	1.9	770.7	274.9	330.7	165.1
甘　肃	83.9	55.7	28.2	376.4	152.4	106.1	117.9
青　海	28.6	28.0	1.0	215.2	63.1	105.7	46.5
宁　夏	26.3	23.4	2.9	178.3	119.1	21.6	37.5
新　疆	138.7	111.9	26.7	827.2	383.1	293.4	150.7

4-3-6 全国职工基本医疗保险医疗费支出情况（亿元）

年份	普通门（急）诊费用	门诊慢特病费用	住院费用	个人账户在药店购药费用
2013	1788.7	577.7	3779.5	–
2014	2091.4	671.7	4319.8	–
2015	2306.0	769.0	4813.0	–
2016	2565.5	844.4	5354.3	–
2017	2824.4	932.9	5813.3	–
2018	3123.3	1068.2	6303.3	–
2019	3517.5	1298.3	7155.6	2029.4
2020	3254.9	1346.3	6680.0	2076.0
2021	3763.6	1533.1	7639.8	2060.9

数据来源：《2021年中国医疗保障统计年鉴》。

4-3-7 各地区城乡居民基本医疗保险医疗费支出情况（亿元）

地区	医疗费合计	普通门（急）诊医疗费	门诊慢特病医疗费	住院医疗费
2020 全国	**14080.4**	**1473.4**	**1020.3**	**11586.7**
2021 全国	**12936.5**	**3763.6**	**1533.1**	**7639.8**
北　京	1103.2	674.0	59.0	370.2
天　津	382.0	158.7	76.7	146.6
河　北	384.3	71.7	51.6	261.0
山　西	151.9	24.5	22.6	104.9
内蒙古	171.5	31.8	21.1	118.6
辽　宁	472.4	83.6	62.3	326.6
吉　林	207.6	27.0	27.0	153.7
黑龙江	272.4	40.4	32.8	199.2
上　海	1118.2	506.5	61.9	549.8
江　苏	1240.9	405.9	130.6	704.4
浙　江	1218.3	579.2	85.5	553.6
安　徽	284.4	45.2	47.1	192.0
福　建	313.2	110.2	41.5	161.5
江　西	224.1	35.7	33.5	154.9
山　东	799.6	93.6	141.6	564.4
河　南	394.1	48.7	40.7	304.7
湖　北	447.2	79.4	57.3	310.6
湖　南	302.8	26.7	31.1	245.0
广　东	1106.8	283.9	147.2	675.7
广　西	201.2	39.1	19.2	142.9
海　南	62.1	0.0	9.7	52.5
重　庆	338.0	79.1	63.0	195.9
四　川	573.8	113.5	82.2	378.1
贵　州	163.0	27.2	21.8	114.1
云　南	227.3	46.3	37.3	143.6
西　藏	15.8	5.0	2.2	8.7
陕　西	291.4	46.8	59.2	185.4
甘　肃	108.2	18.9	13.8	75.4
青　海	45.7	13.6	2.7	29.5
宁　夏	41.7	9.1	7.8	24.8
新　疆	273.3	38.2	43.4	191.7

4-3-8 2015～2021 年城乡居民医保人均筹资水平 [元/（人·年）]

地区	2015	2016	2017	2018	2019	2020	2021
全　国	**531**	**620**	**646**	**723**	**782**	**833**	**889**
北　京	1200			1640	1606	2724	2598
天　津	760	850	970	1082	1058	833	855
河　北	524	569	614	673	755	794	788
山　西	488		600	670	716	798	851
内蒙古	533	755	636	708	751	850	899
辽　宁	550				758	908	847
吉　林	573				757	673	684
黑龙江	565		649	723	756	830	860
上　海	1130	1544	1843	2319	2517	2643	2682
江　苏	623	755	687	823	925	976	1069
浙　江	769	874	1004	1057	1296	1393	1457
安　徽	470	541	592	674	702	792	837
福　建	507	546	604	684	744	799	878
江　西	485	577	613	710	750	814	896
山　东	500	577	621	700	730	835	886
河　南	475		603	670	657	706	788
湖　北	498	578	609	690	757	791	840
湖　南	475	540	600	670	711	773	816
广　东	480	618	717	778	736	819	944
广　西	463		600	670	739	776	847
海　南	458	540	581	621	815	797	853
重　庆	460	540	590	670	728	813	886
四　川	499	561	610	681	763	793	852
贵　州	462	510	570	610	685	787	835
云　南	507	568	609	683	772	804	836
西　藏	436				141	614	629
陕　西	519	590	620	687	1178	754	819
甘　肃	494	540	602	618	786	803	870
青　海	555	610	680	776	867	896	951
宁　夏	462	583	627	685	766	820	866
新　疆	520	630	666	719	759	861	910

注：2020 年新疆数据不包含新疆生产建设兵团。

4-3-9 全国职工基本医疗保险异地就医待遇享受情况（万人次）

年份	异地就医人次数	异地就医人次数	普通门（急）诊人次数	门诊慢特病人次数	出院人次数
2012	370.4	1107.9	660.1	144.8	303.0
2013	430.9	1515.0	998.1	178.0	338.9
2014	511.1	1897.5	1316.9	217.2	363.3
2015	548.0	2297.0	1637.0	268.0	392.0
2016	599.5	2771.5	2002.7	327.5	441.3
2017	739.6	3799.1	2965.8	355.6	477.7
2018	806.5	3656.1	2698.7	408.0	549.5
2019	984.1	4372.3	3215.9	503.4	653.0
2020	1002.9	4831.1	3730.9	491.3	608.9
2021	1462.7	6433.8	4930.4	717.5	785.9

数据来源：《2022 年中国医疗保障统计年鉴》。

4-3-10 全国城乡居民基本医疗保险异地就医待遇享受情况（万人次）

年份	异地就医人次数	异地就医人次数	普通门（急）诊人次数	门诊慢特病人次数	出院人次数
2012	140.9	281.1	70.1	45.9	165.1
2013	317.8	596.9	292.6	44.5	259.8
2014	461.4	858.1	457.7	80.0	320.5
2015	609.0	1223.0	685.0	146.0	392.0
2016	783.4	1645.0	959.7	136.0	549.4
2017	1130.1	3391.1	1272.5	237.5	1881.1
2018	1238.8	2876.4	1161.2	355.1	1360.1
2019	1652.5	5417.6	2840.9	629.0	1947.7
2020	1260.4	3407.4	1460.4	411.9	1535.1
2021	1530.6	4317.7	2078.1	612.7	1626.8

数据来源：《2022 年中国医疗保障统计年鉴》。

4-3-11 2021 年各地区医疗救助资金使用情况（万元）

地区	救助总金额	住院救助资金数	门诊救助资金数	其他有关部门资助参加基本医疗保险资金数	其他有关部门实施直接救助资金数
全　国	**6198959**	**3254852**	**625705**	**425805**	**41487**
北　京	35467	21992	9404	0	0
天　津	25634	10066	10580	0	0
河　北	232327	111518	34533	3008	1
山　西	71912	45821	2654	6139	961
内蒙古	105714	75253	9032	2901	32
辽　宁	109168	58949	11927	2058	0
吉　林	56668	25667	9125	1612	0
黑龙江	152865	88376	16007	9201	0
上　海	68420	36044	24148	0	0
江　苏	434951	201584	97988	12244	638
浙　江	200642	88306	44164	1709	2062
安　徽	394465	207579	49470	19668	0
福　建	155563	58756	22036	41696	0
江　西	277279	146459	38072	63988	9960
山　东	281409	150986	23169	48264	1925
河　南	242911	152418	9909	7166	2288
湖　北	313333	187458	28715	19579	681
湖　南	282152	126080	17336	49387	13238
广　东	393610	229357	57774	9932	102
广　西	278387	165868	25003	17935	3388
海　南	47509	18824	2419	9690	0
重　庆	182578	86122	20320	34318	0
四　川	502679	230007	15662	17198	1329
贵　州	318069	159846	9108	27164	3920
云　南	285642	134064	3787	12510	0
西　藏	22117	7738	861	2779	0
陕　西	156931	126666	10848	0	0
甘　肃	248644	138289	5265	5143	654
青　海	56556	32276	4697	0	0
宁　夏	51385	18416	3001	0	0
新　疆	213972	114067	8691	516	310

数据来源：《2022 年中国医疗保障统计年鉴》。

4-3-12　2010～2021年医疗救助资金使用情况（万元）

年份	救助总金额	医疗救助资助参加基本医疗保险资金数	住院救助资金数	门诊救助资金数	其他有关部门资助参加基本医疗保险资金数	其他有关部门实施直接救助资金数
2010	1577623	-	-	-	-	-
2011	2162502	-	-	-	-	-
2012	2306113	-	1435332	227808	-	-
2013	2574119	-	1572558	232039	-	-
2014	2839872	-	1801586	239709	-	-
2015	3036690	394921	1908143	237572	71529	222106
2016	3323311	467758	2042239	285219	72446	165572
2017	3761500	597713	2363847	297043	142011	234363
2018	4246277	1026749	2644317	325920	156240	93052
2019	5022489	1348499	2930056	412276	240586	91073
2020	5468373	1601319	3003775	519827	289311	54140
2021	6198959	1851110	3254852	625705	425805	41487

数据来源：《2022年中国医疗保障统计年鉴》。

4-3-13　2015～2021年职工医疗互助收支情况（万元）

年份	互助金收入	互助金支出
2015	248842.4	231376.4
2016	369996.5	295175.0
2017	507548.6	434905.3
2018	582514.5	466284.4
2019	170785.0	-
2020	465225.4	403068.8
2021	702264.3	461822.3

数据来源：《2022年中国医疗保障统计年鉴》。

4-3-14　2017～2021年试点地区长期护理保险情况

年份	参保人数（万人）	享受待遇人数（人）	基金收入（万元）	基金支出（万元）
2017	4468.7	75252.0	310039.3	57696.1
2018	7691.0	276075.0	1704695.7	827465.8
2019	9815.2	747340.0	1768532.9	1120442.1
2020	10835.3	835094.0	1961373.2	1313767.2
2021	14460.7	1086562.0	2605758.8	1683610.4

数据来源：《2022年中国医疗保障统计年鉴》。

第四节

商业保险情况

4-4-1 全国商业健康保险情况

年份	开展保险机构数 （个）	保费收入 （亿元）	理赔支出 （亿元）
2007	62	384	117
2008	81	586	175
2009	89	574	217
2010	93	574	232
2011	96	692	360
2012	106	863	298
2013	115	1123	411
2014	117	1587	571
2015	124	2410	763
2016	136	4042	1001
2017	149	4389	1295
2018	156	5448	1744
2019	157	7066	2351
2020	158	8173	2921
2021	157	8755	4085

数据来源：《2022 年中国医疗保障统计年鉴》。

4-4-2　2015～2021年全国各地区原保险保费总收入情况（亿元）

地区	2015	2016	2017	2018	2019	2020	2021
全　国	24283	30959	36581	38017	42645	45257	44900
集团、总公司本级	81	73	69	78	52	61	37
北　京	1404	1839	1973	1793	2076	2303	2527
天　津	398	529	565	560	618	672	660
河　北	1163	1495	1714	1791	1989	2089	1995
辽　宁	708	838	946	853	919	970	980
大　连	233	277	330	335	371	369	378
上　海	1125	1529	1587	1406	1720	1865	1971
江　苏	1990	2690	3450	3317	3750	4015	4051
浙　江	1207	1527	1844	1953	2251	2477	2485
宁　波	228	258	303	321	376	391	375
福　建	631	755	832	871	948	1006	1052
厦　门	146	163	200	211	227	236	243
山　东	1544	1966	2341	2519	2751	2972	2816
青　岛	244	336	397	439	487	511	4622
广　东	2167	2986	3275	3472	4112	4199	4513
深　圳	648	834	1030	1192	1384	1454	1427
海　南	114	133	165	183	203	206	198
山　西	587	701	824	825	883	933	998
吉　林	431	557	642	630	679	710	691
黑龙江	592	686	931	899	952	987	995
安　徽	699	876	1107	1210	1349	1404	1380
江　西	508	609	728	754	835	928	910
河　南	1248	1555	2020	2263	2431	2506	2360
湖　北	844	1052	1347	1471	1729	1854	1878
湖　南	712	887	1110	1255	1396	1513	1509
重　庆	515	602	745	806	916	988	966
四　川	1267	1712	1939	1958	2149	2274	2205
贵　州	258	321	388	446	489	512	496
云　南	435	529	613	668	742	756	690
西　藏	17	22	28	34	37	40	40
陕　西	572	715	869	969	1033	1103	1052
甘　肃	257	308	366	399	444	485	490
青　海	56	69	80	88	98	104	107
宁　夏	103	134	165	183	198	211	211
新　疆	367	440	524	577	654	682	686
内蒙古	396	487	570	660	730	740	646
广　西	386	469	565	629	665	734	781

数据来源：中国银保监会，全国各地区原保险保费收入情况表。

4-4-3 2015～2021年全国各地区原保险保费财产险收入情况（亿元）

地区	2015	2016	2017	2018	2019	2020	2021
全　　国	**7995**	**8725**	**9835**	**10770**	**11649**	**11929**	**11671**
集团、总公司本级	79	71	65	73	47	53	31
北　　京	345	369	404	423	455	441	443
天　　津	120	128	142	144	152	164	154
河　　北	400	442	487	530	573	592	545
辽　　宁	207	222	238	258	284	300	289
大　连	71	73	79	81	88	86	83
上　海	355	371	429	485	525	509	524
江　苏	672	733	814	859	941	993	1002
浙　江	525	569	622	674	734	766	745
宁　波	121	127	139	153	166	174	176
福　建	199	211	228	235	260	261	257
厦　门	61	63	74	80	79	76	71
山　东	474	520	586	620	663	686	668
青　岛	93	106	108	129	127	141	144
广　东	665	708	823	927	1071	1010	1019
深　圳	215	237	282	344	362	363	377
海　南	44	48	57	64	71	72	74
山　西	160	174	194	213	227	238	231
吉　林	121	133	155	173	184	188	171
黑龙江	134	149	170	188	202	210	199
安　徽	273	313	366	409	453	471	437
江　西	162	184	214	240	260	277	265
河　南	320	373	444	497	532	571	550
湖　北	238	263	309	352	398	370	380
湖　南	243	273	314	357	398	409	391
重　庆	156	165	184	203	220	230	214
四　川	421	457	496	492	513	548	557
贵　州	134	153	179	208	223	225	215
云　南	201	224	255	276	297	296	262
西　藏	11	14	17	22	25	27	27
陕　西	177	191	214	230	217	238	255
甘　肃	90	101	112	126	138	144	131
青　海	26	30	33	37	42	44	45
宁　夏	41	46	56	64	68	68	65
新　疆	143	153	170	191	225	235	229
内蒙古	149	163	180	194	213	217	205
广　西	147	166	196	219	217	233	241

数据来源：中国银保监会，全国各地区原保险保费收入情况表。

4-4-4 2015～2021年全国各地区原保险保费寿险收入情况（亿元）

地区		2015	2016	2017	2018	2019	2020	2021
全	国	**13242**	**17442**	**21456**	**20723**	**22754**	**23982**	**23572**
集团、总公司本级		0	0	0	0	0	0	0
北	京	778	1102	1208	990	1163	1334	1499
天	津	237	350	352	329	355	382	372
河	北	642	888	1023	980	1062	1102	1045
辽	宁	403	500	578	468	473	485	495
大	连	139	175	213	209	230	221	230
上	海	608	913	882	620	839	1000	1048
江	苏	1084	1507	2211	1985	2215	2348	2345
浙	江	541	714	952	982	1159	1281	1288
宁	波	91	109	137	132	164	162	145
福	建	344	411	449	467	478	506	541
厦	门	64	77	97	95	107	114	122
山	东	882	1157	1408	1443	1514	1614	1473
青	岛	125	178	226	229	260	260	210
广	东	1206	1612	1954	1947	2303	2368	2283
深	圳	331	426	579	625	709	695	638
海	南	59	68	87	90	90	89	80
山	西	377	455	536	487	492	517	579
吉	林	271	371	411	348	348	354	349
黑	龙 江	403	414	639	546	527	528	549
安	徽	354	440	608	612	658	657	657
江	西	295	348	416	381	395	446	444
河	南	795	1003	1298	1349	1379	1368	1264
湖	北	495	630	830	841	975	1095	1087
湖	南	389	496	634	677	710	761	749
重	庆	276	335	437	450	506	539	519
四	川	691	991	1162	1155	1231	1258	1173
贵	州	97	129	157	162	172	183	181
云	南	171	219	261	278	293	286	252
西	藏	4	4	5	4	5	5	5
陕	西	330	440	542	604	639	666	598
甘	肃	133	168	201	204	213	238	258
青	海	23	29	34	35	38	40	42
宁	夏	47	68	81	83	88	97	101
新	疆	169	215	260	271	289	299	304
内	蒙 古	204	263	306	352	376	360	302
广	西	185	239	284	293	299	326	346

数据来源：中国银保监会，全国各地区原保险保费收入情况表。

4-4-5 2015～2021 年全国各地区原保险保费意外险收入情况（亿元）

地区	2015	2016	2017	2018	2019	2020	2021
全　　国	**636**	**50**	**901**	**1076**	**1175**	**1174**	**1210**
集团、总公司本级	2	2	3	4	4	3	4
北　　京	38	45	59	65	58	66	62
天　　津	8	8	10	14	18	20	18
河　　北	23	26	31	35	38	40	44
辽　　宁	12	13	15	18	19	21	21
大　　连	5	5	6	6	7	8	8
上　　海	46	53	64	85	91	75	75
江　　苏	54	61	70	78	85	87	94
浙　　江	38	46	52	60	66	62	63
宁　　波	6	6	7	8	9	10	11
福　　建	18	20	24	28	29	29	30
厦　　门	5	6	7	7	7	7	7
山　　东	32	38	43	55	62	62	69
青　　岛	6	7	8	9	10	11	11
广　　东	62	78	96	119	129	128	139
深　　圳	25	36	43	54	66	47	45
海　　南	3	3	4	6	8	7	6
山　　西	9	11	14	17	19	21	22
吉　　林	6	8	9	12	14	15	16
黑　龙　江	10	12	15	17	18	18	17
安　　徽	13	17	21	26	31	35	37
江　　西	11	12	15	18	22	25	25
河　　南	22	28	38	48	52	53	52
湖　　北	22	30	35	40	44	42	43
湖　　南	20	22	27	32	35	40	41
重　　庆	18	18	20	23	26	27	26
四　　川	33	38	47	51	56	58	61
贵　　州	10	12	14	18	19	19	21
云　　南	17	19	21	23	25	26	28
西　　藏	2	2	3	4	3	3	3
陕　　西	14	15	17	21	25	24	24
甘　　肃	8	10	11	12	13	14	14
青　　海	2	2	2	3	3	3	3
宁　　夏	3	4	4	5	6	6	7
新　　疆	13	14	16	19	18	18	18
内　蒙　古	8	9	11	14	15	16	16
广　　西	15	17	20	23	25	28	29

数据来源：中国银保监会，全国各地区原保险保费收入情况表。

4-4-6 2015～2021 年全国各地区原保险保费健康险收入情况（亿元）

地区	2015	2016	2017	2018	2019	2020	2021
全　国	**2411**	**4043**	**4390**	**5448**	**7066**	**8173**	**8447**
集团、总公司本级	0	0	1	1	1	5	3
北　京	243	323	302	316	401	462	522
天　津	34	45	61	72	92	106	116
河　北	99	140	173	246	317	355	361
辽　宁	87	104	115	110	142	164	175
大　连	19	24	32	39	47	54	57
上　海	116	192	213	216	265	281	324
江　苏	180	389	355	395	509	586	610
浙　江	103	198	218	237	292	369	389
宁　波	10	15	20	28	37	45	43
福　建	70	113	132	141	182	210	224
厦　门	16	17	23	28	33	39	43
山　东	156	251	304	402	511	609	607
青　岛	20	45	55	73	89	100	96
广　东	234	588	402	480	609	694	712
深　圳	76	135	126	169	248	348	367
海　南	8	14	17	23	33	38	38
山　西	41	60	80	108	146	157	167
吉　林	34	46	66	97	133	153	156
黑龙江	45	111	108	149	205	231	231
安　徽	59	106	113	163	207	241	249
江　西	41	65	84	114	158	180	176
河　南	111	151	241	369	468	515	494
湖　北	88	128	173	238	312	347	369
湖　南	60	95	134	189	254	304	328
重　庆	65	84	104	131	164	191	206
四　川	122	226	235	260	348	409	414
贵　州	17	28	38	58	75	84	80
云　南	46	68	77	91	127	149	148
西　藏	1	2	3	3	4	4	4
陕　西	53	68	95	115	152	174	176
甘　肃	26	29	43	57	80	89	87
青　海	6	8	10	13	16	17	17
宁　夏	12	16	24	31	36	40	38
新　疆	42	58	78	96	122	130	135
内蒙古	35	52	73	100	126	148	123
广　西	38	48	66	94	124	147	165

数据来源：中国银保监会，全国各地区原保险保费收入情况表。

第五章

医药产业与科技创新

第一节

医药产业情况

5-1-1　2015～2020 年医药企业批发零售情况

指标	2015	2016	2017	2018	2019	2020
医药及医疗器械批发						
法人企业数（个）	6231	6830	8008	9053	10893	12710
年末从业人数（人）	552966	610408	704476	760685	849013	874475
营业收入（亿元）	18146.16	20595.71	23791.33	26108.70	32067.11	33831.03
医药及医疗器械专门零售						
法人企业数（个）	4593	5041	4958	4746	5227	5580
年末从业人数（人）	497770	220440	566911	608088	653551	719636
营业收入（亿元）	5304.60	6291.75	4979.79	4281.08	4271.61	4631.97
西药零售						
法人企业数（个）	3980	4365	4372	3791	4255	4589
年末从业人数（人）	478975	531375	549182	553993	595284	664129
营业收入（亿元）	5025.18	5992.99	4728.77	3825.74	3730.74	4218.51

数据来源：国家统计局。

5-1-2　2020年分省药品生产、经营企业许可情况（家）

地区	药品生产企业许可数	药品经营企业许可数			
		小计	批发	零售连锁	零售
全　国	**7690**	**573295**	**13105**	**319227**	**240963**
北　京	227	5367	225	2665	2477
天　津	111	4842	127	1522	3193
河　北	423	29098	600	16828	11670
山　西	161	14179	339	5420	8420
内蒙古	111	15260	208	8606	6446
辽　宁	250	24730	368	13871	10491
吉　林	335	15395	527	6919	7949
黑龙江	221	22083	512	10886	10685
上　海	206	4278	150	3804	324
江　苏	578	30987	387	17081	13519
浙　江	329	22030	540	11889	9601
安　徽	450	20819	425	11179	9215
福　建	135	11314	239	4759	6316
江　西	235	13245	449	5488	7308
山　东	460	42351	578	31051	10722
河　南	336	33153	395	16953	15805
湖　北	331	16519	688	9109	6722
湖　南	220	22527	445	15442	6640
广　东	586	55610	1483	22279	31848
广　西	244	20391	344	13912	6135
海　南	99	5334	330	3643	1361
重　庆	127	17881	692	8948	8241
四　川	488	47721	934	40807	5980
贵　州	168	15709	231	5642	9836
云　南	248	21835	561	10556	10718
西　藏	26	641	42	115	484
陕　西	222	14933	447	5422	9064
甘　肃	213	7728	383	2593	4752
青　海	51	2088	92	1378	618
宁　夏	35	4672	111	3123	1438
新　疆	64	10575	253	7337	2985

数据来源：国家药品监督管理局《药品监督管理统计年度报告》。

5-1-3　2020年分省医疗器械生产企业情况（家）

地区	生产企业总数	一类医疗器械生产企业	二类医疗器械生产企业	三类医疗器械生产企业
全 国	**15536**	**13011**	**2181**	**26465**
北　京	406	643	282	974
天　津	326	389	120	602
河　北	1168	447	41	1656
山　西	128	176	8	312
内蒙古	33	42	5	74
辽　宁	428	399	34	861
吉　林	205	288	32	493
黑龙江	113	224	9	346
上　海	567	453	214	963
江　苏	2123	1651	457	3559
浙　江	1389	939	179	2060
安　徽	516	446	28	982
福　建	299	272	32	495
江　西	506	421	34	961
山　东	2002	853	142	2754
河　南	575	680	102	1030
湖　北	436	443	72	793
湖　南	405	501	27	732
广　东	2737	2260	226	4368
广　西	186	244	8	378
海　南	28	48	4	59
重　庆	124	242	32	316
四　川	256	315	49	461
贵　州	131	88	4	223
云　南	60	99	4	163
西　藏	0	6	1	7
陕　西	322	240	25	587
甘　肃	23	91	8	107
青　海	10	20	0	30
宁　夏	8	24	0	31
新　疆	26	67	2	88

数据来源：国家药品监督管理局《药品监督管理统计年度报告》。

5-1-4 2020年分省医疗器械经营企业情况（家）

地区	经营企业总数	仅经营第二类医疗器械企业	仅经营第三类医疗器械企业	同时仅经营第二类、三类医疗器械企业
全　国	**898591**	**583198**	**77021**	**238372**
北　京	28422	16945	1865	9612
天　津	9579	4714	816	4049
河　北	40088	29886	2917	7285
山　西	21535	7617	2933	10985
内蒙古	16702	4787	2736	9179
辽　宁	35138	17160	1902	16076
吉　林	18255	6554	1833	9868
黑龙江	24128	5198	1119	17811
上　海	33884	17235	3975	12674
江　苏	40775	26229	4464	10082
浙　江	51088	41155	4098	5835
安　徽	29444	20260	2618	6566
福　建	19729	14487	1944	3298
江　西	25837	8564	4153	13120
山　东	85815	53355	11212	21248
河　南	38742	25715	3603	9424
湖　北	8705	4252	1423	3030
湖　南	14073	9301	1140	3632
广　东	147396	128319	5007	14070
广　西	33092	27216	1092	4784
海　南	3654	2798	179	677
重　庆	15422	10816	1780	2826
四　川	62893	51375	4436	7082
贵　州	18573	13065	1826	3682
云　南	24911	6085	3220	15606
西　藏	469	188	61	220
陕　西	24247	13493	2460	8294
甘　肃	6761	4287	638	1836
青　海	628	535	75	18
宁　夏	7295	5762	418	1115
新　疆	11311	5845	1078	4388

数据来源：国家药品监督管理局《药品监督管理统计年度报告》。

第二节

科技创新与信息化

5-2-1 2015～2020 年医药科技创新情况

指标	2015	2016	2017	2018	2019	2020
规模以上工业医药制造业经费情况（亿元）						
研究与试验发展经费	441.5	488.5	534.2	580.9	609.6	784.6
开发经费支出	427.9	497.9	588.6	652.1	732.5	883.2
高技术产业专利申请数（件）						
医药制造业	16020	17785	19878	21698	23400	29107
化学药品制造业	6731	7040	7857	7902	9028	11755
中成药制造业	3011	3487	3581	4078	4373	4730
生物、生化制品制造业	2638	2970	3000	3480	4044	5036
医疗器械及仪器仪表制造业	24260	26393	31287	36172	43994	57185
医疗仪器设备及器械制造业	7270	7467	9171	12130	14572	20499

数据来源：国家统计局。

5-2-2 2021 年直辖市、副省级及省会城市卫生健康信息化指数排名前 10 位

位次	总指数排名	治理水平	建设水平	应用水平
1	北京	北京	厦门	深圳
2	广州	武汉	北京	广州
3	上海	上海	上海	上海
4	深圳	西宁	深圳	杭州
5	厦门	广州	广州	银川
6	南京	南京	南京	厦门
7	杭州	成都	成都	南京
8	银川	济南	海口	哈尔滨
9	武汉	杭州	银川	沈阳
10	成都	合肥	福州	太原

数据来源：2020 年全民健康信息化调查。

5-2-3 2021年地级样本城市卫生健康信息化指数排名前 30 位

位次	总指数排名	治理水平	建设水平	应用水平
1	佛山	广元	苏州	东莞
2	东莞	绵阳	珠江	无锡
3	珠海	宜宾	东莞	佛山
4	无锡	佛山	常州	绍兴
5	苏州	泸州	无锡	惠州
6	绍兴	铜陵	湖州	珠海
7	湖州	雅安	佛山	苏州
8	衢州	遵义	衢州	江门
9	惠州	通化	日照	襄阳
10	中山	保定	茂名	中山
11	镇江	十堰	嘉兴	扬州
12	常州	三明	东营	湖州
13	广元	株洲	中山	舟山
14	嘉兴	承德	济宁	镇江
15	南通	桂林	宜昌	连云港
16	江门	珠海	三亚	台州
17	绵阳	阿拉善盟	清江	鄂州
18	连云港	芜湖	武威	衢州
19	襄阳	汉中	绍兴	淮南
20	宜宾	攀枝花	南通	中卫
21	济宁	张掖	连云港	南通
22	扬州	南充	南平	长治
23	台州	阳江	泉州	石嘴山
24	舟山	衢州	丽水	济宁
25	宜宾	佳木斯	惠州	宿迁
26	中卫	金昌	襄阳	莆田
27	烟台	龙岩	烟台	宜昌
28	十堰	镇江	龙岩	威海
29	东营	湛江	淮安	嘉兴
30	威海	安康	马鞍山	鄂尔多斯

数据来源: 2020 年全民健康信息化调查。

5-2-4 历年通过互联互通测评的地市数

地区	2016 年前	2017 年	2018 年	2019 年
总　计	**36**	**9**	**19**	**13**
北　京	2		1	2
天　津			1	
河　北				
山　西			2	
内蒙古	2	1		
辽　宁				
吉　林				
黑龙江				
上　海	7			1
江　苏	2	1	2	1
浙　江	3	1	4	
安　徽	1	2	2	1
福　建	1	1		
江　西				1
山　东		2	1	2
河　南				
湖　北	1		1	1
湖　南	1			
广　东	4			
广　西		1		
海　南				
重　庆	9		1	1
四　川	1		4	1
贵　州				
云　南	2			
西　藏				
陕　西				
甘　肃				2
青　海				
宁　夏				
新　疆				

5-2-5　通过不同等级互联互通测评的地市情况

地区	4 级乙等及以下	4 级甲等	5 级乙等	5 级甲等
总　　计	**35**	**47**	**7**	**0**
北　　京	2	4		
天　　津		1		
河　　北				
山　　西		2		
内　蒙　古	2	1		
辽　　宁				
吉　　林				
黑　龙　江				
上　　海	2	6		
江　　苏	1	4	4	
浙　　江	2	7	1	
安　　徽	2	4		
福　　建		1	1	
江　　西	1			
山　　东		6	1	
河　　南				
湖　　北	1	3		
湖　　南	1			
广　　东	2	2		
广　　西	1			
海　　南				
重　　庆	11	2		
四　　川	2	4		
贵　　州				
云　　南	2			
西　　藏				
陕　　西				
甘　　肃	3			
青　　海				
宁　　夏				
新　　疆				

注：截至 2021 年底。

— 251 —

5-2-6 历年通过互联互通测评的县区数

地区	2016 年前	2017 年	2018 年	2019 年
总　计	**3**	**6**	**29**	**18**
北　京				
天　津				
河　北				
山　西				
内蒙古				
辽　宁				
吉　林				
黑龙江				
上　海				
江　苏	2	1	6	5
浙　江	1	1	17	7
安　徽			1	1
福　建				
江　西				
山　东		2	2	1
河　南				
湖　北			2	4
湖　南				
广　东		2	1	
广　西				
海　南				
重　庆				
四　川				
贵　州				
云　南				
西　藏				
陕　西				
甘　肃				
青　海				
宁　夏				
新　疆				

5-2-7 通过不同等级互联互通测评的县区情况

地区	4级乙等及以下	4级甲等	5级乙等	5级甲等
总　　计	**15**	**53**	**6**	**0**
北　　京				
天　　津				
河　　北				
山　　西				
内　蒙　古				
辽　　宁				
吉　　林				
黑　龙　江				
上　　海				
江　　苏	1	15	4	
浙　　江	7	21	2	
安　　徽	1	5		
福　　建				
江　　西				
山　　东		5		
河　　南				
湖　　北	2	5		
湖　　南				
广　　东	4	2		
广　　西				
海　　南				
重　　庆				
四　　川				
贵　　州				
云　　南				
西　　藏				
陕　　西				
甘　　肃				
青　　海				
宁　　夏				
新　　疆				

注：截至 2021 年底。

5-2-8 历年通过国家医疗健康信息互联互通标准化成熟度测评的医院数

地区	2016 年前	2017 年	2018 年	2019 年	2020 年
总　　计	**40**	**50**	**101**	**164**	**240**
北　京	6	3	9	8	9
天　津			1	1	2
河　北		1	2	3	5
山　西			1	2	4
内蒙古		2	3	5	6
辽　宁	4		3	6	5
吉　林	1		2	2	5
黑龙江				1	2
上　海	11	9	11	9	10
江　苏	3	4	13	13	18
浙　江	3	2	20	21	31
安　徽		4	1	2	7
福　建	1	3	5	6	8
江　西		1	2	5	6
山　东	1	3	6	14	18
河　南	1	1	1	3	8
湖　北	1	3	3	11	12
湖　南	1	1		2	6
广　东		8	12	23	35
广　西				2	3
海　南				1	2
重　庆	3	3	1	4	2
四　川	2	2	2	12	17
贵　州					1
云　南	1			1	4
西　藏					
陕　西				4	4
甘　肃			1	2	4
青　海					2
宁　夏	1			1	
新　疆			2		4

5-2-9 通过不同等级互联互通测评的医院情况

地区	4级乙等及以下	4级甲等	5级乙等	5级甲等
总　计	**69**	**473**	**53**	**0**
北　京	7	25	3	
天　津		4		
河　北	2	9		
山　西		7		
内　蒙古	2	14		
辽　宁	3	13	2	
吉　林	1	6	3	
黑龙江		3		
上　海	5	37	8	
江　苏	2	46	3	
浙　江	6	62	9	
安　徽	3	10	1	
福　建		21	2	
江　西	2	11	1	
山　东	2	38	2	
河　南		12	2	
湖　北	2	26	2	
湖　南	2	7	1	
广　东	5	61	12	
广　西		5		
海　南	1	2		
重　庆	5	8		
四　川	13	21	1	
贵　州		1		
云　南	2	4		
西　藏				
陕　西	2	6		
甘　肃	2	4	1	
青　海		2		
宁　夏		2		
新　疆		6		

注：截至 2020 年底。

5-2-10 2020年区域卫生健康信息平台、基础功能建设情况

指标	省级		市级		县级	
	数量	占比(%)	数量	占比(%)	数量	占比(%)
信息平台建设情况						
已建设	30	100.0	213	62.8	859	46.4
未建设，但已列入规划	0	0.0	100	29.5	563	30.4
未建设，未列入规划	0	0.0	26	7.7	430	23.2
总计	30	100.0	339	100.0	1852	100.0
信息平台基础功能建设情况						
数据规范上报和共享	27	90.0	177	52.2	605	32.7
平台主索引	28	93.3	185	54.6	553	29.9
注册服务	21	70.0	141	41.6	406	21.9
数据采集与交换	30	100.0	202	59.6	684	36.9
信息资源管理	22	73.3	170	50.1	584	31.5
信息资源存储	25	83.3	189	55.8	630	34.0
信息资源目录	18	60.0	145	42.8	458	24.7
全程健康档案服务	23	76.7	167	49.3	618	33.4
区域业务协同	21	70.0	165	48.7	540	29.2
平台管理功能	28	93.3	186	54.9	678	36.6
居民健康卡注册管理	19	63.3	104	30.7	387	20.9
大数据应用支撑	19	63.3	133	39.2	441	23.8

数据来源：2020年全民健康信息化调查。

2020 年区域卫生健康信息平台便民服务、业务协同功能情况

指标	省级		市级		县级	
	数量	占比（%）	数量	占比（%）	数量	占比（%）
便民服务功能开通情况						
预约挂号	26	86.7	261	77.0	846	45.7
双向转诊	17	56.7	184	54.3	890	48.1
家庭医生签约服务	25	83.3	250	73.7	1420	76.7
健康档案查询系统	28	93.3	244	72.0	1341	72.4
健康评估	12	40.0	140	41.3	850	45.9
慢病管理	20	66.7	229	67.6	1319	71.2
精神疾病管理	18	60.0	166	49.0	1121	60.5
免疫接种服务	20	66.7	200	59.0	1129	61.0
医养服务	3	10.0	28	8.3	285	15.4
健康教育	18	60.0	202	59.6	1114	60.2
生育登记网上办理	22	73.3	148	43.7	803	43.4
医疗信息分级公开	13	43.3	84	24.8	431	23.3
贫困人口健康信息服务	14	46.7	134	39.5	848	45.8
业务协同功能开通情况						
疾病监测业务协同	7	23.3	116	34.2	621	33.5
疾病管理业务协同	10	33.3	114	33.6	586	31.6
突发公共卫生事件应急指挥协同	9	30.0	118	34.8	632	34.1
妇幼健康业务协同	20	66.7	189	55.8	986	53.2
卫生计生监督应用协同	10	33.3	123	36.3	747	40.3
血液安全管理业务协同	11	36.7	79	23.3	215	11.6
院前急救业务协同	6	20.0	92	27.1	313	16.9
分级诊疗协同	17	56.7	177	52.2	817	44.1
医疗医药联动应用协同	7	23.3	52	15.3	332	17.9
出生人口监测业务协同	17	56.7	123	36.3	688	37.1
跨境重大疫情防控协同	3	10.0	30	8.8	224	12.1
药品（疫苗）监管协同	10	33.3	80	23.6	584	31.5
食品安全防控协同	3	10.0	32	9.4	290	15.7
医保业务监管协同	7	23.3	77	22.7	566	30.6

数据来源：2020 年全民健康信息化调查。

5-2-12 2020年区域卫生健康信息平台业务监管功能开通情况

指标	省级		市级		县级	
	数量	占比(%)	数量	占比(%)	数量	占比(%)
医改进展监测	16	53.3	100	29.5	317	17.1
综合业务监管	15	50.0	115	33.9	435	23.5
卫生服务资源监管	14	46.7	95	28.0	490	26.5
医务人员监管	11	36.7	93	27.4	482	26.0
医疗行为监管	14	46.7	107	31.6	468	25.3
传染性疾病管理业务监管	12	40.0	132	38.9	941	50.8
慢病管理业务监管	19	63.3	168	49.6	1010	54.5
精神疾病业务监管	13	43.3	108	31.9	772	41.7
预防接种业务监管	16	53.3	160	47.2	1005	54.3
妇女保健业务监管	20	66.7	147	43.4	820	44.3
儿童保健业务监管	19	63.3	149	44.0	947	51.1
食品安全监测业务监管	5	16.7	33	9.7	327	17.7
医院运营情况监管	10	33.3	91	26.8	456	24.6
检验检查互认业务监管	9	30.0	75	22.1	329	17.8
医疗质量情况监管	11	36.7	101	29.8	430	23.2
医院感染情况监管	7	23.3	48	14.2	353	19.1
基层医疗卫生机构绩效考核监管	17	56.7	126	37.2	652	35.2
中医药服务项目监管	7	23.3	69	20.4	412	22.2
基本药物运行情况监测	9	30.0	114	33.6	772	41.7
合理用药业务监管	8	26.7	111	32.7	554	29.9
远程医疗业务监管	14	46.7	107	31.6	475	25.6
居民健康卡应用监督	20	66.7	131	38.6	582	31.4
人口信息服务与监管	21	70.0	118	34.8	650	35.1
医疗机构监管	14	46.7	139	41.0	646	34.9

数据来源：2020年全民健康信息化调查。

5-2-13　2020 年互联网＋医疗健康便民惠民应用情况

指标	省级		市级		县级	
	数量	占比（%）	数量	占比（%）	数量	占比（%）
智能导医分诊	14	46.7	157	46.3	405	21.9
网上预约诊疗服务平台	28	93.3	257	75.8	901	48.7
互联网医院	17	56.7	106	31.3	355	19.2
智能语音服务	7	23.3	48	14.2	157	8.5
医保异地就医直接结算	12	40.0	170	50.1	831	44.9
脱卡就医	9	30.0	96	28.3	305	16.5
在线支付方式／"一站式"结算服务	15	50.0	211	62.2	936	50.6
复诊患者在线部分常见病、慢性病处方	11	36.7	70	20.6	288	15.6
在线健康状况评估与健康管理	7	23.3	96	28.3	337	18.2
签约患者转诊绿色通道	9	30.0	119	35.1	528	28.5
处方在线审核	7	23.3	64	18.9	237	12.8
中药饮片网上配送	7	23.3	40	11.8	207	11.2
在线接种预约服务	12	40.0	80	23.6	272	14.7
网上家庭医生签约服务	16	53.3	181	53.4	751	40.6
网络科普平台	13	43.3	64	18.9	186	10.1
电子健康档案数据库与电子病历数据库互联对接	17	56.7	149	44.0	557	30.1

续　表

指标	省级		市级		县级	
	数量	占比(%)	数量	占比(%)	数量	占比(%)
"互联网+"健康咨询服务	13	43.3	89	26.3	323	17.5
区域远程医疗中心	16	53.3	165	48.7	701	37.9
对基层机构的远程诊疗、在线咨询	15	50.0	154	45.4	588	31.8
基层卫生信息系统中医学影像、远程心电、实验室检验	11	36.7	140	41.3	560	30.3
三级医院院内医疗服务信息互通共享	15	50.0	151	44.5	253	13.7
院前急救车载监护系统与区域或医院信息平台连接	6	20.0	65	19.2	197	10.6
院前急救协同信息平台	5	16.7	71	20.9	195	10.5
医院应急救治中心与院前急救机构信息互通共享	4	13.3	56	16.5	196	10.6
医疗机构、医师、护士电子化注册审批	15	50.0	114	33.6	707	38.2
严重精神障碍患者发病报告在线管理	7	23.3	53	15.6	352	19.0
区域内检查检验结果互认	11	36.7	103	30.4	362	19.6
区域政务服务一网通办	16	53.3	93	27.4	335	18.1
生育服务网上登记	22	73.3	149	44.0	675	36.5
区域政务信息共享	19	63.3	112	33.0	359	19.4
公共服务卡应用集成	5	16.7	34	10.0	113	6.1

数据来源：2020 年全民健康信息化调查。

5-2-14 2020年医院信息平台基本功能点建设情况

指标	三级医院 数量	三级医院 占比（%）	二级医院 数量	二级医院 占比（%）	其他医疗机构 数量	其他医疗机构 占比（%）
已开通	1028	52.4	2853	59.9	442	60.8
数据交换	981	95.4	2443	85.6	305	69.0
数据存储	840	81.7	2599	91.1	387	87.6
数据质量管理	624	60.7	1417	49.7	195	44.1
数据查询	924	89.9	2668	93.5	391	88.5
单点登录	713	69.4	1828	64.1	259	58.6
辅助决策支持	620	60.3	1106	38.8	117	26.5
标准字典库	804	78.2	1791	62.8	212	48.0
数据安全管理	568	55.3	1405	49.2	195	44.1
数据标准管理	702	68.3	1319	46.2	173	39.1
患者主索引	842	81.9	1761	61.7	216	48.9
平台配置及服务监控	643	62.5	784	27.5	114	25.8
用户权限管理	775	75.4	2253	79.0	313	70.8
医院门户	382	37.2	617	21.6	91	20.6
数据质量监控	490	47.7	847	29.7	113	25.6
医疗机构电子证照管理	72	7.0	153	5.4	37	8.4
医师电子证照管理	89	8.7	207	7.3	52	11.8
护士电子证照管理	78	7.6	190	6.7	49	11.1
其他	50	4.9	162	5.7	27	6.1
未开通	934	47.6	1907	40.1	285	39.2

数据来源：2020 年全民健康信息化调查。

5-2-15　2020 年接入医院集成平台的信息系统情况

指标	三级医院		二级医院		其他医疗机构	
	数量	占比（%）	数量	占比（%）	数量	占比（%）
门急诊挂号收费管理系统	959	48.9	2799	58.8	425	58.5
门诊医生工作站	968	49.3	2832	59.5	432	59.4
分诊管理系统	668	34.1	1087	22.8	55	7.6
住院患者入出转系统	912	46.5	2542	53.4	347	47.7
住院医生工作站	967	49.3	2836	59.6	402	55.3
住院护士工作站	963	49.1	2846	59.8	409	56.3
电子化病历书写与管理系统	929	47.4	2663	56.0	359	49.4
合理用药管理系统	660	33.6	1337	28.1	171	23.5
临床检验系统	930	47.4	2264	47.6	264	36.3
医学影像系统	906	46.2	2027	42.6	225	31.0
超声／内镜管理系统	810	41.3	1527	32.1	151	20.8
手术麻醉管理系统	710	36.2	989	20.8	67	9.2
临床路径管理系统	700	35.7	1305	27.4	96	13.2
输血管理系统	608	31.0	600	12.6	31	4.3
重症监护系统	424	21.6	303	6.4	19	2.6
心电管理系统	627	32.0	648	13.6	86	11.8
体检管理系统	661	33.7	1394	29.3	128	17.6
病理管理系统	624	31.8	677	14.2	42	5.8
移动护理系统	538	27.4	348	7.3	24	3.3
移动查房系统	373	19.0	229	4.8	16	2.2
移动输液系统	254	13.0	114	2.4	13	1.8
病历质控系统	610	31.1	1239	26.0	105	14.4
医疗保险／新农合接口	601	30.6	1857	39.0	225	31.0
人力资源管理系统	403	20.5	421	8.8	62	8.5
财务管理系统	505	25.7	1608	33.8	232	31.9
药品管理系统	770	39.3	2305	48.4	335	46.1
设备材料管理系统	595	30.3	1600	33.6	156	21.5
物资供应管理系统	628	32.0	1556	32.7	146	20.1
预算管理系统	258	13.2	218	4.6	35	4.8
绩效管理系统	336	17.1	435	9.1	48	6.6
其他	85	4.3	121	2.5	24	3.3
未接入	919	46.8	1754	36.8	238	32.7

数据来源：2020 年全民健康信息化调查。

5-2-16　2020 年各级医疗机构便民服务、医疗服务功能开通情况

指标	三级医院		二级医院		其他医疗机构	
	数量	占比（%）	数量	占比（%）	数量	占比（%）
便民服务功能开通情况						
互联网服务	1427	72.7	1601	33.6	116	16.0
预约服务	1800	91.7	2444	51.3	212	29.2
自助服务	1788	91.1	2470	51.9	156	21.5
智能候诊	821	41.8	612	12.9	54	7.4
自助支付	1680	85.6	2292	48.2	162	22.3
智能导航	567	28.9	356	7.5	17	2.3
信息推送	1304	66.5	1320	27.7	137	18.8
患者定位	183	9.3	80	1.7	6	0.8
陪护服务	319	16.3	335	7.0	37	5.1
满意度评价	1426	72.7	1954	41.1	159	21.9
信息公开服务	1377	70.2	1815	38.1	180	24.8
未开通	26	1.3	947	19.9	339	46.6
医疗服务功能开通情况						
患者基本信息管理	1867	95.2	4059	85.3	505	69.5
院前急救	810	41.3	1620	34.0	164	22.6
门诊分诊	1507	76.8	2288	48.1	284	39.1
急诊分级分诊	905	46.1	1124	23.6	96	13.2
门急诊电子病历	1597	81.4	3086	64.8	375	51.6
急诊留观	1160	59.1	1966	41.3	191	26.3
申请单管理	1598	81.4	2667	56.0	239	32.9
住院病历书写	1931	98.4	4364	91.7	488	67.1
护理记录	1857	94.6	4043	84.9	457	62.9
非药品医嘱执行	1618	82.5	2718	57.1	271	37.3
临床路径	1665	84.9	2706	56.8	216	29.7
多学科协作诊疗	754	38.4	685	14.4	46	6.3
电子病历和健康档案调阅	1392	70.9	2381	50.0	239	32.9
随访服务管理	977	49.8	995	20.9	144	19.8
未开通	4	0.2	163	3.4	128	17.6

数据来源：2020 年全民健康信息化调查。

5-2-17 2020 年各级医疗机构医技服务、医疗管理功能开通情况

指标	三级医院 数量	三级医院 占比(%)	二级医院 数量	二级医院 占比(%)	其他医疗机构 数量	其他医疗机构 占比(%)
医技服务功能开通情况						
医学影像信息管理	1859	94.8	3651	76.7	391	53.8
临床检验信息管理	1915	97.6	3973	83.5	413	56.8
病理管理	1475	75.2	1703	35.8	92	12.7
生物标本库管理	740	37.7	600	12.6	33	4.5
手术信息管理	1511	77.0	2113	44.4	130	17.9
麻醉信息管理	1410	71.9	1689	35.5	102	14.0
输血信息管理	1396	71.2	1397	29.3	71	9.8
电生理信息管理	759	38.7	366	7.7	25	3.4
透析治疗信息管理	634	32.3	572	12.0	15	2.1
放疗信息管理	303	15.4	118	2.5	3	0.4
化疗信息管理	210	10.7	101	2.1	2	0.3
康复信息管理	370	18.9	463	9.7	44	6.1
放射介入信息管理	642	32.7	419	8.8	16	2.2
高压氧信息管理	233	11.9	208	4.4	8	1.1
供应室管理	1174	59.8	1067	22.4	87	12.0
未开通	25	1.3	593	12.5	269	37.0
医疗管理功能开通情况						
人员权限管理	1893	96.5	4125	86.7	491	67.5
电子病历质量监控管理	1654	84.3	2919	61.3	274	37.7
手术分级管理	1311	66.8	1617	34.0	96	13.2
危急值管理	1646	83.9	2249	47.2	182	25.0
临床路径与单病种管理	1603	81.7	2476	52.0	164	22.6
院内感染管理	1619	82.5	2183	45.9	206	28.3
护理质量管理	1207	61.5	1707	35.9	195	26.8
医疗安全（不良）事件上报	1466	74.7	2125	44.6	239	32.9
传染病信息上报	1624	82.8	2838	59.6	323	44.4
食源性疾病信息上报	925	47.1	1594	33.5	137	18.8
卫生应急管理	358	18.2	554	11.6	86	11.8
未开通	11	0.6	351	7.4	177	24.3

数据来源：2020 年全民健康信息化调查。

5-2-18　2020 年作为上级指导医院连接下级服务医院开展远程医疗功能开通情况

指标	三级医院		二级医院		其他医疗机构	
	数量	占比（%）	数量	占比（%）	数量	占比（%）
远程预约	518	26.4	541	11.4	38	5.2
远程会诊	1176	59.9	1458	30.6	118	16.2
远程影像诊断	884	45.1	1126	23.7	43	5.9
远程心电诊断	674	34.4	873	18.3	41	5.6
远程医学教育	523	26.7	501	10.5	34	4.7
远程病理诊断	326	16.6	222	4.7	10	1.4
远程双向转诊	536	27.3	644	13.5	58	8.0
远程重症监护	42	2.1	13	0.3	2	0.3
远程手术示教	257	13.1	46	1.0	3	0.4
远程检验共享	288	14.7	283	5.9	25	3.4
远程影像共享	415	21.2	400	8.4	30	4.1
未开通	548	27.9	2768	58.2	564	77.6

数据来源：2020 年全民健康信息化调查。

第六章

部分国家健康指标情况

6-1-1　2016～2021 年人口数（万人）

国家	2016	2017	2018	2019	2020	2021
澳大利亚	2419.1	2460.2	2498.3	2536.6	2569.3	2573.8
奥地利	874.0	879.5	883.8	887.8	891.7	895.2
比利时	1129.5	1134.9	1140.4	1146.2	1150.7	1155.3
加拿大	3610.9	3654.5	3706.5	3760.1	3803.7	3824.6
智利	1816.7	1841.9	1875.1	1910.7	1945.8	1967.8
哥伦比亚	4874.8	4929.2	4983.4	5037.4	5091.2	5120.8
哥斯达黎加	489.0	494.7	500.3	505.8	511.1	516.3
捷克	1056.5	1059.0	1062.6	1066.9	1070.0	1050.1
丹麦	572.4	576.1	579.0	581.4	582.5	585.0
爱沙尼亚	131.6	131.7	132.2	132.7	132.9	133.1
芬兰	549.5	550.8	551.6	552.2	553.0	554.1
法国	6668.9	6688.3	6712.5	6735.6	6754.0	6772.0
德国	8234.9	8265.7	8290.6	8309.3	8316.1	8312.9
希腊	1077.6	1075.5	1073.3	1072.2	1069.9	1065.7
匈牙利	981.4	978.8	977.6	977.1	975.0	971.0
冰岛	33.5	34.3	35.3	36.1	36.6	37.3
爱尔兰	474.0	479.2	485.7	492.1	497.7	501.1
以色列	854.6	871.3	888.3	905.4	921.5	936.5
意大利	6011.5	6000.2	5987.7	5972.9	5943.9	5911.0
日本	12693.3	12670.6	12644.3	12616.7	12614.6	12550.2
韩国	5121.8	5136.2	5158.5	5176.5	5183.6	5174.5
拉脱维亚	196.0	194.2	192.7	191.4	190.0	188.4

国家	2016	2017	2018	2019	2020	2021
立陶宛	286.8	282.8	280.2	279.4	279.5	279.5
卢森堡	58.3	59.6	60.8	62.0	63.0	64.0
墨西哥	12271.5	12404.2	12532.8	12657.8	12779.2	12897.2
荷兰	1703.0	1713.1	1723.2	1734.5	1744.2	1753.3
新西兰	471.4	481.4	490.1	497.9	509.0	511.3
挪威	523.6	527.7	531.2	534.8	537.9	540.8
波兰	3842.7	3842.2	3841.3	3838.6	3835.4	3816.2
葡萄牙	1032.5	1030.0	1028.4	1028.6	1029.7	1029.8
斯洛伐克	543.1	543.9	544.7	545.4	545.9	544.2
斯洛文尼亚	206.4	206.6	207.0	208.9	210.0	210.7
西班牙	4645.0	4653.3	4672.9	4710.5	4735.6	4732.7
瑞典	992.3	1005.8	1017.5	1027.9	1035.3	1041.6
瑞士	837.3	845.2	851.4	857.5	863.8	870.2
土耳其	7927.8	8031.3	8140.7	8257.9	8338.5	8414.7
英国	6564.8	6604.0	6643.6	6679.7	6708.1	6735.1
美国	32307.2	32512.2	32683.8	32833.0	33150.1	33189.4
巴西	20515.7	20680.5	20849.5	21014.7	21175.6	21331.8
印度	132451.7	133867.7	135264.2	136641.8	138000.4	139340.9
印度尼西亚	25849.7	26135.6	26416.2	26691.2	26960.3	27224.9
俄罗斯	14667.5	14684.2	14683.1	14676.5	14646.0	
南非	5614.1	5699.1	5785.9	5872.7	5953.9	6014.3

数据来源：https://stats.oecd.org/.

6-1-2 2016～2021年60岁以上人口数（万人）

国家	2016	2017	2018	2019	2020	2021
澳大利亚	497.7	512.3	527.2	543.2	563.4	578.9
奥地利	211.1	215.0	219.1	223.6	228.5	233.0
比利时	275.9	280.5	285.2	290.2	294.6	298.9
加拿大	823.4	852.3	881.3	911.4	940.7	968.9
智利	286.8	298.1	310.4	322.5	334.8	347.2
哥伦比亚	554.2	575.3	597.1	619.9	644.1	673.1
哥斯达黎加	56.3	59.0	61.8	64.8	67.9	71.2
捷克	267.7	271.9	275.2	277.4	278.4	277.0
丹麦	142.4	144.7	146.9	149.0	151.3	153.7
爱沙尼亚	33.6	34.0	34.5	34.9	35.4	35.8
芬兰	150.8	153.4	155.7	157.9	160.2	162.4
法国	1678.0	1708.9	1739.1	1771.1	1800.3	1827.6
德国	2264.7	2293.8	2323.1	2355.8	2391.4	2427.4
希腊	295.5	298.6	301.7	305.2	308.2	310.7
匈牙利	254.1	256.7	257.9	258.9	259.2	258.5
冰岛	6.5	6.7	6.9	7.2	7.4	7.6
爱尔兰	86.6	89.2	92.0	95.0	97.9	100.8
以色列	132.8	136.8	140.9	145.0	149.0	152.7
意大利	1704.5	1722.9	1741.4	1763.2	1782.0	1798.4
日本	4275.1	4295.6	4316.9	4340.8	4346.9	4360.6
韩国	975.1	1023.6	1075.5	1131.7	1196.6	1263.6
拉脱维亚	51.0	51.3	51.7	52.1	52.5	52.7

国家	2016	2017	2018	2019	2020	2021
立陶宛	72.2	72.7	73.5	74.7	75.7	76.9
卢森堡	11.4	11.7	12.0	12.4	12.7	13.0
墨西哥	1248.1	1294.4	1342.9	1393.6	1446.1	1500.3
荷兰	418.4	427.3	436.5	446.1	455.3	464.0
新西兰	94.9	97.8	100.6	104.0	108.2	111.5
挪威	115.9	118.4	121.0	123.6	126.2	128.8
波兰	892.6	916.4	939.3	960.1	977.8	980.3
葡萄牙	281.1	285.1	289.3	293.5	297.7	301.5
斯洛伐克	116.4	119.7	122.6	125.2	127.5	128.9
斯洛文尼亚	53.1	54.3	55.3	56.4	57.4	58.5
西班牙	1135.5	1155.3	1177.4	1204.0	1226.9	1249.8
瑞典	252.3	255.5	258.6	261.7	264.6	267.3
瑞士	198.4	202.3	206.1	210.2	214.3	218.2
土耳其	979.9	1013.1	1044.9	1086.9	1131.7	1169.2
英国	1534.8	1558.8	1583.9	1613.0	1636.4	1665.1
美国	6866.0	7068.6	7265.8	7459.7	7547.8	7708.4
巴西	2599.4	2699.1	2802.5	2909.5	3019.7	3133.0
印度	12134.8	12583.0	13029.8	13487.0	13961.0	14432.2
印度尼西亚	2405.2	2515.8	2630.9	2749.8	2872.0	3000.8
俄罗斯	3013.6	3030.5	3051.3	3067.5	3313.0	
南非	482.0	496.4	511.3	526.7	542.2	550.5

数据来源: https://stats.oecd.org/.

6-1-3 2016～2021年60岁以上人口占比（%）

国家	2016	2017	2018	2019	2020	2021
澳大利亚	20.6	20.8	21.1	21.4	21.9	22.5
奥地利	24.2	24.4	24.8	25.2	25.6	26.0
比利时	24.4	24.7	25.0	25.3	25.6	25.9
加拿大	22.8	23.3	23.8	24.2	24.7	25.3
智利	15.8	16.2	16.6	16.9	17.2	17.6
哥伦比亚	11.4	11.7	12.0	12.3	12.7	13.1
哥斯达黎加	11.5	11.9	12.4	12.8	13.3	13.8
捷克	25.3	25.7	25.9	26.0	26.0	26.4
丹麦	24.9	25.1	25.4	25.6	26.0	26.3
爱沙尼亚	25.5	25.8	26.1	26.3	26.6	26.9
芬兰	27.4	27.9	28.2	28.6	29.0	29.3
法国	25.2	25.5	25.9	26.3	26.7	27.0
德国	27.5	27.8	28.0	28.4	28.8	29.2
希腊	27.4	27.8	28.1	28.5	28.8	29.2
匈牙利	25.9	26.2	26.4	26.5	26.6	26.6
冰岛	19.4	19.6	19.7	19.9	20.2	20.5
爱尔兰	18.3	18.6	18.9	19.3	19.7	20.1
以色列	15.5	15.7	15.9	16.0	16.2	16.3
意大利	28.4	28.7	29.1	29.5	30.0	30.4
日本	33.7	33.9	34.1	34.4	34.5	34.7
韩国	19.0	19.9	20.8	21.9	23.1	24.4
拉脱维亚	26.0	26.4	26.8	27.2	27.6	28.0

国家	2016	2017	2018	2019	2020	2021
立陶宛	25.2	25.7	26.2	26.7	27.1	27.5
卢森堡	19.5	19.6	19.8	19.9	20.1	20.3
墨西哥	10.2	10.4	10.7	11.0	11.3	11.6
荷兰	24.6	24.9	25.3	25.7	26.1	26.5
新西兰	20.1	20.3	20.5	20.9	21.3	21.8
挪威	22.1	22.4	22.8	23.1	23.5	23.8
波兰	23.2	23.9	24.5	25.0	25.5	25.7
葡萄牙	27.2	27.7	28.1	28.5	28.9	29.3
斯洛伐克	21.4	22.0	22.5	23.0	23.4	23.7
斯洛文尼亚	25.7	26.3	26.7	27.0	27.3	27.8
西班牙	24.4	24.8	25.2	25.6	25.9	26.4
瑞典	25.4	25.4	25.4	25.5	25.6	25.7
瑞士	23.7	23.9	24.2	24.5	24.8	25.1
土耳其	12.4	12.6	12.8	13.2	13.6	13.9
英国	23.4	23.6	23.8	24.1	24.4	24.7
美国	21.3	21.7	22.2	22.7	22.8	23.2
巴西	12.7	13.1	13.4	13.8	14.3	14.7
印度	9.2	9.4	9.6	9.9	10.1	10.4
印度尼西亚	9.3	9.6	10.0	10.3	10.7	11.0
俄罗斯	20.5	20.6	20.8	20.9	22.6	
南非	8.6	8.7	8.8	9.0	9.1	9.2

数据来源: https://stats.oecd.org/.

6-1-4 2016～2021 年 65 岁以上人口数（万人）

国家	2016	2017	2018	2019	2020	2021
澳大利亚	367.2	379.1	391.3	404.0	419.6	432.9
奥地利	161.6	163.6	165.8	168.2	170.8	173.3
比利时	207.9	211.3	214.8	218.5	221.7	224.9
加拿大	592.1	613.5	635.6	660.0	684.6	708.2
智利	198.6	207.1	216.5	226.0	235.9	245.9
哥伦比亚	374.2	387.6	401.7	416.6	432.9	453.3
哥斯达黎加	37.2	39.0	40.9	43.0	45.3	47.7
捷克	196.0	201.4	206.3	210.9	214.5	216.0
丹麦	108.6	110.6	112.7	114.7	116.7	118.8
爱沙尼亚	25.2	25.6	26.0	26.4	26.8	27.1
芬兰	113.7	116.5	119.2	121.8	124.4	126.7
法国	1272.0	1302.4	1331.4	1360.9	1387.5	1412.3
德国	1740.5	1761.0	1779.7	1798.7	1818.1	1836.6
希腊	230.6	233.0	235.2	237.5	239.7	241.8
匈牙利	181.2	184.0	187.1	191.6	195.9	198.8
冰岛	4.7	4.8	5.0	5.2	5.3	5.5
爱尔兰	63.0	65.0	67.3	69.6	72.0	74.2
以色列	95.9	99.8	103.7	107.5	111.1	114.4
意大利	1339.2	1351.4	1362.9	1377.6	1390.0	1399.4
日本	3459.1	3515.2	3557.8	3588.5	3602.7	3621.4
韩国	675.7	706.6	736.6	768.9	815.2	857.1
拉脱维亚	38.7	38.8	38.9	39.0	39.3	39.3

国家	2016	2017	2018	2019	2020	2021
立陶宛	54.9	55.1	55.2	55.4	55.7	55.8
卢森堡	8.3	8.5	8.7	9.0	9.2	9.4
墨西哥	847.9	877.1	908.2	941.2	976.4	1013.5
荷兰	312.2	319.9	327.7	335.3	342.5	349.1
新西兰	69.2	71.4	73.5	76.0	79.2	81.8
挪威	86.5	88.6	90.8	93.0	95.4	97.8
波兰	618.7	640.2	661.9	683.6	705.8	717.5
葡萄牙	215.9	219.5	222.9	226.2	229.5	232.2
斯洛伐克	79.9	83.0	86.0	89.0	91.9	93.7
斯洛文尼亚	38.6	39.6	40.7	41.8	43.0	44.1
西班牙	875.3	887.9	901.6	917.7	930.1	944.4
瑞典	196.2	199.2	202.1	205.1	207.7	210.3
瑞士	150.9	153.7	156.4	159.2	161.8	164.3
土耳其	657.3	677.3	704.1	736.8	775.2	809.9
英国	1181.4	1198.9	1216.6	1237.5	1250.9	1268.5
美国	4920.8	5075.8	5235.5	5403.7	5443.8	5584.8
巴西	1778.3	1848.8	1922.3	2000.3	2081.3	2165.8
印度	7673.4	8009.5	8359.3	8714.9	9072.0	9441.3
印度尼西亚	1517.2	1586.8	1659.7	1737.5	1819.8	1906.6
俄罗斯	2060.8	2060.8	2060.8	2060.8	2292.7	
南非	318.6	329.2	339.9	351.2	362.7	369.0

数据来源：https://stats.oecd.org/.

6-1-5　2016～2021 年 65 岁以上人口占比（%）

国家	2016	2017	2018	2019	2020	2021
澳大利亚	15.2	15.4	15.7	15.9	16.3	16.8
奥地利	18.5	18.6	18.8	18.9	19.2	19.4
比利时	18.4	18.6	18.8	19.1	19.3	19.5
加拿大	16.4	16.8	17.1	17.6	18.0	18.5
智利	10.9	11.2	11.5	11.8	12.1	12.5
哥伦比亚	7.7	7.9	8.1	8.3	8.5	8.9
哥斯达黎加	7.6	7.9	8.2	8.5	8.9	9.2
捷克	18.6	19.0	19.4	19.8	20.0	20.6
丹麦	19.0	19.2	19.5	19.7	20.0	20.3
爱沙尼亚	19.2	19.5	19.7	19.9	20.2	20.4
芬兰	20.7	21.1	21.6	22.1	22.5	22.9
法国	19.1	19.5	19.8	20.2	20.5	20.9
德国	21.1	21.3	21.5	21.6	21.9	22.1
希腊	21.4	21.7	21.9	22.1	22.4	22.7
匈牙利	18.5	18.8	19.1	19.6	20.1	20.5
冰岛	13.9	14.0	14.1	14.3	14.6	14.9
爱尔兰	13.3	13.6	13.9	14.1	14.5	14.8
以色列	11.2	11.5	11.7	11.9	12.1	12.2
意大利	22.3	22.5	22.8	23.1	23.4	23.7
日本	27.3	27.7	28.1	28.4	28.6	28.9
韩国	13.2	13.8	14.3	14.9	15.7	16.6
拉脱维亚	19.8	20.0	20.2	20.4	20.7	20.8

续　表

国家	2016	2017	2018	2019	2020	2021
立陶宛	19.2	19.5	19.7	19.8	19.9	20.0
卢森堡	14.2	14.3	14.4	14.4	14.6	14.7
墨西哥	6.9	7.1	7.2	7.4	7.6	7.9
荷兰	18.3	18.7	19.0	19.3	19.6	19.9
新西兰	14.7	14.8	15.0	15.3	15.6	16.0
挪威	16.5	16.8	17.1	17.4	17.7	18.1
波兰	16.1	16.7	17.2	17.8	18.4	18.8
葡萄牙	20.9	21.3	21.7	22.0	22.3	22.6
斯洛伐克	14.7	15.3	15.8	16.3	16.8	17.2
斯洛文尼亚	18.7	19.1	19.7	20.0	20.5	20.9
西班牙	18.8	19.1	19.3	19.5	19.6	20.0
瑞典	19.8	19.8	19.9	19.9	20.1	20.2
瑞士	18.0	18.2	18.4	18.6	18.7	18.9
土耳其	8.3	8.4	8.6	8.9	9.3	9.6
英国	18.0	18.2	18.3	18.5	18.6	18.8
美国	15.2	15.6	16.0	16.5	16.4	16.8
巴西	8.7	8.9	9.2	9.5	9.8	10.2
印度	5.8	6.0	6.2	6.4	6.6	6.8
印度尼西亚	5.9	6.1	6.3	6.5	6.7	7.0
俄罗斯	14.1	14.0	14.0	14.0	15.7	
南非	5.7	5.8	5.9	6.0	6.1	6.1

数据来源: https://stats.oecd.org/.

6-1-6 2016～2021 年预期寿命（岁）

国家	2016	2017	2018	2019	2020	2021
澳大利亚	82.4	82.5	82.7	82.9	83.2	
奥地利	81.8	81.7	81.8	82.0	81.3	81.3
比利时	81.5	81.6	81.7	82.1	80.8	81.9
加拿大	82.0	81.9	81.9	82.3	81.7	
智利	80.0	80.2	80.4	80.6	80.8	81.0
哥伦比亚	75.7	75.9	76.5	76.6	76.7	76.8
哥斯达黎加	80.0	80.2	80.3	80.5	80.6	80.8
捷克	79.1	79.1	79.1	79.3	78.3	77.4
丹麦	80.9	81.1	81.0	81.5	81.6	81.4
爱沙尼亚	78.0	78.4	78.5	79.0	78.9	76.9
芬兰	81.5	81.7	81.8	82.1	82.0	82.0
法国	82.7	82.7	82.8	83.0	82.3	82.5
德国	81.0	81.1	81.0	81.3	81.1	80.9
希腊	81.5	81.4	81.9	81.7	81.4	80.3
匈牙利	76.2	76.0	76.2	76.5	75.7	74.5
冰岛	82.2	82.6	82.9	83.2	83.1	83.2
爱尔兰	81.7	82.2	82.2	82.8	82.6	
以色列	82.5	82.7	82.9	82.9	82.7	82.6
意大利	83.4	83.1	83.4	83.6	82.3	82.9
日本	84.1	84.2	84.3	84.4	84.7	
韩国	82.4	82.7	82.7	83.3	83.5	
拉脱维亚	74.9	74.9	75.1	75.7	75.5	73.4

国家	2016	2017	2018	2019	2020	2021
立陶宛	74.9	75.8	76.0	76.5	75.1	74.5
卢森堡	82.7	82.1	82.3	82.7	82.2	82.8
墨西哥	74.8	74.9	75.0	75.1	75.2	
荷兰	81.7	81.8	81.9	82.2	81.4	81.5
新西兰	81.7	81.9	81.7	82.1	82.3	
挪威	82.5	82.7	82.8	83.0	83.3	83.2
波兰	78.0	77.8	77.7	78.0	76.5	75.6
葡萄牙	81.3	81.6	81.5	81.9	81.1	81.2
斯洛伐克	77.3	77.3	77.4	77.8	77.0	74.8
斯洛文尼亚	81.2	81.2	81.5	81.6	80.6	80.9
西班牙	83.5	83.4	83.5	84.0	82.4	83.3
瑞典	82.4	82.5	82.6	83.2	82.4	83.2
瑞士	83.7	83.7	83.8	84.0	83.1	84.0
土耳其	78.0	78.1	78.3	78.6		
英国	81.2	81.3	81.3	81.4	80.4	
美国	78.7	78.6	78.7	78.8	77.0	
巴西	75.2	75.5	75.7	75.9	76.1	
印度	68.9	69.2	69.4	69.7	69.9	
印度尼西亚	71.0	71.3	71.5	71.7	71.9	
俄罗斯	71.8	72.6	72.8	73.2		
南非	63.2	63.5	63.9	64.1	64.4	

数据来源: https: //stats.oecd.org/.

6-1-7　　2016～2021 年卫生支出总金额（百亿）

国家	单位	2016	2017	2018	2019	2020	2021
澳大利亚	澳元	17.8	18.7	19.6	20.3	22.0	
奥地利	欧元	3.7	3.8	4.0	4.2	4.4	4.9
比利时	欧元	4.6	4.8	5.0	5.1	4.9	
加拿大	加拿大元	22.3	23.3	24.2	25.3	28.6	29.1
智利	智利比索	1444.2	1630.1	1747.7	1832.8	1955.6	2177.7
哥伦比亚	哥伦比亚比索	6505.3	7068.0	7532.3	8604.1	8981.4	
哥斯达黎加	哥斯达黎加科朗	234.5	242.0	262.4	273.2	286.4	
捷克	捷克克朗	34.1	37.7	40.4	44.0	52.6	
丹麦	丹麦克朗	21.6	22.1	22.8	23.5	24.5	27.1
爱沙尼亚	欧元	0.1	0.2	0.2	0.2	0.2	0.2
芬兰	欧元	2.0	2.1	2.1	2.2	2.3	
法国	欧元	25.7	26.1	26.5	27.1	28.1	
德国	欧元	35.2	37.0	38.6	40.6	43.2	45.7
希腊	欧元	1.5	1.4	1.5	1.5	1.6	
匈牙利	匈牙利福林	253.0	264.7	285.3	299.3	350.0	
冰岛	冰岛克朗	20.3	21.8	23.8	25.9	28.0	31.2
爱尔兰	欧元	2.0	2.1	2.2	2.4	2.6	2.8
以色列	以色列新谢克尔	8.8	9.3	9.8	10.6	11.7	
意大利	欧元	14.8	15.1	15.4	15.6	16.0	16.8
日本	日元	5802.3	5893.7	5978.1	6120.3	5991.8	
韩国	韩元	12046.4	13007.0	14274.1	15667.4	16169.1	18060.9
拉脱维亚	欧元	0.2	0.2	0.2	0.2	0.2	

续　表

国家	单位	2016	2017	2018	2019	2020	2021
立陶宛	欧元	0.3	0.3	0.3	0.3	0.4	0.4
卢森堡	欧元	0.3	0.3	0.3	0.3	0.4	
墨西哥	墨西哥比索	111.8	119.7	126.6	133.2	145.8	
荷兰	欧元	7.3	7.5	7.8	8.3	8.9	
新西兰	新西兰元	2.5	2.6	2.8	2.9	3.2	
挪威	挪威克朗	32.8	34.0	35.6	37.5	38.7	41.8
波兰	兹罗提	12.2	13.1	13.4	14.8	15.2	17.3
葡萄牙	欧元	1.8	1.8	1.9	2.0	2.1	2.4
斯洛伐克	欧元	0.6	0.6	0.6	0.7	0.7	
斯洛文尼亚	欧元	0.3	0.4	0.4	0.4	0.4	
西班牙	欧元	10.0	10.4	10.8	11.4	12.0	
瑞典	瑞典克朗	47.9	49.9	52.8	54.7	57.3	61.6
瑞士	瑞士法郎	7.7	8.0	8.0	8.2	8.3	
土耳其	土耳其里拉	11.3	13.1	15.5	18.8	23.3	
英国	英镑	19.6	20.1	21.0	22.3	25.8	27.7
美国	美元	313.9	326.6	341.6	356.4	393.1	408.8
巴西	巴西雷亚尔	57.5	62.4	66.3	71.0		
印度	印度卢比	539.4	501.8	557.5	613.4		
印度尼西亚	印尼盾						
俄罗斯	俄罗斯卢布						
南非	兰特	38.5	40.6	43.2	46.3		

数据来源: https://stats.oecd.org/.

6-1-8　2016～2021 年 GDP 总金额（百亿）

国家	单位	2016	2017	2018	2019	2020	2021
澳大利亚	澳元	175.9	184.3	194.6	198.1	206.7	
奥地利	欧元	35.8	36.9	38.5	39.7	38.1	40.6
比利时	欧元	43.0	44.5	46.0	47.8	45.7	50.7
加拿大	加拿大元	202.6	214.1	223.6	231.1	220.7	249.3
智利	智利比索	16876.5	17931.5	18943.5	19581.6	20034.4	24063.3
哥伦比亚	哥伦比亚比索	86378.2	92047.1	98779.1	106006.8	99871.9	
哥斯达黎加	哥斯达黎加科朗	3205.6	3434.4	3601.5	3783.2	3635.6	3990.6
捷克	捷克克朗	479.7	511.1	541.1	579.2	570.9	610.8
丹麦	丹麦克朗	210.8	219.3	225.3	231.1	232.4	250.4
爱沙尼亚	欧元	2.2	2.4	2.6	2.8	2.7	3.1
芬兰	欧元	21.8	22.6	23.3	24.0	23.8	25.1
法国	欧元	223.4	229.7	236.3	243.8	231.0	250.1
德国	欧元	313.5	326.7	336.5	347.3	340.5	360.2
希腊	欧元	17.4	17.7	18.0	18.3	16.5	18.3
匈牙利	匈牙利福林	3620.7	3927.5	4338.6	4766.5	4841.2	5512.6
冰岛	冰岛克朗	251.2	264.2	284.4	304.4	293.8	325.1
爱尔兰	欧元	27.0	29.8	32.7	35.7	37.3	42.6
以色列	以色列新谢克尔	122.5	127.9	134.2	141.8	140.1	
意大利	欧元	169.6	173.7	177.1	179.7	166.1	178.2
日本	日元	54436.5	55307.3	55629.4	55849.1	53815.5	
韩国	韩元	174078.0	183569.8	189819.3	192449.8	194072.6	207165.8
拉脱维亚	欧元	2.5	2.7	2.9	3.1	2.9	3.3

国家	单位	2016	2017	2018	2019	2020	2021
立陶宛	欧元	3.9	4.2	4.6	4.9	5.0	5.5
卢森堡	欧元	5.6	5.8	6.0	6.2	6.5	7.2
墨西哥	墨西哥比索	2012.9	2193.4	2352.4	2445.3	2335.7	
荷兰	欧元	70.8	73.8	77.4	81.3	79.7	85.6
新西兰	新西兰元	27.1	29.1	30.6	32.4	32.7	
挪威	挪威克朗	309.8	329.5	355.4	356.3	341.0	414.2
波兰	兹罗提	186.3	199.0	212.2	229.3	233.9	262.2
葡萄牙	欧元	18.6	19.6	20.5	21.4	20.1	21.4
斯洛伐克	欧元	8.1	8.4	8.9	9.4	9.2	9.7
斯洛文尼亚	欧元	4.0	4.3	4.6	4.9	4.7	5.2
西班牙	欧元	111.4	116.2	120.3	124.4	112.2	120.5
瑞典	瑞典克朗	441.5	462.5	482.8	505.0	503.9	545.2
瑞士	瑞士法郎	68.5	69.4	71.9	72.7	70.6	74.3
土耳其	土耳其里拉	262.7	313.4	375.9	431.2	504.8	724.9
英国	英镑	201.7	209.7	217.4	225.5	215.0	231.7
美国	美元	1869.5	1948.0	2052.7	2137.3	2089.4	
巴西	巴西雷亚尔	626.9	658.5	700.4	738.9		
印度	印度卢比	15391.7	17090.0	18887.0	20351.0		
印度尼西亚	印尼盾	1240172.9	1358982.6	1483875.6	1583265.7	1543801.8	1697078.9
俄罗斯	俄罗斯卢布	8561.6	9184.3	10386.2	10924.2	10696.7	
南非	兰特	435.9	465.4	487.4	507.8	497.4	

数据来源：https://stats.oecd.org/.

6-1-9　2016～2021年卫生总费用占GDP比例（%）

国家	2016	2017	2018	2019	2020	2021
澳大利亚	10.1	10.1	10.1	10.2	10.6	
奥地利	10.4	10.4	10.3	10.5	11.5	12.2
比利时	10.8	10.8	10.8	10.7	10.8	
加拿大	11.0	10.9	10.8	11.0	12.9	11.7
智利	8.5	9.1	9.2	9.3	9.8	9.1
哥伦比亚	7.5	7.7	7.6	8.1	9.0	
哥斯达黎加	7.3	7.0	7.3	7.2	7.9	
捷克	7.1	7.4	7.5	7.6	9.2	
丹麦	10.3	10.1	10.1	10.1	10.5	10.8
爱沙尼亚	6.7	6.6	6.7	6.8	7.8	7.5
芬兰	9.4	9.1	9.0	9.2	9.5	
法国	11.5	11.4	11.2	11.1	12.2	
德国	11.2	11.3	11.5	11.7	12.8	12.8
希腊	8.4	8.1	8.1	8.2	9.5	
匈牙利	7.0	6.7	6.6	6.3	7.3	
冰岛	8.1	8.3	8.4	8.5	9.5	9.7
爱尔兰	7.4	7.1	6.9	6.7	7.1	6.7
以色列	7.2	7.2	7.3	7.5	8.3	
意大利	8.7	8.7	8.7	8.7	9.6	9.5
日本	10.7	10.7	10.7	11.0	11.1	
韩国	6.9	7.1	7.5	8.1	8.4	8.8
拉脱维亚	6.1	6.0	6.2	6.5	7.4	

国家	2016	2017	2018	2019	2020	2021
立陶宛	6.6	6.5	6.5	7.0	7.5	7.9
卢森堡	5.1	5.1	5.3	5.4	5.7	
墨西哥	5.6	5.5	5.4	5.4	6.2	
荷兰	10.3	10.1	10.0	10.2	11.2	
新西兰	9.2	9.0	9.0	9.0	9.7	
挪威	10.6	10.3	10.0	10.5	11.3	10.1
波兰	6.5	6.6	6.3	6.4	6.5	6.6
葡萄牙	9.4	9.3	9.4	9.5	10.5	11.2
斯洛伐克	7.0	6.8	6.7	6.9	7.3	
斯洛文尼亚	8.5	8.2	8.3	8.5	9.5	
西班牙	9.0	9.0	9.0	9.1	10.7	
瑞典	10.9	10.8	10.9	10.8	11.5	11.4
瑞士	11.3	11.5	11.2	11.3	11.8	
土耳其	4.3	4.2	4.1	4.4	4.6	
英国	9.7	9.6	9.7	9.9	12.0	11.9
美国	16.8	16.8	16.6	16.7	18.8	17.8
巴西	9.2	9.5	9.5	9.6		
印度	3.5	2.9	3.0	3.0		
印度尼西亚					8.5	
俄罗斯						
南非	8.8	8.7	8.9	9.1	7.8	

数据来源: https://stats.oecd.org/.

6-1-10 2016～2021年新生儿死亡率（‰）

国家	2016	2017	2018	2019	2020	2021
澳大利亚	2.3	2.4	2.3	2.4	2.4	
奥地利	2.3	2.0	2.0	2.3	2.5	
比利时	2.2	2.3	2.4	2.5		
加拿大	3.4	3.5	3.5	3.3	3.5	
智利	5.2	5.5	5.0	4.8	4.3	
哥伦比亚	7.0	6.9	6.9	6.9		
哥斯达黎加	6.2	6.1	6.4	6.2	5.8	
捷克	1.7	1.8	1.6	1.6	1.6	
丹麦	2.6	3.1	2.8	2.4	2.7	
爱沙尼亚	1.4	1.4	0.9	0.9	0.9	
芬兰	1.3	1.5	1.6	1.4	1.3	
法国	2.6	2.8	2.7	2.7	2.6	
德国	2.4	2.3	2.3	2.3	2.2	
希腊	2.8	2.3	2.4	2.6	2.3	
匈牙利	2.5	2.2	2.1	2.2	2.1	
冰岛	0.5	2.2	1.2	0.7	1.8	
爱尔兰	2.3	2.3				
以色列	2.0	2.0	2.0	2.0	1.6	
意大利	2.0	2.0	2.0	1.7		
日本	0.9	0.9	0.9	0.9	0.8	
韩国	1.6	1.5	1.6	1.5	1.3	
拉脱维亚	2.5	3.2	1.8	2.2	2.4	

国家	2016	2017	2018	2019	2020	2021
立陶宛	2.5	1.7	2.2	2.2	1.9	
卢森堡	3.0	2.1	3.0	4.2	3.9	
墨西哥	7.4	7.5	7.4	7.3	7.9	
荷兰	2.6	2.7	2.5	2.7	2.9	
新西兰	2.8	3.3	3.0			
挪威	1.5	1.6	1.7	1.4	1.3	
波兰	2.9	2.8	2.8	2.7	2.6	
葡萄牙	2.3	1.8	2.2	1.9	1.7	
斯洛伐克	2.9	2.6	3.0	3.2	3.1	
斯洛文尼亚	1.4	1.3	1.4	1.3	1.4	
西班牙	1.9	1.9	1.9	1.8	1.8	
瑞典	1.5	1.6	1.3	1.4	1.7	
瑞士	3.0	2.8	2.7	2.7	3.0	2.7
土耳其	6.2	5.8	5.9	5.7	5.5	
英国	2.8	2.8	2.8	2.8	2.7	
美国	3.9	3.9	3.8	3.7	3.6	
巴西	10.0	9.3	9.2	8.9	8.7	
印度	24.8	23.7	22.7	21.4	20.3	
印度尼西亚	13.6	13.1	12.6	12.2	11.7	
俄罗斯	3.5	3.2	2.9	2.6	2.3	
南非	11.1	11.1	11.0	10.8	10.6	

数据来源：https://stats.oecd.org/.

6-1-11　2016～2021年婴儿死亡率（‰）

国家	2016	2017	2018	2019	2020	2021
澳大利亚	3.1	3.3	3.1	3.3	3.2	
奥地利	3.1	2.9	2.7	2.9	3.1	
比利时	3.2	3.6	3.8	3.7	3.3	
加拿大	4.5	4.5	4.7	4.4	4.5	
智利	7.0	7.1	6.6	6.5	5.6	
哥伦比亚	18.7	18.2	17.3	17.0	16.8	16.5
哥斯达黎加	7.9	7.9	8.4	8.2	7.9	
捷克	2.8	2.7	2.6	2.6	2.3	
丹麦	3.1	3.8	3.7	3.0	3.2	
爱沙尼亚	2.3	2.3	1.6	1.6	1.4	
芬兰	1.9	2.0	2.1	2.1	1.8	
法国	3.7	3.9	3.8	3.8	3.6	3.6
德国	3.4	3.3	3.2	3.2	3.1	
希腊	4.2	3.5	3.5	3.7	3.2	
匈牙利	3.9	3.5	3.3	3.6	3.4	
冰岛	0.7	2.7	1.7	1.1	2.9	
爱尔兰	3.0	3.0	2.9	2.8	3.0	
以色列	3.1	3.1	3.0	3.0	2.5	
意大利	2.8	2.7	2.8	2.4	2.4	
日本	2.0	1.9	1.9	1.9	1.8	
韩国	2.8	2.8	2.8	2.7	2.5	
拉脱维亚	3.7	4.1	3.2	3.4	3.5	

国家	2016	2017	2018	2019	2020	2021
立陶宛	4.5	3.0	3.4	3.3	2.8	
卢森堡	3.8	3.2	4.3	4.7	4.5	
墨西哥	13.4	13.5	12.9	13.1	13.8	
荷兰	3.5	3.6	3.5	3.6	3.8	
新西兰	4.2	4.7	4.3			
挪威	2.2	2.2	2.3	2.0	1.6	
波兰	4.0	4.0	3.8	3.8	3.6	
葡萄牙	3.2	2.7	3.3	2.8	2.4	
斯洛伐克	5.4	4.5	5.0	5.1	5.1	
斯洛文尼亚	2.0	2.1	1.7	2.1	2.2	
西班牙	2.7	2.7	2.7	2.6	2.6	
瑞典	2.5	2.4	2.0	2.1	2.4	
瑞士	3.6	3.5	3.3	3.3	3.6	3.2
土耳其	9.7	9.0	9.2	9.0	8.5	
英国	3.8	3.9	3.9	3.7	3.6	
美国	5.9	5.8	5.7	5.6	5.4	
巴西	14.0	13.4	13.1	13.3	12.2	
印度	33.1	31.4	29.8	28.3	27.0	
印度尼西亚	22.4	21.6	20.8	20.2	19.5	
俄罗斯	6.0	5.6	5.1	4.9		
南非	28.0	27.6	26.9	26.3	25.8	

数据来源: https://stats.oecd.org/.

6-1-12 2016～2021年围生期死亡率（1/10万）

国家	2016	2017	2018	2019	2020	2021
澳大利亚	3.7	3.9	3.5	3.9	4.1	
奥地利	5.2	4.9	4.8	5.0	5.8	
比利时	6.0	7.1	6.9	6.6		
加拿大	5.7	5.8	5.8	5.7	5.6	
智利	7.5	7.3	7.0	6.6	5.9	
哥伦比亚	10.2	10.6	10.8	11.0		
哥斯达黎加						
捷克	3.8	3.8	3.4	3.6	3.9	
丹麦	4.4	5.1	4.1			
爱沙尼亚	3.5	3.8	2.7	2.9	2.3	
芬兰	3.2	3.0	3.4	3.3	2.9	
法国	10.7	10.8	10.6	10.4		
德国	5.6	5.6	5.6	5.9	5.8	
希腊	4.7	5.1	5.5	5.1	6.8	
匈牙利	5.8	6.0	5.7	5.6	5.6	
冰岛	2.5	3.4	2.1	2.9	3.3	
爱尔兰	5.7	5.2	5.4	5.6		
以色列	5.1	4.9	5.0	4.6	4.4	
意大利	4.1	4.1	4.0	3.9		
日本	2.4	2.4	2.2	2.3	2.1	
韩国	2.8	2.7	2.8	2.7	2.5	
拉脱维亚	5.1	4.9	4.3	4.1	4.6	

国家	2016	2017	2018	2019	2020	2021
立陶宛	5.9	4.9	5.4	5.4	4.4	
卢森堡	8.1	8.1	8.9	11.6	10.1	
墨西哥	11.3	11.2	10.9	11.7	13.6	
荷兰	4.8	4.8	4.9	5.1		
新西兰	5.5	5.6	5.3			
挪威	3.5	3.5	3.8	3.0	2.8	
波兰	4.0	4.1	4.4	4.3	4.2	
葡萄牙	3.7	3.3	4.2	3.5	3.4	
斯洛伐克	4.4	4.5	4.9	5.0	5.2	
斯洛文尼亚	4.2	3.6	2.8	2.7	3.7	
西班牙	4.4	4.4	4.4	4.4	4.2	
瑞典	4.7	4.6	4.7	4.2	4.3	
瑞士	6.7	6.5	6.6	6.3	6.4	6.7
土耳其	11.4	11.0	11.0	10.8	10.6	
英国	5.0	6.3	6.2	6.1	6.0	
美国	6.0	5.9	5.8	5.7	5.5	
巴西						
印度						
印度尼西亚						
俄罗斯						
南非						

数据来源：https://stats.oecd.org/.

6-1-13　2016～2020年孕产妇死亡率（1/10万）

国家	2016	2017	2018	2019	2020	2021
澳大利亚	3.9	1.9	4.8	3.9	2.0	
奥地利	5.7	2.3	7.1	5.9	2.4	
比利时	4.1					
加拿大	6.3	6.6	8.6	7.5	8.4	
智利	9.0	17.3	13.5	10.9	22.1	
哥伦比亚	51.3	51.0	45.3	50.7	34.4	
哥斯达黎加	28.6	23.3	16.1	20.2		
捷克	7.1	7.0	4.4	4.5		
丹麦	3.2	1.6	1.6		7.7	
爱沙尼亚	14.4				4.3	
芬兰	5.6	8.0	4.2	10.9		
法国					3.6	
德国	2.9	2.8	3.2	3.2		
希腊	6.5	11.3	4.6	7.2	15.2	
匈牙利	11.8	15.3	10.0	11.2	3.3	
冰岛						
爱尔兰	6.2	1.6			2.8	
以色列	2.2	2.7	3.3	3.3		
意大利	2.8	3.5	2.5	2.9	2.7	
日本	3.7	3.8	3.6	3.7	11.8	
韩国	8.4	7.8	11.3	9.9	22.9	
拉脱维亚	23.0	4.8	15.7	37.6		

国家	2016	2017	2018	2019	2020	2021
立陶宛	6.5	7.0	14.2	11.0		
卢森堡		32.4			54.0	
墨西哥	37.2	35.0	34.6	34.2	1.2	
荷兰	3.4	1.8	3.0	5.3		
新西兰	1.7	6.6	13.6		3.7	
挪威			1.8		2.5	
波兰	2.4	2.2	1.3	1.1		
葡萄牙	8.0	12.8	17.2	11.5	1.8	
斯洛伐克	6.9	5.2	3.5			
斯洛文尼亚	5.0	5.0			2.9	
西班牙	3.7	3.3	1.9	1.7	7.0	
瑞典	2.5	4.3	4.3	3.5		
瑞士	4.6	5.7	6.8	7.0	13.1	
土耳其	14.7	14.5	13.6	13.1		
英国	6.6	6.5			23.8	
美国			17.4	20.1		
巴西						
印度						
印度尼西亚						
俄罗斯						
南非						

数据来源：https://stats.oecd.org/.

6-1-14 2016～2020 可避免死亡人口数（人）

国家	2016	2017	2018	2019	2020
澳大利亚	24108	24762	24758	25861	24492
奥地利	12228	11937	12115	11897	13156
比利时	14997	14789	14772		
加拿大	47056	48702	47011	46782	
智利	21352	20865	20286		
哥伦比亚	57958	58447	60423	61360	
哥斯达黎加	5220	5010	5365	5524	6439
捷克	19620	20068	20095	19494	22744
丹麦	8737	8456	8035		
爱沙尼亚	2917	2875	2978	2767	3056
芬兰	8559	8438	8498		
法国	75092				
德国	119266	117524	118857	115278	123590
希腊	14175	14263	14267	14326	
匈牙利	30264	30594	30516	29655	
冰岛	344	336	323	302	293
爱尔兰			4948		
以色列	4955	4922	5099		
意大利	63442	63513			
日本	146364	142376	138927	134500	
韩国	62084	58891	58198	57420	
拉脱维亚	5896	5747	5732	5227	5582

续 表

国家	2016	2017	2018	2019	2020
立陶宛	8701	7913	7516	7411	8920
卢森堡	599	577		557	
墨西哥	189637	197229	200741	206154	392548
荷兰	20758	20372	20802	20273	23663
新西兰	5168				
挪威	5644				
波兰	72777	74666	77092	77643	
葡萄牙	13688	13639	13805		
斯洛伐克	11275	11244	11586	11248	
斯洛文尼亚	3476	3512	3414	3429	4063
西班牙	48431	48465	48321	47710	62285
瑞典	11001	10894	10908		
瑞士	8111	8096	8119		
土耳其	86714			76507	
英国	86916	86257	88003	86683	
美国	596511	609254	607005	608625	811300
巴西	347154	347053	339881	333764	
印度					
印度尼西亚					
俄罗斯					
南非	141855	140072	140431		

注：可避免死亡指通过有效的公共卫生和初级预防措施，在疾病、伤害发生之前，通过减少发病率可以避免的死亡。

数据来源：https://stats.oecd.org/.

6-1-15 2016～2020可避免死亡率（‰）

国家	2016	2017	2018	2019	2020
澳大利亚	1.3	1.3	1.1	1.3	1.0
奥地利	1.3	1.3	1.3	1.2	1.3
比利时	1.3	1.2	1.2		
加拿大	1.2	1.2	1.2	1.1	
智利	1.4	1.3	1.2		
哥伦比亚	1.5	1.5	1.5	1.5	
哥斯达黎加	1.3	1.2	1.3	1.3	1.5
捷克	1.6	1.6	1.6	1.6	1.8
丹麦	1.4	1.3	1.2		
爱沙尼亚	2.1	2.6	2.1	2.0	2.2
芬兰	1.4	1.3	1.3		
法国	1.1				
德国	1.3	1.3	1.3	1.2	1.3
希腊	1.2	1.2	1.2	1.2	
匈牙利	2.7	2.7	2.7	2.6	
冰岛	1.1	1.3	1.0	0.9	0.8
爱尔兰			1.9		
以色列	0.8	0.7	0.7		
意大利	0.9	0.9			
日本	0.9	0.9	0.9	0.9	
韩国	1.2	1.1	1.7	1.3	
拉脱维亚	2.8	2.7	2.7	2.5	2.6

国家	2016	2017	2018	2019	2020
立陶宛	2.9	2.6	2.5	2.4	2.9
卢森堡	1.9	1.3		0.9	
墨西哥	2.3	2.3	2.2	2.2	4.4
荷兰	1.9	1.5	1.3	1.0	1.1
新西兰	1.1				
挪威	1.5				
波兰	1.8	1.8	1.8	1.8	
葡萄牙	1.2	1.2	1.2		
斯洛伐克	2.0	2.0	2.0	1.9	
斯洛文尼亚	1.5	1.5	1.5	1.4	1.6
西班牙	1.0	1.0	1.0	0.9	1.2
瑞典	1.0	1.0	1.0		
瑞士	0.9	0.9	0.9		
土耳其	1.6			1.3	
英国	1.3	1.3	1.3	1.2	
美国	1.9	1.9	1.8	1.8	2.4
巴西	2.7	2.2	2.0	1.9	
印度					
印度尼西亚					
俄罗斯					
南非	3.5	3.4	3.4		

注:可避免死亡指通过有效的公共卫生和初级预防措施,在疾病、伤害发生之前,通过减少发病率可以避免的死亡。

数据来源: https://stats.oecd.org/.

6-1-16 2016～2021年每百万人口医院数

国家	2016	2017	2018	2019	2020	2021
澳大利亚	55.93	54.59	54.20	53.38		
奥地利	31.71	31.26	30.31	29.84	29.94	30.00
比利时	15.62	15.38	15.23	14.27	14.13	14.11
加拿大	19.99	19.76	19.29	18.86	18.46	
智利	19.60	19.44	18.83	18.63	17.83	16.36
哥伦比亚	215.35	213.14	211.14	211.12	214.08	
哥斯达黎加	8.79	8.69	8.79	8.70	8.61	8.52
捷克	24.61	24.35	24.08	24.18	24.58	24.76
丹麦						
爱沙尼亚	22.80	22.77	22.69	22.61	21.81	
芬兰	47.68	44.84	43.69	43.28	45.03	
法国	45.94	45.52	45.30	44.64	44.23	
德国	37.64	37.31	36.80	36.42	36.15	
希腊	25.98	25.76	25.25	25.18		
匈牙利	17.12	16.86	16.67	16.68	16.72	
冰岛	23.85	23.30	22.68	22.19	21.83	
爱尔兰	18.08	17.89	17.67	17.43	17.25	
以色列	9.83	9.64	9.46	9.28	9.12	9.08
意大利	17.98	17.56	17.53	17.68	17.92	
日本	66.51	66.39	66.21	65.79	65.31	
韩国	73.96	75.68	76.07	77.66	79.21	
拉脱维亚	33.17	32.44	32.17	31.87	31.57	

国家	2016	2017	2018	2019	2020	2021
立陶宛	32.42	32.88	33.91	33.64	27.91	
卢森堡	20.57	16.77	16.45	16.13	15.86	15.75
墨西哥	36.46	36.58	36.94	37.19	38.41	38.73
荷兰	31.36	31.87	31.86	32.75	35.43	
新西兰	33.73	33.65	33.67	32.13	31.24	31.29
挪威						
波兰	28.02	33.55	33.60	32.56	32.64	
葡萄牙	21.79	21.84	22.37	23.33	23.40	
斯洛伐克	24.49	24.08	23.87	23.65	24.18	
斯洛文尼亚	14.04	14.03	13.98	13.89	13.79	13.75
西班牙	16.44	16.72	16.71	16.48	16.28	
瑞典	33.80	33.25	33.00	32.77	31.95	
瑞士						
土耳其	19.05	18.90	18.84	18.62	18.40	
英国	29.28	29.07	28.75	29.61	28.64	
美国	17.13	19.10	18.80	18.55		
巴西						
印度						
印度尼西亚						
俄罗斯						
南非						

数据来源: https://stats.oecd.org/.

6-1-17 2016～2021 年千人口床位数（张）

国家	2016	2017	2018	2019	2020	2021
澳大利亚	3.84					
奥地利	7.42	7.37	7.27	7.19	7.05	
比利时	5.76	5.66	5.62	5.57	5.53	5.51
加拿大	2.60	2.53	2.55	2.52	2.55	
智利	2.12	2.11	2.06	2.03	2.01	1.95
哥伦比亚	1.68	1.70	1.71	1.74	1.69	
哥斯达黎加	1.15	1.14	1.11	1.10	1.15	1.17
捷克	6.66	6.63	6.62	6.58	6.50	
丹麦	2.60	2.61	2.61	2.59	2.59	2.52
爱沙尼亚	4.69	4.61	4.53	4.53	4.46	
芬兰	3.97	3.75	3.61	3.35	2.83	
法国	6.06	5.98	5.89	5.83	5.73	
德国	8.06	8.00	7.98	7.91	7.82	
希腊	4.20	4.21	4.20	4.18		
匈牙利	7.00	7.02	6.95	6.91	6.76	6.82
冰岛	3.13	3.06	2.87	2.80	2.84	
爱尔兰	2.95	2.97	2.97	2.88	2.89	
以色列	2.99	3.01	2.97	2.97	2.92	2.91
意大利	3.17	3.18	3.14	3.16	3.19	
日本	13.11	13.05	12.98	12.84	12.63	
韩国	11.99	12.29	12.44	12.43	12.65	
拉脱维亚	5.72	5.57	5.49	5.42	5.29	

国家	2016	2017	2018	2019	2020	2021
立陶宛	6.69	6.56	6.43	6.35	6.01	
卢森堡	4.81	4.66	4.51	4.26	4.19	4.18
墨西哥	0.99	0.98	0.97	0.95	0.99	
荷兰	3.41	3.28	3.18	3.02	2.91	
新西兰	2.72	2.70	2.59	2.54	2.49	2.67
挪威	3.68	3.60	3.53	3.47	3.40	
波兰	6.64	6.62	6.54	6.17	6.19	
葡萄牙	3.39	3.39	3.44	3.51	3.53	
斯洛伐克	5.78	5.82	5.70	5.76	5.68	
斯洛文尼亚	4.49	4.50	4.43	4.43	4.28	
西班牙	2.97	2.97	2.97	2.95	2.95	
瑞典	2.34	2.21	2.13	2.07	2.05	
瑞士	4.69	4.65	4.63	4.59	4.48	
土耳其	2.75	2.81	2.85	2.88	3.01	
英国	2.57	2.54	2.50	2.45	2.43	2.34
美国	2.77	2.86	2.83	2.80		
巴西	2.34	2.32	2.28	2.26	2.45	2.47
印度	0.48	0.53				
印度尼西亚	0.99	1.04				
俄罗斯	8.16	8.05	7.99	8.00		
南非						

数据来源: https: //stats.oecd.org/.

6-1-18 2016～2021年千人口执业医师数（人）

国家	2016	2017	2018	2019	2020	2021
澳大利亚	3.58	3.68	3.75	3.83	3.90	
奥地利	5.13	5.18	5.24	5.32	5.35	5.45
比利时	3.07	3.08	3.13	3.16	3.21	
加拿大	2.62	2.66	2.72	2.74	2.73	2.77
智利						
哥伦比亚						
哥斯达黎加						
捷克			4.04	4.07	4.10	
丹麦	4.00	4.11	4.20	4.25		
爱沙尼亚	3.46	3.47	3.48	3.47	3.48	
芬兰	3.42	3.46	3.48			
法国	3.12	3.14	3.14	3.16	3.17	
德国	4.19	4.25	4.31	4.39	4.47	4.53
希腊						
匈牙利	3.21	3.32	3.38	3.49	3.14	3.28
冰岛	3.85	3.87	3.89	3.89		
爱尔兰	3.19	3.26	3.28	3.32	3.46	4.05
以色列	3.08	3.14	3.22	3.29	3.31	
意大利	3.95	3.99	3.98	4.05	4.00	4.13
日本	2.43		2.49		2.60	
韩国	2.29	2.35	2.39	2.46	2.51	
拉脱维亚	3.21	3.21	3.30	3.27	3.34	

国家	2016	2017	2018	2019	2020	2021
立陶宛	4.47	4.56	4.60	4.57	4.48	
卢森堡	2.88	2.98				
墨西哥	2.34	2.40	2.44	2.44	2.41	
荷兰	3.54	3.60	3.67	3.75	3.83	
新西兰	3.12	3.25	3.31	3.38	3.43	3.53
挪威	4.58	4.73	4.86	4.97	5.09	5.18
波兰	2.42	2.38				
葡萄牙						
斯洛伐克						
斯洛文尼亚	3.01	3.10	3.18	3.26	3.30	
西班牙	3.82	3.88	4.02	4.40	4.58	
瑞典	4.23	4.27	4.32	4.29		
瑞士	4.25	4.30	4.34	4.35	4.39	4.45
土耳其						
英国	2.78	2.81	2.84	2.95	3.03	3.18
美国	2.59	2.61	2.61	2.64		
巴西	1.79	1.86	1.90	1.97	2.05	2.15
印度	0.76	0.78	0.85	0.90		
印度尼西亚		0.38	0.43	0.47	0.63	
俄罗斯	3.94	4.04	4.09	4.16		
南非	0.77	0.78	0.75	0.79		

数据来源：https：//stats.oecd.org/.

6-1-19 2016～2021 年千人口药师数（人）

国家	2016	2017	2018	2019	2020	2021
澳大利亚	0.87	0.88	0.88	0.89	0.91	
奥地利	0.71	0.71	0.72	0.73	0.73	
比利时	1.22	1.24	1.25	1.27	1.29	
加拿大	1.01	1.03	1.03	1.04	1.04	
智利						
哥伦比亚						
哥斯达黎加						
捷克	0.68	0.69	0.69	0.72	0.71	
丹麦	0.52	0.53	0.54	0.44		
爱沙尼亚	0.73	0.73	0.72	0.72	0.73	
芬兰	1.01	1.03	1.03			
法国	1.05	1.04	1.03	1.03	1.02	
德国	0.64	0.65	0.66	0.67	0.67	
希腊						
匈牙利	0.75	0.77	0.80	0.83	0.78	
冰岛	0.49	0.50	0.52	0.54	0.57	
爱尔兰				1.07		
以色列	0.72	0.76	0.87	0.94	0.90	
意大利	1.16	1.17	1.19	1.26	1.24	1.24
日本	1.81		1.90		1.99	
韩国	0.66	0.72	0.73	0.75	0.77	
拉脱维亚	0.84	0.95	0.86	0.84	0.87	0.87

国家	2016	2017	2018	2019	2020	2021
立陶宛		0.99	1.03	1.03	1.03	
卢森堡	0.70	0.70				
墨西哥						
荷兰	0.21	0.21	0.21	0.21	0.22	
新西兰	0.67	0.66	0.70	0.70	0.72	0.72
挪威	0.79	0.81	0.83	0.86	0.88	0.92
波兰	0.77	0.77				
葡萄牙	0.85	0.91	0.91	0.93	0.95	
斯洛伐克						
斯洛文尼亚	0.66	0.69	0.71	0.73	0.74	
西班牙	1.21	1.16	1.19	1.23	1.32	
瑞典	0.77	0.77	0.79	0.79		
瑞士	0.70	0.70	0.69	0.67		
土耳其						
英国	0.86	0.85	0.86	0.87	0.85	
美国						
巴西						
印度						
印度尼西亚						
俄罗斯						
南非						

数据来源：https：//stats.oecd.org/.

6-1-20 2016～2021 年千人口护士数（人）

国家	2016	2017	2018	2019	2020	2021
澳大利亚	11.57	11.68	11.92	12.22	12.26	
奥地利	6.77	6.85	6.87	10.37	10.48	
比利时	10.96	11.22	11.07			
加拿大	9.96	10.00	9.95	9.98	16.00	
智利						
哥伦比亚						
哥斯达黎加						
捷克	7.93	8.50	8.52	8.56	8.66	
丹麦	9.95	13.00	10.10	10.13		
爱沙尼亚	6.10	6.19	6.29	6.24	6.38	
芬兰	12.98	13.27	13.57			
法国						
德国	10.87	11.08	11.52	11.79	12.06	
希腊	3.25	3.31	3.37	3.38		
匈牙利	6.44	6.51	6.62	6.62	6.58	6.59
冰岛	14.22	14.50	14.67	15.36	15.63	
爱尔兰						12.80
以色列	4.99	5.08	5.03	5.01	5.14	
意大利	5.57	5.80	5.74	6.16	6.28	6.26
日本	11.34		11.76		12.10	
韩国	6.83	6.95	7.24	7.93	8.37	
拉脱维亚	4.64	4.57	4.35	4.39	4.18	

国家	2016	2017	2018	2019	2020	2021
立陶宛	7.70	7.71	7.78	7.74	7.81	
卢森堡	11.72	11.72				
墨西哥	2.87	2.87	2.87	2.85	2.91	
荷兰	10.67	10.94	11.16	10.77	11.08	
新西兰	10.24	10.13	10.21	10.24	10.60	10.91
挪威	17.48	17.66	17.71	17.88	18.01	18.37
波兰	5.16	5.10				
葡萄牙						
斯洛伐克						
斯洛文尼亚	9.65	9.92	10.14	10.28	10.47	
西班牙	5.51	5.74	5.87	5.89	6.10	
瑞典	10.95	10.92	10.88	10.85		
瑞士	17.02	17.23	17.59	17.96	18.37	
土耳其						
英国						
美国						
巴西	1.08	1.14	1.21	1.27	1.42	1.55
印度	1.50	1.53	1.57			
印度尼西亚		1.32	1.70	2.17	2.28	
俄罗斯	8.46	8.47	8.46	8.48		
南非	1.31	1.31	1.22	1.10	1.03	

数据来源：https：//stats.oecd.org/.

6-1-21　2016～2021 年千人口口腔医师数（人）

国家	2016	2017	2018	2019	2020	2021
澳大利亚	0.59	0.59	0.60	0.61	0.61	
奥地利	0.57	0.57	0.57	0.58	0.58	
比利时	0.75	0.75	0.75	0.76	0.77	
加拿大	0.64	0.64	0.66	0.65	0.65	
智利						
哥伦比亚						
哥斯达黎加						
捷克	0.75	0.75	0.74	0.73	0.74	
丹麦	0.74	0.72	0.72	0.72		
爱沙尼亚	0.96	0.96	0.97	0.98	1.00	
芬兰	0.73	0.72	0.72			
法国	0.62	0.62	0.62	0.63	0.63	
德国	0.86	0.86	0.86	0.86	0.86	
希腊						
匈牙利	0.62	0.67	0.70	0.73	0.67	
冰岛	0.83	0.81	0.82	0.79	0.79	
爱尔兰	0.76	0.69	0.77	0.83	0.87	
以色列						
意大利	0.80	0.82	0.83	0.87	0.87	0.86
日本	0.80		0.81		0.83	
韩国	0.47	0.49	0.50	0.51	0.52	
拉脱维亚	0.72	0.71	0.71	0.71	0.72	

国家	2016	2017	2018	2019	2020	2021
立陶宛	0.97	1.00	1.03	1.05	1.11	
卢森堡	0.94	0.97				
墨西哥	0.14	0.14	0.12	0.13	0.11	
荷兰	0.51	0.55	0.56	0.57	0.57	
新西兰						0.52
挪威	0.89	0.90	0.90	0.91	0.91	0.93
波兰	0.35	0.35				
葡萄牙						
斯洛伐克						
斯洛文尼亚	0.69	0.70	0.72	0.72	0.75	
西班牙						
瑞典	0.81	0.81	0.81	0.78		
瑞士	0.50	0.52	0.51	0.41		
土耳其						
英国	0.53	0.53	0.53	0.53	0.54	0.51
美国						
巴西						
印度						
印度尼西亚						
俄罗斯						
南非						

数据来源：https://stats.oecd.org/.

6-1-22 2016～2021年长期护理人员数（人）

国家	2016	2017	2018	2019	2020	2021
澳大利亚	228069				306181	
奥地利	65420	66751	68211	69291	69885	
比利时						
加拿大	217916	220176	223329	226824	232142	
智利						
哥伦比亚						
哥斯达黎加						
捷克						
丹麦	86255	87003	87245	86653		
爱沙尼亚	13765	13578	13644	14173	14331	
芬兰						
法国						
德国		918620		974138		
希腊						
匈牙利	39722	39565	35314	35045	36038	
冰岛						
爱尔兰	25441	25981	26383	26179	26271	26589
以色列	106100	105600	104500	103900	111500	128300
意大利						
日本	2028341	2071008	2382115	2411446	2430685	
韩国	235168	255497	287071	332332	366261	
拉脱维亚	6333	6293	6341	6489	6617	

国家	2016	2017	2018	2019	2020	2021
立陶宛						
卢森堡						
墨西哥						
荷兰	247000	239000	255000	264000	266000	
新西兰						
挪威	108194	110972	111820	113766	114566	115593
波兰	15769	16454	17266	18405	18750	19489
葡萄牙						
斯洛伐克	11635	10220	13146	12301		
斯洛文尼亚						
西班牙	391589	413266	425174	441300	443836	454655
瑞典	240909	243524	242782	241418	239802	
瑞士	120954	124747	127647	131141	134580	
土耳其						
英国						
美国	2791842	2817369	2861973	2807279	2602513	
巴西						
印度						
印度尼西亚						
俄罗斯						
南非						

数据来源: https://stats.oecd.org/.

6-1-23 2016～2021年每百名65岁及以上老人可获得的长期护理人员数（人）

国家	2016	2017	2018	2019	2020	2021
澳大利亚	6.2				7.3	
奥地利	4.1	4.1	4.1	4.2	4.1	
比利时						
加拿大	3.7	3.6	3.5	3.4	3.4	
智利						
哥伦比亚						
哥斯达黎加						
捷克						
丹麦	8.0	7.9	7.8	7.6		
爱沙尼亚	5.5	5.3	5.3	5.4	5.4	
芬兰						
法国						
德国		5.2		5.4		
希腊						
匈牙利	2.2	2.2	1.9	1.9	1.9	
冰岛						
爱尔兰	4.1	4.0	3.9	3.8	3.7	3.6
以色列	11.1	10.6	10.1	9.7	1	11.2
意大利						
日本	5.9	5.9	6.7	6.7	6.7	
韩国	3.5	3.6	3.9	4.3	4.5	
拉脱维亚						

续 表

国家	2016	2017	2018	2019	2020	2021
立陶宛						
卢森堡	7.7	7.5	7.4	7.3	7.3	
墨西哥						
荷兰	8.0	7.6	7.9	8.0	7.8	
新西兰			6.8			
挪威	12.7	12.7	12.5	12.4	12.2	12.0
波兰						
葡萄牙	0.7	0.8	0.8	0.8	0.8	0.8
斯洛伐克	1.5	1.3	1.6	1.4		
斯洛文尼亚						
西班牙	4.5	4.7	4.7	4.8	4.8	4.9
瑞典	12.4	12.3	12.1	11.9	11.6	
瑞士	8.1	8.2	8.2	8.3	8.4	
土耳其						
英国						
美国	5.7	5.6	5.5	5.2	4.8	
巴西						
印度						
印度尼西亚						
俄罗斯						
南非						

数据来源：https://stats.oecd.org/.

6-1-24　2016～2021 年人均门诊次数（人次）

国家	2016	2017	2018	2019	2020	2021
澳大利亚	7.0	7.1	7.3	7.3	6.8	6.1
奥地利	6.6	6.5	6.6	6.6	5.8	
比利时	6.9	7.0	7.2	7.3	6.2	
加拿大	6.6	6.6	6.5	6.6		
智利	3.6	3.8	2.8	2.9	2.2	
哥伦比亚	1.3	1.9	2.2	2.6		
哥斯达黎加	2.2	2.2	2.2	2.3	1.9	
捷克	7.7	7.7	7.9	7.9	7.3	
丹麦	4.1	4.1	4.1	3.9	4.0	3.8
爱沙尼亚	6.3	5.9	5.6	5.5	4.1	
芬兰	4.3	4.4	4.4	4.4	4.2	
法国	6.1	5.9	5.9	5.8	5.0	
德国	1.0	9.9	9.9	9.8	9.5	
希腊		3.5	3.3	3.5	2.7	2.7
匈牙利	11.1	10.9	10.7	10.7	9.7	
冰岛						
爱尔兰	5.7	5.7	5.0	5.8		
以色列	8.5	8.4	8.2	8.1	6.7	7.1
意大利	9.9	10.1	10.3	10.4	5.2	
日本	12.6	12.6	12.5	12.4		
韩国	17.1	16.7	16.9	17.2	14.7	
拉脱维亚	5.9	6.1	6.0	6.1	5.1	

国家	2016	2017	2018	2019	2020	2021
立陶宛	9.2	9.5	9.9	9.5	6.3	
卢森堡	6.0	5.7	5.8	5.6	4.4	
墨西哥	2.6	2.5	2.4	2.3	2.1	
荷兰	8.8	8.3	9.0	8.8	8.4	
新西兰		3.8				
挪威	4.4	4.5	4.5	4.4	3.7	3.9
波兰	7.5	7.6	7.6	7.7	6.8	
葡萄牙						
斯洛伐克	11.4	10.9	10.9	11.1	10.1	
斯洛文尼亚	6.7	6.6	6.6	6.7	5.2	
西班牙		7.3			5.3	
瑞典	2.8	2.8	2.7	2.6	2.2	
瑞士		4.3				
土耳其	8.6	8.9	9.5	9.8	7.2	
英国						
美国						
巴西	2.4	2.3	2.0	2.0	1.4	1.6
印度						
印度尼西亚						
俄罗斯	9.7	9.7	9.8	9.9		
南非						

注：门诊访问量不包含电话和电子邮件咨询、实验室检查、口腔医师和护士访问。

数据来源：https://stats.oecd.org/.

6-1-25　2016～2021年出院率（%）

国家	2016	2017	2018	2019	2020	2021
澳大利亚	18.7	18.5	18.4	17.4		
奥地利	25.3	24.9	24.7	24.3	20.2	
比利时	16.9	16.8	16.8	16.7	13.9	
加拿大	8.5	8.5	8.4	8.3	7.2	
智利	9.0	8.9	8.9	8.6	6.8	
哥伦比亚	2.6	3.3				
哥斯达黎加	5.4	5.3	5.1	5.0	4.0	
捷克	2.0	19.8	19.6	19.1	16.1	
丹麦	14.5					
爱沙尼亚	16.0	15.6	15.6	15.4	13.5	
芬兰	16.8	16.4	16.4		14.3	
法国	18.8	18.6	18.5	18.3	16.1	
德国	25.7	25.5	25.2	25.3	21.9	
希腊						
匈牙利	19.9	19.5	19.3	19.1	14.7	
冰岛	11.5	11.5		10.6		
爱尔兰	13.5	13.3	13.4	13.2	11.4	
以色列	15.6	15.4	15.3	15.1	13.6	
意大利	11.7	11.6	11.4	11.3	9.3	
日本		13.3				
韩国	17.1	16.9	16.9	17.7	15.4	
拉脱维亚	17.3	16.6	16.4	16.2	13.9	

国家	2016	2017	2018	2019	2020	2021
立陶宛	22.8	22.5	22.2	22.0	15.8	
卢森堡						
墨西哥	4.3	4.0	3.9	4.0	2.8	
荷兰	9.6	9.2	9.0	8.8	7.7	
新西兰	14.8	14.8	14.5	14.6		
挪威	16.8	16.5	16.3	16.2	14.8	15.5
波兰	17.9	18.2	17.3	16.8	12.6	
葡萄牙			8.3	8.7	7.4	
斯洛伐克	19.7	19.5	19.1	18.9	15.5	
斯洛文尼亚	18.3	17.6	17.5	17.3	14.3	
西班牙	10.4	10.4	10.5	10.3	9.0	
瑞典	14.6	14.0	13.9	13.7	12.8	
瑞士	17.2	17.1	17.0	16.9	15.9	
土耳其	16.8	16.9	16.6			
英国	12.8		12.9			
美国						
巴西						
印度						
印度尼西亚						
俄罗斯	22.4	22.2	22.4	22.2		
南非						

数据来源: https://stats.oecd.org/.

卫生健康数据手册

2022

国家卫生健康委统计信息中心　编

中国协和医科大学出版社

北　京

编者名单

主　编　吴士勇

编　者　张耀光　陈俐锦　王晓旭　冯星淋

　　　　徐向东　李岳峰　谢学勤　蔡　玥

　　　　武瑞仙　王　帅　梁艺琼　张黎黎

　　　　刘家硕　杨　硕　周　一　郑荣寿

前　　言

　　为贯彻落实新发展理念，全面推进健康中国建设和实施积极应对人口老龄化战略，促进卫生健康事业高质量发展，更好服务管理决策，国家卫生健康委统计信息中心组织编写了《卫生健康数据手册·2022》（以下简称《数据手册》），供各级领导、政策制定者、管理和研究人员参考使用。

　　《数据手册》以国家卫生健康委各类统计调查制度数据为基础，结合相关部委公开数据，涵盖人口社会与经济发展、居民健康状况、医疗资源与卫生服务、卫生健康投入、医疗保障、药品监管、教育与科技创新、医药产业发展等与健康相关的指标，力图全景式反映卫生健康事业发展以及居民健康卫生服务利用、健康水平的现状及变化等情况。《数据手册》主要提供了2015～2021年最新数据，重点指标则为1949年以来的情况。

　　希望《数据手册》能够为政策研究、制定和落实提供便捷的数据支持，成为决策和管理的有力助手。本书汇总了多种来源的数据，难免存在疏漏以及不足之处，敬请广大读者批评指正。

国家卫生健康委统计信息中心

2022年10月

目　录

第一章

人口社会经济发展

第一节

人口情况

1-1-1 历年全国总人口及分性别、分城乡人口数
（万人）

年份	年末人口数	男性人口数	女性人口数	城镇人口	乡村人口
1949	54167	28145	26022	5765	48402
1950	55196	28669	26527	6169	49027
1955	61465	31809	29656	8285	53180
1960	66207	34283	31924	13073	53134
1965	72538	37128	35410	13045	59493
1970	82992	42686	40306	14424	68568
1975	92420	47564	44856	16030	76390
1980	98705	50785	47920	19140	79565
1985	105851	54725	51126	25094	80757
1990	114333	58904	55429	30195	84138
1995	121121	61808	59313	35174	85947
2000	126743	65437	61306	45906	80837
2001	127627	65672	61955	48064	79563
2002	128453	66115	62338	50212	78241
2003	129227	66556	62671	52376	76851
2004	129988	66976	63012	54283	75705
2005	130756	67375	63381	56212	74544
2006	131448	67728	63720	58288	73160
2007	132129	68048	64081	60633	71496
2008	132802	68357	64445	62403	70399
2009	133450	68647	64803	64512	68938
2010	134091	68748	65343	66978	67113
2011	134916	69161	65755	69927	64989
2012	135922	69660	66262	72175	63747
2013	136726	70063	66663	74502	62224
2014	137646	70522	67124	76738	60908
2015	138326	70857	67469	79302	59024
2016	139232	71307	67925	81924	57308
2017	140011	71650	68361	84343	55668
2018	140541	71864	68677	86433	54108
2019	141008	72039	68969	88426	52582
2020	141212	72357	68855	90220	50992
2021	141260	72311	68949	91425	49835

数据来源：国家统计局历年《中国统计年鉴》。

1-1-2 历年全国出生人口数、65 岁及以上老年人口数、劳动人口数（万人）

年份	出生人口数	65 岁及以上老年人口数	65 岁及以上老年人口占比（%）	劳动人口数
1990	2391	6368	5.6	65323
1995	2063	7510	6.2	68855
2000	1771	8821	7.0	73992
2001	1702	9062	7.1	73884
2002	1647	9377	7.3	74492
2003	1599	9692	7.5	74911
2004	1593	9879	7.6	75290
2005	1517	10068	7.7	76120
2006	1584	10384	7.9	76315
2007	1594	10702	8.1	76531
2008	1608	11023	8.3	77046
2009	1615	11343	8.5	77510
2010	1596	11934	8.9	78388
2011	1604	12277	9.1	78579
2012	1635	12777	9.4	78894
2013	1640	13262	9.7	79300
2014	1687	13902	10.1	79690
2015	1655	14476	10.5	80091
2016	1786	15037	10.8	80694
2017	1723	15961	11.4	80686
2018	1523	16724	11.9	80525
2019	1465	17725	12.6	81104
2020	1202	19064	13.5	78392
2021	1062	20059	14.2	

数据来源：出生人口数根据历年国民经济和社会发展统计公报整理；老年人口数、劳动人口数源自国家统计局历年《中国统计年鉴》。

1-1-3   2015～2021 年全国人口基本情况

指标	2015	2016	2017	2018	2019	2020	2021
总人口（万人）	**138326**	**139232**	**140011**	**140541**	**141008**	**141212**	**141260**
按性别分（万人）							
男性人口	70857	71307	71650	71864	72039	72357	72311
女性人口	67469	67925	68361	68677	68969	68855	68949
按城乡分（万人）							
城镇人口	79302	81924	84343	86433	88426	90220	91425
农村人口	59024	57308	55668	54108	52582	50992	49835
性别比重（%）							
男性人口	51.2	51.2	51.2	51.1	51.1	51.2	51.2
女性人口	48.8	48.8	48.8	48.9	48.9	48.8	48.8
城乡比重（%）							
城镇人口	57.3	58.8	60.2	61.5	62.7	63.9	64.7
农村人口	42.7	41.2	39.8	38.5	37.3	36.1	35.3
人口年龄构成(%)							
0～14 岁人口	16.5	16.7	16.8	16.9	16.8	17.9	17.5
15～64 岁人口	73.0	72.5	71.8	71.2	70.6	68.6	68.3
65 岁及以上人口	10.5	10.8	11.4	11.9	12.6	13.5	14.2
人口总抚养比（%）	37.0	37.9	39.3	40.4	41.5	45.9	46.3
少年儿童抚养比	22.6	22.9	23.4	23.7	23.8	26.2	25.6
老年人口抚养比	14.3	15.0	15.9	16.8	17.8	19.7	20.8
受教育程度人口占 6 岁及以上人口比重（%）							
小学	26.2	25.6	25.2	25.3	25.3		
初中	38.3	38.8	38.1	37.8	37.3		
高中及中职	16.4	16.9	17.6	17.6	17.7		
大专及以上	13.3	12.9	13.9	14.0	14.6		
文盲人口及文盲率							
文盲人口（万人）	1128946	61448	56152	57483	51892		
文盲率（%）	5.7	5.7	5.3	5.4	5.1		

数据来源：国家统计局历年《中国统计年鉴》。

1-1-4 2020年全国分年龄、分性别人口数和性别比

年　龄	人口数（万人）			性别比
	合　计	男	女	（女=100）
总　计	140978	72142	68836	104.80
0～4岁	7788	4097	3692	110.98
5～9岁	9024	4802	4223	113.71
10～14岁	8526	4561	3965	115.03
15～19岁	7268	3905	3363	116.12
20～24岁	7494	3968	3527	112.51
25～29岁	9185	4816	4369	110.25
30～34岁	12415	6387	6027	105.97
35～39岁	9901	5093	4808	105.93
40～44岁	9295	4763	4532	105.10
45～49岁	11422	5819	5603	103.85
50～54岁	12116	6111	6006	101.74
55～59岁	10140	5082	5058	100.46
60～64岁	7338	3687	3651	100.98
65～69岁	7401	3634	3767	96.47
70～74岁	4959	2416	2543	95.03
75～79岁	3124	1475	1649	89.48
80～84岁	2038	916	1123	81.57
85～89岁	1083	443	640	69.15
90～94岁	365	137	229	59.85
95～99岁	82	27	55	49.50
100岁及以上	12	4	8	41.95

数据来源：《2020中国人口普查年鉴》。

1-1-5 2015～2021 年分省人口数（万人）

地区	2015	2016	2017	2018	2019	2020	2021
全 国	**138326**	**139232**	**140011**	**140541**	**141008**	**141212**	**141260**
北 京	2188	2195	2194	2192	2190	2189	2189
天 津	1439	1443	1410	1383	1385	1387	1373
河 北	7345	7375	7409	7426	7447	7464	7448
山 西	3519	3514	3510	3502	3497	3490	3480
内 蒙 古	2440	2436	2433	2422	2415	2403	2400
辽 宁	4338	4327	4312	4291	4277	4255	4229
吉 林	2613	2567	2526	2484	2448	2399	2375
黑 龙 江	3529	3463	3399	3327	3255	3171	3125
上 海	2458	2467	2466	2475	2481	2488	2489
江 苏	8315	8381	8423	8446	8469	8477	8505
浙 江	5985	6072	6170	6273	6375	6468	6540
安 徽	6011	6033	6057	6076	6092	6105	6113
福 建	3984	4016	4065	4104	4137	4161	4187
江 西	4485	4496	4511	4513	4516	4519	4517
山 东	9866	9973	10033	10077	10106	10165	10170
河 南	9701	9778	9829	9864	9901	9941	9883
湖 北	5850	5885	5904	5917	5927	5745	5830
湖 南	6615	6625	6633	6635	6640	6645	6622
广 东	11678	11908	12141	12348	12489	12624	12684
广 西	4811	4857	4907	4947	4982	5019	5037
海 南	945	957	972	982	995	1012	1020
重 庆	3070	3110	3144	3163	3188	3209	3212
四 川	8196	8251	8289	8321	8351	8371	8372
贵 州	3708	3758	3803	3822	3848	3858	3852
云 南	4663	4677	4693	4703	4714	4722	4690
西 藏	330	340	349	354	361	366	366
陕 西	3846	3874	3904	3931	3944	3955	3954
甘 肃	2523	2520	2522	2515	2509	2501	2490
青 海	577	582	586	587	590	593	594
宁 夏	684	695	705	710	717	721	725
新 疆	2385	2428	2480	2520	2559	2590	2589

数据来源：国家统计局历年《中国统计年鉴》。

1-1-6　2020年分省家庭户数、人口数及性别比

地　区	户数（万户）			人口数（万人）			性别比（女=100）
	合计	家庭户	集体户	合计	男	女	
全　国	52269	49416	2853	140978	72142	68836	104.80
北　京	914	823	91	2189	1120	1070	104.65
天　津	546	487	60	1387	714	672	106.31
河　北	2636	2543	93	7461	3768	3693	102.02
山　西	1338	1275	64	3492	1781	1711	104.06
内蒙古	997	948	49	2405	1228	1177	104.26
辽　宁	1817	1747	70	4259	2126	2133	99.70
吉　林	996	943	53	2407	1202	1206	99.69
黑龙江	1371	1302	68	3185	1595	1590	100.35
上　海	1047	964	82	2487	1288	1200	107.33
江　苏	3192	2991	201	8475	4303	4172	103.15
浙　江	2688	2501	187	6457	3368	3089	109.04
安　徽	2289	2191	98	6100	3110	2992	103.94
福　建	1531	1437	94	4154	2147	2007	106.94
江　西	1479	1407	72	4519	2330	2187	106.62
山　东	3705	3518	186	10153	5143	5009	102.67
河　南	3322	3178	144	9937	4983	4953	100.60
湖　北	2102	1993	109	5775	2969	2806	105.83
湖　南	2389	2288	101	6644	3400	3245	104.77
广　东	4669	4247	422	12601	6687	5914	113.08
广　西	1687	1622	65	5013	2592	2421	107.04
海　南	320	296	24	1008	535	474	112.86
重　庆	1263	1204	59	3205	1620	1585	102.21
四　川	3221	3076	145	8367	4229	4139	102.19
贵　州	1327	1270	57	3856	1971	1886	104.50
云　南	1586	1515	71	4721	2442	2279	107.16
西　藏	109	101	8	365	191	173	110.32
陕　西	1498	1421	76	3953	2023	1930	104.79
甘　肃	877	842	35	2502	1270	1232	103.10
青　海	208	197	11	592	303	289	104.97
宁　夏	266	254	13	720	367	353	103.83
新　疆	880	835	45	2585	1335	1250	106.85

数据来源：《2020中国人口普查年鉴》。

1-1-7 2020年分省城乡人口分布情况

地区	城乡人口（万人）		城镇人口比重（%）	乡村人口比重（%）
	城镇	乡村		
全 国	**90199**	**50979**	**63.9**	**36.1**
北 京	1917	273	87.6	12.4
天 津	1174	212	84.6	15.4
河 北	4482	2979	60.1	39.9
山 西	2183	1308	62.5	37.5
内 蒙 古	1623	782	67.5	32.5
辽 宁	3073	1187	72.2	27.8
吉 林	1508	899	62.7	37.3
黑 龙 江	2090	1095	65.6	34.4
上 海	2221	266	89.3	10.7
江 苏	6224	2251	73.4	26.6
浙 江	4660	1797	72.2	27.8
安 徽	3560	2543	58.3	41.7
福 建	2856	1298	68.8	31.2
江 西	2731	1788	60.4	39.6
山 东	6401	3751	63.0	37.0
河 南	5508	4429	55.4	44.6
湖 北	3632	2143	62.9	37.1
湖 南	3905	2740	58.8	41.2
广 东	9344	3258	74.2	25.8
广 西	2717	2296	54.2	45.8
海 南	608	401	60.3	39.7
重 庆	2226	979	69.5	30.5
四 川	4747	3621	56.7	43.3
贵 州	2050	1807	53.2	46.8
云 南	2363	2358	50.1	49.9
西 藏	130	234	35.6	64.4
陕 西	2477	1476	62.7	37.3
甘 肃	1307	1195	52.2	47.8
青 海	356	236	60.1	39.9
宁 夏	468	252	65.0	35.0
新 疆	1461	1124	56.5	43.5

数据来源：《2020中国人口普查年鉴》。

1-1-8　历年家庭户户数及不同家庭规模户数比例

年份	家庭户户数（户）	一人户家庭占比（%）	二人户家庭占比（%）	三人户家庭占比（%）	四人户家庭占比（%）	五人户及以上家庭占比（%）
2002	365083	7.7	18.4	31.3	23.1	19.1
2003	367550	7.6	19.1	31.7	22.8	18.8
2004	367617	7.8	19.6	31.4	21.8	19.3
2005	5286554	10.7	24.5	29.8	19.2	15.8
2006	368180	9.1	24.2	30.7	20.0	16.0
2007	367260	8.9	24.4	30.4	20.9	15.3
2008	365130	8.9	24.6	30.4	21.0	15.2
2009	363948	10.0	25.0	29.4	19.6	16.0
2011	363948	14.0	26.0	27.7	16.9	15.4
2012	356954	14.1	26.4	27.6	16.8	15.1
2013	362031	14.6	27.3	26.9	17.0	14.2
2014	365416	14.9	27.7	26.7	15.9	14.8
2015	6355790	13.1	25.3	26.4	17.9	17.1
2016	364431	14.1	25.8	26.1	17.8	16.2
2017	367273	15.6	27.2	24.7	17.1	15.3
2018	371225	16.7	28.3	23.4	16.5	15.1
2019	363974	18.5	29.6	22.3	15.9	13.9

数据来源：国家统计局，2005 年、2015 年为 1% 人口抽样调查样本数据，2010 年未公布相关数据，其他年份为 1‰人口变动调查样本数据。

1-1-9　2020 年分省家庭户数及不同家庭规模户数比例

地　区	家庭户	一人户家庭占比（%）	二人户家庭占比（%）	三人口家庭占比（%）	四人户家庭占比（%）	五人户及以上家庭占比（%）
全　国	**494157423**	**25.39**	**29.68**	**20.99**	**13.17**	**10.76**
北　京	8230792	29.93	33.14	21.71	8.94	6.27
天　津	4867116	23.99	35.49	24.84	10.52	5.16
河　北	25429609	19.99	31.34	21.69	15.50	11.47
山　西	12746142	23.99	31.79	23.28	13.86	7.08
内蒙古	9483957	23.30	37.60	25.20	10.03	3.87
辽　宁	17467111	26.61	36.90	23.93	8.23	4.32
吉　林	9426822	24.54	37.09	24.32	9.19	4.85
黑龙江	13024687	29.23	36.25	22.80	8.09	3.64
上　海	9644628	28.37	34.55	22.39	8.45	6.24
江　苏	29910849	23.32	33.22	21.73	12.43	10.29
浙　江	25008606	30.84	32.38	19.13	9.93	7.71
安　徽	21910377	23.66	30.99	21.76	13.57	10.03
福　建	14371078	27.31	26.28	19.45	14.25	12.71
江　西	14072847	21.82	25.33	20.19	16.18	16.48
山　东	35184241	20.05	31.92	21.81	16.46	9.76
河　南	31782693	21.98	26.73	20.46	16.08	14.75
湖　北	19931045	23.61	29.30	23.03	13.17	10.87
湖　南	22878336	25.34	27.68	20.84	14.46	11.69
广　东	42469178	33.22	24.25	16.48	12.22	13.82
广　西	16215014	25.13	23.71	20.13	15.19	15.84
海　南	2961846	22.41	21.91	19.90	17.62	18.16
重　庆	12040234	29.29	30.27	20.25	11.38	8.81
四　川	30756120	28.73	29.78	19.79	11.61	10.09
贵　州	12696585	23.88	26.10	20.32	15.30	14.38
云　南	15146831	22.82	24.71	20.87	15.62	15.97
西　藏	1014090	33.22	17.76	13.79	11.91	23.32
陕　西	14211344	27.18	29.03	21.44	13.32	9.02
甘　肃	8422836	22.67	28.38	21.47	14.18	13.30
青　海	1965893	25.38	25.06	20.90	14.03	14.62
宁　夏	2535074	21.20	31.23	23.42	15.16	8.98
新　疆	8351642	20.90	26.96	22.65	16.67	12.81

数据来源：《2020 中国人口普查年鉴》。

1-1-10　历年全国出生率、死亡率、自然增长率（‰）

年份	出生率	死亡率	自然增长率
1949	36.00	20.00	16.00
1950	37.00	18.00	19.00
1955	32.60	12.28	20.32
1960	20.86	25.43	−4.57
1965	38.00	9.50	28.50
1970	33.59	7.64	25.95
1975	23.13	7.36	15.77
1980	18.21	6.34	11.87
1985	21.04	6.78	14.26
1990	21.06	6.67	14.39
1995	17.12	6.57	10.55
2000	14.03	6.45	7.58
2001	13.38	6.43	6.95
2002	12.86	6.41	6.45
2003	12.41	6.40	6.01
2004	12.29	6.42	5.87
2005	12.40	6.51	5.89
2006	12.09	6.81	5.28
2007	12.10	6.93	5.17
2008	12.14	7.06	5.08
2009	11.95	7.08	4.87
2010	11.90	7.11	4.79
2011	13.27	7.14	6.13
2012	14.57	7.13	7.43
2013	13.03	7.13	5.90
2014	13.83	7.12	6.71
2015	11.99	7.07	4.93
2016	13.57	7.04	6.53
2017	12.64	7.06	5.58
2018	10.86	7.08	3.78
2019	10.41	7.09	3.32
2020	8.52	7.07	1.45
2021	7.52	7.18	0.34

数据来源：国家统计局历年《中国统计年鉴》。

1-1-11　2015～2020年分省出生率（‰）

地区	2015	2016	2017	2018	2019	2020
全　国	**11.99**	**13.57**	**12.64**	**10.86**	**10.41**	**8.52**
北　京	7.96	9.32	9.06	8.24	8.12	6.99
天　津	5.84	7.37	7.65	6.67	6.73	5.99
河　北	11.35	12.42	13.20	11.26	10.83	8.16
山　西	9.98	10.29	11.06	9.63	9.12	8.26
内蒙古	7.72	9.03	9.47	8.35	8.23	7.20
辽　宁	6.17	6.60	6.49	6.39	6.45	5.16
吉　林	5.87	5.55	6.76	6.62	6.05	4.84
黑龙江	6.00	6.12	6.22	5.98	5.73	3.75
上　海	7.52	9.00	8.10	7.20	7.00	5.02
江　苏	9.05	9.76	9.71	9.32	9.12	6.65
浙　江	10.52	11.22	11.92	11.02	10.51	7.13
安　徽	12.92	13.02	14.07	12.41	12.03	9.45
福　建	13.90	14.50	15.00	13.20	12.90	9.21
江　西	13.20	13.45	13.79	13.43	12.59	9.48
山　东	12.55	17.89	17.54	13.26	11.77	8.56
河　南	12.70	13.26	12.95	11.72	11.02	9.24
湖　北	10.74	12.04	12.60	11.54	11.35	8.28
湖　南	13.58	13.57	13.27	12.19	10.39	8.53
广　东	11.12	11.85	13.68	12.79	12.54	10.28
广　西	14.05	13.82	15.14	14.12	13.31	11.36
海　南	14.57	14.57	14.73	14.48	12.87	10.36
重　庆	11.05	11.77	11.18	11.02	10.48	7.47
四　川	10.30	10.48	11.26	11.05	10.70	7.60
贵　州	13.00	13.43	13.98	13.90	13.65	13.70
云　南	12.88	13.16	13.53	13.19	12.63	10.96
西　藏	15.75	15.79	16.00	15.22	14.60	13.96
陕　西	10.10	10.64	11.11	10.67	10.55	8.95
甘　肃	12.36	12.18	12.54	11.07	10.60	10.55
青　海	14.72	14.70	14.42	14.31	13.66	11.43
宁　夏	12.62	13.69	13.44	13.32	13.72	11.59
新　疆	15.59	15.34	15.88	10.69	8.14	6.94

数据来源：国家统计局历年《中国统计年鉴》。

1-1-12 2020年分省育龄妇女年龄别生育率（‰）

地区	15～19岁	20～24岁	25～29岁	30～34岁	35～39岁	40～44岁	45～49岁	总和生育率
全　国	6.07	55.22	98.98	65.05	26.91	6.34	1.61	1300.90
北　京	0.96	11.88	55.70	66.66	29.96	7.45	1.07	868.39
天　津	1.40	26.58	74.41	54.86	22.26	4.15	0.60	921.28
河　北	4.30	62.27	104.87	60.29	22.16	4.99	1.30	1300.90
山　西	1.70	45.73	104.90	64.66	22.99	3.73	1.07	1223.87
内蒙古	2.13	34.25	98.26	68.84	28.27	5.17	0.82	1188.73
辽　宁	1.98	28.66	74.44	52.00	20.39	4.70	0.98	916.03
吉　林	2.19	29.69	74.38	47.03	18.61	3.14	0.80	879.21
黑龙江	1.78	25.35	64.19	41.52	14.80	3.36	0.66	758.26
上　海	2.99	20.70	52.53	47.34	18.87	4.70	0.95	740.37
江　苏	3.68	41.66	86.70	50.36	19.24	4.30	1.58	1037.60
浙　江	6.21	41.50	80.40	51.57	22.29	5.48	1.43	1044.38
安　徽	5.80	65.18	106.33	66.04	27.04	5.75	1.29	1387.16
福　建	5.98	57.01	108.14	68.72	27.87	6.30	1.66	1378.39
江　西	5.00	70.40	110.70	63.74	23.61	5.57	2.41	1407.21
山　东	3.16	50.70	107.41	76.56	37.05	9.49	1.85	1431.15
河　南	4.74	62.57	109.07	71.11	26.82	6.35	1.83	1412.46
湖　北	2.35	40.01	96.98	62.64	25.01	5.33	1.59	1169.50
湖　南	3.89	55.68	104.57	68.24	27.37	6.75	2.10	1343.00
广　东	5.83	52.53	101.29	71.06	31.54	8.13	1.97	1361.78
广　西	10.85	82.85	134.06	96.37	47.35	12.95	2.83	1936.32
海　南	12.57	66.75	106.08	76.71	34.67	11.41	2.14	1551.63
重　庆	3.68	50.29	95.37	59.80	23.02	4.40	1.11	1188.28
四　川	5.98	57.90	94.60	59.25	22.50	4.51	1.35	1230.51
贵　州	24.60	115.88	142.47	88.45	38.85	11.25	2.27	2118.88
云　南	18.09	80.69	110.42	70.43	31.17	8.12	2.15	1605.30
西　藏	16.29	108.50	117.98	77.96	41.45	17.12	6.03	1926.69
陕　西	1.68	37.88	96.45	65.36	25.17	4.80	1.45	1163.89
甘　肃	11.14	82.47	131.00	78.28	27.20	5.41	1.47	1684.65
青　海	20.86	76.52	107.34	69.66	32.59	7.80	3.11	1589.38
宁　夏	15.40	86.44	120.50	77.64	28.11	4.87	1.46	1672.09
新　疆	3.21	50.42	81.03	51.83	19.10	4.71	1.18	1055.09

数据来源：《2020中国人口普查年鉴》。

1-1-13 2015～2020 年分省死亡率（‰）

地区	2015	2016	2017	2018	2019	2020
全　国	**7.07**	**7.04**	**7.06**	**7.08**	**7.09**	**7.07**
北　京	4.95	5.20	5.30	5.58	5.49	5.19
天　津	5.61	5.54	5.05	5.42	5.30	5.92
河　北	5.79	6.36	6.60	6.38	6.12	7.22
山　西	5.56	5.52	5.45	5.32	5.85	7.02
内蒙古	5.32	5.69	5.74	5.95	5.66	7.30
辽　宁	6.59	6.78	6.93	7.39	7.25	8.59
吉　林	5.53	5.60	6.50	6.26	6.90	7.81
黑龙江	6.60	6.61	6.63	6.67	6.74	8.23
上　海	5.07	5.00	5.30	5.40	5.50	5.58
江　苏	7.03	7.03	7.03	7.03	7.04	6.49
浙　江	5.50	5.52	5.56	5.58	5.52	6.56
安　徽	5.94	5.96	5.90	5.96	6.04	7.96
福　建	6.10	6.20	6.20	6.20	6.10	6.24
江　西	6.24	6.16	6.08	6.06	6.03	6.61
山　东	6.67	7.05	7.40	7.18	7.50	7.25
河　南	7.05	7.11	6.97	6.80	6.84	7.15
湖　北	5.83	6.97	7.01	7.00	7.08	7.67
湖　南	6.86	7.01	7.08	7.08	7.28	7.92
广　东	4.32	4.41	4.52	4.55	4.46	4.70
广　西	6.15	5.95	6.22	5.96	6.14	6.46
海　南	6.00	6.00	6.01	6.01	6.11	5.85
重　庆	7.19	7.24	7.27	7.54	7.57	7.70
四　川	6.94	6.99	7.03	7.01	7.09	8.48
贵　州	7.20	6.93	6.88	6.85	6.95	7.17
云　南	6.48	6.55	6.68	6.32	6.20	7.92
西　藏	5.10	5.11	4.95	4.58	4.46	5.37
陕　西	6.28	6.23	6.24	6.24	6.28	7.11
甘　肃	6.15	6.18	6.52	6.65	6.75	7.91
青　海	6.17	6.18	6.17	6.25	6.08	6.65
宁　夏	4.58	4.72	4.75	5.54	5.69	5.88
新　疆	4.51	4.26	4.48	4.56	4.45	5.46

数据来源：国家统计局历年《中国统计年鉴》。

1-1-14 2015～2020 年分省人口自然增长率（‰）

地区	2015	2016	2017	2018	2019	2020
全　国	**4.93**	**6.53**	**5.58**	**3.78**	**3.32**	**1.45**
北　京	3.01	4.12	3.76	2.66	2.63	
天　津	0.23	1.83	2.60	1.25	1.43	
河　北	5.56	6.06	6.60	4.88	4.71	
山　西	4.42	4.77	5.61	4.31	3.27	
内蒙古	2.40	3.34	3.73	2.40	2.57	
辽　宁	−0.42	−0.18	−0.44	−1.00	−0.80	
吉　林	0.34	−0.05	0.26	0.36	−0.85	
黑龙江	−0.60	−0.49	−0.41	−0.69	−1.01	
上　海	2.45	4.00	2.80	1.80	1.50	
江　苏	2.02	2.73	2.68	2.29	2.08	
浙　江	5.02	5.70	6.36	5.44	4.99	
安　徽	6.98	7.06	8.17	6.45	5.99	
福　建	7.80	8.30	8.80	7.00	6.80	
江　西	6.96	7.29	7.71	7.37	6.56	
山　东	5.88	10.84	10.14	6.08	4.27	
河　南	5.65	6.15	5.98	4.92	4.18	
湖　北	4.91	5.07	5.59	4.54	4.27	
湖　南	6.72	6.56	6.19	5.11	3.11	
广　东	6.80	7.44	9.16	8.24	8.08	
广　西	7.90	7.87	8.92	8.16	7.17	
海　南	8.57	8.57	8.72	8.47	6.76	
重　庆	3.86	4.53	3.91	3.48	2.91	
四　川	3.36	3.49	4.23	4.04	3.61	
贵　州	5.80	6.50	7.10	7.05	6.70	
云　南	6.40	6.61	6.85	6.87	6.43	
西　藏	10.65	10.68	11.05	10.64	10.14	
陕　西	3.82	4.41	4.87	4.43	4.27	
甘　肃	6.21	6.00	6.02	4.42	3.85	
青　海	8.55	8.52	8.25	8.06	7.58	
宁　夏	8.04	8.97	8.69	7.78	8.03	
新　疆	11.08	11.08	11.40	6.13	3.69	

数据来源：国家统计局历年《中国统计年鉴》。

1-1-15　2020 年全国分民族人口数及不同民族人口数比例

民　　族	人口数 （万人）	男 （万人）	女 （万人）	各民族人口占 总人口的比重 （%）
总　　计	**140978**	**72142**	**68836**	**100.00**
汉　　族	128445	65737	62708	91.11
蒙古族	629	314	315	0.45
回　　族	1138	575	562	0.81
藏　　族	706	352	354	0.50
维吾尔族	1177	593	585	0.84
苗　　族	1107	574	532	0.79
彝　　族	983	499	484	0.70
壮　　族	1957	1013	944	1.39
布依族	358	183	174	0.25
朝鲜族	170	83	87	0.12
满　　族	1042	535	507	0.74
侗　　族	350	184	165	0.25
瑶　　族	331	172	159	0.23
白　　族	209	105	104	0.15
土家族	959	497	462	0.68
哈尼族	173	89	84	0.12
哈萨克族	156	78	78	0.11
傣　　族	133	66	67	0.09
黎　　族	160	83	77	0.11
傈僳族	76	38	38	0.05
佤　　族	43	22	21	0.03
畲　　族	75	40	34	0.05
高山族	0.20	0.10	0.10	0.00
拉祜族	50	25	25	0.04
水　　族	50	26	24	0.04
东乡族	77	39	38	0.05
纳西族	32	16	16	0.02
景颇族	16	8	8	0.01
柯尔克孜族	20	10	10	0.01

数据来源：《2020 中国人口普查年鉴》。

续　表

民　族	人口数（万人）	男（万人）	女（万人）	各民族人口占总人口的比重（%）
土　族	28	14	14	0.02
达斡尔族	13	6	7	0.01
仫佬族	28	14	14	0.02
羌　族	31	16	16	0.02
布朗族	13	6	6	0.01
撒拉族	17	8	8	0.01
毛南族	12	6	6	0.01
仡佬族	68	36	32	0.05
锡伯族	19	10	9	0.01
阿昌族	4	2	2	0.00
普米族	5	2	2	0.00
塔吉克族	5	3	3	0.00
怒　族	4	2	2	0.00
乌孜别克族	1	1	1	0.00
俄罗斯族	2	1	1	0.00
鄂温克族	3	2	2	0.00
德昂族	2	1	1	0.00
保安族	2	1	1	0.00
裕固族	1	1	1	0.00
京　族	3	2	2	0.00
塔塔尔族	0	0	0	0.00
独龙族	1	0	0	0.00
鄂伦春族	1	0	0	0.00
赫哲族	1	0	0	0.00
门巴族	1	1	1	0.00
珞巴族	0	0	0	0.00
基诺族	3	1	1	0.00
未定族称人口	84	44	40	0.06
入　籍	2	1	1	0.00

数据来源：《2020 中国人口普查年鉴》。

1-1-16 2020 年分省不同孩次比例

地 区	第一孩占比（%）	第二孩占比（%）	第三孩占比（%）	第四孩占比（%）	第五孩及以上占比（%）
全　国	**45.8**	**43.1**	**9.0**	**1.6**	**0.5**
北　京	62.5	35.6	1.7	0.2	0.1
天　津	59.1	37.7	2.8	0.3	0.0
河　北	40.7	47.4	10.4	1.3	0.2
山　西	49.9	45.4	4.1	0.5	0.1
内蒙古	52.8	43.2	3.5	0.4	0.1
辽　宁	65.6	32.1	1.9	0.2	0.0
吉　林	65.1	32.5	2.2	0.2	0.1
黑龙江	68.2	30.0	1.6	0.1	0.0
上　海	65.7	31.6	2.4	0.2	0.0
江　苏	52.9	41.7	4.8	0.5	0.1
浙　江	50.6	43.8	4.9	0.6	0.1
安　徽	43.2	47.3	8.3	1.1	0.2
福　建	41.1	47.3	10.2	1.1	0.2
江　西	39.7	43.5	13.9	2.3	0.6
山　东	37.8	48.5	12.2	1.3	0.3
河　南	40.7	44.2	13.1	1.7	0.4
湖　北	49.1	45.2	5.1	0.5	0.1
湖　南	43.1	46.1	9.1	1.4	0.3
广　东	43.1	41.1	12.0	2.9	0.9
广　西	37.7	42.2	14.7	3.8	1.5
海　南	42.8	41.7	12.6	2.2	0.7
重　庆	52.8	41.8	4.5	0.7	0.2
四　川	51.3	40.8	6.2	1.5	0.8
贵　州	38.8	42.5	13.8	3.5	1.4
云　南	43.8	43.2	10.0	2.2	0.8
西　藏	33.9	32.3	17.5	8.4	7.9
陕　西	48.8	45.9	4.7	0.5	0.1
甘　肃	44.3	44.0	8.9	2.0	0.8
青　海	46.1	37.2	10.7	3.7	2.3
宁　夏	43.0	39.9	12.1	3.6	1.4
新　疆	54.4	38.1	6.4	0.9	0.2

数据来源：《2020 中国人口普查年鉴》。

1-1-17 2020年分省、分孩次出生人口性别比
（女 =100）

地　区	性别比	第一孩性别比	第二孩性别比	第三孩性别比	第四孩性别比	第五孩及以上性别比
全　国	112.28	113.17	106.78	132.93	130.07	127.14
北　京	110.06	111.63	107.20	119.85	93.33	28.57
天　津	108.36	111.21	101.30	148.94	166.67	100.00
河　北	108.60	109.42	102.34	132.77	142.99	163.46
山　西	102.94	106.80	96.82	128.28	107.79	137.50
内蒙古	105.60	105.84	104.05	127.53	61.36	300.00
辽　宁	107.15	110.39	98.63	152.30	125.00	100.00
吉　林	104.06	105.64	100.31	123.48	56.25	50.00
黑龙江	105.51	110.90	93.58	123.47	90.00	33.33
上　海	109.12	107.84	108.52	152.78	216.67	150.00
江　苏	110.73	112.10	105.59	146.55	111.56	130.77
浙　江	110.82	110.10	108.27	143.10	120.97	178.26
安　徽	114.54	111.96	108.92	165.85	161.71	120.83
福　建	120.10	111.53	118.40	164.49	203.62	134.29
江　西	122.73	119.80	113.38	158.22	177.59	148.60
山　东	112.52	110.21	107.96	138.89	132.70	136.84
河　南	111.04	116.37	101.24	123.66	163.62	159.84
湖　北	115.28	115.02	109.98	177.42	130.36	172.22
湖　南	116.91	121.07	108.41	140.74	149.05	108.97
广　东	117.52	118.39	111.74	130.87	135.35	128.46
广　西	115.97	116.77	110.46	125.25	129.35	136.50
海　南	120.55	114.29	118.49	144.09	153.93	180.00
重　庆	107.51	111.92	102.43	111.57	76.53	86.36
四　川	111.45	116.33	105.21	115.35	100.00	131.06
贵　州	113.59	113.21	109.90	123.69	123.80	118.89
云　南	107.25	109.96	103.27	111.20	107.54	134.71
西　藏	101.14	112.62	104.21	94.77	77.69	86.18
陕　西	108.51	111.78	102.04	145.09	120.29	80.00
甘　肃	108.41	110.89	103.70	115.29	121.55	139.51
青　海	110.63	116.45	106.22	103.55	111.61	102.74
宁　夏	105.67	104.59	100.29	120.42	131.62	118.52
新　疆	105.89	108.53	103.57	112.57	47.11	41.67

数据来源：《2020中国人口普查年鉴》。

1-1-18　历年地级及以上城市数及人口规模情况（个）

年份	全部地级及以上城市数	400万以上人口城市数	200万～400万人口城市数	100万～200万人口城市数	100万以下人口城市数
2000	262	8	12	70	172
2001	269	8	16	69	176
2002	278	10	21	71	176
2003	284	11	21	73	179
2004	286	12	23	73	178
2005	286	13	25	75	173
2006	286	13	24	80	169
2007	287	13	26	79	169
2008	287	13	28	81	165
2009	287	14	28	82	163
2010	287	14	30	81	162
2011	288	14	31	82	161
2012	289	14	31	82	162
2013	290	14	33	86	157
2014	292	17	35	91	149
2015	295	15	38	94	148
2016	297	17	43	96	141
2017	298	19	42	100	137
2018	297	20	42	99	136
2019	297	20	44	98	135
2020	297	22	46	96	133

数据来源：国家统计局，城市人口规模以城市市辖区年末总人口数计算。

1-1-19 2020年分省城市规模分布情况

地区	400万以上人口城市数	200万~400万人口城市数	100万~200万人口城市数	城区面积（平方千米）	城市人口密度（人/平方千米）
全　国	22	46	96	186629	2778
北　京	1				
天　津	1			2640	4449
河　北	1	4	3	6321	3085
山　西		1	2	3020	4015
内蒙古			3	4984	1850
辽　宁	2		3	12509	1805
吉　林	1		1	6486	1876
黑龙江	1		2	2574	5501
上　海	1			6341	3830
江　苏	1	9	3	15797	2240
浙　江	1	2	4	13461	2105
安　徽		4	5	6712	2655
福　建		3	2	3919	3545
江　西		3	3	2997	4426
山　东	2	6	8	23954	1665
河　南	1	2	8	5364	4994
湖　北	1	1	4	8221	2778
湖　南		1	6	4779	3677
广　东	4	3	9	16213	3909
广　西	1	1	7	5877	2162
海　南			1	1439	2444
重　庆	1			7779	2070
四　川	1	1	12	8894	3158
贵　州		2	2	3702	2262
云　南		1	1	3274	3138
西　藏				632	1584
陕　西	1		3	2597	4985
甘　肃		1	2	2005	3235
青　海			1	736	2930
宁　夏			1	951	3153
新　疆		1		2451	3627

数据来源：国家统计局。城市人口规模以城市市辖区年末总人口数计算。

第二节

行政区划与经济发展情况

1-2-1 2015～2021年分省县（市、区）数（个）

地区	2015	2016	2017	2018	2019	2020	2021
全 国	2850	2851	2851	2851	2846	2844	2843
北 京	16	16	16	16	16	16	16
天 津	16	16	16	16	16	16	16
河 北	170	168	168	168	168	167	167
山 西	119	119	119	117	117	117	117
内蒙古	102	103	103	103	103	103	103
辽 宁	100	100	100	100	100	100	100
吉 林	60	60	60	60	60	60	60
黑龙江	128	128	128	128	121	121	121
上 海	16	16	16	16	16	16	16
江 苏	97	96	96	96	96	95	95
浙 江	90	89	89	89	90	90	90
安 徽	105	105	105	105	105	104	104
福 建	85	85	85	85	85	85	84
江 西	100	100	100	100	100	100	100
山 东	137	137	137	137	137	136	136
河 南	158	158	158	158	158	158	157
湖 北	103	103	103	103	103	103	103
湖 南	122	122	122	122	122	122	122
广 东	119	121	121	122	122	122	122
广 西	110	111	111	111	111	111	111
海 南	23	23	23	23	23	25	25
重 庆	38	38	38	38	38	38	38
四 川	183	183	183	183	183	183	183
贵 州	88	88	88	88	88	88	88
云 南	129	129	129	129	129	129	129
西 藏	74	74	74	74	74	74	74
陕 西	107	107	107	107	107	107	107
甘 肃	86	86	86	86	86	86	86
青 海	43	43	43	44	44	44	44
宁 夏	22	22	22	22	22	22	22
新 疆	104	105	105	105	106	106	107

数据来源：国家统计局历年《中国统计年鉴》。

1-2-2 2015～2021年分省乡镇数（个）

地区	2015	2016	2017	2018	2019	2020	2021
全 国	**31832**	**31757**	**31647**	**31552**	**30236**	**29968**	**29631**
北 京	181	181	181	181	181	178	178
天 津	127	127	127	129	129	128	128
河 北	1958	1953	1947	1947	1945	1944	1943
山 西	1196	1196	1196	1196	1189	1189	1061
内蒙古	771	775	777	778	778	778	779
辽 宁	861	854	843	841	841	841	841
吉 林	611	610	608	608	608	607	607
黑龙江	886	886	885	888	902	902	901
上 海	109	109	109	109	108	108	108
江 苏	839	832	826	767	758	743	718
浙 江	906	929	915	908	878	877	876
安 徽	1249	1242	1240	1239	1239	1239	1236
福 建	927	926	926	923	923	922	907
江 西	1402	1403	1404	1405	1398	1398	1396
山 东	1190	1179	1164	1160	1155	1129	1129
河 南	1808	1802	1791	1791	1791	1791	1784
湖 北	929	927	926	925	922	922	922
湖 南	1536	1536	1532	1530	1526	1525	1522
广 东	1139	1139	1135	1134	1125	1127	1123
广 西	1123	1118	1118	1118	1118	1118	1118
海 南	196	196	196	196	196	196	196
重 庆	812	812	808	804	801	792	786
四 川	4303	4287	4260	4259	2991	2771	2642
贵 州	1197	1158	1156	1154	1152	1148	1145
云 南	1226	1226	1225	1225	1219	1218	1204
西 藏	684	685	685	677	676	676	676
陕 西	1012	1011	1006	996	996	990	990
甘 肃	1228	1228	1229	1229	1229	1229	1229
青 海	365	365	366	366	366	366	362
宁 夏	192	192	193	193	193	193	193
新 疆	869	873	873	876	903	923	931

数据来源：国家统计局历年《中国统计年鉴》。

1-2-3 2015～2021年分省街道办事处数（个）

地区	2015	2016	2017	2018	2019	2020	2021
全 国	7957	8105	8241	8393	8519	8773	8925
北 京	150	150	150	152	152	165	165
天 津	117	118	121	120	119	122	124
河 北	293	302	308	308	310	310	310
山 西	202	202	202	202	207	207	217
内蒙古	239	239	243	246	246	246	246
辽 宁	671	677	688	690	514	514	513
吉 林	290	300	311	325	329	344	351
黑龙江	348	311	307	308	338	390	415
上 海	104	105	105	105	107	107	107
江 苏	442	455	458	491	503	515	519
浙 江	444	449	463	467	482	488	488
安 徽	245	246	246	249	259	262	276
福 建	178	179	179	183	184	185	195
江 西	150	152	157	162	165	168	174
山 东	636	647	660	664	669	693	696
河 南	625	633	650	660	660	662	673
湖 北	304	307	308	310	327	329	333
湖 南	375	393	395	403	411	415	421
广 东	445	461	466	467	481	484	486
广 西	128	128	133	133	132	133	135
海 南	22	22	22	22	22	22	22
重 庆	213	216	222	226	228	239	245
四 川	332	346	350	353	449	459	459
贵 州	173	221	223	227	288	361	364
云 南	163	163	173	175	188	192	214
西 藏	10	12	12	20	21	21	23
陕 西	279	284	289	315	316	323	326
甘 肃	123	124	126	126	128	127	127
青 海	34	34	34	37	37	37	42
宁 夏	44	45	47	47	47	48	49
新 疆	178	184	193	200	200	205	210

数据来源：国家统计局历年《中国统计年鉴》。

1-2-4 历年国内生产总值及增长情况

年份	生产总值 GDP（亿元）	GDP 年增长率（%）	人均 GDP（元）	人均 GDP 增长率（%）
1952	679.1		119	
1955	911.6	6.9	150	4.6
1960	1470.1	0.0	220	−0.2
1965	1734.0	17.0	242	14.2
1970	2279.7	19.3	279	16.1
1975	3039.5	8.7	332	6.8
1980	4587.6	7.8	468	6.5
1985	9098.9	13.4	866	11.9
1990	18872.9	3.9	1663	2.4
1995	61339.9	11.0	5091	9.8
2000	100280.1	8.5	7942	7.6
2001	110863.1	8.3	8717	7.6
2002	121717.4	9.1	9506	8.4
2003	137422.0	10.0	10666	9.4
2004	161840.2	10.1	12487	9.5
2005	187318.9	11.4	14368	10.7
2006	219438.5	12.7	16738	12.1
2007	270092.3	14.2	20494	13.6
2008	319244.6	9.7	24100	9.1
2009	348517.7	9.4	26180	8.9
2010	412119.3	10.6	30808	10.1
2011	487940.2	9.6	36277	9.0
2012	538580.0	7.9	39771	7.1
2013	592963.2	7.8	43497	7.1
2014	643563.1	7.4	46912	6.8
2015	688858.2	7.0	49922	6.4
2016	746395.1	6.8	53783	6.2
2017	832035.9	6.9	59592	6.3
2018	919281.1	6.7	65534	6.3
2019	986515.2	6.0	70078	5.6
2020	1013567.0	2.2	71828	2.0
2021	1143669.7	8.1	80976	8.0

数据来源：国家统计局历年《中国统计年鉴》。

1-2-5　2015～2021 年分省国内生产总值（亿元）

地区	2015	2016	2017	2018	2019	2020	2021
全　国	688858.2	746395.1	832035.9	919281.1	986515.2	1013567.0	1143669.7
北　京	24779.1	27041.2	29883.0	33106.0	35445.1	35943.3	40269.6
天　津	10879.5	11477.2	12450.6	13362.9	14055.5	14008.0	15695.0
河　北	26398.4	28474.1	30640.8	32494.6	34978.6	36013.8	40391.3
山　西	11836.4	11946.4	14484.3	15958.1	16961.6	17835.6	22590.2
内蒙古	12949.0	13789.3	14898.1	16140.8	17212.5	17258.0	20514.2
辽　宁	20210.3	20392.5	21693.0	23510.5	24855.3	25014.4	27584.1
吉　林	10018.0	10427.0	10922.0	11253.8	11726.8	12256.0	13235.5
黑龙江	11690.0	11895.0	12313.0	12846.5	13544.4	13633.4	14879.2
上　海	26887.0	29887.0	32925.0	36011.8	37987.6	38963.3	43214.9
江　苏	71255.9	77350.9	85869.8	93207.6	98656.8	102807.7	116364.2
浙　江	43507.7	47254.0	52403.1	58002.8	62462.0	64689.1	73515.8
安　徽	23831.2	26307.2	29676.2	34010.9	36845.5	38061.5	42959.2
福　建	26819.6	29609.4	33842.4	38687.8	42326.6	43608.6	48810.4
江　西	16780.9	18388.6	20210.0	22716.5	24667.3	25782.0	29619.7
山　东	55288.8	58762.5	63012.1	66648.9	70540.5	72798.2	83095.9
河　南	37084.1	40249.3	44824.9	49935.9	53717.8	54259.4	58887.4
湖　北	30344.0	33353.0	37235.0	42022.0	45429.0	43004.5	50012.9
湖　南	28538.6	30853.5	33828.1	36329.7	39894.1	41542.6	46063.1
广　东	74732.4	82163.2	91648.7	99945.2	107986.9	111151.6	124369.7
广　西	14797.8	16116.6	17790.7	19627.8	21237.1	22120.9	24740.9
海　南	3734.2	4090.2	4497.5	4910.7	5330.8	5566.2	6475.2
重　庆	16040.5	18023.0	20066.3	21588.8	23605.8	25041.4	27894.0
四　川	30342.0	33138.5	37905.1	42902.1	46363.8	48501.0	53850.8
贵　州	10541.0	11792.4	13605.4	15353.2	16769.3	17860.4	19586.4
云　南	14960.0	16369.0	18486.0	20880.6	23223.8	24555.7	27146.8
西　藏	1043.0	1173.0	1349.0	1548.4	1697.8	1902.7	2080.2
陕　西	17898.8	19045.8	21473.5	23941.9	25793.2	26014.1	29801.0
甘　肃	6556.6	6907.9	7336.7	8104.1	8718.3	8979.7	10243.3
青　海	2011.0	2258.2	2465.1	2748.0	2941.1	3009.8	3346.6
宁　夏	2579.4	2781.4	3200.3	3510.2	3748.5	3956.3	4522.3
新　疆	9306.9	9630.8	11159.9	12809.4	13597.1	13800.7	15983.6

数据来源：国家统计局历年《中国统计年鉴》。

1-2-6　2015～2021年分省人均国内生产总值（元）

地区	2015	2016	2017	2018	2019	2020	2021
全　国	**49922**	**53783**	**59592**	**65534**	**70078**	**71828**	**80976**
北　京	113692	123391	136172	150962	161776	164158	183980
天　津	75868	79647	87280	95689	101557	101068	113732
河　北	35994	38688	41451	43808	47036	48302	54172
山　西	33593	33972	41242	45517	48469	51051	64821
内蒙古	52972	56560	61196	66491	71170	71640	85422
辽　宁	46482	47069	50221	54657	58019	58629	65026
吉　林	38128	40259	42890	44925	47554	50561	55450
黑龙江	32759	34025	35887	38199	41156	42432	47266
上　海	109186	121369	133489	145767	153299	156803	173630
江　苏	85871	92658	102202	110508	116650	121333	137039
浙　江	73276	78384	85612	93230	98770	100738	113032
安　徽	39692	43686	49092	56063	60561	62411	70321
福　建	67649	74024	83758	94719	102722	105106	116939
江　西	37436	40950	44878	50347	54640	57065	65560
山　东	56205	59239	62993	66284	69901	71825	81727
河　南	38338	41326	45723	50714	54356	54691	59410
湖　北	52021	56844	63169	71097	76712	73687	86416
湖　南	43155	46606	51030	54763	60104	62537	69440
广　东	64516	69671	76218	81625	86956	88521	98285
广　西	30890	33340	36441	39837	42778	44237	49206
海　南	39704	43009	46631	50263	53929	55438	63707
重　庆	52480	58327	64171	68460	74337	78294	86879
四　川	37150	40297	45835	51658	55619	58009	64326
贵　州	28547	31589	35988	40271	43727	46355	50808
云　南	32117	35051	39458	44446	49323	52047	57686
西　藏	31847	35015	39158	44051	47491	52280	56831
陕　西	46654	49341	55216	61115	65506	65867	75360
甘　肃	25946	27396	29103	32178	34707	35848	41046
青　海	34883	38968	42211	46854	49976	50845	56398
宁　夏	37876	40339	45718	49614	52537	55021	62549
新　疆	39520	40020	45476	51238	53542	53606	61725

数据来源：国家统计局历年《中国统计年鉴》。

1-2-7 2015～2020 年人均主要工农业产品产量

指标	2015	2016	2017	2018	2019	2020
粮食人均占有量（千克）	481.8	479.0	477.2	472.4	475.0	474.5
棉花人均占有量（千克）	4.3	3.9	4.1	4.4	4.2	4.2
油料人均占有量（千克）	24.7	24.7	25.1	24.7	25.0	25.4
糖料人均占有量（千克）	81.8	81.1	82.1	85.7	87.1	
茶叶人均产量（千克）	1.6	1.7			2.0	
水果人均占有量（千克）	178.9	177.0	182.1	184.5	196.0	
猪、牛羊肉人均占有量（千克）	48.9	47.2	47.3	46.8	38.7	37.4
水产品人均占有量（千克）	45.1	46.3	46.5	46.4	46.4	46.4
人均原煤产量（吨）	2.7	2.5	2.5	2.7	2.8	2.8
人均原油产量（千克）	156.5	144.8	138.1	135.9	136.7	138.0
人均纱产量（千克）	25.8	27.1	23.0	22.1	20.2	18.6
人均布产量（米）	65.1	65.8	49.9	50.2	39.7	32.5
人均机制纸及纸板产量（千克）	85.6	89.4	90.5	86.5	89.5	90.0
人均水泥产量（千克）	1720.5	1748.3	1681.2	1605.6	1677.2	1697.1
人均粗钢产量（千克）	586.2	585.8	628.1	667.1	712.2	754.6
人均发电量（千瓦时）	4240.4	4448.6	4763.8	5145.4	5368.4	5512.8

数据来源：国家统计局。

1-2-8 2015～2021年全国财政收入支出情况（亿元）

指标	2015	2016	2017	2018	2019	2020	2021
财政收入							
全国财政收入	152269.2	159605.0	172592.8	183359.8	190390.1	182913.9	202538.9
中央财政收入	69267.2	72365.6	81123.4	85456.5	89309.5	82770.1	91461.8
地方财政收入	83002.0	87239.4	91469.4	97903.4	101080.6	100143.2	111077.1
全国财政收入增长速度（%）	5.8	4.5	7.4	6.2	3.8	-3.9	10.7
财政支出							
全国财政支出	175877.8	187755.2	203085.5	220904.1	238858.4	245679.0	246322.0
中央财政支出	25542.2	27403.9	29857.2	32707.8	35115.2	35095.6	35050.0
地方财政支出	150335.6	160351.4	173228.3	188196.3	203743.2	210492.5	211271.5
全国财政支出增长速度（%）	13.2	6.3	7.6	8.7	8.1	2.9	0.3
国家财政支出							
教育支出	26271.9	28072.8	30153.2	32169.5	34796.9	36337.2	37621.3
教育支出占比（%）	14.9	15.0	14.8	14.6	14.6	14.8	15.3
科学技术支出	5862.6	6564.0	7267.0	8326.7	9470.8	9009.3	9676.7
科学技术支出占比（%）	3.3	3.5	3.6	3.8	4.0	3.7	3.9
社会保障和就业支出	19018.7	21591.5	24611.7	27012.1	29379.1	32580.6	33866.5
社会保障和就业支出占比（%）	10.8	11.5	12.1	12.2	12.3	13.3	13.7
医疗卫生支出	11953.2	13158.8	14450.6	15623.6	16665.3	19201.2	19204.8
医疗卫生支出占比（%）	6.8	7.0	7.1	7.1	7.0	7.8	7.8

注：财政收入、支出数据源自国家统计局年度财政数据；卫生健康支出数据源自财政部全国财政决算表，下表同。

1-2-9 2019～2021 年全国财政卫生健康支出情况
（亿元）

指标	2019	2020	2021
卫生健康支出	**16665.3**	**19216.2**	**19142.68**
卫生健康管理事务	538.8	566.3	555.9
卫生健康管理事务占比（%）	3.2	2.9	2.9
公立医院	2538.4	2848.4	2613.5
公立医院占比（%）	15.2	14.8	13.7
基层医疗卫生机构	1496.2	1489.3	1451.5
基层医疗卫生机构占比（%）	9.0	7.8	7.6
公共卫生	2211.6	3878.6	3593.3
公共卫生占比（%）	13.3	20.2	18.8
中医药	60.4	67.3	59.4
中医药占比（%）	0.4	0.4	0.3
计划生育事务	693.1	663.4	646.2
计划生育事务占比（%）	4.2	3.5	3.4
财政对基本医疗保险基金的补助	5863.6	6066.5	6504.4
财政对基本医疗保险基金的补助占比（%）	35.2	31.6	34.0
医疗救助	517.9	566.2	582.2
医疗救助占比（%）	3.1	2.9	3.0
医疗保障管理事务	104.3	224.6	253.6
医疗保障管理事务占比（%）	0.6	1.2	1.3
其他卫生健康支出	627.4	689.1	628.6
其他卫生健康支出占比（%）	3.8	3.6	3.3

第三节

居民收入、支出与价格

1-3-1 2015～2021 年全国人均可支配收入与支出

指标	2015	2016	2017	2018	2019	2020	2021
居民人均可支配收入（元）	21966	23821	25974	28228	30733	32189	35128
居民人均医疗保健消费支出（元）	1165	1307	1451	1685	1902	1843	2115
居民人均医疗保健消费支出占居民人均可支配收入比（%）	5.3	5.5	5.6	6.0	6.2	5.7	6.0
居民人均可支配工资性收入（元）	12459	13455	14620	15829	17186	17917	19629
居民人均可支配经营净收入（元）	3956	4218	4502	4852	5247	5307	5893
居民人均可支配财产净收入（元）	1740	1889	2107	2379	2619	2791	3076
居民人均可支配转移净收入（元）	3812	4259	4744	5168	5680	6173	6531
居民人均消费支出（元）	15712	17111	18322	19853	21559	21210	24100
居民人均食品烟酒消费支出（元）	4814	5151	5374	5631	6084	6397	7178
居民人均衣着消费支出（元）	1164	1203	1238	1289	1338	1238	1419
居民人均居住消费支出（元）	3419	3746	4107	4647	5055	5215	5641
居民人均生活用品及服务消费支出	951	1044	1121	1223	1281	1260	1423
居民人均交通通信消费支出（元）	2087	2338	2499	2675	2862	2762	3156
居民人均教育文化娱乐消费支出（元）	1723	1915	2086	2226	2513	2032	2599
居民人均其他用品及服务消费支出（元）	389	406	447	477	524	462	447

数据来源：国家统计局历年《中国统计年鉴》。

1-3-2 2015～2021年城镇人均可支配收入与支出

指标	2015	2016	2017	2018	2019	2020	2021
居民人均可支配收入（元）	31195	33616	36396	39251	42359	43834	47412
居民人均医疗保健消费支出（元）	1443	1631	1777	2046	2283	2172	2521
居民人均医疗保健消费支出占居民人均可支配收入比（%）	4.6	4.9	4.9	5.2	5.4	5.0	5.3
居民人均可支配工资性收入（元）	19337	20665	22201	23792	25565	26381	28481
居民人均可支配经营净收入（元）	3476	3770	4065	4443	4840	4711	5382
居民人均可支配财产净收入（元）	3042	3271	3607	4028	4391	4627	5052
居民人均可支配转移净收入（元）	5340	5910	6524	6988	7563	8116	8497
居民人均消费支出（元）	21392	23079	24445	26112	28063	27007	30307
居民人均食品烟酒消费支出（元）	6360	6762	7001	7239	7733	7881	8678
居民人均衣着消费支出（元）	1701	1739	1758	1808	1832	1645	1843
居民人均居住消费支出（元）	4726	5114	5564	6255	6780	6958	7405
居民人均生活用品及服务消费支出（元）	1306	1427	1525	1629	1689	1640	1820
居民人均交通通信消费支出（元）	2895	3174	3322	3473	3671	3474	3932
居民人均教育文化娱乐消费支出（元）	2383	2638	2847	2974	3328	2592	3322
居民人均其他用品及服务消费支出（元）	578	595	652	687	747	646	786

数据来源：国家统计局历年《中国统计年鉴》。

1-3-3 2015～2021 年农村人均可支配收入与支出

指标	2015	2016	2017	2018	2019	2020	2021
居民人均可支配收入（元）	11422	12363	13432	14617	16021	17131	18931
居民人均医疗保健消费支出（元）	846	929	1059	1240	1421	1418	1580
居民人均医疗保健消费支出占居民人均可支配收入比（%）	7.4	7.5	7.9	8.5	8.9	8.3	8.3
居民人均可支配工资性收入（元）	4600	5022	5498	5996	6583	6974	7958
居民人均可支配经营净收入（元）	4504	4741	5028	5358	5762	6077	6566
居民人均可支配财产净收入（元）	252	272	303	342	377	419	469
居民人均可支配转移净收入（元）	2066	2328	2603	2920	3298	3661	3937
居民人均消费支出（元）	9223	10130	10955	12124	13328	13713	15916
居民人均食品烟酒消费支出（元）	3048	3266	3415	3646	3998	4479	5200
居民人均衣着消费支出（元）	550	575	612	648	713	713	860
居民人均居住消费支出（元）	1926	2147	2354	2661	2871	2962	3315
居民人均生活用品及服务消费支出（元）	546	596	634	720	764	768	901
居民人均交通通信消费支出（元）	1163	1360	1509	1690	1837	1841	2132
居民人均教育文化娱乐消费支出（元）	969	1070	1171	1302	1482	1309	1646
居民人均其他用品及服务消费支出（元）	174	186	201	218	241	224	284

数据来源：国家统计局历年《中国统计年鉴》。

1-3-4 2015～2021年人均可支配收入及指数

指标	2015	2016	2017	2018	2019	2020	2021
居民人均可支配收入（元）	21966	23821	25974	28228	30733	32189	35128
城镇居民人均可支配收入（元）	31195	33616	36396	39251	42359	43834	47412
城镇居民人均可支配收入指数（1978=100）	1371.5	1448.0	1541.6	1627.6	1708.4	1728.9	
农村居民人均可支配收入（元）	11422	12363	13432	14617	16021	17131	18931
农村居民人均可支配收入指数（1978=100）	1602.3	1702.1	1825.5	1945.3	2066.0	2144.4	
城镇居民家庭恩格尔系数（%）		29.3	28.6	27.7	27.6	29.2	28.6
农村居民家庭恩格尔系数（%）		32.2	31.2	30.1	30.0	32.7	32.7

数据来源：国家统计局历年《中国统计年鉴》。

1-3-5 历年城乡居民消费价格指数

年份	居民消费价格指数定基比			居民消费价格指数环比		
	合计	城市	农村	合计	城市	农村
1978	100.0	100.0		100.7	100.7	
1980	109.5	109.5		107.5	107.5	
1985	131.1	134.2	100.0	109.3	111.9	107.6
1990	216.4	222.0	165.1	103.1	101.3	104.5
1995	396.9	429.6	291.4	117.1	116.8	117.5
2000	434.0	476.6	314.0	100.4	100.8	99.9
2001	437.0	479.9	316.5	100.7	100.7	100.8
2002	433.5	475.1	315.2	99.2	99.0	99.6
2003	438.7	479.4	320.2	101.2	100.9	101.6
2004	455.8	495.2	335.6	103.9	103.3	104.8
2005	464.0	503.1	343.0	101.8	101.6	102.2
2006	471.0	510.6	348.1	101.5	101.5	101.5
2007	493.6	533.6	366.9	104.8	104.5	105.4
2008	522.7	563.5	390.7	105.9	105.6	106.5
2009	519.0	558.4	389.5	99.3	99.1	99.7
2010	536.1	576.3	403.5	103.3	103.2	103.6
2011	565.0	606.8	426.9	105.4	105.3	105.8
2012	579.7	623.2	437.6	102.6	102.7	102.5
2013	594.8	639.4	449.9	102.6	102.6	102.8
2014	606.7	652.8	458.0	102.0	102.1	101.8
2015	615.2	662.6	464.0	101.4	101.5	101.3
2016	627.5	676.5	472.8	102.0	102.1	101.9
2017	637.5	688.0	478.9	101.6	101.7	101.3
2018	650.9	702.4	489.0	102.1	102.1	102.1
2019	669.8	722.1	504.6	102.9	102.8	103.2
2020	686.5	738.7	519.7	102.5	102.3	103.0
2021	692.7			100.9	101.0	100.7

数据来源：国家统计局历年《中国统计年鉴》。

1-3-6 2016～2021年医疗与教育类居民消费价格指数

指标	2016	2017	2018	2019	2020	2021
医疗保健类居民消费价格指数						
合计	103.8	106.0	104.3	102.4	101.8	100.4
城市	104.4	106.8	104.6	102.5	101.7	100.3
农村	102.5	104.2	103.7	102.1	102.0	102.0
药品及医疗器具类居民消费价格指数						
合计	104.3	105.4	104.4	103.6	101.0	
城市	104.4	105.0	104.1	103.5	100.8	
农村	104.0	106.7	105.3	104.0	102.4	
医疗服务类居民消费价格指数						
合计	103.5	106.5	104.3	101.6	102.3	
城市	104.4	108.2	105.0	101.8	102.4	
农村	101.7	102.9	102.8	101.1	102.2	
教育类居民消费价格指数						
合计	102.4	103.0	102.9	103.1	102.2	
城市	102.4	103.1	102.9	103.3	102.3	
农村	102.6	102.8	102.7	102.5	101.7	
教育用品类居民消费价格指数						
合计	101.1	102.0	102.5	102.8	101.5	
城市	101.1	101.9	102.6	103.1	101.7	
农村	101.2	102.2	102.3	102.1	100.9	
教育服务类居民消费价格指数						
合计	102.5	103.1	102.9	103.1	102.2	
城市	102.5	103.2	103.0	103.4	102.4	
农村	102.7	102.9	102.7	102.5	101.8	

数据来源：国家统计局，价格指数以上年=100计算。

第四节

教育与就业情况

1-4-1 历年教育经费投入情况（亿元）

年份	教育经费投入	国家财政性教育经费投入	国家财政性教育经费投入占教育经费投入的比例（%）	社会捐赠经费
1991	731.5	617.8	84.5	62.8
1995	1878.0	1411.5	75.2	162.8
2000	3849.1	2562.6	66.6	114.0
2001	4637.7	3057.0	65.9	112.9
2002	5480.0	3491.4	63.7	127.3
2003	6208.3	3850.6	62.0	104.6
2004	7242.6	4465.9	61.7	93.4
2005	8418.8	5161.1	61.3	93.2
2006	9815.3	6348.4	64.7	89.9
2007	12148.1	8280.2	68.2	93.1
2008	14500.7	10449.6	72.1	102.7
2009	16502.7	12231.1	74.1	125.5
2010	19561.8	14670.1	75.0	107.9
2011	23869.3	18586.7	77.9	111.9
2012	28655.3	23147.6	80.8	95.7
2013	30364.7	24488.2	80.6	85.5
2014	32806.5	26420.6	80.5	79.7
2015	36129.2	29221.5	80.9	87.0
2016	38888.4	31396.3	80.7	81.0
2017	42562.0	34207.8	80.4	85.0
2018	46143.0	36995.8	80.2	94.8
2019	50178.1	40046.6	79.8	101.4
2020	53033.9	42908.2	80.9	117.2

数据来源：国家统计局历年《中国统计年鉴》。

1-4-2 2020年分省3岁以上人口及不同受教育程度人口比例

地　区	3岁及以上人口（万人）	未上过学人口占比（%）	学前教育人口占比（%）	小学人口占比（%）	初高中人口占比（%）	大学专科人口占比（%）	大学本科及以上人口占比（%）
全　国	**136814**	**3.6**	**3.9**	**25.6**	**51.1**	**8.2**	**7.7**
北　京	2134	1.4	2.8	10.8	41.9	13.7	29.3
天　津	1355	1.8	2.9	16.5	51.2	11.2	16.3
河　北	7244	2.2	4.2	25.4	55.4	7.3	5.5
山　西	3393	1.6	3.4	20.1	57.0	9.6	8.2
内蒙古	2346	3.8	2.9	24.2	49.9	10.2	8.9
辽　宁	4182	1.5	2.1	19.2	58.5	9.0	9.5
吉　林	2366	1.9	2.1	22.7	56.3	7.7	9.4
黑龙江	3141	1.9	1.8	22.2	59.1	7.4	7.6
上　海	2442	2.1	2.4	12.2	48.8	12.6	21.9
江　苏	8276	3.4	3.5	23.3	50.7	9.9	9.2
浙　江	6297	3.9	3.2	27.1	48.5	8.7	8.7
安　徽	5907	5.8	4.1	27.8	48.6	7.5	6.3
福　建	4021	3.8	4.7	29.0	48.0	7.2	7.4
江　西	4374	2.7	4.3	28.4	52.3	6.9	5.3
山　东	9826	4.4	4.4	24.5	51.8	8.0	6.9
河　南	9612	3.2	4.8	25.4	54.5	7.1	5.1
湖　北	5613	3.1	3.6	24.2	53.2	8.4	7.4
湖　南	6449	2.5	3.9	26.0	55.0	7.3	5.3
广　东	12162	2.4	4.3	21.4	55.6	8.9	7.4
广　西	4820	3.2	5.3	29.0	51.3	6.3	4.9
海　南	973	3.1	4.3	20.4	57.8	7.6	6.9
重　庆	3122	2.3	3.5	30.7	47.8	8.4	7.4
四　川	8148	4.7	3.6	32.2	45.9	7.4	6.2
贵　州	3684	8.0	4.8	33.4	42.3	5.8	5.6
云　南	4549	5.8	4.0	37.0	41.1	6.3	5.7
西　藏	348	25.9	4.9	33.7	23.9	5.4	6.1
陕　西	3829	3.5	3.9	22.4	51.2	9.9	9.1
甘　肃	2413	8.0	4.2	30.9	41.9	8.0	7.0
青　海	570	10.1	4.2	34.0	36.3	8.1	7.3
宁　夏	693	6.1	3.9	27.1	44.9	9.3	8.7
新　疆	2524	2.5	5.6	29.1	45.9	10.0	6.9

数据来源：《2020中国人口普查年鉴》。

1-4-3 2020年分省、分性别的15岁及以上文盲人口数及文盲人口占比

地　区	15岁及以上人口（万人）			文盲人口占15岁及以上人口比重（%）		
	合计	男	女	合计	男	女
全　国	**115639**	**58682**	**56957**	**3.26**	**1.62**	**4.95**
北　京	1930	985	945	0.89	0.39	1.42
天　津	1200	616	584	1.42	0.67	2.20
河　北	5952	2969	2983	1.89	0.88	2.91
山　西	2921	1486	1435	1.45	0.83	2.08
内蒙古	2067	1052	1015	3.83	2.06	5.67
辽　宁	3785	1880	1905	1.01	0.56	1.45
吉　林	2125	1056	1070	1.51	0.91	2.10
黑龙江	2856	1425	1431	1.53	0.92	2.13
上　海	2243	1160	1083	1.79	0.70	2.96
江　苏	7186	3616	3570	3.08	1.27	4.90
浙　江	5589	2907	2682	3.14	1.51	4.91
安　徽	4928	2478	2451	5.54	2.69	8.43
福　建	3351	1712	1640	2.89	1.02	4.85
江　西	3527	1791	1736	2.48	1.00	4.01
山　东	8246	4114	4132	4.01	1.79	6.22
河　南	7638	3758	3879	2.91	1.44	4.34
湖　北	4833	2460	2373	2.77	1.19	4.41
湖　南	5348	2707	2640	2.12	1.06	3.21
广　东	10226	5413	4814	1.78	0.73	2.97
广　西	3828	1960	1869	3.10	1.27	5.02
海　南	807	424	382	4.05	1.83	6.52
重　庆	2696	1354	1341	1.93	1.02	2.85
四　川	7020	3530	3491	4.74	2.70	6.80
贵　州	2932	1477	1455	8.77	4.08	13.53
云　南	3797	1960	1837	5.77	3.27	8.44
西　藏	275	146	130	28.08	20.44	36.68
陕　西	3268	1663	1604	3.33	1.88	4.83
甘　肃	2017	1017	1000	8.32	4.66	12.04
青　海	469	240	229	10.01	6.14	14.06
宁　夏	573	291	283	5.07	2.65	7.56
新　疆	2005	1037	968	3.43	2.59	4.32

数据来源：《2020中国人口普查年鉴》。

1-4-4 在校学生教育情况（万人）

年份	普通高等学校在校学生数	普通高中在校学生数	初中在校学生数	普通小学在校学生数	特殊教育学校在校学生数	学前教育在校学生数
1949	11.7	20.7		2439.1		
1950	13.7	23.8		2892.4		14.0
1955	28.8	58.0		5312.6	0.5	56.2
1960	96.2	167.5		9379.1	2.7	
1965	67.4	130.8		11620.9	2.3	171.3
1970	4.8	349.7		10528.0		
1975	50.1	1163.7		15094.1	2.7	620.0
1980	114.4	969.8	4551.8	14627.0	3.3	1150.8
1985	170.3	741.1	4010.1	13370.2	4.2	1479.7
1990	206.3	717.3	3916.6	12241.4	7.2	1972.2
1995	290.6	713.2	4727.5	13195.2	29.6	2711.2
2000	556.1	1201.3	6256.3	13013.3	37.8	2244.2
2001	719.1	1405.0	6514.4	12543.5	38.6	2021.8
2002	903.4	1683.8	6687.4	12156.7	37.5	2036.0
2003	1108.6	1964.8	6690.8	11689.7	36.5	2003.9
2004	1333.5	2220.4	6527.5	11246.2	37.2	2089.4
2005	1561.8	2409.1	6214.9	10864.1	36.4	2179.0
2006	1738.8	2514.5	5957.9	10711.5	36.3	2263.9
2007	1884.9	2522.4	5736.2	10564.0	41.9	2348.8
2008	2021.0	2476.3	5585.0	10331.5	41.7	2475.0
2009	2144.7	2434.3	5440.9	10071.5	42.8	2657.8
2010	2231.8	2427.3	5279.3	9940.7	42.6	2976.7
2011	2308.5	2454.8	5066.8	9926.4	39.9	3424.5
2012	2391.3	2467.2	4763.1	9695.9	37.9	3685.8
2013	2468.1	2435.9	4440.1	9360.5	36.8	3894.7
2014	2547.7	2400.5	4384.6	9451.1	39.5	4050.7
2015	2625.3	2374.4	4312.0	9692.2	44.2	4264.8
2016	2695.8	2366.6	4329.4	9913.0	49.2	4413.9
2017	2753.6	2374.5	4442.1	10093.7	57.9	4600.1
2018	2831.0	2375.4	4652.6	10339.3	66.6	4656.4
2019	3031.5	2414.3	4827.1	10561.2	79.5	4713.9
2020	3285.3	2494.5	4914.1	10725.4	88.1	4818.3
2021	3496.1	2605.0	5018.4	10779.9	88.1	4805.2

数据来源：国家统计局历年《中国统计年鉴》。

1-4-5 医学专业招生及在校学生数（万人）

年份	普通高等学校				中等职业学校			
	招生总数	医学专业	在校生总数	医学专业	招生总数	医学专业	在校生总数	医学专业
1955	9.8	1.0	28.8	3.6	19.0	2.3	53.7	5.7
1965	16.4	2.0	67.4	8.3	20.8	3.7	54.7	8.9
1970	4.2	0.9	4.8	1.3	5.4	0.8	6.4	1.1
1975	19.1	3.4	50.1	8.6	34.4	6.7	70.7	13.9
1980	28.1	3.1	114.4	14.0	46.8	6.6	124.3	24.5
1985	61.9	4.3	170.5	15.7	66.8	8.8	157.1	22.1
1990	60.9	4.7	206.3	20.2	73.0	9.3	224.4	30.8
1995	92.6	6.6	290.6	25.6	138.1	13.3	372.2	40.2
2000	220.6	15.0	556.1	42.3	132.6	17.9	489.5	56.8
2001	284.8	19.1	719.1	52.9	127.7	19.8	458.0	64.8
2002	340.8	22.8	903.4	65.7	155.3	25.2	456.4	67.9
2003	409.1	28.4	1108.6	81.5	424.1	35.9	1063.6	108.2
2004	480.0	33.2	1333.5	97.6	456.5	38.8	1174.7	110.9
2005	540.9	38.7	1561.8	113.2	537.3	46.9	1324.7	122.7
2006	585.8	42.2	1849.3	138.4	613.1	49.2	1489.1	132.9
2007	607.8	41.0	2004.4	151.5	651.5	47.8	1619.9	137.2
2008	665.6	44.9	2186.7	167.3	650.3	53.9	1688.2	144.3
2009	702.2	50.0	2324.6	178.8	711.8	62.9	1779.8	159.7
2010	728.1	53.4	2427.7	186.5	711.4	58.3	1816.4	168.4
2011	750.9	59.3	2519.3	200.2	650.0	53.0	1774.9	165.1
2012	761.9	59.2	2612.3	212.1	597.1	51.3	1689.9	154.0
2013	777.7	63.0	2703.3	225.6	541.3	52.0	1536.4	147.1
2014	799.3	68.0	2792.1	241.9	495.4	48.8	1416.3	146.6
2015	811.1	70.9	2863.1	255.4	479.8	46.8	1335.2	140.1
2016	825.1	77.7	2942.2	275.6	419.9	45.1	1275.9	134.1
2017	839.0	80.9	3007.5	289.2	451.5	42.1	1254.3	128.6
2018	876.8	85.5	3104.2	305.0	428.5	39.0	1213.6	120.9
2019	1006.6	100.6	3317.9	331.5	457.4	39.4	1216.2	115.5
2020	1077.0	112.3	3595.2	367.7	484.6	44.2	1267.8	118.5
2021	1119.0	125.1	3829.3	411.7	489.0	45.1	1312.0	122.6

注：①普通高等学校招生和在校生数包括博士和硕士研究生、本科生及大专生，含研究机构研究生和在职研究生，不含成人本专科生；2003年起中等职业学校包括调整后中职学生、普通中专学生、成人中专学生、职业高中学生，下表同；②2020年医学专业成人本专科招生572904人。

1-4-6 医学专业毕业人数（万人）

年份	普通高等学校		中等职业学校	
	毕业人数	医学专业	毕业人数	医学专业
1950~1952	6.9	0.6	20.0	3.1
1953~1957	26.9	2.6	84.2	9.6
1958~1962	60.6	6.0	139.3	17.0
1963~1965	58.9	7.3	45.2	7.0
1966~1970	66.9	7.8	61.7	10.1
1971~1975	21.5	4.4	72.0	12.6
1976~1980	74.0	11.7	150.2	25.6
1981~1985	153.5	15.2	223.1	32.9
1986~1990	266.8	17.9	292.2	39.3
1991~1995	323.1	24.3	378.7	46.5
1996~2000	429.5	30.5	637.8	62.5
2000	95.0	6.0	150.7	13.0
2001	110.4	7.0	150.3	14.2
2002	141.8	8.8	144.2	16.1
2003	198.9	12.4	188.5	30.2
2004	254.2	17.0	180.1	34.1
2005	325.8	22.2	196.1	33.1
2006	403.1	28.0	392.6	35.1
2007	479.0	33.3	431.2	36.1
2008	546.4	40.9	471.1	40.9
2009	568.3	42.8	509.7	42.1
2010	613.8	48.4	543.7	43.6
2011	651.2	49.8	541.1	50.5
2012	673.4	51.3	554.4	53.4
2013	690.1	55.9	557.6	50.0
2014	713.0	58.9	516.2	45.2
2015	732.2	62.7	473.3	46.1
2016	756.9	67.4	440.6	44.4
2017	790.5	74.6	406.4	42.2
2018	813.7	79.1	397.0	40.9
2019	822.5	82.8	395.0	40.1
2020	868.8	87.8	383.5	37.5
2021	903.8	94.3	375.4	34.7

补充资料：① 2020 年医学专业成人本专科毕业 482796 人；2003 年起中等职业学校包括调整后中职学生、普通中专学生、成人中专学生、职业高中学生；② 1928~1947 年高校医药专业毕业生 9499 人，新中国成立前中等医药学校毕业生 41437 人。

1-4-7 医学专业研究生数（人）

年份	研究生总数			医学专业		
	招生数	在校生数	毕业生数	招生数	在校生数	毕业生数
1978	10708	10934	9	1417	1474	
1980	3616	21604	476	640	3651	32
1985	46871	87331	17004	4373	9196	777
1990	29649	93018	35440			
1995	51053	145443	31877			
2000	128484	301239	58767	12832	30070	6166
2001	165197	393256	67809	16274	37571	6722
2002	203000	501000	81000	16800	38837	6992
2003	268925	651260	111091	26501	63939	12207
2004	326286	819896	150777	33012	81859	16128
2005	364831	978610	189728	31602	80107	21923
2006	397925	1104653	255902	42200	115901	26415
2007	418612	1195047	311839	44161	128471	32453
2008	446422	1283046	344825	47412	140030	37402
2009	510953	1404942	371273	44713	128205	34629
2010	538177	1538416	383600	40067	128916	35582
2011	560168	1645845	429994	60831	181129	49039
2012	589673	1719818	486455	64868	188666	56001
2013	611381	1793953	513626	66525	196621	58550
2014	621323	1847689	535863	70466	204148	61192
2015	645055	1911406	551522	75325	215232	62602
2016	667064	1981051	563938	79341	227162	65798
2017	806103	2639561	578045	86539	253719	66869
2018	857966	2731257	604368	95172	271406	70708
2019	916503	2863712	639666	101347	290132	74371
2020	1106551	3139598	728627	130740	336215	80405
2021	1176526	3332373	772761	142549	387806	89257

注：研究生包括博士和硕士研究生，2017年以后含在职研究生。

1-4-8 历年城乡就业人数及城镇登记失业情况

年份	就业人数（万人）	城镇就业人数（万人）	乡村就业人数（万人）	城镇登记失业人数（万人）	城镇登记失业率（%）
1952	20729	2486	18243		
1955	22328	2802	19526		
1960	25880	6119	19761		
1965	28670	5136	23534		
1970	34432	6312	28120		
1975	38168	8222	29946		
1980	42361	10525	31836	542	4.9
1985	49873	12808	37065	239	1.8
1990	64749	17041	47708	383	2.5
1995	68065	19040	49025	520	2.9
2000	72085	23151	48934	595	3.1
2001	72797	24123	48674	681	3.6
2002	73280	25159	48121	770	4.0
2003	73736	26230	47506	800	4.3
2004	74264	27293	46971	827	4.2
2005	74647	28389	46258	839	4.2
2006	74978	29630	45348	847	4.1
2007	75321	30953	44368	830	4.0
2008	75564	32103	43461	886	4.2
2009	75828	33322	42506	921	4.3
2010	76105	34687	41418	908	4.1
2011	76196	36003	40193	922	4.1
2012	76254	37287	38967	917	4.1
2013	76301	38527	37774	926	4.0
2014	76349	39703	36646	952	4.1
2015	76320	40916	35404	966	4.0
2016	76245	42051	34194	982	4.0
2017	76058	43208	32850	972	3.9
2018	75782	44292	31490	974	3.8
2019	75447	45249	30198	945	3.6
2020	75064	46271	28793	1160	4.2
2021	74652	46773	27879	1040	4.0

数据来源：国家统计局。

1-4-9 历年按产业分就业人数（万人）

年份	就业人数	第一产业 就业人数	第二产业 就业人数	第三产业 就业人数
1952	20729	17317	1531	1881
1955	22328	18592	1913	1823
1960	25880	17016	4112	4752
1965	28670	23396	2408	2866
1970	34432	27811	3518	3103
1975	38168	29456	5152	3560
1980	42361	29122	7707	5532
1985	49873	31130	10384	8359
1990	64749	38914	13856	11979
1995	68065	35530	15655	16880
2000	72085	36043	16219	19823
2001	72797	36399	16234	20165
2002	73280	36640	15682	20958
2003	73736	36204	15927	21605
2004	74264	34830	16709	22725
2005	74647	33442	17766	23439
2006	74978	31941	18894	24143
2007	75321	30731	20186	24404
2008	75564	29923	20553	25087
2009	75828	28890	21080	25857
2010	76105	27931	21842	26332
2011	76196	26472	22539	27185
2012	76254	25535	23226	27493
2013	76301	23838	23142	29321
2014	76349	22372	23057	30920
2015	76320	21418	22644	32258
2016	76245	20908	22295	33042
2017	76058	20295	21762	34001
2018	75782	19515	21356	34911
2019	75447	18652	21234	35561
2020	75064	17715	21543	35806
2021	74652	17072	21712	35868

数据来源：国家统计局。

1-4-10 2015～2021年按经济类型分城镇、乡村就业人数情况（万人）

指标	2015	2016	2017	2018	2019	2020	2021
城镇就业人数	40916	42051	43208	44292	45249	46271	46773
国有单位城镇就业人数	6208	6170	6064	5740	5473	5563	
城镇集体单位城镇就业人数	481	453	406	347	296	271	
股份合作单位城镇就业人数	92	86	77	66	60	69	
联营单位城镇就业人数	20	18	13	12	12	25	
有限责任公司城镇就业人数	6389	6381	6367	6555	6608	6542	
股份有限公司城镇就业人数	1798	1824	1846	1875	1879	1837	
私营企业城镇就业人数	11180	12083	13327	13952	14567		
港澳台商投资单位城镇就业人数	1344	1305	1290	1153	1157	1159	
外商投资单位城镇就业人数	1446	1361	1291	1212	1203	1216	
个体城镇就业人数	7800	8627	9348	10440	11692		
乡村就业人数	35404	34194	32850	31490	30198	28793	27879
私营企业乡村就业人数	5215	5914	6554	7424	8267		
个体乡村就业人数	3882	4235	4878	5597	6000		

数据来源：国家统计局。

1-4-11 2015～2021年按行业分城镇单位就业人员平均工资（元）

指标	2015	2016	2017	2018	2019	2020	2021
城镇单位就业人员平均工资	62029	67569	74318	82413	90501	97379	106837
农、林、牧、渔业城镇单位	31947	33612	36504	36466	39340	48540	
采矿业城镇单位	59404	60544	69500	81429	91068	96674	
制造业城镇单位	55324	59470	64452	72088	78147	82783	
电力、燃气及水的生产和供应业城镇单位	78886	83863	90348	100162	107733	116728	
建筑业城镇单位	48886	52082	55568	60501	65580	69986	
交通运输、仓储和邮政业城镇单位	68822	73650	80225	88508	97050	100642	
信息传输、计算机服务和软件业城镇单位	112042	122478	133150	147678	161352	177544	
批发和零售业城镇单位	60328	65061	71201	80551	89047	96521	
住宿和餐饮业城镇单位	40806	43382	45751	48260	50346	48833	
金融业城镇单位	114777	117418	122851	129837	131405	133390	
房地产业城镇单位	60244	65497	69277	75281	80157	83807	
租赁和商务服务业城镇单位	72489	76782	81393	85147	88190	92924	
科学研究、技术服务和地质勘查业城镇单位	89410	96638	107815	123343	133459	139851	
水利、环境和公共设施管理业城镇单位	43528	47750	52229	56670	61158	63914	
居民服务和其他服务业城镇单位	44802	47577	50552	55343	60232	60722	
教育城镇单位	66592	74498	83412	92383	97681	106474	
卫生、社会保障和社会福利业城镇单位	71624	80026	89648	98118	108903	115449	
文化、体育和娱乐业城镇单位	72764	79875	87803	98621	107708	112081	
公共管理和社会组织城镇单位	62323	70959	80372	87932	94369	104487	

第五节

居民生活环境

1-5-1　2020年分省家庭户数及不同人均住房建筑面积户数比例

地区	家庭户户数（万户）	19m²及以下家庭占比（%）	20～29m²家庭占比（%）	30～39m²家庭占比（%）	40～49m²家庭占比（%）	50m²及以上家庭占比（%）
全　国	**46524**	**12.7**	**19.1**	**16.8**	**13.7**	**37.8**
北　京	777	23.8	21.6	15.1	12.1	27.3
天　津	459	13.7	22.7	19.7	15.6	28.4
河　北	2455	10.2	21.5	19.3	14.7	34.3
山　西	1206	15.0	21.9	19.6	13.1	30.4
内蒙古	882	12.3	24.2	21.0	16.4	25.9
辽　宁	1657	12.1	24.2	20.6	15.2	27.9
吉　林	872	11.8	25.8	21.1	15.8	25.5
黑龙江	1169	12.4	25.5	20.7	14.2	27.2
上　海	910	28.7	22.7	16.0	11.4	21.3
江　苏	2807	8.9	16.2	16.2	14.8	44.0
浙　江	2292	19.5	17.6	13.2	11.5	38.2
安　徽	2075	7.2	17.1	17.2	14.7	43.8
福　建	1335	17.6	16.4	13.6	10.7	41.6
江　西	1333	6.4	13.9	13.3	12.3	54.1
山　东	3392	9.2	20.9	19.6	14.9	35.4
河　南	3056	7.0	15.9	16.6	14.5	46.0
湖　北	1876	5.7	15.4	16.6	15.6	46.7
湖　南	2156	5.0	14.5	16.5	15.4	48.7
广　东	3895	30.2	21.4	13.7	9.2	25.5
广　西	1552	10.6	16.5	14.6	12.7	45.6
海　南	275	22.0	22.8	15.8	11.5	28.0
重　庆	1142	8.7	18.5	17.2	14.4	41.2
四　川	2910	8.0	16.8	16.9	14.2	44.1
贵　州	1200	9.1	18.6	15.8	14.0	42.7
云　南	1430	13.4	18.6	15.7	13.4	38.8
西　藏	79	16.4	16.1	13.1	11.0	43.5
陕　西	1335	10.7	17.1	16.5	14.2	41.4
甘　肃	794	16.3	22.6	18.5	13.5	29.1
青　海	179	16.0	21.7	16.5	13.6	32.3
宁　夏	236	11.3	22.5	19.5	16.0	30.6
新　疆	788	16.1	25.7	17.4	13.5	27.3

数据来源：《2020中国人口普查年鉴》。

1-5-2 2016～2020 年全国废水污染物排放量情况

指标	2016	2017	2018	2019	2020
化学需氧量（万吨）	658.1	608.9	584.2	567.1	2564.7
其中：工业源	122.8	91.0	81.4	77.2	
农业源	57.1	31.8	24.5	18.6	
生活源	473.5	483.8	476.8	469.9	
集中式	4.6	2.3	1.5	1.4	
氨氮（万吨）	56.8	50.9	49.4	46.3	98.4
其中：工业源	6.5	4.4	4.0	3.5	
农业源	1.3	0.7	0.5	0.4	
生活源	48.4	45.4	44.7	42.1	
集中式	0.7	0.3	0.2	0.3	
总氮（万吨）	123.6	120.3	120.2	117.6	332.3
其中：工业源	18.4	15.6	14.4	13.4	
农业源	4.1	2.3	1.8	1.3	
生活源	100.2	101.9	103.6	102.4	
集中式	0.8	0.5	0.4	0.4	
总磷（万吨）	9.0	7.0	6.4	5.9	33.7
其中：工业源	1.7	0.8	0.7	0.8	
农业源	0.6	0.3	0.2	0.2	
生活源	6.7	5.8	5.4	5.0	
集中式	0.0	0.0	0.0	0.0	
废水重金属（吨）	167.8	182.6	128.8	120.7	
其中：工业源	162.6	176.4	125.4	117.6	
集中式	5.1	6.2	3.4	3.1	
石油类（工业源）（万吨）	1.2	0.8	0.7	0.6	0.4
挥发酚（工业源）（吨）	272.1	244.1	174.4	147.1	59.8
氰化物（工业源）（吨）	57.9	54.0	46.1	38.2	

数据来源：生态环境部《中国生态环境状况公报》。

1-5-3　2016～2020年全国废气污染物排放、工业固体废物产生及利用情况

指标	2016	2017	2018	2019	2020
废气污染物排放量（万吨）					
二氧化硫	854.9	610.8	516.1	457.3	318.2
其中：工业源	770.5	529.9	446.7	395.4	
生活源	84.0	80.5	68.7	61.3	
集中式	0.4	0.4	0.7	0.6	
氮氧化物	1503.3	1348.4	1288.4	1233.9	1019.7
其中：工业源	809.1	646.5	588.7	548.1	
生活源	61.6	59.2	53.1	49.7	
移动源	631.6	641.2	644.6	633.6	
集中式	1.0	1.5	2.0	2.4	
颗粒物	1608.0	1284.9	1132.3	1088.5	611.4
其中：工业源	1376.2	1067.0	948.9	925.9	
生活源	219.2	206.1	173.1	154.9	
移动源	12.3	11.4	9.9	7.4	
集中式	0.4	0.4	0.3	0.3	
工业固体废物产生及利用					
一般工业固体废物产生量（亿吨）	37.1	38.7	40.8	44.1	36.8
一般工业固体废物综合利用量（亿吨）	21.1	20.6	21.7	23.2	20.4
一般工业固体废物处置量（亿吨）	8.5	9.4	10.3	11.0	9.2
工业危险废物产生量（万吨）	5219.5	6581.3	7470.0	8126.0	
工业危险废物综合利用处置量（万吨）	4317.2	5972.7	6788.5	7539.3	

数据来源：生态环境部《中国生态环境状况公报》。

1-5-4 2011～2020 年城市绿地与园林情况

年份	城市绿地面积（万公顷）	城市公园绿地面积（万公顷）	公园个数（个）	公园面积（万公顷）	建成区绿化覆盖率（%）
2011	224.29	48.26	10780	28.58	39.2
2012	236.78	51.78	11604	30.62	39.6
2013	242.72	54.74	12401	32.98	39.7
2014	252.8	57.68	13037	35.24	40.2
2015	266.96	61.41	13834	38.38	40.1
2016	278.61	65.36	15370	41.69	40.3
2017	292.13	68.84	15633	44.46	40.9
2018	304.71	72.37	16735	49.42	41.1
2019	315.29	75.64	18038	50.24	41.5
2020	331.22	79.79	19823	53.85	41.3

数据来源：国家统计局，公园绿地面积包括综合公园、社区公园、专类公园、带状公园和街旁绿地。

1-5-5 2011～2020 年城市市容环境卫生情况

年份	道路清扫保洁面积（万平方米）	生活垃圾清运量（万吨）	粪便清运量（万吨）	市容环卫专用车辆设备（台）	公共厕所数量（座）
2011	630545	16395	1963	100340	120459
2012	573507	17081	1812	112157	121941
2013	646014	17239	1682	126552	122541
2014	676093	17860	1552	141431	124410
2015	730333	19142	1437	165725	126344
2016	794923	20362	1299	193942	129818
2017	842048	21521		228019	136084
2018	869329	22802		252484	147466
2019	922124	24206		281558	153426
2020	975595	23512		306422	165186

数据来源：国家统计局。

1-5-6 2011～2020 年城市设施水平情况

年份	城市用水普及率（%）	城市燃气普及率（%）	每万人拥有公共交通车辆（标台）	人均城市道路面积（平方米）	人均公园绿地面积（平方米/人）	每万人拥有公共厕所（座）
2011	97.0	92.4	11.81	13.75	11.80	2.95
2012	97.2	93.2	12.15	14.39	12.26	2.89
2013	97.6	94.3	12.78	14.87	12.64	2.83
2014	97.6	94.6	12.99	15.34	13.08	2.79
2015	98.1	95.3	12.24	15.60	13.35	2.75
2016	98.4	95.8	13.84	15.80	13.70	2.72
2017	98.3	96.3	14.73	16.05	14.01	2.77
2018	98.4	96.7	13.09	16.70	14.11	2.88
2019	98.8	97.3	13.13	17.36	14.36	2.93
2020	99.0	97.9	12.88	18.04	14.78	3.07

数据来源：国家统计局。

第二章

居民健康状况

2-1-1 历年全国预期寿命（岁）

年份	预期寿命	男性	女性
新中国成立前	35.0		
1973～1975	…	63.6	66.3
1981	67.8	66.3	69.3
1990	68.55	66.84	70.47
1996	70.8		
2000	71.40	69.63	73.33
2005	73.0	70.8	75.3
2010	74.83	72.38	77.37
2015	76.3	73.6	79.4
2016	76.5		
2017	76.7		
2018	77.0		
2019	77.3		
2020	77.93	75.37	80.88
2021	78.2		

数据来源：国家统计局历年《中国统计年鉴》、国家卫生健康委《2021中国卫生健康统计年鉴》。

2-1-2 分省预期寿命（岁）

地区	1990	2000	2010	2020
全　国	**68.55**	**71.40**	**74.83**	**77.93**
北　京	72.86	76.10	80.18	82.49
天　津	72.32	74.91	78.89	81.30
河　北	70.35	72.54	74.97	77.75
山　西	68.97	71.65	74.92	77.91
内蒙古	65.68	69.87	74.44	77.56
辽　宁	70.22	73.34	76.38	78.68
吉　林	67.95	73.10	76.18	78.41
黑龙江	66.97	72.37	75.98	78.25
上　海	74.90	78.14	80.26	82.55
江　苏	71.37	73.91	76.63	79.32
浙　江	71.38	74.70	77.73	80.19
安　徽	69.48	71.85	75.08	77.96
福　建	68.57	72.55	75.76	78.49
江　西	66.11	68.95	74.33	77.64
山　东	70.57	73.92	76.46	79.18
河　南	70.15	71.54	74.57	77.60
湖　北	67.25	71.08	74.87	78.00
湖　南	66.93	70.66	74.70	77.88
广　东	72.52	73.27	76.49	79.31
广　西	68.72	71.29	75.11	78.06
海　南	70.01	72.92	76.30	79.05
重　庆	}66.33	71.73	75.70	78.56
四　川		71.20	74.75	77.79
贵　州	64.29	65.96	71.10	75.20
云　南	63.49	65.49	69.54	74.02
西　藏	59.64	64.37	68.17	72.19
陕　西	67.40	70.07	74.68	77.80
甘　肃	67.24	67.47	72.23	75.64
青　海	60.57	66.03	69.96	73.96
宁　夏	66.94	70.17	73.38	76.58
新　疆	63.59	67.41	72.35	75.65

数据来源：国家统计局历年《中国统计年鉴》。

2-1-3 2000～2021年监测地区婴儿死亡率和孕产妇死亡率

年份	婴儿死亡率（‰）			孕产妇死亡率（1/10万）		
	合计	城市	农村	合计	城市	农村
2000	32.2	11.8	37.0	53.0	29.3	69.6
2001	30.0	13.6	33.8	50.2	33.1	61.9
2002	29.2	12.2	33.1	43.2	22.3	58.2
2003	25.5	11.3	28.7	51.3	27.6	65.4
2004	21.5	10.1	24.5	48.3	26.1	63.0
2005	19.0	9.1	21.6	47.7	25.0	53.8
2006	17.2	8.0	19.7	41.1	24.8	45.5
2007	15.3	7.7	18.6	36.6	25.2	41.3
2008	14.9	6.5	18.4	34.2	29.2	36.1
2009	13.8	6.2	17.0	31.9	26.6	34.0
2010	13.1	5.8	16.1	30.0	29.7	30.1
2011	12.1	5.8	14.7	26.1	25.2	26.5
2012	10.3	5.2	12.4	24.5	22.2	25.6
2013	9.5	5.2	11.3	23.2	22.4	23.6
2014	8.9	4.8	10.7	21.7	20.5	22.2
2015	8.1	4.7	9.6	20.1	19.8	20.2
2016	7.5	4.2	9.0	19.9	19.5	20.0
2017	6.8	4.1	7.9	19.6	16.6	21.1
2018	6.1	3.6	7.3	18.3	15.5	19.9
2019	5.6	3.4	6.6	17.8	16.5	18.6
2020	5.4	3.6	6.2	16.9	14.1	18.5
2021	5.0	3.2	5.8	16.1	15.4	16.5

数据来源：国家卫生健康委《2021中国卫生健康统计年鉴》。

2-1-4 2000～2021 年监测地区新生儿死亡率和 5 岁以下儿童死亡率

年份	新生儿死亡率（‰）			5 岁以下儿童死亡率（‰）		
	合计	城市	农村	合计	城市	农村
2000	22.8	9.5	25.8	39.7	13.8	45.7
2001	21.4	10.6	23.9	35.9	16.3	40.4
2002	20.7	9.7	23.2	34.9	14.6	39.6
2003	18.0	8.9	20.1	29.9	14.8	33.4
2004	15.4	8.4	17.3	25.0	12.0	28.5
2005	13.2	7.5	14.7	22.5	10.7	25.7
2006	12.0	6.8	13.4	20.6	9.6	23.6
2007	10.7	5.5	12.8	18.1	9.0	21.8
2008	10.2	5.0	12.3	18.5	7.9	22.7
2009	9.0	4.5	10.8	17.2	7.6	21.1
2010	8.3	4.1	10.0	16.4	7.3	20.1
2011	7.8	4.0	9.4	15.6	7.1	19.1
2012	6.9	3.9	8.1	13.2	5.9	16.2
2013	6.3	3.7	7.3	12.0	6.0	14.5
2014	5.9	3.5	6.9	11.7	5.9	14.2
2015	5.4	3.3	6.4	10.7	5.8	12.9
2016	4.9	2.9	5.7	10.2	5.2	12.4
2017	4.5	2.6	5.3	9.1	4.8	10.9
2018	3.9	2.2	4.7	8.4	4.4	10.2
2019	3.5	2.0	4.1	7.8	4.1	9.4
2020	3.4	2.1	3.9	7.5	4.4	8.9
2021	3.1	1.9	3.6	7.1	4.1	8.5

数据来源：国家卫生健康委《2021 中国卫生健康统计年鉴》。

2-1-5 2015～2021 年甲类、乙类法定报告传染病发病人数

指标	2015	2016	2017	2018	2019	2020	2021
总计	3046447	2956500	3064073	3063031	3072338	2673200	2727288
鼠疫	0	1	1	1	5	4	1
霍乱	13	27	14	28	16	11	5
病毒性肝炎	1218946	1221479	1283523	1280015	1286691	1138781	1226165
细菌性和阿米巴性痢疾	138917	123283	109368	91152	81075	57820	50403
伤寒和副伤寒	11637	10899	10791	10843	9274	7011	7244
艾滋病	50330	54360	57194	64170	71204	62167	60154
淋病	100245	115024	138855	133156	117938	105160	127803
梅毒	433974	438199	475860	494867	535819	464435	480020
脊髓灰质炎	0	-	-	0	0	-	-
麻疹	42361	24820	5941	3940	2974	856	552
百日咳	6658	5584	10390	22057	30027	4475	9611
白喉	0	-	-	0	0	2	-
流行性脑脊髓膜炎	106	101	118	104	111	50	63
猩红热	68249	59282	74369	78864	81737	16564	29503
流行性出血热	10314	8853	11262	11966	9596	8121	9187
狂犬病	801	644	516	422	290	202	157
钩端螺旋体病	355	354	201	157	214	297	403
布鲁菌病	56989	47139	38554	37947	44036	47245	69767
炭疽	288	374	318	336	297	224	392
流行性乙型脑炎	624	1237	1147	1800	416	288	207
疟疾	3116	3189	2697	2518	2487	1023	783
登革热	3858	2050	5893	5136	22188	778	41
新生儿破伤风	306	177	93	83	45	34	23
肺结核	864015	836236	835193	823324	775764	670538	639548
血吸虫病	34143	2924	1186	144	113	43	13
人禽流感	6	-	-	0	0	-	-
传染性非典型肺炎	0	-	-	0	0	-	-
人感染 H7N9 禽流感	196	264	589	2	1	-	-
新型冠状病毒肺炎	-	-	-	-	-	87071	15243

数据来源：国家卫生健康委《2022 中国卫生健康统计年鉴》。

2-1-6 2015～2021 年甲类、乙类法定报告传染病发病率（1/10 万）

指标	2015	2016	2017	2018	2019	2020	2021
总计	223.60	215.68	222.06	220.51	220.00	190.36	193.46
鼠疫	0.00	0.00	0.00	0.00	0.00	0.00	0.00
霍乱	0.00	0.00	0.00	0.00	0.00	0.00	0.00
病毒性肝炎	89.47	89.11	93.02	92.15	92.13	81.12	86.98
细菌性和阿米巴性痢疾	10.20	8.99	7.93	6.56	5.81	4.12	3.58
伤寒和副伤寒	0.85	0.80	0.78	0.78	1.00	0.50	0.51
艾滋病	3.69	3.97	4.15	4.62	5.10	4.43	4.27
淋病	7.36	8.39	10.06	9.59	8.45	7.49	9.07
梅毒	31.85	31.97	34.49	35.63	38.00	33.08	34.05
脊髓灰质炎	0.00	0.00	0.00	0.00	0.00	0.00	0.00
麻疹	3.11	1.81	0.43	0.00	0.21	0.06	0.04
百日咳	0.49	0.41	0.75	1.59	2.15	0.32	0.68
白喉	0.00	0.00	0.00	0.00	0.00	0.00	
流行性脑脊髓膜炎	0.01	0.01	0.01	0.01	0.01	0.00	0.00
猩红热	5.01	4.32	5.39	5.68	5.85	1.18	2.09
流行性出血热	0.76	0.65	0.82	0.86	0.69	0.58	0.65
狂犬病	0.06	0.05	0.04	0.03	0.02	0.01	0.01
钩端螺旋体病	0.03	0.03	0.01	0.01	0.02	0.02	0.03
布鲁菌病	4.18	3.44	2.79	2.73	3.15	3.37	4.95
炭疽	0.02	0.03	0.02	0.02	0.02	0.02	0.03
流行性乙型脑炎	0.05	0.09	0.08	0.13	0.03	0.02	0.01
疟疾	0.23	0.23	0.19	0.18	0.18	0.07	0.06
登革热	0.28	0.15	0.43	0.37	2.00	0.00	0.00
新生儿破伤风	0.02	0.01	0.01	0.01	0.00	0.00	0.00
肺结核	63.42	61.00	60.53	59.27	55.55	47.76	45.37
血吸虫病	2.51	0.21	0.09	0.01	0.01	0.00	0.00
人禽流感	0.00	0.00	0.00	0.00	0.00		
传染性非典型肺炎	0.00	0.00	0.00	0.00	0.00		
人感染 H7N9 禽流感	0.01	0.02	0.04	0.02	0.00		
新型冠状病毒肺炎						6.20	1.08

数据来源：国家卫生健康委《2021 中国卫生健康统计年鉴》。

2-1-7　2015～2021 年甲类、乙类法定报告
传染病死亡人数

指标	2015	2016	2017	2018	2019	2020	2021
总计	16584	17968	19642	23174	24981	26289	22179
鼠疫	0	–	1	0	1	3	0
霍乱	0	–	–	0	0	–	0
病毒性肝炎	474	537	573	531	575	588	520
细菌性和阿米巴性痢疾	7	4	2	1	1	2	3
伤寒和副伤寒	1	1	3	2	0	5	0
艾滋病	12755	14091	15251	18780	20999	18819	19623
淋病	1	1	1	1	0	–	0
梅毒	58	53	45	39	42	54	30
脊髓灰质炎	0	–	–	0	0	–	0
麻疹	32	18	5	1	0	–	0
百日咳	2	3	–	2	2	1	2
白喉	0	–	–	0	0	–	0
流行性脑脊髓膜炎	13	10	19	10	6	3	5
猩红热	1	–	–	0	0	1	0
流行性出血热	62	48	64	97	44	48	64
狂犬病	744	592	502	410	276	188	150
钩端螺旋体病	1	1	–	1	2	8	2
布鲁菌病	1	2	1	0	1	–	3
炭疽	1	2	3	3	1	–	2
流行性乙型脑炎	19	47	79	135	13	9	6
疟疾	20	16	6	6	19	6	3
登革热	0	–	2	1	3	–	0
新生儿破伤风	17	3	3	4	5	1	1
肺结核	2280	2465	2823	3149	2990	1919	1763
血吸虫病	0	–	–	0	0	–	0
人禽流感	3	1	–	0	0	–	0
传染性非典型肺炎	0	–	–	0	0	–	0
人感染 H7N9 禽流感	92	73	259	1	1	–	0
新型冠状病毒肺炎	–	–	–	–	–	4634	2

2-1-8 2015～2021年甲类、乙类法定报告传染病死亡率（1/10万）

指标	2015	2016	2017	2018	2019	2020	2021
总计	**1.20**	**1.30**	**1.42**	**1.67**	**1.77**	**1.86**	**1.57**
鼠疫	0.00	0.00	0.00	0.00	0.00	0.00	
霍乱	0.00	0.00	0.00	0.00	0.00	0.00	
病毒性肝炎	0.03	0.04	0.04	0.04	0.04	0.04	0.04
细菌性和阿米巴性痢疾	0.00	0.00	0.00	0.00	0.00	0.00	0.00
伤寒和副伤寒	0.00	0.00	0.00	0.00	0.00	0.00	
艾滋病	0.94	1.03	1.11	1.35	1.50	1.34	1.39
淋病	0.00	0.00	0.00	0.00	0.00	0.00	
梅毒	0.00	0.00	0.00	0.00	0.00	0.00	0.00
脊髓灰质炎					0.00	0.00	
麻疹	0.00	0.00	0.00	0.00	0.00	0.00	
百日咳	0.00	0.00	0.00	0.00	0.00	0.00	0.00
白喉	0.00	0.00	0.00	0.00	0.00	0.00	
流行性脑脊髓膜炎	0.00	0.00	0.00	0.00	0.00	0.00	
猩红热	0.00	0.00	0.00	0.00	0.00	0.00	
流行性出血热	0.00	0.00	0.00	0.01	0.00	0.00	
狂犬病	0.05	0.04	0.04	0.03	0.02	0.01	0.01
钩端螺旋体病	0.00	0.00	0.00	0.00	0.00	0.00	
布鲁菌病	0.00	0.00	0.00	0.00	0.00	0.00	
炭疽	0.00	0.00	0.00	0.00	0.00	0.00	
流行性乙型脑炎	0.00	0.00	0.01	0.01	0.00	0.00	0.00
疟疾	0.00	0.00	0.00	0.00	0.00	0.00	
登革热				0.00			
新生儿破伤风	0.00	0.00	0.00	0.00	0.00	0.00	0.00
肺结核	0.17	0.18	0.20	0.23	0.21	0.14	0.13
血吸虫病	0.00	0.00	0.00	0.00	0.00	0.00	
人禽流感							
传染性非典型肺炎	0.00	0.00	0.00	0.00	0.00	0.00	
人感染 H7N9 禽流感	0.01	0.01	0.02	0.00	0.00		
新型冠状病毒肺炎						0.33	0.00

2-1-9 2015年、2020年城市居民主要疾病死亡率及构成

疾病名称	2015			2021		
	死亡率（1/10万）	构成（%）	位次	死亡率（1/10万）	构成（%）	位次
传染病（含呼吸道结核）	6.78	1.09	9	5.30	0.82	10
寄生虫病	0.04	0.01	17	0.07	0.01	16
恶性肿瘤	164.35	26.44	1	158.7	24.61	2
血液、造血器官及免疫疾病	1.22	0.20	15	1.33	0.21	13
内分泌、营养和代谢疾病	19.25	3.10	6	24.15	3.74	6
精神障碍	2.79	0.45	11	3.45	0.54	11
神经系统疾病	6.90	1.11	8	9.44	1.46	8
心脏病	136.61	21.98	2	165.37	25.64	1
脑血管病	128.23	20.63	3	140.02	21.71	3
呼吸系统疾病	73.36	11.80	4	54.49	8.45	4
消化系统疾病	14.27	2.30	7	15.41	2.39	7
肌肉骨骼和结缔组织疾病	1.79	0.29	12	1.95	0.30	12
泌尿生殖系统疾病	6.52	1.05	10	6.75	1.05	9
妊娠、分娩产褥期并发症	0.07	0.01	16	0.02	0	17
围生期疾病	1.70	0.27	14	0.69	0.11	15
先天畸形、变形和染色体异常	1.73	0.28	13	0.87	0.13	14
损伤和中毒外部原因	37.63	6.05	5	35.22	5.46	5
诊断不明	2.26	0.36		3.19	0.50	
其他疾病	6.15	0.99		5.57	0.86	

2-1-10 2015年、2020年农村居民主要疾病死亡率及构成

疾病名称	2015			2021		
	死亡率(1/10万)	构成(%)	位次	死亡率(1/10万)	构成(%)	位次
传染病（含呼吸道结核）	7.72	1.16	8	6.52	0.88	10
寄生虫病	0.07	0.01	17	0.04	0.01	17
恶性肿瘤	153.94	23.22	1	167.06	22.47	3
血液、造血器官及免疫疾病	1.16	0.18	15	1.36	0.18	13
内分泌营养和代谢疾病	14.28	2.15	6	21.09	2.84	6
精神障碍	2.83	0.43	11	3.54	0.48	11
神经系统疾病	6.51	0.98	10	10.15	1.37	8
心脏病	144.79	21.84	3	188.58	25.36	1
脑血管病	153.63	23.17	2	175.58	23.62	2
呼吸系统疾病	79.96	12.06	4	65.23	8.77	4
消化系统疾病	14.16	2.14	7	15.98	2.15	7
肌肉骨骼和结缔组织疾病	1.54	0.23	14	2.48	0.33	12
泌尿生殖系统疾病	7.20	1.09	9	7.86	1.06	9
妊娠分娩产褥期并发症	0.10	0.02	16	0.04	0.01	16
围生期疾病	2.19	0.33	12	0.79	0.11	15
先天畸形、变形和染色体异常	1.78	0.27	13	1.04	0.14	14
损伤和中毒外部原因	53.49	8.07	5	52.98	7.13	5
诊断不明	2.41	0.36		2.61	0.35	
其他疾病	6.17	0.93		6.91	0.93	

2-1-11 2015～2021年主要受灾情况

指标	2015	2016	2017	2018	2019	2020	2021
自然灾害							
受灾人口（万人次）	18620.3	18911.7	14448	13553.9	13759.0	13829.7	10731.0
受灾死亡人口（人）	967	1706	979	589	909	591	867
直接经济损失（亿元）	2704.1	5032.9	3018.7	2644.6	3270.9	3701.5	3340.2
地质灾害							
伤亡人数（人）	422	593	523	185	299	197	129
死亡人数（人）	226	362	329	105	211	117	80
直接经济损失（亿元）	25.1	35.4	36.0	14.7	27.7	50.2	32.0
地震灾害							
伤亡人数（人）	1192	104	676	85	428	35	
死亡人数（人）	30	1	38		17	5	9
直接经济损失（亿元）	179.2	66.9	147.7	30.2	91.0	20.5	10.7

数据来源：国家统计局。

2-1-12 调查地区 15 岁及以上人口吸烟率（%）

指标	2003	2008	2013	2018
合计	**26.0**	**25.1**	**25.6**	**24.7**
城乡				
城市	23.9	22.5	24.3	23.0
农村	26.8	26.0	27.0	26.7
东中西部				
东部	25.4	24.6	24.2	22.7
中部	26.8	25.8	26.2	24.9
西部	26.0	24.9	26.5	26.6
城市地区				
东部	23.4	22.1	21.9	21.1
中部	24.6	23.9	24.8	23.3
西部	23.9	21.7	26.3	25.1
农村地区				
东部	26.5	25.9	26.6	25.2
中部	27.7	26.6	27.7	26.6
西部	26.5	25.8	26.6	27.9
按收入组分				
最低	27.0	25.3	26.0	25.3
较低	26.7	25.3	25.6	25.4
中等	25.8	25.0	25.9	25.1
较高	25.8	24.6	25.3	24.0
最高	25.2	25.1	25.2	23.9

数据来源：2003 年、2008 年、2013 年、2018 年全国卫生服务统计调查。

2-1-13　调查地区 15 岁及以上人口体育锻炼率（%）

指标	2003	2008	2013	2018
合计	**14.6**	**23.5**	**29.7**	**49.9**
城乡				
城市	36.2	53.5	44.9	60.4
农村	6.3	11.6	14.5	37.8
东中西部				
东部	17.3	27.7	34.3	52.5
中部	13.2	21.7	30.1	49.2
西部	13.2	21.0	24.6	48.0
城市地区				
东部	37.9	56.0	50.9	59.9
中部	30.2	47.0	44.9	62.0
西部	40.3	57.1	38.5	59.6
农村地区				
东部	6.9	13.4	17.4	40.7
中部	5.5	10.2	14.4	36.1
西部	6.3	11.1	11.7	37.2
按收入组分				
最低	10.1	18.7	23.5	43.2
较低	12.2	20.1	26.2	45.8
中等	14.1	23.0	27.9	48.7
较高	16.2	26.1	32.5	52.8
最高	20.6	28.8	37.8	58.2

数据来源：2003 年、2008 年、2013 年、2018 年全国卫生服务统计调查，体育锻炼为平均每周进行至少一次主动体育锻炼。

2-1-14　2017年全国癌症发病率、病死率（1/10万）

癌症种类	发病率			病死率		
	粗率	构成	中标率	粗率	构成	中标率
口腔癌	3.80	1.30	2.46	2.01	1.13	1.19
鼻咽癌	3.63	1.24	2.64	1.88	1.06	1.24
食管癌	19.23	6.55	11.14	15.21	8.59	8.53
胃癌	28.24	9.61	16.88	20.89	11.79	11.95
结直肠癌	28.96	9.86	17.54	14.08	7.95	7.92
肝癌	28.17	9.59	17.82	24.91	14.06	15.41
胆囊癌	4.00	1.36	2.30	3.02	1.70	1.68
胰腺癌	7.07	2.41	4.13	6.40	3.61	3.66
喉癌	1.84	0.63	1.11	1.08	0.61	0.62
肺癌	62.95	21.44	37.29	49.28	27.82	28.14
胸腔器官肿瘤	0.95	0.32	0.66	0.54	0.30	0.35
骨癌	1.83	0.62	1.34	1.33	0.75	0.86
皮肤黑色素瘤	0.51	0.17	0.33	0.36	0.21	0.23
乳腺癌	42.51	7.14	30.08	9.76	2.72	6.17
子宫颈癌	17.07	2.87	12.28	5.55	1.54	3.56
子宫体肿瘤	10.06	1.69	6.79	2.44	0.68	1.47
卵巢癌	7.66	1.29	5.43	3.60	1.00	2.25
前列腺癌	11.57	2.00	6.64	4.83	1.38	2.56
睾丸癌	0.46	0.08	0.43	0.13	0.04	0.10
肾癌	5.15	1.75	3.28	1.90	1.07	1.09
膀胱癌	5.94	2.02	3.43	2.54	1.43	1.28
脑瘤	7.79	2.65	5.62	3.95	2.23	2.72
甲状腺癌	13.91	4.74	11.94	0.58	0.33	0.36
淋巴瘤	6.46	2.20	4.34	3.66	2.06	2.24
白血病	6.22	2.12	4.83	3.66	2.07	2.65
合计	293.66	100.00	188.10	177.15	100.00	104.20

数据来源：《2022年中国肿瘤登记年报》。中标率：按照中国标准人口结构标化。

2-1-15 2017 年全国男性癌症发病率、病死率（1/10 万）

癌症种类	发病率			病死率		
	粗率	构成	中标率	粗率	构成	中标率
口腔癌	5.21	1.62	3.43	2.89	1.29	1.79
鼻咽癌	5.06	1.57	3.72	2.71	1.21	1.83
食管癌	27.85	8.65	16.91	22.03	9.86	13.13
胃癌	38.99	12.12	24.04	28.72	12.85	17.25
结直肠癌	33.45	10.40	20.98	16.37	7.32	9.75
肝癌	41.05	12.76	27.08	36.12	16.16	23.43
胆囊癌	3.71	1.15	2.25	2.78	1.24	1.65
胰腺癌	8.02	2.49	4.92	7.23	3.23	4.37
喉癌	3.30	1.02	2.04	1.78	0.80	1.07
肺癌	82.28	25.57	50.36	67.83	30.34	40.71
胸腔器官肿瘤	1.14	0.35	0.81	0.67	0.30	0.45
骨癌	2.04	0.64	1.54	1.55	0.69	1.05
皮肤黑色素瘤	0.53	0.16	0.35	0.41	0.18	0.27
乳腺癌	0.55	0.17	0.37	0.22	0.10	0.14
前列腺癌	11.57	3.59	6.64	4.83	2.16	2.56
睾丸癌	0.46	0.14	0.43	0.13	0.06	0.10
肾癌	6.37	1.98	4.17	2.37	1.06	1.44
膀胱癌	9.26	2.88	5.59	3.93	1.76	2.15
脑瘤	7.14	2.22	5.37	4.37	1.95	3.11
甲状腺癌	6.59	2.05	5.88	0.44	0.20	0.28
淋巴瘤	7.36	2.29	5.07	4.38	1.96	2.81
白血病	6.99	2.17	5.51	4.19	1.88	3.11
合计	321.80	100.00	206.07	223.54	100.00	137.23

数据来源：《2022 年中国肿瘤登记年报》。中标率：按照中国标准人口结构标化。

2-1-16 2017 年全国女性癌症发病率、病死率（1/10 万）

癌症种类	发病率			病死率		
	粗率	构成	中标率	粗率	构成	中标率
口腔癌	2.36	0.89	1.51	1.09	0.84	0.60
鼻咽癌	2.16	0.82	1.57	1.03	0.80	0.65
食管癌	10.37	3.92	5.54	8.20	6.34	4.10
胃癌	17.18	6.49	9.99	12.85	9.92	6.93
结直肠癌	24.34	9.19	14.21	11.73	9.06	6.20
肝癌	14.93	5.64	8.61	13.39	10.34	7.47
胆囊癌	4.29	1.62	2.35	3.27	2.52	1.71
胰腺癌	6.10	2.31	3.37	5.54	4.28	2.96
喉癌	0.34	0.13	0.20	0.36	0.27	0.19
肺癌	43.09	16.28	24.77	30.22	23.34	16.16
胸腔器官肿瘤	0.76	0.29	0.52	0.40	0.31	0.25
骨癌	1.60	0.61	1.15	1.10	0.85	0.69
皮肤黑色素瘤	0.49	0.19	0.32	0.32	0.25	0.19
乳腺癌	42.51	16.06	30.08	9.76	7.54	6.17
子宫颈癌	17.07	6.45	12.28	5.55	4.28	3.56
子宫体肿瘤	10.06	3.80	6.79	2.44	1.88	1.47
卵巢癌	7.66	2.89	5.43	3.60	2.78	2.25
肾癌	3.89	1.47	2.40	1.42	1.09	0.75
膀胱癌	2.53	0.95	1.39	1.10	0.85	0.51
脑瘤	8.45	3.19	5.87	3.53	2.78	2.32
甲状腺癌	21.43	8.10	18.10	0.73	0.56	0.43
淋巴瘤	5.54	2.09	3.63	2.91	2.25	1.70
白血病	5.43	2.05	4.16	3.12	2.41	2.20
合计	**264.75**	**100.00**	**172.02**	**129.48**	**100.00**	**72.77**

数据来源：《2022 年中国肿瘤登记年报》。中标率：按照中国标准人口结构标化。

2-1-17　2017年城市癌症发病率、病死率（1/10万）

癌症种类	发病率			病死率		
	粗率	构成	中标率	粗率	构成	中标率
口腔癌	4.29	1.36	2.67	2.18	1.21	1.24
鼻咽癌	3.72	1.18	2.66	1.94	1.07	1.23
食管癌	14.86	4.70	8.31	12.01	6.63	6.48
胃癌	26.31	8.32	15.17	18.62	10.28	10.17
结直肠癌	34.65	10.96	20.07	16.81	9.28	8.91
肝癌	26.68	8.44	16.23	23.70	13.09	14.04
胆囊癌	4.58	1.45	2.52	3.46	1.91	1.83
胰腺癌	8.11	2.56	4.51	7.49	4.13	4.08
喉癌	2.13	0.67	1.24	1.19	0.66	0.65
肺癌	66.08	20.90	37.65	50.89	28.09	27.64
胸腔器官肿瘤	1.11	0.35	0.75	0.67	0.37	0.41
骨癌	1.68	0.53	1.19	1.24	0.68	0.78
皮肤黑色素瘤	0.57	0.18	0.35	0.37	0.21	0.22
乳腺癌	50.57	7.97	34.49	11.25	3.09	6.74
子宫颈癌	16.53	2.60	I1.70	5.13	1.41	3.23
子宫体肿瘤	10.89	1.72	7.14	2.46	0.68	1.44
卵巢癌	8.65	1.36	5.97	4.27	1.17	2.57
前列腺癌	15.46	2.45	8.49	6.21	1.72	3.04
睾丸癌	0.56	0.09	0.53	0.14	0.04	0.10
肾癌	6.75	2.13	4.13	2.46	1.36	1.32
膀胱癌	7.10	2.25	3.91	2.98	1.64	1.40
脑瘤	8.17	2.59	5.72	3.89	2.15	2.58
甲状腺癌	19.07	6.03	16.18	0.69	0.38	0.39
淋巴瘤	7.55	2.39	4.91	4.17	2.30	2.43
白血病	6.74	2.13	5.05	3.83	2.11	2.62
合计	**316.08**	**100.00**	**196.53**	**181.14**	**100.00**	**101.43**

数据来源：《2022年中国肿瘤登记年报》。中标率：按照中国标准人口结构标化。

2-1-18 2017年城市男性癌症发病率、病死率（1/10万）

癌症种类	发病率			病死率		
	粗率	构成	中标率	粗率	构成	中标率
口腔癌	5.94	1.74	3.75	3.19	1.39	1.89
鼻咽癌	5.28	1.55	3.80	2.85	1.25	1.87
食管癌	22.50	6.60	13.18	18.23	7.96	10.46
胃癌	36.36	10.66	21.55	25.76	11.25	14.74
结直肠癌	40.53	11.88	24.30	19.86	8.67	11.18
肝癌	39.26	11.50	24.92	34.69	15.15	21.57
胆囊癌	4.33	1.27	2.51	3.25	1.42	1.83
胰腺癌	9.15	2.68	5.35	8.46	3.69	4.88
喉癌	3.90	1.14	2.33	2.01	0.88	1.15
肺癌	85.90	25.17	50.43	70.62	30.84	40.41
胸腔器官肿瘤	1.36	0.40	0.93	0.85	0.37	0.53
骨癌	1.89	0.56	1.37	1.47	0.64	0.96
皮肤黑色素瘤	0.59	0.17	0.37	0.42	0.18	0.26
乳腺癌	0.63	0.19	0.42	0.24	0.11	0.14
前列腺癌	15.46	4.53	8.49	6.21	2.71	3.04
睾丸癌	0.56	0.16	0.53	0.14	0.06	0.10
肾癌	8.52	2.50	5.36	3.12	1.36	1.78
膀胱癌	11.15	3.27	6.42	4.63	2.02	2.36
脑瘤	7.31	2.14	5.32	4.29	1.87	2.94
甲状腺癌	9.39	2.75	8.30	0.55	0.24	0.32
淋巴瘤	8.60	2.52	5.74	4.99	2.18	3.04
白血病	7.62	2.23	5.77	4.41	1.93	3.10
合计	341.22	100.00	210.69	229.00	100.00	133.80

数据来源：《2022年中国肿瘤登记年报》。中标率：按照中国标准人口结构标化。

2-1-19　2017年城市女性癌症发病率、病死率（1/10万）

癌症种类	发病率			病死率		
	粗率	构成	中标率	粗率	构成	中标率
口腔癌	2.62	0.90	1.62	1.17	0.88	0.61
鼻咽癌	2.15	0.74	1.53	1.02	0.76	0.61
食管癌	7.16	2.46	3.65	5.74	4.32	2.70
胃癌	16.19	5.57	9.14	11.43	8.60	5.93
结直肠癌	28.73	9.88	16.06	13.73	10.33	6.80
肝癌	14.01	4.82	7.71	12.64	9.51	6.70
胆囊癌	4.83	1.66	2.53	3.68	2.77	1.82
胰腺癌	7.06	2.43	3.71	6.51	4.90	3.31
喉癌	0.34	0.12	0.19	0.35	0.27	0.17
肺癌	46.11	15.86	25.61	31.01	23.33	15.68
胸腔器官肿瘤	0.86	0.29	0.57	0.48	0.36	0.29
骨癌	1.47	0.51	1.01	1.00	0.75	0.60
皮肤黑色素瘤	0.56	0.19	0.34	0.32	0.24	0.19
乳腺癌	50.57	17.39	34.49	11.25	8.46	6.74
子宫颈癌	16.53	5.68	11.70	5.13	3.86	3.23
子宫体肿瘤	10.89	3.75	7.14	2.46	1.85	1.44
卵巢癌	8.65	2.97	5.97	4.27	3.21	2.57
肾癌	4.95	1.70	2.93	1.79	1.35	0.88
膀胱癌	3.03	1.04	1.58	1.31	0.99	0.56
脑瘤	9.04	3.11	6.11	3.49	2.62	2.23
甲状腺癌	28.81	9.91	24.02	0.83	0.62	0.46
淋巴瘤	6.49	2.23	4.11	3.35	2.52	1.86
白血病	5.84	2.01	4.35	3.24	2.44	2.16
合计	290.77	100.00	184.56	132.92	100.00	71.14

数据来源：《2022年中国肿瘤登记年报》。中标率：按照中国标准人口结构标化。

2-1-20 2017年农村癌症发病率、病死率（1/10万）

癌症种类	发病率			病死率		
	粗率	构成	中标率	粗率	构成	中标率
口腔癌	3.34	1.23	2.25	1.83	1.06	1.14
鼻咽癌	3.54	1.30	2.63	1.83	1.05	1.24
食管癌	23.40	8.60	14.02	18.28	10.54	10.63
胃癌	30.08	11.05	18.62	23.07	13.31	13.75
结直肠癌	23.52	8.64	14.93	11.48	6.62	6.88
肝癌	29.59	10.87	19.41	26.06	15.04	16.79
胆囊癌	3.44	1.26	2.08	2.60	1.50	1.53
胰腺癌	6.09	2.24	3.74	5.35	3.09	3.22
喉癌	1.56	0.57	0.98	0.98	0.56	0.59
肺癌	59.97	22.03	36.91	47.74	27.54	28.59
胸腔器官肿瘤	0.80	0.29	0.57	0.42	0.24	0.28
骨癌	1.96	0.72	1.49	1.42	0.82	0.95
皮肤黑色素瘤	0.45	0.17	0.31	0.36	0.20	0.23
乳腺癌	34.64	6.22	25.55	8.30	2.34	5.56
子宫颈癌	17.60	3.16	12.87	5.95	1.68	3.90
子宫体肿瘤	9.24	1.66	6.43	2.41	0.68	1.51
卵巢癌	6.69	1.20	4.88	2.95	0.83	1.92
前列腺癌	7.92	1.49	4.77	3.55	1.05	2.04
睾丸癌	0.37	0.07	0.34	0.12	0.03	0.10
肾癌	3.62	1.33	2.42	1.37	0.79	0.84
膀胱癌	4.83	1.77	2.93	2.12	1.22	1.15
脑瘤	7.42	2.72	5.52	4.02	2.32	2.85
甲状腺癌	8.98	3.30	7.70	0.48	0.28	0.31
淋巴瘤	5.42	1.99	3.78	3.16	1.83	2.05
白血病	5.74	2.11	4.62	3.51	2.02	2.67
合计	**272.23**	**100.00**	**179.48**	**173.34**	**100.00**	**106.86**

数据来源:《2022年中国肿瘤登记年报》。中标率:按照中国标准人口结构标化。

2-1-21　2017 年农村男性癌症发病率、病死率（1/10 万）

癌症种类	发病率			病死率		
	粗率	构成	中标率	粗率	构成	中标率
口腔癌	4.52	1.49	3.09	2.62	1.20	1.70
鼻咽癌	4.85	1.60	3.64	2.57	1.18	1.79
食管癌	32.86	10.82	20.65	25.60	11.72	15.84
胃癌	41.46	13.66	26.51	31.50	14.42	19.75
结直肠癌	26.81	8.83	17.62	13.10	6.00	8.27
肝癌	42.72	14.07	29.21	37.47	17.16	25.28
胆囊癌	3.13	1.03	1.98	2.34	1.07	1.46
胰腺癌	6.96	2.29	4.48	6.07	2.78	3.86
喉癌	2.73	0.90	1.75	1.57	0.72	0.99
肺癌	78.89	25.99	50.26	65.21	29.85	40.96
胸腔器官肿瘤	0.93	0.31	0.69	0.51	0.23	0.36
骨癌	2.18	0.72	1.70	1.62	0.74	1.13
皮肤黑色素瘤	0.47	0.15	0.33	0.39	0.18	0.27
乳腺癌	0.47	0.16	0.32	0.19	0.09	0.13
前列腺癌	7.92	2.61	4.77	3.55	1.62	2.04
睾丸癌	0.37	0.12	0.34	0.12	0.05	0.10
肾癌	4.36	1.43	2.99	1.67	0.77	1.08
膀胱癌	7.50	2.47	4.75	3.27	1.50	1.93
脑瘤	6.98	2.30	5.41	4.44	2.03	3.27
甲状腺癌	3.97	1.31	3.49	0.34	0.16	0.23
淋巴瘤	6.19	2.04	4.41	3.82	1.75	2.57
白血病	6.40	2.11	5.25	3.99	1.83	3.12
合计	**303.60**	**100.00**	**201.30**	**218.42**	**100.00**	**140.43**

数据来源:《2022 年中国肿瘤登记年报》。中标率: 按照中国标准人口结构标化。

2-1-22 2017年农村女性癌症发病率、病死率（1/10万）

癌症种类	发病率			病死率		
	粗率	构成	中标率	粗率	构成	中标率
口腔癌	2.10	0.88	1.40	1.01	0.80	0.59
鼻咽癌	2.17	0.91	1.60	1.05	0.83	0.69
食管癌	13.50	5.64	7.49	10.60	8.41	5.57
胃癌	18.15	7.58	10.86	14.23	11.28	7.96
结直肠癌	20.06	8.38	12.29	9.78	7.75	5.55
肝癌	15.83	6.61	9.54	14.11	11.19	8.27
胆囊癌	3.77	1.57	2.17	2.86	2.27	1.59
胰腺癌	5.18	2.16	3.01	4.60	3.64	2.60
喉癌	0.33	0.14	0.21	0.36	0.28	0.20
肺癌	40.15	16.77	23.89	29.44	23.35	16.62
胸腔器官肿瘤	0.67	0.28	0.46	0.32	0.25	0.21
骨癌	1.73	0.72	1.28	1.21	0.96	0.77
皮肤黑色素瘤	0.43	0.18	0.29	0.32	0.25	0.20
乳腺癌	34.64	14.47	25.55	8.30	6.58	5.56
子宫颈癌	17.60	7.35	12.87	5.95	4.72	3.90
子宫体肿瘤	9.24	3.86	6.43	2.41	1.91	1.51
卵巢癌	6.69	2.80	4.88	2.95	2.34	1.92
肾癌	2.85	1.19	1.86	1.05	0.83	0.61
膀胱癌	2.04	0.85	1.19	0.90	0.72	0.46
脑瘤	7.87	3.29	5.63	3.57	2.83	2.42
甲状腺癌	14.24	5.95	12.04	0.63	0.50	0.40
淋巴瘤	4.60	1.92	3.14	2.48	1.97	1.53
白血病	5.04	2.10	3.98	3.00	2.38	2.23
合计	239.38	100.00	159.11	126.12	100.00	74.34

数据来源：《2022年中国肿瘤登记年报》。中标率：按照中国标准人口结构标化。

第三章

医疗资源与卫生服务

第一节

卫生机构与床位

3-1-1　15分钟内能够到达最近医疗机构家庭比例（%）

指标	2003	2008	2013	2018
合计	**80.8**	**80.4**	**84.0**	**89.9**
按城乡分				
城市	91.2	91.8	87.8	91.9
农村	76.5	75.6	80.2	87.6
按地区分				
东部	88.0	89.7	91.7	94.1
城市	90.1	95.1	93.0	94.6
农村	87.0	86.9	90.4	93.3
中部	85.1	81.5	84.9	89.9
城市	94.1	90.0	88.8	91.6
农村	80.9	77.4	81.1	88.1
西部	70.8	70.9	75.3	85.8
城市	89.5	89.2	81.6	89.0
农村	65.2	65.3	69.1	82.6
按收入情况分				
最低收入组	78.6	77.6	80.1	85.1
较低收入组	79.8	79.2	82.6	88.5
中等收入组	80.1	80.4	83.8	90.6
较高收入组	81.9	81.5	86.0	91.6
最高收入组	84.2	82.7	86.5	92.7

数据来源：2003年、2008年、2013年、2018年国家卫生服务统计调查。

3-1-2 历年医疗卫生机构数（个）

年份	合计	医院	基层医疗卫生机构	社区卫生服务中心（站）	乡镇卫生院	专业公共卫生机构数
1950	8915	2803				
1955	67725	3648				
1960	261195	6020			24849	
1965	224266	5330			36965	
1970	149823	5964			56568	
1975	151733	7654			54026	
1980	180553	9902			55413	
1985	978540	11955			47387	
1990	1012690	14377			47749	
1995	994409	15663			51797	
2000	1034229	16318	1000169		49229	11386
2001	1029314	16197	995670		48090	11471
2002	1005004	17844	973098	8211	44992	10787
2003	806243	17764	774693	10101	44279	10792
2004	849140	18393	817018	14153	41626	10878
2005	882206	18703	849488	17128	40907	11177
2006	918097	19246	884818	22656	39975	11269
2007	912263	19852	878686	27069	39876	11528

年份	合计	医院	基层医疗卫生机构	社区卫生服务中心（站）	乡镇卫生院	专业公共卫生机构数
2008	891480	19712	858015	24260	39080	11485
2009	916571	20291	882153	27308	38475	11665
2010	936927	20918	901709	32739	37836	11835
2011	954389	21979	918003	32860	37295	11926
2012	950297	23170	912620	33562	37097	12083
2013	974398	24709	915368	33965	37015	31155
2014	981432	25860	917335	34238	36902	35029
2015	983528	27587	920770	34321	36817	31927
2016	983394	29140	926518	34327	36795	24866
2017	986649	31056	933024	34652	36551	19896
2018	997433	33009	943639	34997	36461	18033
2019	1007579	34354	954390	35013	36112	15958
2020	1022922	35394	970036	35365	35762	14492
2021	1030935	36570	977790	36160	34943	13276

注：①村卫生室数计入医疗卫生机构数中；②2008 年社区卫生服务中心（站）减少的原因是江苏省约 5000 家农村社区卫生服务站划归村卫生室；③2002 年起，医疗卫生机构数不再包括高中等医学院校本部、药检机构、国境卫生检疫所和非卫生部门举办的计划生育指导站；④2013 年起，医疗卫生机构数包括原计生部门主管的计划生育技术服务机构；⑤1996 年以前门诊部（所）不包括私人诊所。

3-1-3 2021年分省医疗卫生机构数（个）

地区	合计	医院	基层医疗卫生机构	社区卫生服务中心（站）	乡镇卫生院	专业公共卫生机构	其他医疗卫生机构
全 国	1030935	36570	977790	36160	34943	13276	3299
北 京	10699	644	9777	1989	0	101	177
天 津	6076	432	5489	673	133	73	82
河 北	88162	2395	85029	1543	1970	644	94
山 西	41007	1427	39101	1037	1312	431	48
内蒙古	24948	806	23684	1230	1251	400	58
辽 宁	33051	1444	30919	1387	1025	539	149
吉 林	25344	825	24155	321	762	285	79
黑龙江	20578	1187	18772	673	964	548	71
上 海	6308	426	5656	1159	0	103	123
江 苏	36448	2030	33387	2669	973	619	412
浙 江	35120	1485	33021	4658	1042	406	208
安 徽	29554	1338	27629	1814	1347	466	121
福 建	28693	711	27463	725	889	392	127
江 西	36764	939	35216	587	1588	513	96
山 东	85715	2654	82062	2406	1492	779	220
河 南	78536	2410	75174	1791	2010	791	161
湖 北	36529	1167	34823	1073	1110	459	80
湖 南	55677	1716	53354	970	2099	539	68
广 东	57964	1762	55139	2736	1166	788	275
广 西	34112	803	32643	338	1263	599	67
海 南	6277	269	5881	222	274	111	16
重 庆	21361	858	20268	577	810	154	81
四 川	80249	2481	76875	1116	3661	703	190
贵 州	29292	1449	27465	893	1331	328	50
云 南	26885	1405	24869	652	1369	544	67
西 藏	6907	179	6600	14	675	127	1
陕 西	34971	1270	33185	741	1531	415	101
甘 肃	25759	699	24373	698	1357	652	35
青 海	6408	222	6011	275	410	173	2
宁 夏	4571	213	4242	239	205	95	21
新 疆	16970	924	15528	954	924	499	19

3-1-4 2021年分省不同类别医院数（个）

地区	综合医院			专科医院		
	三级	二级	一级	三级	二级	一级
全 国	**1763**	**4839**	**9142**	**797**	**3686**	**1794**
北 京	46	34	129	35	79	73
天 津	24	28	149	18	42	20
河 北	58	320	991	16	149	211
山 西	36	206	181	16	115	66
内蒙古	33	131	165	30	103	19
辽 宁	90	187	277	39	112	115
吉 林	34	122	122	21	90	27
黑龙江	60	209	290	35	69	30
上 海	29	44	6	16	34	0
江 苏	99	159	570	59	243	65
浙 江	78	126	31	27	36	10
安 徽	68	217	356	22	193	76
福 建	45	128	169	31	94	55
江 西	48	152	178	28	48	49
山 东	102	277	741	60	321	91
河 南	85	300	794	20	183	205
湖 北	80	170	194	46	154	65
湖 南	69	214	345	21	255	120
广 东	148	271	372	54	245	65
广 西	49	136	187	22	126	44
海 南	21	25	76	11	29	3
重 庆	27	128	206	26	85	48
四 川	160	260	782	50	348	76
贵 州	46	161	618	16	191	63
云 南	55	231	401	36	149	65
西 藏	10	57	26	1	0	2
陕 西	48	219	279	22	112	54
甘 肃	48	100	43	5	17	7
青 海	17	54	10	4	5	0
宁 夏	9	40	58	3	28	8
新 疆	41	133	396	7	31	62

注：不含中医类医院。

3-1-5　2021年分省不同经济类别医院数（个）

地区	公立医院			民营医院		
	三级	二级	一级	三级	二级	一级
全　国	**2789**	**5718**	**2193**	**486**	**5130**	**10456**
北　京	87	55	49	29	94	299
天　津	47	48	36	2	39	152
河　北	85	372	203	15	249	1113
山　西	56	260	67	6	151	209
内蒙古	83	200	26	8	131	246
辽　宁	132	174	86	29	186	387
吉　林	54	144	36	14	130	137
黑龙江	95	254	155	14	110	199
上　海	53	92	9	0	1	1
江　苏	176	124	88	27	339	625
浙　江	138	177	5	6	42	43
安　徽	92	184	67	19	312	439
福　建	74	158	47	19	127	193
江　西	82	170	39	16	110	217
山　东	158	331	201	38	409	796
河　南	126	348	239	15	285	1030
湖　北	119	203	54	42	192	251
湖　南	112	254	71	12	325	450
广　东	219	316	119	35	308	345
广　西	83	207	41	11	135	225
海　南	21	35	35	15	33	48
重　庆	46	108	43	19	159	302
四　川	259	293	47	40	458	885
贵　州	69	160	42	10	260	685
云　南	89	242	54	18	246	454
西　藏	16	59	32	1	1	15
陕　西	62	275	72	20	168	293
甘　肃	60	161	13	2	33	51
青　海	23	87	0	2	12	14
宁　夏	18	43	4	1	43	69
新　疆	55	184	213	1	42	283

3-1-6 2021年分省基层医疗卫生机构数（个）

地区	合计	社区卫生服务中心	社区卫生服务站	乡镇卫生院	村卫生室	门诊部	诊所（医务室、护理站）
全　国	**977790**	**10122**	**26038**	**34943**	**599292**	**35827**	**271056**
北　京	9777	344	1645		2559	1343	3886
天　津	5489	129	544	133	2214	819	1645
河　北	85029	342	1201	1970	59967	1035	20514
山　西	39101	234	803	1312	26355	664	9485
内蒙古	23684	345	885	1251	12965	771	7466
辽　宁	30919	393	994	1025	16235	1182	11076
吉　林	24155	240	81	762	9463	1624	11985
黑龙江	18772	471	202	964	10128	1495	5505
上　海	5656	335	824		1147	1397	1953
江　苏	33387	575	2094	973	14936	2916	11886
浙　江	33021	502	4156	1042	11221	2671	13416
安　徽	27629	368	1446	1347	15630	1437	7392
福　建	27463	234	491	889	16847	1667	7335
江　西	35216	181	406	1588	27189	536	5311
山　东	82062	594	1812	1492	52940	1868	23308
河　南	75174	550	1241	2010	58488	1148	11728
湖　北	34823	351	722	1110	22961	1594	8056
湖　南	53354	416	554	2099	37078	1008	12199
广　东	55139	1231	1505	1166	25448	5711	20071
广　西	32643	194	144	1263	19088	622	11332
海　南	5881	67	155	274	2737	400	2248
重　庆	20268	238	339	810	9495	587	8790
四　川	76875	498	618	3661	50309	1200	20563
贵　州	27465	310	583	1331	20105	339	4751
云　南	24869	210	442	1369	13588	556	8678
西　藏	6600	10	4	675	5258	8	645
陕　西	33185	287	454	1531	22394	666	7853
甘　肃	24373	213	485	1357	16301	116	5899
青　海	6011	35	240	410	4472	132	722
宁　夏	4242	38	201	205	2159	68	1571
新　疆	15528	187	767	924	9615	247	3787

3-1-7 2021年分省专业公共卫生机构数（个）

地区	合计	疾病预防控制中心	专科疾病防治院（所、站）	健康教育所（站）	妇幼保健院（所、站）
全　国	13276	3376	932	184	3032
北　京	101	25	19		18
天　津	73	20	3	1	17
河　北	644	187	12	2	184
山　西	431	132	8	6	127
内蒙古	400	121	14	8	114
辽　宁	539	109	51	4	86
吉　林	285	66	55	3	71
黑龙江	548	146	32		117
上　海	103	19	16	1	19
江　苏	619	115	34	6	118
浙　江	406	103	14	2	95
安　徽	466	122	41	5	126
福　建	392	100	23		94
江　西	513	144	92	13	112
山　东	779	191	86	1	161
河　南	791	183	22	9	164
湖　北	459	116	70	1	101
湖　南	539	144	78	2	136
广　东	788	142	128	35	130
广　西	599	122	30	1	105
海　南	111	29	16	10	25
重　庆	154	41	13	7	41
四　川	703	212	23	12	202
贵　州	328	100	5	2	99
云　南	544	150	28	11	147
西　藏	127	82			36
陕　西	415	119	5	10	118
甘　肃	652	103	9	14	99
青　海	173	55	2	3	50
宁　夏	95	25		11	23
新　疆	499	153	3	4	97

3-1-8　历年医疗卫生机构床位数（万张）

年份	合计	医院	基层医疗卫生机构	社区卫生服务中心（站）	乡镇卫生院	专业公共卫生机构数
1950	11.91	9.71				
1955	36.28	21.53				
1960	97.68	59.14			4.63	
1965	103.33	61.20			13.25	
1970	126.15	70.50			36.80	
1975	176.43	94.02			62.03	
1980	218.44	119.58			77.54	
1985	248.71	150.86			72.06	
1990	292.54	186.89			72.29	
1995	314.06	206.33			73.31	
2000	317.70	216.67	76.65		73.48	11.86
2001	320.12	215.56	77.14		74.00	12.02
2002	313.61	222.18	71.05	1.20	67.13	12.37
2003	316.40	226.95	71.05	1.21	67.27	12.61
2004	326.84	236.35	71.44	1.81	66.89	12.73
2005	336.75	244.50	72.58	2.50	67.82	13.58
2006	351.18	256.04	76.19	4.12	69.62	13.50
2007	370.11	267.51	85.03	7.66	74.72	13.29
2008	403.87	288.29	97.10	9.80	84.69	14.66
2009	441.66	312.08	109.98	13.13	93.34	15.40
2010	478.68	338.74	119.22	16.88	99.43	16.45
2011	515.99	370.51	123.37	18.71	102.63	17.81
2012	572.48	416.15	132.43	20.32	109.93	19.82
2013	618.19	457.86	134.99	19.42	113.65	21.49
2014	660.12	496.12	138.12	19.59	116.72	22.30
2015	701.52	533.06	141.38	20.10	119.61	23.63
2016	741.05	568.89	144.19	20.27	122.39	24.72
2017	794.03	612.05	152.85	21.84	129.21	26.26
2018	840.41	651.97	158.36	23.13	133.39	27.44
2019	880.70	686.65	163.11	23.74	136.99	28.50
2020	910.07	713.12	164.94	23.83	139.03	29.61
2021	945.01	741.42	169.98	25.17	141.74	30.16

3-1-9　历年每千人口医疗卫生机构床位数（张）

年份	合计	城市	农村
1950	0.18	0.85	0.05
1960	0.99	3.32	0.38
1970	1.34	4.18	0.85
1980	2.02	4.70	1.48
1985	2.14	4.54	1.53
1990	2.32	4.18	1.55
1995	2.39	3.50	1.59
2000	2.38	3.49	1.50
2001	2.39	3.51	1.48
2002	2.32	3.40	1.41
2003	2.34	3.42	1.41
2004	2.40	1.64	0.75
2005	2.45	4.03	1.74
2006	2.53	4.23	1.81
2007	2.63	4.47	1.89
2008	2.84	4.70	2.08
2009	3.06	5.00	2.28
2010	3.27	5.33	2.44
2011	3.84	6.24	2.80
2012	4.24	6.88	3.11
2013	4.55	7.36	3.35
2014	4.85	7.84	3.54
2015	5.11	8.27	3.71
2016	5.37	8.41	3.91
2017	5.72	8.75	4.19
2018	6.03	8.70	4.56
2019	6.30	8.78	4.81
2020	6.46	8.81	4.95
2021	6.70	7.47	6.01

注：2005 年前，千人口床位数按市、县统计，2005 年及以后按城市、农村统计；千人口床位数的合计项分母系常住人口数，2020 年前，分城乡分母系户籍人口数推算，2021 年城乡分母系常住人口数推算。

3-1-10 2020年、2021年各地区每千人口医疗卫生机构床位数（张）

地区	2020			2021		
	合计	城市	农村	合计	城市	农村
全　国	**6.46**	**8.81**	**4.95**	**6.70**	**7.47**	**6.01**
北　京	5.80	8.50		5.95	5.95	
天　津	4.92	5.79	7.56	5.00	5.00	
河　北	5.92	6.63	4.84	6.11	7.82	5.18
山　西	6.41	11.48	4.30	6.58	8.49	5.23
内蒙古	6.74	10.64	4.95	6.94	8.83	5.66
辽　宁	7.38	11.68	4.41	7.67	8.72	6.14
吉　林	7.19	7.32	5.41	7.43	7.94	7.00
黑龙江	7.95	12.13	4.54	8.34	10.68	6.11
上　海	6.12	10.77		6.44	6.44	
江　苏	6.31	8.09	5.44	6.45	7.13	5.61
浙　江	5.60	9.61	5.19	5.66	6.87	4.55
安　徽	6.68	8.32	4.50	6.72	8.44	5.61
福　建	5.22	7.25	4.39	5.35	6.08	4.74
江　西	6.33	8.85	4.37	6.80	8.62	5.81
山　东	6.37	8.27	4.95	6.63	7.76	5.68
河　南	6.71	11.50	4.35	7.30	9.84	6.20
湖　北	7.12	9.04	5.52	7.44	8.45	6.71
湖　南	7.82	13.29	5.51	8.04	10.55	7.02
广　东	4.48	6.79	3.96	4.64	4.58	4.79
广　西	5.90	6.82	4.25	6.33	7.39	5.56
海　南	5.80	10.75	4.51	6.02	6.05	5.99
重　庆	7.35	9.71	4.26	7.50	7.10	8.99
四　川	7.77	8.72	6.18	7.91	8.70	7.26
贵　州	7.17	10.79	4.86	7.71	9.07	7.09
云　南	6.89	10.97	5.78	7.04	8.62	6.55
西　藏	5.09	4.32	4.12	5.37	10.88	3.54
陕　西	6.89	8.35	5.46	7.20	7.52	6.83
甘　肃	6.87	8.58	5.06	7.36	9.23	6.24
青　海	6.97	10.47	5.01	7.10	9.06	5.84
宁　夏	5.73	7.72	4.30	5.68	6.79	4.37
新　疆	7.02	11.68	7.22	7.19	8.52	6.89

注：千人口床位数的合计项分母系常住人口数，2020年前，分城乡分母系户籍人口数推算，2021年城乡分母系常住人口数推算。

3-1-11 2020 年分省不同类别医院床位数（张）

地区	综合医院			专科医院		
	三级	二级	一级	三级	二级	一级
全　国	2251327	1637159	503123	453962	560025	142033
北　京	49527	10013	6044	15172	9858	2718
天　津	20792	5955	4514	11962	4707	876
河　北	84331	118447	39877	9948	21073	10387
山　西	44377	53327	9277	10243	13972	2717
内蒙古	38511	31579	5695	12654	7685	1168
辽　宁	105614	47146	14804	23462	17666	7748
吉　林	43673	34364	6234	9619	15127	1793
黑龙江	72514	47678	14463	23690	9895	4040
上　海	41526	18085	338	12281	13882	0
江　苏	144951	49249	32686	36459	30854	7083
浙　江	98222	47323	2283	20302	7231	765
安　徽	104677	79378	18976	16683	26512	5642
福　建	59081	42285	8741	12903	14953	6534
江　西	62327	60125	11056	13708	7447	6224
山　东	155784	133062	37113	32520	37187	7461
河　南	145133	153987	47660	23587	27680	16263
湖　北	121265	67965	12247	13613	20646	5375
湖　南	103602	86394	23706	14415	47593	12120
广　东	178372	88075	30911	35448	42004	4913
广　西	64174	50260	14480	10622	24848	6901
海　南	18467	8571	4881	2832	4435	66
重　庆	36389	45771	15823	10227	13586	6455
四　川	162693	60637	53594	35342	64454	4994
贵　州	53580	54209	29597	7514	35310	7333
云　南	68021	68921	22515	17429	16777	4629
西　藏	3922	4153	1307	356	0	107
陕　西	57894	76238	14450	8987	12136	4553
甘　肃	46225	31099	2447	3477	1695	345
青　海	14086	7700	363	2666	494	0
宁　夏	11663	10681	2201	927	2668	304
新　疆	39938	44482	14840	4914	7650	2519

注：不含中医类医院。

地区	公立医院			民营医院		
	三级	二级	一级	三级	二级	一级
全　国	**3002690**	**1969224**	**139357**	**227939**	**773855**	**586697**
北　京	72719	14481	1938	10285	10128	11711
天　津	38808	7782	1270	679	4890	4552
河　北	104353	139394	8698	10701	36097	46128
山　西	58640	63620	3773	2171	16051	9801
内蒙古	65138	41682	1215	688	10825	9233
辽　宁	127579	51175	6330	19256	25141	18983
吉　林	56313	42264	1660	5785	19087	7240
黑龙江	96650	56473	7930	12017	16030	11988
上　海	60435	35662	2566	0	262	20
江　苏	198796	41419	6238	18919	56870	38349
浙　江	141068	61449	20	3564	9266	3433
安　徽	127324	81145	3093	13714	52277	25102
福　建	77836	49902	4104	6776	18880	12214
江　西	85723	69535	2683	3866	21590	15842
山　东	197797	157012	12521	19497	55957	38976
河　南	186264	168923	17504	12762	62691	57905
湖　北	151999	84166	4627	9922	26377	15019
湖　南	141409	119277	6894	6025	47938	31997
广　东	233327	103159	13294	22530	48630	25067
广　西	89579	73988	2908	3693	21109	20094
海　南	19845	11464	2301	3991	4173	2781
重　庆	54491	53392	5765	3604	23065	22897
四　川	241238	75623	1753	12937	71466	61288
贵　州	68265	63905	1819	5116	43242	36928
云　南	93852	76477	1778	4341	34119	27329
西　藏	5269	4081	1158	560	249	957
陕　西	67584	88716	4669	11606	22182	15721
甘　肃	56097	50671	793	1553	3618	2519
青　海	17736	11696	0	700	1170	462
宁　夏	14981	11435	152	319	4858	2640
新　疆	51575	59256	9903	362	5617	9521

第二节

卫生人员情况

3-2-1 历年卫生人员数（万人）

年份	卫生人员	卫生技术人员	乡村医生和卫生员	其他技术人员	管理人员	工勤技能人员
1950	61.1	55.5			2.2	3.4
1955	105.3	87.4			8.6	9.2
1960	176.9	150.5			13.2	13.2
1965	187.2	153.2		1.1	16.9	16.1
1970	657.2	145.3	477.9	1.1	15.7	17.2
1975	743.5	205.7	484.2	1.4	25.1	27.1
1980	735.5	279.8	382.1	2.8	31.1	39.8
1985	560.6	341.1	129.3	4.6	35.9	49.7
1990	613.8	389.8	123.2	8.6	39.7	52.6
1995	670.4	425.7	133.1	12.1	45.0	54.6
2000	691.0	449.1	131.9	15.8	42.7	51.6
2001	687.5	450.8	129.1	15.8	41.3	50.6
2002	652.9	427.0	129.1	18.0	33.3	45.6
2003	621.7	438.1	86.8	19.9	31.9	45.0
2004	633.3	448.6	88.3	20.9	31.6	43.9
2005	644.7	456.4	91.7	22.6	31.3	42.8
2006	668.1	472.8	95.7	23.5	32.4	43.6
2007	696.4	491.3	93.2	24.3	35.7	51.9
2008	725.2	517.4	93.8	25.5	35.7	52.7
2009	778.1	553.5	105.1	27.5	36.3	55.8
2010	820.8	587.6	109.2	29.0	37.1	57.9
2011	861.6	620.3	112.6	30.6	37.5	60.6
2012	911.6	667.6	109.4	31.9	37.3	65.4
2013	979.0	721.1	108.1	36.0	42.1	71.8
2014	1023.4	759.0	105.8	38.0	45.1	75.5
2015	1069.4	800.8	103.2	40.0	47.3	78.2
2016	1117.3	845.4	100.0	42.6	48.3	80.9
2017	1174.9	898.8	96.9	45.1	50.9	83.2
2018	1230.0	952.9	90.7	47.7	52.9	85.8
2019	1292.8	1015.4	84.2	50.4	54.4	88.4
2020	1347.5	1067.8	79.6	53.0	56.1	91.1
2021	1398.5	1124.4	69.7	55.8	46.0	98.5

注：①卫生人员和卫生技术人员包括获得"卫生监督员"证书的公务员1万人；②2013年以后卫生人员数包括卫生计生部门主管的计划生育技术服务机构人员数，2013年以前不包括原人口计生部门主管的计划生育技术服务机构人员数；③2016年起，执业（助理）医师数含乡村全科执业助理医师；④1985年以前乡村医生和卫生员系赤脚医生数；⑤2020年起，诊所的乡村医生和卫生员纳入统计。

3-2-2　历年卫生技术人员数（万人）

年份	合计	执业（助理）医师	执业医师	注册护士	药师（士）	检验师（士）
1950	55.5	38.1	32.7	3.8	0.8	
1955	87.4	50.0	40.0	10.7	6.1	1.5
1960	150.5	59.6	42.7	17.0	11.9	
1965	153.2	76.3	51.0	23.5	11.7	
1970	145.3	70.2	44.6	29.5		
1975	205.7	87.8	52.2	38.0	22.0	7.8
1980	279.8	115.3	70.9	46.6	30.8	11.4
1985	341.1	141.3	72.4	63.7	35.6	14.5
1990	389.8	176.3	130.3	97.5	40.6	17.0
1995	425.7	191.8	145.5	112.6	41.9	18.9
2000	449.1	207.6	160.3	126.7	41.4	20.1
2001	450.8	210.0	163.7	128.7	40.4	20.3
2002	427.0	184.4	146.4	124.7	35.8	20.9
2003	438.1	194.2	153.4	126.6	35.7	21.0
2004	448.6	199.9	158.2	130.3	35.5	21.2
2005	456.4	204.2	162.3	135.0	35.3	21.1
2006	472.8	209.9	167.8	142.6	35.4	21.9
2007	491.3	212.3	171.5	155.9	32.5	20.6
2008	517.4	220.2	179.2	167.8	33.1	21.3
2009	553.5	232.9	190.5	185.5	34.2	22.1
2010	587.6	241.3	197.3	204.8	35.4	23.1
2011	620.3	246.6	202.0	224.4	36.4	23.9
2012	667.6	261.6	213.9	249.7	37.7	24.9
2013	721.1	279.5	228.6	278.3	39.6	26.7
2014	759.0	289.3	237.5	300.4	41.0	27.9
2015	800.8	303.9	250.8	324.1	42.3	29.4
2016	845.4	319.1	265.1	350.7	43.9	29.4
2017	898.8	339.0	282.9	380.4	45.3	32.6
2018	952.9	360.7	301.0	409.9	46.8	34.3
2019	1015.4	386.7	321.1	444.5	48.3	36.3
2020	1067.8	408.6	340.2	470.9	49.7	38.0
2021	1124.4	428.8	359.1	501.9	52.1	40.2

注：①卫生人员和卫生技术人员包括获得"卫生监督员"证书的公务员1万人；②2013年以后卫生人员数包括卫生计生部门主管的计划生育技术服务机构人员数，2013年以前不包括原人口计生部门主管的计划生育技术服务机构人员数；③2016年起，执业（助理）医师数含乡镇全科执业助理医师；④1985年以前乡村医生和卫生员系赤脚医生数；⑤2020年起，诊所的乡村医生和卫生员纳入统计。

3-2-3　2021 年分省卫生人员数（万人）

地　区	合计	卫生技术人员	乡村医生和卫生员	其他技术人员	管理人员	工勤技能人员
全　国	**1397.5**	**1123.4**	**69.7**	**59.9**	**81.8**	**98.5**
北　京	36.1	28.9	0.2	1.9	2.5	3.2
天　津	15.2	12.2	0.4	0.8	1.3	1.0
河　北	71.0	55.9	5.7	3.2	3.9	4.1
山　西	36.3	28.2	3.0	1.6	2.1	2.3
内蒙古	26.2	21.2	1.3	1.3	1.6	1.4
辽　宁	41.8	33.4	1.6	1.9	2.5	3.3
吉　林	27.7	21.7	1.3	1.3	1.8	2.2
黑龙江	31.5	24.9	1.4	1.5	2.3	2.4
上　海	28.1	22.9	0.1	1.3	2.2	2.6
江　苏	85.3	69.2	2.1	4.3	4.1	7.1
浙　江	69.5	57.9	0.6	2.9	5.1	5.7
安　徽	51.9	43.5	2.7	2.1	2.4	2.4
福　建	36.6	29.4	1.7	1.7	1.6	2.8
江　西	38.2	30.6	3.0	1.3	1.9	2.4
山　东	105.6	85.3	7.2	5.4	5.1	5.2
河　南	97.0	75.6	7.2	4.7	5.0	6.8
湖　北	56.4	45.6	3.0	2.6	3.2	3.3
湖　南	62.0	50.6	3.0	2.5	3.3	4.0
广　东	105.9	87.3	1.9	3.5	8.7	9.3
广　西	49.3	39.4	2.7	1.9	2.0	4.0
海　南	10.0	8.1	0.3	0.4	0.7	0.9
重　庆	30.9	24.7	1.3	1.1	2.5	2.5
四　川	86.5	67.3	5.4	3.2	4.3	7.6
贵　州	38.4	30.9	2.5	1.4	2.7	2.1
云　南	47.0	38.1	3.2	2.0	2.1	2.7
西　藏	4.2	2.6	1.0	0.2	0.2	0.3
陕　西	44.6	36.9	1.9	0.5	3.7	2.8
甘　肃	24.8	20.1	1.6	1.1	1.0	1.3
青　海	6.7	5.2	0.6	0.4	0.2	0.4
宁　夏	7.3	6.1	0.3	0.2	0.6	0.5
新　疆	25.7	20.0	1.5	1.6	1.2	1.8

3-2-4 2021年分省卫生技术人员数（万人）

地区	小计	执业（助理）医师	执业医师	注册护士	药师（士）	技师（士）	其他
全　国	**1124.4**	**428.8**	**359.1**	**501.9**	**52.1**	**69.2**	**72.4**
北　京	28.9	11.3	10.6	12.4	1.6	1.9	1.8
天　津	12.2	5.2	4.9	4.7	0.7	0.8	0.8
河　北	55.9	25.4	19.8	22.5	2.1	2.9	3.0
山　西	28.2	11.3	9.6	12.4	1.2	1.7	1.5
内蒙古	21.2	8.4	7.2	8.9	1.2	1.2	1.5
辽　宁	33.4	13.2	11.9	15.3	1.4	2.0	1.6
吉　林	21.7	8.7	7.5	9.8	0.9	1.2	1.1
黑龙江	24.9	9.7	8.3	10.7	1.1	1.5	1.9
上　海	22.9	8.4	8.0	10.4	1.1	1.7	1.3
江　苏	69.2	27.3	23.1	30.9	3.4	4.3	3.3
浙　江	57.9	23.3	20.7	25.0	3.2	3.4	2.9
安　徽	43.5	17.3	14.1	20.1	1.7	2.6	1.9
福　建	29.4	11.1	9.5	13.0	1.7	1.8	1.8
江　西	30.6	11.1	9.3	14.0	1.8	2.1	1.6
山　东	85.3	34.3	28.2	37.7	3.9	5.0	4.5
河　南	75.6	29.8	22.9	32.8	3.2	5.0	4.8
湖　北	45.6	17.0	14.4	21.5	1.9	2.9	2.4
湖　南	50.6	19.3	15.3	23.9	2.2	2.9	2.3
广　东	87.3	31.9	27.1	40.2	4.7	4.8	5.7
广　西	39.4	13.2	10.9	18.2	2.2	2.6	3.2
海　南	8.1	3.0	2.5	3.8	0.4	0.5	0.4
重　庆	24.7	9.2	7.6	11.4	1.1	1.5	1.5
四　川	67.3	25.0	21.0	30.7	3.0	4.3	4.3
贵　州	30.9	10.5	8.4	14.2	1.2	2.1	2.9
云　南	38.1	12.6	10.4	18.3	1.4	2.4	3.5
西　藏	2.6	1.1	0.8	0.8	0.1	0.1	0.4
陕　西	36.9	12.1	9.8	15.9	1.6	2.6	4.7
甘　肃	20.1	7.1	5.8	9.2	0.8	1.3	1.8
青　海	5.2	1.9	1.6	2.1	0.3	0.4	0.5
宁　夏	6.1	2.3	2.0	2.7	0.3	0.4	0.4
新　疆	20.0	7.1	5.9	8.5	0.9	1.5	2.1

3-2-5 历年每千人口卫生技术人员数（人）

年份	卫生技术人员			注册护士		
	合计	城市	农村	合计	城市	农村
1949	0.93	1.87	0.73	0.06	0.25	0.02
1955	1.42	3.49	1.01	0.14	0.64	0.04
1960	2.37	5.67	1.85	0.23	1.04	0.07
1965	2.11	5.37	1.46	0.32	1.45	0.10
1970	1.76	4.88	1.22	0.29	1.10	0.14
1975	2.24	6.92	1.41	0.41	1.74	0.18
1980	2.85	8.03	1.81	0.47	1.83	0.20
1985	3.28	7.92	2.09	0.61	1.85	0.30
1990	3.45	6.59	2.15	0.86	1.91	0.43
1995	3.59	5.36	2.32	0.95	1.59	0.49
2000	3.63	5.17	2.41	1.02	1.64	0.54
2001	3.62	5.15	2.38	1.03	1.65	0.54
2002	3.41	…	…	1.00	…	…
2003	3.48	4.88	2.26	1.00	1.59	0.50
2004	3.53	4.99	2.24	1.03	1.63	0.50
2005	3.50	5.82	2.69	1.03	2.10	0.65
2006	3.60	6.09	2.70	1.09	2.22	0.66
2007	3.72	6.44	2.69	1.18	2.42	0.70
2008	3.90	6.68	2.80	1.27	2.54	0.76
2009	4.15	7.15	2.94	1.39	2.82	0.81
2010	4.39	7.62	3.04	1.53	3.09	0.89
2011	4.58	7.90	3.19	1.66	3.29	0.98
2012	4.94	8.54	3.41	1.85	3.65	1.09
2013	5.27	9.18	3.64	2.04	4.00	1.22
2014	5.56	9.70	3.77	2.20	4.30	1.31
2015	5.84	10.21	3.90	2.37	4.58	1.39
2016	6.12	10.42	4.08	2.54	4.75	1.50
2017	6.47	10.87	4.28	2.74	5.01	1.62
2018	6.83	10.91	4.63	2.94	5.08	1.80
2019	7.26	11.10	4.96	3.18	5.22	1.99
2020	7.57	11.46	5.18	3.34	5.40	2.10
2021	7.97	9.87	6.27	3.56	4.58	2.64

注：①2002年以前，执业（助理）医师数系医生，执业医师数系医师，注册护士数系护师（士）；②城市包括直辖市区和地级市辖区，农村包括县及县级市；③合计项分母系常住人口数，分城乡项分母系推算户籍人口数。下表同。

3-2-6　历年每千人口执业（助理）医师数（人）

年份	执业（助理）医师			其中：执业医师
	合计	城市	农村	
1949	0.67	0.70	0.66	0.58
1955	0.81	1.24	0.74	0.70
1960	1.04	1.97	0.90	0.79
1965	1.05	2.22	0.82	0.70
1970	0.85	1.97	0.66	0.43
1975	0.95	2.66	0.65	0.57
1980	1.17	3.22	0.76	0.72
1985	1.36	3.35	0.85	0.70
1990	1.56	2.95	0.98	1.15
1995	1.62	2.39	1.07	1.23
2000	1.68	2.31	1.17	1.30
2001	1.69	2.32	1.17	1.32
2002	1.47	…	…	1.17
2003	1.54	2.13	1.04	1.22
2004	1.57	2.18	1.04	1.25
2005	1.56	2.46	1.26	1.24
2006	1.60	2.56	1.26	1.28
2007	1.61	2.61	1.23	1.30
2008	1.66	2.68	1.26	1.35
2009	1.75	2.83	1.31	1.43
2010	1.80	2.97	1.32	1.47
2011	1.82	3.00	1.33	1.49
2012	1.94	3.19	1.40	1.58
2013	2.04	3.39	1.48	1.67
2014	2.12	3.54	1.51	1.74
2015	2.22	3.72	1.55	1.84
2016	2.31	3.79	1.61	1.92
2017	2.44	3.97	1.68	2.04
2018	2.59	4.01	1.82	2.16
2019	2.77	4.10	1.96	2.30
2020	2.90	4.25	2.06	2.41
2021	3.04	3.73	2.42	2.55

注：①2002年以前，执业（助理）医师数系医生，执业医师数系医师，注册护士数系护师（士）；②城市包括直辖市区和地级市辖区，农村包括县及县级市；③合计项分母系常住人口数，分城乡项分母系推算户籍人口数。下表同。

3-2-7　2021年分省每千人口卫生技术人员数（人）

地区	卫生技术人员			注册护士		
	合计	城市	农村	合计	城市	农村
全　国	**7.97**	**9.87**	**6.27**	**3.56**	**4.58**	**2.64**
北　京	13.20	13.20		5.67	5.67	
天　津	8.87	8.87		3.41	3.41	
河　北	7.51	10.50	5.88	3.02	4.60	2.16
山　西	8.09	11.58	5.63	3.57	5.54	2.19
内蒙古	8.82	11.63	6.91	3.71	5.31	2.61
辽　宁	7.90	9.73	5.21	3.61	4.63	2.11
吉　林	9.15	9.76	8.63	4.12	4.65	3.66
黑龙江	7.95	10.07	5.94	3.43	4.72	2.20
上　海	9.20	9.20		4.17	4.17	
江　苏	8.13	9.23	6.77	3.63	4.24	2.88
浙　江	8.85	10.67	7.20	3.83	4.74	3.00
安　徽	7.12	9.54	5.54	3.29	4.58	2.44
福　建	7.03	9.28	5.19	3.11	4.20	2.22
江　西	6.77	9.35	5.35	3.10	4.54	2.31
山　东	8.39	10.64	6.51	3.70	4.86	2.74
河　南	7.65	11.88	5.81	3.32	5.60	2.33
湖　北	7.83	10.07	6.19	3.68	4.94	2.76
湖　南	7.64	11.16	6.21	3.61	5.59	2.80
广　东	6.88	7.47	5.38	3.17	3.47	2.39
广　西	7.82	10.30	6.01	3.62	4.93	2.66
海　南	7.89	9.44	6.45	3.77	4.70	2.89
重　庆	7.68	7.68	7.68	3.55	3.59	3.39
四　川	8.04	9.99	6.43	3.66	4.75	2.77
贵　州	8.03	10.22	7.05	3.68	4.89	3.13
云　南	8.12	12.04	6.88	3.89	6.03	3.22
西　藏	7.00	14.62	4.46	2.13	5.43	1.03
陕　西	9.32	10.21	8.33	4.03	4.74	3.24
甘　肃	8.07	11.06	6.29	3.68	5.39	2.66
青　海	8.70	12.52	6.25	3.59	5.85	2.15
宁　夏	8.36	10.40	5.94	3.76	4.83	2.49
新　疆	7.74	11.79	6.82	3.30	5.32	2.84

3-2-8 2021年分省每千人口执业（助理）医师数

地区	执业（助理）医师			其中：执业医师		
	合计	城市	农村	合计	城市	农村
全 国	**3.04**	**3.73**	**2.42**	**2.55**	**3.37**	**1.81**
北 京	5.14	5.14		4.83	4.83	
天 津	3.77	3.77		3.54	3.54	
河 北	3.41	4.51	2.82	2.66	3.92	1.97
山 西	3.26	4.42	2.44	2.77	4.02	1.88
内 蒙 古	3.51	4.45	2.87	3.00	4.09	2.26
辽 宁	3.12	3.77	2.18	2.81	3.55	1.73
吉 林	3.68	3.79	3.58	3.18	3.48	2.92
黑 龙 江	3.10	3.84	2.40	2.66	3.52	1.85
上 海	3.38	3.38		3.22	3.22	
江 苏	3.21	3.52	2.82	2.71	3.18	2.13
浙 江	3.56	4.17	3.00	3.16	3.85	2.53
安 徽	2.82	3.64	2.29	2.30	3.24	1.69
福 建	2.65	3.55	1.92	2.28	3.22	1.51
江 西	2.47	3.29	2.01	2.06	2.96	1.57
山 东	3.37	4.25	2.64	2.78	3.72	1.99
河 南	3.01	4.50	2.37	2.31	3.96	1.60
湖 北	2.91	3.67	2.35	2.46	3.37	1.80
湖 南	2.91	4.06	2.43	2.31	3.70	1.74
广 东	2.52	2.76	1.90	2.14	2.49	1.24
广 西	2.62	3.59	1.91	2.17	3.24	1.39
海 南	2.91	3.39	2.46	2.49	3.10	1.91
重 庆	2.87	2.88	2.82	2.37	2.42	2.17
四 川	2.99	3.72	2.39	2.51	3.34	1.72
贵 州	2.74	3.65	2.32	2.19	3.25	1.72
云 南	2.68	4.18	2.21	2.22	3.81	1.72
西 藏	2.90	6.14	1.83	2.27	5.23	1.28
陕 西	3.05	3.48	2.57	2.47	3.04	1.83
甘 肃	2.84	3.84	2.24	2.33	3.41	1.68
青 海	3.16	4.35	2.40	2.66	4.01	1.79
宁 夏	3.11	3.87	2.20	2.72	3.52	1.77
新 疆	2.73	4.48	2.33	2.27	4.26	1.81

2015～2021 年医院、基层医疗卫生机构各类
卫生人员数（万人）

指标	2015	2016	2017	2018	2019	2020	2021
医院							
卫生人员	613.3	654.2	697.7	737.5	778.2	811.2	848.1
卫生技术人员	507.1	541.5	578.5	612.9	648.7	677.5	711.5
执业（助理）医师	169.3	180.3	193.3	205.4	217.4	228.3	239.7
执业医师	157.3	168.0	180.0	191.1	202.8	212.8	224.2
注册护士	240.8	261.3	282.2	302.1	323.8	338.8	358.7
药师（士）	26.6	27.9	28.8	29.8	30.8	31.5	327.2
技师（士）	27.4	29.2	31.0	32.6	34.4	35.9	457.6
其他卫生技术人员	43.0	42.8	43.2	43.1	42.3	43.0	347.1
其他技术人员	24.3	267.5	28.4	30.1	32.1	33.5	36.8
管理人员	30.5	32.0	34.6	36.1	37.3	38.5	33.0
工勤技能人员	51.3	53.9	56.2	58.4	60.1	61.7	66.8
基层医疗卫生机构							
卫生人员	360.3	368.3	382.6	396.5	416.1	434.0	443.2
卫生技术人员	225.8	235.4	250.5	268.3	292.1	312.4	330.0
执业（助理）医师	110.2	114.5	121.4	130.5	143.7	153.6	161.5
执业医师	73.2	76.5	81.8	88.2	95.7	103.7	110.3
注册护士	64.7	69.6	76.9	85.2	96.0	105.7	115.0
药师（士）	13.4	13.8	14.2	14.7	15.2	15.7	16.8
技师（士）	8.8	9.3	9.9	10.6	11.3	11.9	13.5
其他卫生技术人员	28.7	28.2	28.1	27.3	25.9	25.5	23.4
其他技术人员	8.1	8.7	9.7	10.5	11.1	11.9	14.4
管理人员	6.9	7.3	8.3	9.1	9.8	10.5	7.3
工勤技能人员	16.4	16.8	17.2	17.9	18.8	19.7	21.5

数据来源：国家卫生健康委历年《中国卫生健康统计年鉴》。

3-2-10 2015～2021年社区卫生服务中心（站）各类卫生人员数（万人）

指标	2015	2016	2017	2018	2019	2020	2021
社区卫生服务中心（站）							
卫生人员	50.5	52.2	55.5	58.3	61.0	64.8	68.3
卫生技术人员	43.1	44.6	47.4	49.9	52.5	55.8	59.2
执业（助理）医师	18.2	18.8	19.8	20.9	22.0	23.4	24.5
执业医师	14.6	15.2	16.1	17.1	18.0	19.2	20.3
注册护士	15.3	16.2	17.6	18.9	20.2	22.0	23.7
药师（士）	3.4	3.5	3.6	3.7	3.8	4.0	4.2
技师（士）	2.0	2.1	2.2	2.4	2.5	2.6	3.3
其他卫生技术人员	4.2	4.1	4.2	4.0	3.9	3.9	3.5
其他技术人员	2.0	2.2	2.4	2.5	2.6	2.7	3.3
管理人员	2.1	2.1	2.3	2.3	2.4	2.4	1.7
工勤技能人员	3.3	3.3	3.4	3.5	3.6	3.8	4.0
乡镇卫生院							
卫生人员	127.8	132.1	136.0	139.1	144.5	148.1	149.2
卫生技术人员	107.9	111.6	115.1	118.1	123.2	126.7	128.5
执业（助理）医师	44.1	45.5	46.6	47.9	50.3	52.0	52.5
执业医师	25.3	26.3	27.2	28.1	29.7	31.2	32.1
注册护士	29.9	31.9	34.1	36.0	39.1	40.9	42.5
药师（士）	7.5	7.6	7.7	7.7	7.9	7.9	9.1
技师（士）	5.8	6.1	6.5	6.8	7.3	7.6	8.3
其他卫生技术人员	20.6	20.5	20.3	19.6	18.7	18.4	17.0
其他技术人员	5.8	6.0	6.3	6.5	6.7	7.0	7.9
管理人员	4.2	4.3	4.3	4.3	4.3	4.2	2.5
工勤技能人员	9.9	10.2	10.2	10.3	10.3	10.2	10.4

3-2-11　2015～2021 年专业公共卫生机构各类卫生人员数（万人）

指标	2015	2016	2017	2018	2019	2020	2021
卫生人员	87.7	87.1	87.2	88.3	89.7	92.5	95.8
卫生技术人员	63.9	64.6	66.2	67.8	70.0	72.7	76.4
执业（助理）医师	23.1	22.9	23.2	23.7	24.2	25.2	26.1
执业医师	19.2	19.6	20.1	20.6	21.3	22.3	23.2
注册护士	17.8	18.9	20.4	21.7	23.5	24.8	26.4
药师（士）	2.1	2.1	2.1	2.2	2.3	2.4	2.5
技师（士）	6.2	6.3	6.5	6.7	6.9	7.2	8.3
其他卫生技术人员	14.7	14.3	13.9	13.6	13.1	13.2	13.3
其他技术人员	6.0	5.7	5.6	5.7	5.6	5.8	6.6
管理人员	8.4	7.7	6.9	6.5	6.0	5.8	4.4
工勤技能人员	9.3	9.0	8.5	8.3	8.1	8.1	8.3

3-2-12 2021年分省不同等级医院卫生技术人员数量及构成

地区	人数（万人）			构成（%）		
	三级医院	二级医院	一级医院	三级医院	二级医院	一级医院
全　国	367.5	248.3	49.7	55.2	37.3	7.5
北　京	14.4	3.4	1.9	73.0	17.3	9.7
天　津	5.6	1.6	0.7	70.2	20.8	9.0
河　北	13.8	17.2	4.1	39.3	49.0	11.8
山　西	7.5	7.9	1.1	45.3	48.1	6.6
内　蒙古	7.4	5.0	0.7	56.8	38.0	5.2
辽　宁	14.9	5.8	1.7	66.5	26.0	7.5
吉　林	6.8	5.4	0.6	53.1	42.5	4.4
黑龙江	9.3	5.7	1.2	57.7	35.2	7.1
上　海	9.5	3.5	0.1	72.3	26.9	0.8
江　苏	25.7	9.7	3.1	66.8	25.2	8.0
浙　江	19.1	9.0	0.2	67.5	31.7	0.8
安　徽	13.7	10.8	2.0	51.5	40.8	7.7
福　建	10.0	6.3	1.0	57.8	36.3	5.9
江　西	8.7	8.1	0.9	49.2	45.8	5.0
山　东	25.2	21.2	3.9	50.1	42.1	7.7
河　南	21.1	21.1	5.2	44.5	44.6	10.9
湖　北	16.8	8.9	1.1	62.8	33.1	4.1
湖　南	14.8	12.3	2.1	50.6	42.1	7.3
广　东	32.7	14.7	2.9	65.0	29.2	5.8
广　西	11.5	9.1	1.2	52.7	41.7	5.7
海　南	2.8	1.3	0.3	63.5	29.6	7.0
重　庆	6.3	6.2	1.6	44.7	44.0	11.4
四　川	25.5	10.3	3.6	64.6	26.2	9.2
贵　州	7.9	8.5	2.5	41.8	45.1	13.1
云　南	10.1	9.9	2.0	45.9	45.1	9.0
西　藏	0.7	0.5	0.2	51.9	35.2	12.9
陕　西	9.8	11.5	1.4	43.0	50.6	6.4
甘　肃	6.1	4.8	0.2	55.0	42.9	2.1
青　海	2.1	1.2	0.0	63.2	35.9	0.9
宁　夏	1.9	1.7	0.2	50.2	43.9	5.9
新　疆	6.1	5.8	1.9	44.2	42.1	13.7

注：不含未定级医院。

3-2-13　2021 年分省不同等级医院执业（助理）医师数量及构成

地区	人数（万人）			构成（%）		
	三级医院	二级医院	一级医院	三级医院	二级医院	一级医院
全　国	**125.0**	**81.0**	**18.1**	**55.8**	**36.1**	**8.1**
北　京	5.1	1.2	0.9	70.8	16.9	12.3
天　津	1.9	0.7	0.4	65.3	22.1	12.5
河　北	5.1	6.4	1.8	38.3	48.1	13.6
山　西	2.5	2.7	0.4	44.5	48.6	6.9
内蒙古	2.6	1.7	0.3	57.2	37.1	5.7
辽　宁	5.2	2.1	0.6	66.0	25.9	8.1
吉　林	2.4	1.9	0.2	53.3	42.0	4.7
黑龙江	3.2	2.0	0.5	56.7	34.8	8.5
上　海	3.2	1.2	0.0	72.9	26.6	0.6
江　苏	9.0	3.2	1.1	67.4	24.2	8.4
浙　江	6.7	3.1	0.1	67.5	31.6	0.9
安　徽	4.8	3.5	0.7	53.1	38.8	8.0
福　建	3.3	2.0	0.4	59.1	34.7	6.2
江　西	2.8	2.6	0.3	49.0	45.9	5.1
山　东	8.9	7.3	1.5	50.3	41.3	8.5
河　南	7.1	7.0	2.0	44.1	43.6	12.3
湖　北	5.5	3.0	0.4	62.0	33.6	4.4
湖　南	4.8	3.9	0.7	51.0	41.3	7.7
广　东	10.8	4.7	1.0	65.7	28.3	6.0
广　西	3.7	2.6	0.4	55.9	38.3	5.8
海　南	0.9	0.4	0.1	64.1	28.7	7.2
重　庆	2.0	2.0	0.5	44.1	43.8	12.1
四　川	8.5	3.1	1.2	66.2	24.4	9.3
贵　州	2.7	2.5	0.8	45.9	41.4	12.7
云　南	3.3	2.8	0.6	49.2	42.3	8.4
西　藏	0.3	0.2	0.1	51.7	32.5	15.8
陕　西	3.1	3.1	0.4	46.8	47.0	6.2
甘　肃	1.9	1.5	0.1	55.2	42.6	2.3
青　海	0.7	0.4	0.0	61.6	37.5	0.9
宁　夏	0.7	0.6	0.1	52.1	42.3	5.6
新　疆	2.2	1.7	0.6	47.8	38.1	14.1

注：不含未定级医院。

3-2-14 2021年分省不同等级医院注册护士数量及构成

地区	人数（万人）			构成（%）		
	三级医院	二级医院	一级医院	三级医院	二级医院	一级医院
全　国	190.1	123.5	22.6	56.5	36.7	6.7
北　京	7.0	1.6	0.7	75.0	17.4	7.6
天　津	2.7	0.7	0.2	74.7	19.6	5.7
河　北	7.0	8.2	1.7	41.5	48.5	10.0
山　西	3.9	3.9	0.5	46.8	46.9	6.3
内蒙古	3.8	2.4	0.3	58.6	36.7	4.7
辽　宁	7.7	2.8	0.8	68.0	25.2	6.8
吉　林	3.6	2.7	0.3	54.6	41.5	4.0
黑龙江	4.9	2.6	0.5	61.2	33.0	5.8
上　海	4.7	1.7	0.0	72.8	26.5	0.8
江　苏	13.2	4.8	1.5	67.8	24.6	7.5
浙　江	9.6	4.3	0.1	68.7	30.5	0.7
安　徽	7.1	5.7	1.0	51.4	41.2	7.4
福　建	5.2	3.2	0.5	58.8	35.9	5.4
江　西	4.6	4.1	0.4	50.4	45.0	4.6
山　东	13.0	10.5	1.7	51.6	41.5	6.8
河　南	11.1	10.3	2.3	46.8	43.5	9.7
湖　北	9.0	4.4	0.5	64.7	31.8	3.5
湖　南	8.1	6.6	1.1	51.6	41.8	6.7
广　东	16.5	7.3	1.4	65.5	29.1	5.4
广　西	6.0	4.8	0.6	52.6	42.2	5.2
海　南	1.5	0.7	0.1	64.2	29.4	6.4
重　庆	3.4	3.2	0.8	45.6	44.0	10.3
四　川	13.4	5.3	1.8	65.5	25.9	8.6
贵　州	4.0	4.5	1.2	41.4	45.8	12.8
云　南	5.3	5.1	1.0	46.3	44.7	9.1
西　藏	0.3	0.1	0.1	59.7	29.4	10.9
陕　西	5.1	5.6	0.6	45.0	49.4	5.6
甘　肃	3.3	2.3	0.1	57.9	40.1	1.9
青　海	1.1	0.5	0.0	69.5	29.8	0.7
宁　夏	1.0	0.8	0.1	51.1	43.3	5.6
新　疆	3.1	2.7	0.8	46.9	41.4	11.7

注：不含未定级医院。

3-2-15　2021年分省基层医疗卫生机构各类卫生技术人员数（万人）

地区	卫生技术人员	执业（助理）医师	执业医师	注册护士	药师（士）	技师（士）	其他卫生技术人员
全　国	**330.2**	**161.5**	**110.3**	**115.0**	**16.8**	**13.5**	**23.4**
北　京	7.3	3.5	3.1	2.6	0.5	0.3	0.3
天　津	3.1	1.7	1.4	0.9	0.2	0.1	0.2
河　北	16.0	10.2	6.0	4.0	0.5	0.4	0.9
山　西	7.5	4.3	3.0	2.4	0.3	0.2	0.4
内蒙古	6.0	3.1	2.2	1.8	0.4	0.2	0.4
辽　宁	7.9	4.1	3.2	2.9	0.3	0.2	0.4
吉　林	6.5	3.3	2.5	2.3	0.3	0.2	0.4
黑龙江	5.7	3.0	2.2	1.7	0.3	0.2	0.5
上　海	6.3	2.9	2.6	2.5	0.4	0.3	0.2
江　苏	23.4	11.5	8.0	8.4	1.3	1.1	1.1
浙　江	17.7	9.1	7.1	5.8	1.2	0.6	0.9
安　徽	13.8	7.1	4.6	5.1	0.6	0.6	0.5
福　建	9.6	4.6	3.4	3.3	0.7	0.4	0.5
江　西	8.4	3.9	2.6	2.9	0.6	0.5	0.5
山　东	25.6	13.2	8.6	8.6	1.3	1.0	1.6
河　南	21.0	11.4	6.4	6.4	0.9	0.6	1.3
湖　北	13.8	6.3	4.3	5.4	0.6	0.6	0.9
湖　南	15.4	7.6	4.6	5.6	0.7	0.6	0.8
广　东	27.0	12.3	8.6	10.7	1.5	0.9	1.7
广　西	13.0	5.1	3.3	4.8	0.9	0.6	1.6
海　南	2.7	1.2	0.9	1.1	0.1	0.1	0.2
重　庆	8.3	4.0	2.8	3.1	0.4	0.3	0.6
四　川	21.1	10.0	6.9	7.5	1.0	0.9	1.7
贵　州	8.7	3.5	2.1	3.1	0.3	0.6	1.2
云　南	11.2	4.4	3.0	4.7	0.3	0.5	1.3
西　藏	0.8	0.4	0.3	0.2	0.0	0.0	0.2
陕　西	9.8	4.3	2.6	2.9	0.5	0.6	1.5
甘　肃	5.5	2.4	1.7	2.0	0.2	0.2	0.6
青　海	1.2	0.6	0.4	0.4	0.1	0.1	0.2
宁　夏	1.6	0.7	0.5	0.6	0.1	0.1	0.1
新　疆	4.5	1.9	1.3	1.5	0.2	0.2	0.7

3-2-16 2020年分省药师数量及类别分布（人）

地区	合计	执业类别		
		药学	中药学	药学与中药学
全　国	**594154**	**289837**	**283398**	**20919**
北　京	7634	3523	3914	197
天　津	6771	4107	2574	90
河　北	29639	19251	10095	293
山　西	16516	7934	8333	249
内蒙古	13759	5386	8082	291
辽　宁	26334	11776	14272	286
吉　林	15195	9334	5491	370
黑龙江	15783	6130	8824	829
上　海	7281	4706	2389	186
江　苏	34103	17020	16098	985
浙　江	28886	13160	14669	1057
安　徽	25335	16820	7823	692
福　建	14969	5589	8406	974
江　西	13118	5742	7136	240
山　东	45114	21288	23138	688
河　南	36369	19517	16458	394
湖　北	22493	9685	12248	560
湖　南	25904	10505	12721	2678
广　东	70279	29342	35153	5784
广　西	21776	11104	10232	440
海　南	3373	2541	747	85
重　庆	16138	7317	8571	250
四　川	36914	14722	20624	1568
贵　州	7167	4515	2506	146
云　南	13608	8423	4611	574
西　藏	672	365	277	30
陕　西	18140	11143	6614	383
甘　肃	9845	3876	5759	210
青　海	1541	822	649	70
宁　夏	3395	1264	2060	71
新　疆	6103	2930	2924	249

数据来源：国家药品监督管理局《药品监督管理统计年度报告》。

3-2-17　2020 年分省药师数量及领域分布（人）

地区	合计	执业领域				
		药品生产企业	药品批发企业	药品零售企业	医疗机构	其他
全　国	594154	3929	34329	541264	14514	118
北　京	7634	55	801	6159	619	0
天　津	6771	189	483	5914	185	0
河　北	29639	95	1431	26764	1349	0
山　西	16516	40	866	15051	558	1
内蒙古	13759	24	537	12452	746	0
辽　宁	26334	23	778	25205	328	0
吉　林	15195	200	1094	13654	246	1
黑龙江	15783	37	999	14434	313	0
上　海	7281	163	620	6433	65	0
江　苏	34103	33	1599	32203	264	4
浙　江	28886	337	1608	26772	157	12
安　徽	25335	143	1415	22575	1200	2
福　建	14969	234	675	13924	134	2
江　西	13118	59	1045	11824	188	2
山　东	45114	287	1832	41653	1304	38
河　南	36369	137	1316	33642	1270	4
湖　北	22493	259	1943	19662	625	4
湖　南	25904	69	628	24946	252	9
广　东	70279	543	3678	65770	274	14
广　西	21776	33	719	20653	370	1
海　南	3373	72	732	2517	48	4
重　庆	16138	351	1607	13897	283	0
四　川	36914	137	2409	32557	1809	2
贵　州	7167	60	498	6146	450	13
云　南	13608	190	1372	11597	449	0
西　藏	672	1	199	455	17	0
陕　西	18140	17	1154	16674	295	0
甘　肃	9845	69	833	8470	473	0
青　海	1541	39	207	1254	41	0
宁　夏	3395	20	694	2553	123	5
新　疆	6103	13	557	5454	79	0

数据来源：国家药品监督管理局《药品监督管理统计年度报告》。

3-2-18 2020年分省药师数量及学历分布（人）

地区	合计	学历分布				
		博士	硕士	本科	大专	中专
全　国	**594154**	**292**	**3769**	**81249**	**122933**	**385911**
北　京	7634	40	184	2007	1981	3422
天　津	6771	8	159	1918	1839	2847
河　北	29639	9	297	5072	8032	16229
山　西	16516	4	69	2162	4124	10157
内蒙古	13759	3	28	1303	2844	9581
辽　宁	26334	14	304	5655	7231	13130
吉　林	15195	7	160	3482	3750	7796
黑龙江	15783	1	83	2199	2748	10752
上　海	7281	5	76	1434	2207	3559
江　苏	34103	9	253	5745	7921	20175
浙　江	28886	122	81	3171	6247	19265
安　徽	25335	2	120	2888	5217	17108
福　建	14969	4	85	2003	3316	9561
江　西	13118	0	35	1906	2488	8689
山　东	45114	6	315	4905	8466	31422
河　南	36369	2	88	3114	8176	24989
湖　北	22493	2	172	3325	4036	14958
湖　南	25904	3	68	2455	4818	18560
广　东	70279	18	444	9028	11197	49592
广　西	21776	3	84	2930	3906	14853
海　南	3373	2	47	1034	687	1603
重　庆	16138	4	94	1645	3744	10651
四　川	36914	14	179	3517	6490	26714
贵　州	7167	2	41	959	999	5166
云　南	13608	3	100	1945	1803	9757
西　藏	672	0	3	137	136	396
陕　西	18140	3	115	2534	4693	10795
甘　肃	9845	1	23	964	1548	7309
青　海	1541	1	5	299	288	948
宁　夏	3395	0	22	555	658	2160
新　疆	6103	0	35	958	1343	3767

数据来源：国家药品监督管理局《药品监督管理统计年度报告》。

3-2-19　2015～2021年分省全科医生数（人）

地区	2015	2016	2017	2018	2019	2020	2021
全　国	194757	218520	263671	308740	365082	408820	434868
北　京	8298	8441	8611	8861	9267	9918	9303
天　津	2153	2414	3763	4138	4568	5051	5615
河　北	9518	9778	10609	11292	18407	18995	24410
山　西	4144	4339	6592	5962	6516	7033	7441
内蒙古	3110	3255	4086	4894	5801	6042	6103
辽　宁	3670	4264	6384	9002	10847	11771	11922
吉　林	3019	3504	5225	4965	7536	7992	8272
黑龙江	4454	4553	4580	5637	6593	6942	6906
上　海	7360	7971	8504	8629	9924	9876	10673
江　苏	23804	29562	32568	47794	47601	49628	49433
浙　江	22044	23324	31268	26047	27406	27628	23446
安　徽	7438	8756	10599	12917	15116	18501	17101
福　建	5185	5994	7101	8182	9157	10145	11644
江　西	3382	3760	5370	5620	6705	8031	9624
山　东	10080	11636	13894	17426	21034	24760	35914
河　南	10657	12833	16344	20497	22763	24358	33830
湖　北	7040	7116	9102	10863	12857	13847	12625
湖　南	6207	6683	7162	8841	16761	19602	17958
广　东	15225	18856	23428	27638	31950	37177	39016
广　西	4719	5180	6338	7958	10662	13149	13091
海　南	1023	1015	1155	1353	1955	2913	2853
重　庆	3003	3286	4067	6348	8117	8769	8944
四　川	10618	10587	11689	13404	17838	25213	20776
贵　州	3246	3840	5164	6238	6466	7572	9269
云　南	4351	4836	5387	6381	8812	9481	9250
西　藏	161	206	253	352	642	730	467
陕　西	2213	2918	3851	4979	5300	8098	13255
甘　肃	3341	3835	3908	4835	5994	6516	7422
青　海	979	1022	1249	1315	1514	1625	1686
宁　夏	575	669	951	1279	1500	1638	1627
新　疆	3740	4087	4469	5093	5473	5819	4992

注：2021年，全科医生数指注册为全科医学专业和注册为乡村全科执业（助理）医师的人数之和。2020年，全科医生总数包括取得全科医生培训证的执业（助理）医师。

3-2-20 2015～2021年分省每万人口全科医生数（人）

地区	2015	2016	2017	2018	2019	2020	2021
全 国	**1.4**	**1.6**	**1.9**	**2.2**	**2.6**	**2.9**	**3.1**
北 京	3.8	3.9	4.0	4.1	4.3	4.5	4.3
天 津	1.4	1.5	2.4	2.7	2.9	3.6	4.1
河 北	1.3	1.3	1.4	1.5	2.4	2.5	3.3
山 西	1.1	1.2	1.8	1.6	1.7	2.0	2.1
内 蒙 古	1.2	1.3	1.6	1.9	2.3	2.5	2.5
辽 宁	0.8	1.0	1.5	2.1	2.5	2.8	2.8
吉 林	1.1	1.3	1.9	1.8	2.8	3.3	3.5
黑 龙 江	1.2	1.2	1.2	1.5	1.8	2.2	2.2
上 海	3.0	3.3	3.5	3.6	4.1	4.0	4.3
江 苏	3.0	3.7	4.1	5.9	5.9	5.9	5.8
浙 江	4.0	4.2	5.5	4.5	4.7	4.3	3.6
安 徽	1.2	1.4	1.7	2.0	2.4	3.0	2.8
福 建	1.4	1.5	1.8	2.1	2.3	2.4	2.8
江 西	0.7	0.8	1.2	1.2	1.4	1.8	2.1
山 东	1.0	1.2	1.4	1.7	2.1	2.4	3.5
河 南	1.1	1.3	1.7	2.1	2.4	2.5	3.4
湖 北	1.2	1.2	1.5	1.8	2.2	2.4	2.2
湖 南	0.9	1.0	1.0	1.3	2.4	3.0	2.7
广 东	1.4	1.7	2.1	2.4	2.8	3.0	3.1
广 西	1.0	1.1	1.3	1.6	2.2	2.6	2.6
海 南	1.1	1.1	1.2	1.4	2.1	2.9	2.8
重 庆	1.0	1.1	1.3	2.0	2.6	2.7	2.8
四 川	1.3	1.3	1.4	1.6	2.1	3.0	2.5
贵 州	0.9	1.1	1.4	1.7	1.8	2.2	2.4
云 南	0.9	1.0	1.1	1.3	1.8	2.0	2.0
西 藏	0.5	0.6	0.8	1.0	1.8	2.0	1.3
陕 西	0.6	0.8	1.0	1.3	1.4	2.0	3.4
甘 肃	1.3	1.5	1.5	2.0	2.3	2.6	3.0
青 海	1.7	1.7	2.1	2.2	2.5	2.7	2.8
宁 夏	0.9	1.0	1.4	1.9	2.2	2.3	2.2
新 疆	1.6	1.7	1.8	2.0	2.2	2.3	1.9

3-2-21　2015～2021年分省公共卫生机构人员数（人）

地区	2015	2016	2017	2018	2019	2020	2021
全　国	876848	870652	872208	882671	896554	924944	958156
北　京	14868	15291	15369	15368	15676	15974	16160
天　津	6016	6006	5829	5728	6328	6485	6811
河　北	39792	37979	39237	40141	41515	43397	46118
山　西	19076	20922	21253	24419	21913	22138	22772
内蒙古	19025	19122	19311	18999	19769	20055	20308
辽　宁	22633	22231	21607	18610	14702	15039	18362
吉　林	16010	16249	16107	16184	16103	16084	16307
黑龙江	25030	24646	23594	23098	20842	20832	21489
上　海	11866	12384	12754	12588	12876	13627	14008
江　苏	37295	36528	35843	35699	35836	37831	43289
浙　江	28807	30323	31545	31844	35720	36589	38894
安　徽	25881	22457	21427	21221	21887	23323	24920
福　建	24810	22044	20755	20779	21165	23649	25636
江　西	27685	28859	29819	30755	32372	34315	35360
山　东	63841	65365	60893	64772	67845	69543	71374
河　南	81342	79161	77975	76626	72955	73960	75483
湖　北	37959	38532	40274	40694	41370	41428	43388
湖　南	53123	49633	47673	48468	50601	49153	46807
广　东	73483	75767	79298	81735	84470	85406	86868
广　西	50255	51590	50131	50786	50233	50808	49219
海　南	6549	6790	7226	7643	6838	7537	7960
重　庆	11759	12705	13451	13999	14457	15179	16247
四　川	42577	41483	43973	45460	48576	50785	53099
贵　州	18677	17641	19683	21140	22574	24459	28043
云　南	25581	25049	27489	28626	32426	35430	37829
西　藏	1761	1645	1860	1804	1842	1882	2337
陕　西	33783	32505	30726	30032	30992	35575	30814
甘　肃	24510	24344	23298	21755	21334	20581	21636
青　海	3297	3259	3638	3689	3735	3769	3908
宁　夏	4323	4699	5057	5105	5232	5643	6006
新　疆	15234	15443	15113	14904	14370	14468	16704

第三节

医疗服务提供与利用

3-3-1　2015～2021 年医疗卫生机构诊疗人次数
（万人次）

机构分类	2015	2016	2017	2018	2019	2020	2021
总诊疗人次数	769342.5	793170.0	818311.0	830801.7	871987.3	774104.8	847203.3
医院	308364.1	326955.9	343892.1	357737.5	384240.5	332287.9	388380.1
三级医院	149764.6	162784.8	172642.5	185478.7	205701.2	179824.5	223144.4
二级医院	117233.1	121666.5	126785.1	128493.4	134342.4	115606.8	125452.8
一级医院	20567.9	21790.9	22217.3	22464.4	22965.2	20225.9	21648.8
公立医院	271243.6	284771.6	295201.5	305123.7	327232.3	279193.8	327089.3
民营医院	37120.5	42184.3	48690.5	52613.8	57008.2	53094.1	61290.8
基层医疗卫生机构	434192.7	436663.3	442891.6	440632.0	453087.1	411614.4	425023.7
社区卫生服务中心（站）	70645.0	71888.9	76725.6	79909.4	85916.4	75472.1	83602.5
内：社区卫生服务中心	55902.6	56327.0	60743.2	63897.9	69110.7	62068.4	69596.6
卫生院	106256.4	109114.5	112298.3	112835.3	118644.1	110695.4	117416.8
街道卫生院	792.1	881.4	1222.8	1239.6	1190.4	1179.1	1352.6
乡镇卫生院	105464.3	108233.0	111075.6	111595.8	117453.7	109516.3	116064.2
村卫生室	189406.9	185263.6	178932.5	167207.0	160461.7	142753.8	134184.3
门诊部	9394.2	10288.7	12044.7	13581.4	15631.7	15722.1	18692.1
诊所（医务室）	58940.1	60107.6	62890.5	67098.8	72433.3	66971.1	71128.0
专业公共卫生机构	26391.6	29300.1	31239.6	32153.7	34470.6	30052.5	33671.2
专科疾病防治院（所、站）	2256.8	2246.6	2189.0	2197.3	2148.7	1888.7	1902.1
内：专科疾病防治院	805.7	791.7	785.1	778.0	782.3	694.2	668.4
妇幼保健院(所、站)	23529.1	26400.6	28370.3	29246.5	31511.7	27309.8	30723.1
内：妇幼保健院	21472.4	24280.4	26341.1	27331.1	29714.5	25782.3	29246.7
急救中心（站）	605.6	652.9	680.3	710.0	810.2	853.9	1046
其他医疗卫生机构	394.2	250.7	287.7	278.5	189.2	150.0	128.3
疗养院	224.5	250.7	250.9	203.5	189.2	150.0	128.3
临床检验中心	169.7	0.0				0.0	

3-3-2 历年医院诊疗人次数（亿人次）

年份	诊疗人次	卫生健康部门医院	综合医院	中医医院
1985	12.55	7.21	5.08	0.87
1986	13.02	7.76	5.36	1.04
1987	14.80	8.50	5.61	1.38
1988	14.63	8.38	5.48	1.44
1989	14.43	8.16	5.25	1.46
1990	14.94	8.58	5.47	1.60
1991	15.33	8.88	5.54	1.78
1992	15.35	8.84	5.50	1.78
1993	13.07	7.98	4.95	1.61
1994	12.69	7.75	4.81	1.58
1995	12.52	7.76	4.78	1.58
1996	12.81	8.08	4.78	1.70
1997	12.27	7.95	4.76	1.65
1998	12.39	8.17	4.88	1.62
1999	12.31	8.19	4.93	1.56
2000	12.86	8.76	5.27	1.64
2001	12.50	8.74	5.18	1.64
2002	12.43	9.27	6.69	1.79
2003	12.13	9.05	6.69	1.85
2004	13.05	9.73	7.44	1.97
2005	13.87	10.34	8.12	2.06
2006	14.71	10.97	8.60	2.19
2007	16.38	13.00	9.55	2.29
2008	17.82	14.45	10.54	2.64
2009	19.22	15.53	11.27	2.87
2010	20.40	16.60	11.98	3.12
2011	22.59	18.34	13.28	3.43
2012	25.42	20.49	14.74	3.85
2013	27.42	22.12	15.87	4.15
2014	29.72	23.80	17.17	4.31
2015	30.84	24.52	17.64	4.42
2016	32.70	25.88	18.62	4.60
2017	34.39	27.35	19.74	4.79
2018	35.77	28.37	20.45	4.94
2019	38.42	30.54	22.05	5.28
2020	33.23	26.15	18.79	4.67
2021	38.84	30.73	22.13	5.34

注：①1993年以前诊疗人次系推算数字；②2002年前医院数字包括妇幼保健院、专科疾病防治院数字；③2002年以前综合医院不含高等院校附属医院。

3-3-3 2021年分省部分类型医疗卫生机构
诊疗人次数（万人次）

地区	医院			基层医疗卫生机构	
	三级	二级	一级	社区卫生服务中心（站）	乡镇卫生院
全　国	223144.4	125452.8	21648.8	83602.5	116064.2
北　京	10538.8	2140.5	1538.9	6486.6	0.0
天　津	4115.7	1121.6	769.1	1897.6	765.7
河　北	6476.1	8825.2	1576.0	1598.3	3760.9
山　西	3216.7	3250.1	312.2	905.6	1441.4
内蒙古	3137.4	2135.7	253.3	800.6	958.4
辽　宁	7102.4	2352.8	564.1	1330.6	1141.6
吉　林	3386.2	2119.4	139.5	741.1	689.1
黑龙江	3605.2	2033.7	315.2	855.0	756.3
上　海	12187.0	3470.0	21.0	7103.6	0.0
江　苏	17496.2	4578.5	2262.9	8186.7	8954.4
浙　江	16782.8	8575.4	128.8	10795.1	10036.6
安　徽	7968.5	4996.8	728.0	3270.6	7143.6
福　建	6584.2	3742.9	292.5	2875.0	3945.4
江　西	4163.3	3980.6	270.2	814.9	3926.1
山　东	13547.1	9565.7	1737.5	4896.5	8119.5
河　南	10652.0	9794.2	2112.9	3125.1	12640.9
湖　北	10056.9	4310.8	396.8	2398.4	5114.9
湖　南	6997.2	3973.1	558.2	2123.7	5623.6
广　东	24412.2	11277.2	2005.6	11886.0	7296.1
广　西	6216.1	4880.0	339.8	1105.0	4908.9
海　南	1453.7	588.9	109.3	380.4	857.4
重　庆	4073.6	3471.0	546.6	1373.8	2242.8
四　川	16705.6	4618.5	1395.3	3510.8	9271.6
贵　州	3722.4	3238.5	1034.6	1177.1	3817.3
云　南	5540.3	5288.3	952.8	1081.0	6222.3
西　藏	356.1	220.4	73.6	22.8	394.4
陕　西	4708.3	4656.4	450.6	867.8	1953.2
甘　肃	2902.1	2187.0	87.0	686.8	1337.6
青　海	811.9	567.3	8.6	245.9	320.1
宁　夏	1087.1	888.9	123.6	446.0	597.8
新　疆	3141.4	2603.5	544.0	614.0	1826.4

3-3-4 2015～2021年医疗卫生机构分科门急诊人次数（万人次）

科室	2015	2016	2017	2018	2019	2020	2021
总　计	498681.9	523122.0	548692.3	565831.7	603866.9	528082.3	599544.2
预防保健科	8106.2	7693.2	8537.6	9000.5	9591.9	11188.2	14315.8
全科医疗科	64977.0	67427.1	70765.3	73651.0	79541.1	69372.3	74276.5
内科	117691.4	121163.3	124124.1	127001.8	133922.0	118208.6	128686.0
外科	41126.6	42170.0	43843.6	45325.8	47574.5	43174.3	49414.3
儿科	47505.2	49765.9	54167.1	49775.9	54258.1	41748.6	50398.3
妇产科	47578.4	53715.0	54625.8	51574.1	52670.3	45280.7	48048.9
眼科	9844.2	10486.1	11240.4	11747.5	12790.2	11264.7	13397.9
耳鼻咽喉科	9150.6	9544.6	10144.8	10683.6	11417.1	9178.4	11001.2
口腔科	12358.4	13154.9	14362.3	15610.3	17434.4	15835.5	19380.7
皮肤科	10141.3	10392.4	10843.2	11293.7	12030.0	9994.0	11957.0
医疗美容科	583.8	720.3	911.9	1227.4	1538.6	1686.8	2132.1
精神科	4123.6	4469.4	4914.7	5351.5	6002.1	6012.0	6851.1
传染科	4039.0	4320.4	4617.6	4971.1	5496.3	5718.4	7130.7
结核病科	814.3	845.5	836.5	910.3	934.8	804.0	874.5
肿瘤科	2917.3	3183.2	3509.6	3970.7	4573.2	4695.6	5583.4
急诊医学科	15270.5	16463.0	18253.8	19434.3	22016.2	19821.4	24181.6
康复医学科	3963.1	4294.6	4547.2	4863.3	5267.7	4837.2	5700.6
职业病科	411.5	391.7	328.3	352.6	384.0	351.8	354.4
中医科	69397.5	72873.6	76395.6	79396.0	85617.8	76968.9	86618.5
民族医学科	774.8	873.2	1027.1	1164.9	1199.7	1080.9	1459.8
中西医结合科	6381.3	6973.4	7473.8	7944.9	8713.9	7635.0	8879.3
重症医学科	170.2	173.4	205.5	241.2	254.4	238.1	213.3
其他	21355.8	22028.1	23016.4	30339.2	30638.5	28017.5	28688.5

3-3-5 2015～2021年医疗卫生机构分科门急诊人次数构成（%）

科室	2015	2016	2017	2018	2019	2020	2021
总　计	**100.0**	**100.0**	**100.0**	**100.0**	**100.0**	**100.0**	**100.0**
预防保健科	1.6	1.5	1.6	1.6	1.6	2.1	2.4
全科医疗科	13.0	12.9	12.9	13.0	13.2	13.1	12.4
内科	23.6	23.2	22.6	22.4	22.2	22.4	21.5
外科	8.2	8.1	8.0	8.0	7.9	8.2	8.2
儿科	9.5	9.5	9.9	8.8	9.0	7.9	8.4
妇产科	9.5	10.3	10.0	9.1	8.7	8.6	8.0
眼科	2.0	2.0	2.0	2.1	2.1	2.1	2.2
耳鼻咽喉科	1.8	1.8	1.8	1.9	1.9	1.7	1.8
口腔科	2.5	2.5	2.6	2.8	2.9	3.0	3.2
皮肤科	2.0	2.0	2.0	2.0	2.0	1.9	2.0
医疗美容科	0.1	0.1	0.2	0.2	0.3	0.3	0.4
精神科	0.8	0.9	0.9	0.9	1.0	1.1	1.1
传染科	0.8	0.8	0.8	0.9	0.9	1.1	1.2
结核病科	0.2	0.2	0.2	0.2	0.2	0.2	0.2
肿瘤科	0.6	0.6	0.6	0.7	0.8	0.9	0.9
急诊医学科	3.1	3.1	3.3	3.4	3.6	3.8	4.0
康复医学科	0.8	0.8	0.8	0.9	0.9	0.9	1.0
职业病科	0.1	0.1	0.1	0.1	0.1	0.1	0.1
中医科	13.9	13.9	13.9	14.0	14.2	14.6	14.5
民族医学科	0.2	0.2	0.2	0.2	0.2	0.2	0.2
中西医结合科	1.3	1.3	1.4	1.4	1.4	1.4	1.5
重症医学科	0.0	0.0	0.0	0.0	0.0	0.0	0.0
其他	4.3	4.2	4.2	5.4	5.1	4.4	4.8

3-3-6　2015～2021年分省诊疗人次数（万人次）

地区	2015	2016	2017	2018	2019	2020	2021
全　国	769342.5	793170.0	818311.0	830801.7	871987.3	774104.8	847203.3
北　京	21780.3	23205.0	22468.7	23515.8	24886.4	18228.9	22747.6
天　津	11880.7	12003.5	12144.7	11997.8	12288.5	9782.8	10853.5
河　北	42134.1	43494.3	43213.8	43137.3	43227.9	38179.6	39874.7
山　西	12521.3	12942.4	13485.3	12962.8	13145.7	12300.3	13440.7
内蒙古	10024.9	10340.4	10442.1	10548.1	10701.2	9612.3	10291.3
辽　宁	18551.0	19294.2	20042.3	19869.0	19987.6	16299.2	16727.6
吉　林	10469.2	10760.8	10843.3	11040.6	11042.0	9278.5	10460.3
黑龙江	11474.9	11890.8	11790.7	11178.0	11250.9	8500.3	9644.1
上　海	25616.0	25931.9	26579.4	27016.9	27560.0	22564.0	26691.4
江　苏	54579.2	55194.9	58433.7	59442.1	61721.6	53355.5	56976.2
浙　江	52973.4	55521.3	59514.1	62755.2	68133.2	60499.9	67114.9
安　徽	26124.0	26300.2	28012.2	29701.9	33315.9	34606.6	36406.1
福　建	21190.0	21926.7	22635.6	23366.8	24899.6	24044.8	26710.0
江　西	20838.3	21341.2	21605.2	21232.3	23627.7	21994.7	22864.6
山　东	61521.3	62163.0	64436.3	65561.8	67464.1	61328.9	67152.7
河　南	55553.0	57777.0	58520.1	58542.8	61020.3	57364.6	61873.2
湖　北	34839.4	35479.1	35601.8	35149.5	35382.6	29456.0	34398.4
湖　南	25696.1	26430.8	27058.4	26927.4	28098.1	26722.7	30125.5
广　东	78526.1	81200.7	83620.2	84530.3	89179.8	72639.5	81669.4
广　西	25188.4	25423.4	26103.1	25574.3	26131.2	23182.1	25569.6
海　南	4640.9	4865.7	4961.6	5078.5	5252.6	5316.6	5055.0
重　庆	14500.3	14905.7	15552.7	15968.8	17548.3	17027.7	19363.3
四　川	45081.9	46424.6	48530.9	51599.4	56026.0	51227.7	54647.4
贵　州	13201.2	13844.5	15241.8	16358.6	17579.7	16209.3	18087.8
云　南	22836.6	24460.1	25464.0	25832.8	28244.3	26982.5	29365.8
西　藏	1376.2	1394.2	1599.6	1640.8	1634.3	1628.3	1620.5
陕　西	17501.1	18499.8	19155.4	19628.0	20899.0	17664.4	18704.9
甘　肃	12530.8	13042.1	13458.0	13245.9	12688.8	11044.1	11520.4
青　海	2281.7	2356.6	2545.5	2533.6	2659.4	2400.3	2651.0
宁　夏	3577.0	3832.2	4008.6	4145.7	4358.3	3962.9	4116.7
新　疆	10333.3	10923.0	11242.0	10719.2	12032.0	10699.6	10478.5

3-3-7   2015～2021 年医疗卫生机构入院人次数
（万人次）

机构分类	2015	2016	2017	2018	2019	2020	2021
总入院人次数	**21053.8**	**22727.8**	**24435.9**	**25454.3**	**26596.1**	**23012.8**	**24706.1**
医院	16086.8	17527.7	18915.4	20016.9	21183.1	18352.0	20155.1
三级医院	6828.9	7686.2	8396.3	9292.2	10482.7	9372.7	11252.3
二级医院	7121.2	7570.3	8005.8	8176.7	8380.1	6965.2	6890.1
一级医院	965.2	1039.3	1168.9	1209.5	1151.0	1116.7	1120.0
公立医院	13721.4	14750.5	15594.7	16351.3	17487.2	14835.4	16409.9
民营医院	2365.4	2777.2	3320.7	3665.7	3695.9	3516.6	3745.3
基层医疗卫生机构	4036.6	4164.8	4450.0	4376.2	4295.1	3707.5	3591.7
社区卫生服务中心（站）	322.1	328.7	365.4	354.0	349.9	299.3	325.1
内：社区卫生服务中心	305.5	313.7	344.2	339.5	339.5	292.7	319.3
卫生院	3693.9	3819.2	4073.2	4010.0	3934.3	3401.7	3240.7
街道卫生院	17.8	19.2	26.1	24.9	24.9	18.4	17.7
乡镇卫生院	3676.1	3799.9	4047.2	3985.1	3909.4	3383.3	3223.0
村卫生室	1955.9	2019.4	2141.2	2094.7	2030.8	1745.7	0.0
门诊部	20.4	16.7	11.4	12.2	10.9	6.4	25.7
诊所（医务室）（人次）	2729	2527	171	194	413	221	1703
专业公共卫生机构	887.1	990.6	1029.7	1029.3	1091.2	931.3	963.4
内：专科疾病防治院	26.6	28.1	24.1	24.7	21.6	19.1	18.4
妇幼保健院（所、站）	835.7	936.3	982.2	981.0	1047.2	893.9	927.8
内：妇幼保健院	802.1	905.5	954.8	958.1	1029.7	878.8	915.5
其他医疗卫生机构	43.2	44.7	40.7	31.9	26.7	22.0	21.6
疗养院	43.2	44.7	40.7	31.9	26.7	22.0	21.6

3-3-8　历年医院入院人数

年份	入院人数（万人）	卫生健康部门医院（万人）	综合医院（万人）	中医医院（万人）	每百门急诊入院人数（人）
1980	2247	1667	1383	41	2.4
1985	2560	1862	1485	79	2.3
1990	3182	2341	1769	195	2.3
1991	3276	2433	1825	223	2.3
1992	3262	2428	1799	232	2.3
1993	3066	2325	1723	231	2.5
1994	3079	2344	1728	241	2.6
1995	3073	2358	1710	251	2.6
1996	3100	2379	1704	267	2.7
1997	3121	2425	1725	274	2.7
1998	3238	2538	1794	287	2.8
1999	3379	2676	1884	298	2.9
2000	3584	2862	1996	321	3.0
2001	3759	3030	2100	349	3.2
2002	3997	3209	2577	394	3.5
2003	4159	3339	2727	438	3.6
2004	4673	3752	3108	498	3.8
2005	5108	4101	3394	544	3.8
2006	5562	4465	3656	610	3.9
2007	6487	5336	4257	693	4.1
2008	7392	6193	4874	847	4.3
2009	8488	7048	5525	986	4.5
2010	9524	7890	6172	1113	4.8
2011	10755	8849	6896	1285	4.9
2012	12727	10324	7978	1564	5.1
2013	14007	11251	8639	1736	5.2
2014	15375	12275	9398	1889	5.2
2015	16087	12583	9595	1946	5.2
2016	17528	13591	10351	2101	5.4
2017	18915	14588	11072	2282	5.5
2018	20017	15345	11567	2425	5.7
2019	21183	16483	12394	2610	5.6
2020	18352	14006	10459	2296	5.7
2021	20155	15526	11555	2480	5.3

注：①1993年以前入院人数系推算数；②2002年之前医院数字包括妇幼保健院、专科疾病防治院；③2002年以前综合医院不含高校附属医院。

3-3-9　2015～2021年医疗卫生机构出院人次数
（万人次）

分科	2015	2016	2017	2018	2019	2020	2021
总　计	20955.0	22603.6	24315.7	25384.7	26502.7	22980.6	24642.1
预防保健科	25.4	27.0	29.9	21.8	19.6	18.5	15.8
全科医疗科	1012.8	1046.7	1103.1	1109.2	1133.1	923.9	906.1
内科	6196.1	6625.5	7199.8	7536.4	7779.5	6760.3	7087.7
外科	3612.3	3812.4	4069.3	4272.1	4452.1	4029.6	4411.0
儿科	2061.0	2195.8	2360.6	2400.2	2443.1	1690.5	2022.7
妇产科	2545.5	2878.7	2873.5	2728.0	2678.7	2297.4	2208.1
眼科	420.7	469.6	527.9	589.8	620.8	564.9	649.6
耳鼻咽喉科	283.5	302.6	323.8	349.2	369.7	302.9	358.9
口腔科	64.4	66.4	69.2	72.4	72.7	61.4	77.3
皮肤科	53.2	56.7	62.7	66.7	70.3	55.6	64.2
医疗美容科	14.5	15.2	20.6	23.0	28.1	27.4	31.2
精神科	202.0	221.6	256.3	298.6	333.1	331.3	401.6
传染科	307.5	321.1	327.4	339.7	359.2	257.9	268.5
结核病科	53.9	56.4	57.6	59.8	63.5	50.6	52.0
肿瘤科	641.1	699.2	783.3	890.7	1022.4	1009.2	1212.1
急诊医学科	140.3	153.8	167.4	175.2	191.7	163.7	169.0
康复医学科	243.5	289.7	346.4	395.5	420.0	399.8	442.3
职业病科	17.1	20.0	19.1	18.1	18.2	15.9	17.5
中医科	2367.8	2592.9	2879.4	3119.9	3362.5	3061.4	3216.4
民族医学科	51.2	53.7	67.1	83.3	85.0	69.0	83.0
中西医结合科	253.5	280.6	318.7	352.3	376.8	336.9	376.8
重症医学科	72.0	81.8	92.9	99.7	111.0	108.8	112.3
其他	315.9	335.1	359.7	382.7	491.4	443.7	457.9

3-3-10 2015～2021 年医疗卫生机构分科出院人次数构成（%）

科室	2015	2016	2017	2018	2019	2020	2021
总　计	100.0	100.0	100.0	100.0	100.0	100.0	100.0
预防保健科	0.1	0.1	0.1	0.1	0.1	0.1	0.1
全科医疗科	4.8	4.6	4.5	4.4	4.3	4.0	3.7
内科	29.6	29.3	29.6	29.7	29.4	29.4	28.8
外科	17.2	16.9	16.7	16.8	16.8	17.5	17.9
儿科	9.8	9.7	9.7	9.5	9.2	7.4	8.2
妇产科	12.1	12.7	11.8	10.7	10.1	10.0	9.0
眼科	2.0	2.1	2.2	2.3	2.3	2.5	2.6
耳鼻咽喉科	1.4	1.3	1.3	1.4	1.4	1.3	1.5
口腔科	0.3	0.3	0.3	0.3	0.3	0.3	0.3
皮肤科	0.3	0.3	0.3	0.3	0.3	0.2	0.3
医疗美容科	0.1	0.1	0.1	0.1	0.1	0.1	0.1
精神科	1.0	1.0	1.1	1.2	1.3	1.4	1.6
传染科	1.5	1.4	1.3	1.3	1.4	1.1	1.1
结核病科	0.3	0.2	0.2	0.2	0.2	0.2	0.2
肿瘤科	3.1	3.1	3.2	3.5	3.9	4.4	4.9
急诊医学科	0.7	0.7	0.7	0.7	0.7	0.7	0.7
康复医学科	1.2	1.3	1.4	1.6	1.6	1.7	1.8
职业病科	0.1	0.1	0.1	0.1	0.1	0.1	0.1
中医科	11.3	11.5	11.8	12.3	12.7	13.3	13.1
民族医学科	0.2	0.2	0.3	0.3	0.3	0.3	0.3
中西医结合科	1.2	1.2	1.3	1.4	1.4	1.5	1.5
重症医学科	0.3	0.4	0.4	0.4	0.4	0.5	0.5
其他	1.5	1.5	1.5	1.5	1.9	1.9	1.9

3-3-11 2015～2021年公立医院出院患者疾病构成（%）

疾病名称（ICD-10）	2015	2016	2017	2018	2019	2020	2021
总　计	100.0	100.0	100.0	100.0	100.0	100.0	100.0
传染病和寄生虫病小计	3.3	3.2	3.0	2.9	2.6	2.3	2.2
肿瘤小计	6.5	6.2	6.2	6.2	6.3	6.7	6.9
血液、造血器官及免疫疾病小计	0.8	0.8	0.8	0.9	0.9	0.9	0.9
内分泌、营养和代谢疾病小计	3.2	3.1	3.1	3.2	3.2	3.3	3.4
精神和行为障碍小计	0.6	0.6	0.6	0.6	0.6	0.6	0.6
神经系统疾病小计	3.0	3.1	3.1	3.2	3.3	3.2	3.2
眼和附器疾病小计	2.3	2.2	2.2	2.3	2.4	2.4	2.6
耳和乳突疾病小计	0.8	0.9	1.0	1.0	1.0	1.0	1.0
循环系统疾病小计	15.9	15.5	15.4	16.0	15.9	16.5	17.3
呼吸系统疾病小计	14.2	14.1	14.3	14.4	15.0	11.7	11.9
消化系统疾病小计	10.6	10.2	10.3	10.3	10.3	10.9	10.8
皮肤和皮下组织疾病小计	0.8	0.8	0.9	0.9	0.8	0.8	0.8
肌肉骨骼系统和结缔组织疾病小计	3.5	3.4	3.7	3.8	3.9	4.0	4.0
泌尿生殖系统疾病小计	6.2	6.1	6.2	6.2	6.3	6.5	6.3
妊娠、分娩和产褥期小计	8.7	10.2	9.5	8.4	7.7	7.6	6.1
起源于围生期疾病小计	1.7	1.8	1.8	1.6	1.5	1.5	1.2
先天性畸形、变形和染色体异常小计	0.6	0.5	0.5	0.5	0.5	0.5	0.5
症状、体征和检验异常小计	1.8	1.8	1.8	1.9	1.9	1.8	1.8
损伤、中毒小计	8.5	8.1	7.7	7.5	7.0	7.6	7.2
其他接受医疗服务小计	7.0	7.3	8.0	8.3	9.0	10.1	11.2

3-3-12 2015～2021 年医疗卫生机构分省入院人次数（万人次）

地区	2015	2016	2017	2018	2019	2020	2021
全 国	21053.8	22727.8	24435.9	25454.3	26596.1	23012.8	24731.8
北 京	276.4	311.9	328.6	353.6	384.9	253.8	367.7
天 津	150.8	162.1	158.1	162.5	169.9	128.9	162.7
河 北	991.3	1117.7	1175.2	1215.2	1192.3	1031.1	1025.0
山 西	381.4	430.1	455.5	496.0	501.5	427.5	445.8
内蒙古	295.9	329.5	363.6	384.9	362.5	294.3	311.8
辽 宁	646.4	692.6	735.1	741.7	708.3	575.8	614.2
吉 林	341.4	368.8	383.3	404.4	402.3	306.7	348.4
黑龙江	514.9	564.1	604.7	585.2	604.7	358.1	442.1
上 海	335.1	366.6	391.2	418.4	454.9	375.1	448.1
江 苏	1217.6	1309.0	1418.0	1449.4	1528.2	1356.6	1415.7
浙 江	791.2	871.3	949.3	1019.7	1104.3	964.8	1081.2
安 徽	843.0	897.3	996.1	1011.4	1035.9	950.2	949.3
福 建	523.0	535.0	551.5	574.2	609.2	531.4	561.0
江 西	712.1	745.5	827.8	865.5	884.4	806.6	861.6
山 东	1521.8	1691.8	1825.3	1841.5	1859.7	1661.9	1823.2
河 南	1501.6	1601.8	1745.3	1916.4	2021.7	1829.4	1914.9
湖 北	1107.5	1197.6	1279.9	1319.4	1368.8	1026.0	1214.7
湖 南	1304.1	1400.9	1473.5	1537.3	1616.2	1486.7	1510.0
广 东	1441.5	1546.9	1634.6	1710.1	1816.0	1564.3	1729.3
广 西	831.2	860.4	901.0	932.0	1046.4	998.3	1067.6
海 南	104.6	110.0	116.5	119.4	128.9	116.1	128.2
重 庆	591.1	631.4	687.1	705.4	752.9	676.2	730.5
四 川	1546.8	1656.0	1824.7	1835.3	1981.6	1756.3	1863.0
贵 州	633.9	661.9	732.8	815.2	860.1	781.4	844.9
云 南	748.9	819.4	892.3	961.4	1011.5	970.5	993.9
西 藏	29.0	34.4	33.2	31.1	30.6	33.1	32.2
陕 西	625.5	680.7	751.4	798.1	819.3	675.7	728.4
甘 肃	351.8	400.2	437.5	487.2	520.1	431.3	445.1
青 海	84.1	91.2	97.3	98.5	106.0	101.0	98.2
宁 夏	98.0	106.7	117.6	120.8	123.3	106.9	108.1
新 疆	512.2	535.1	548.2	543.2	589.7	436.9	465.1

3-3-13 2021年分省部分类型医疗卫生机构入院人次数（万人次）

地区	医院			基层医疗卫生机构	
	三级	二级	一级	社区卫生服务中心（站）	乡镇卫生院
全 国	**11252.3**	**6890.1**	**1120.0**	**325.1**	**3223.0**
北 京	306.4	38.2	11.6	1.5	0.0
天 津	138.3	19.3	1.9	0.2	1.1
河 北	363.6	448.7	65.3	4.9	79.4
山 西	182.5	169.8	15.1	2.1	18.1
内 蒙 古	172.5	94.5	8.8	2.1	17.8
辽 宁	398.2	127.1	26.8	3.1	24.8
吉 林	185.5	119.0	9.5	1.3	9.3
黑 龙 江	253.4	120.3	16.7	2.3	21.1
上 海	338.1	67.5	0.5	2.6	0.0
江 苏	804.1	237.8	78.7	36.7	168.0
浙 江	623.0	235.3	4.3	9.6	23.9
安 徽	475.9	303.0	37.4	11.6	84.9
福 建	293.8	156.8	21.5	4.8	53.9
江 西	294.9	269.4	32.4	4.3	159.2
山 东	796.5	567.9	68.5	26.7	224.3
河 南	700.9	656.2	119.4	24.6	276.0
湖 北	562.6	278.6	25.6	23.5	233.6
湖 南	528.0	417.3	64.5	38.3	348.3
广 东	942.3	367.3	64.0	10.5	174.3
广 西	357.7	296.6	27.8	6.8	284.4
海 南	73.8	30.3	5.3	1.2	4.3
重 庆	204.9	211.6	55.4	35.4	168.8
四 川	867.1	319.2	126.4	36.8	411.3
贵 州	262.9	280.3	100.3	13.7	125.8
云 南	358.8	339.7	60.6	10.5	151.9
西 藏	15.4	7.0	2.8	0.0	0.8
陕 西	276.3	305.6	31.3	4.1	49.5
甘 肃	172.6	150.2	5.1	3.8	59.7
青 海	55.1	26.7	0.7	0.5	7.2
宁 夏	52.7	41.1	3.4	0.1	3.1
新 疆	194.5	188.0	28.3	1.3	38.3

第四节

公共卫生服务利用

3-4-1 历年孕产妇保健情况（%）

年份	建卡率	系统管理率	产前检查率	产后访视率
1992	76.6		69.7	69.7
1995	81.4		78.7	78.8
2000	88.6	77.2	89.4	86.2
2001	89.4	78.6	90.3	87.2
2002	89.2	78.2	90.1	86.7
2003	87.6	75.5	88.9	85.4
2004	88.3	76.4	89.7	85.9
2005	88.5	76.7	89.8	86.0
2006	88.2	76.5	89.7	85.7
2007	89.3	77.3	90.9	86.7
2008	89.3	78.1	91.0	87.0
2009	90.9	80.9	92.2	88.7
2010	92.9	84.1	94.1	90.8
2011	93.8	85.2	93.7	91.0
2012	94.8	87.6	95.0	92.6
2013	95.7	89.5	95.6	93.5
2014	95.8	90.0	96.2	93.9
2015	96.4	91.5	96.5	94.5
2016	96.6	91.6	96.6	94.6
2017	96.6	89.6	96.5	94.0
2018	92.5	89.9	96.6	93.8
2019	92.4	90.3	96.8	94.1
2020	94.1	92.7	97.4	95.5
2021		92.9	97.6	96.0

3-4-2 历年孕产妇住院分娩率（%）

年份	合计	市	县
1985	43.7	73.6	36.4
1990	50.6	74.2	45.1
1995	58.0	70.7	50.2
2000	72.9	84.9	65.2
2001	76.0	87.0	69.0
2002	78.7	89.4	71.6
2003	79.4	89.9	72.6
2004	82.8	91.4	77.1
2005	85.9	93.2	81.0
2006	88.4	94.1	84.6
2007	91.7	95.8	88.8
2008	94.5	97.5	92.3
2009	96.3	98.5	94.7
2010	97.8	99.2	96.7
2011	98.7	99.6	98.1
2012	99.2	99.7	98.8
2013	99.5	99.9	99.2
2014	99.6	99.9	99.4
2015	99.7	99.9	99.5
2016	99.8	100.0	99.6
2017	99.9	100.0	99.8
2018	99.9	99.9	99.8
2019	99.9	100.0	99.8
2020	99.9	100.0	99.9
2021	99.9	100.0	99.9

3-4-3　2021 年各地区孕产妇保健情况（％）

地区	系统管理率	产前检查率	产后访视率
全　国	**92.9**	**97.6**	**96.0**
北　京	97.9	98.4	98.2
天　津	95.2	98.9	97.5
河　北	91.4	97.4	94.0
山　西	91.4	98.2	95.4
内蒙古	95.4	98.1	96.6
辽　宁	92.9	98.3	96.3
吉　林	96.2	98.4	98.5
黑龙江	94.2	98.7	97.1
上　海	96.2	98.3	97.7
江　苏	94.3	98.7	97.6
浙　江	96.5	98.4	98.2
安　徽	91.4	96.8	95.5
福　建	92.7	98.2	95.8
江　西	94.5	97.6	96.3
山　东	94.5	97.0	95.5
河　南	86.9	95.2	91.3
湖　北	93.1	97.3	95.5
湖　南	95.1	97.7	96.6
广　东	94.4	98.1	96.9
广　西	90.3	98.1	97.7
海　南	92.3	98.5	97.9
重　庆	93.4	98.4	95.7
四　川	95.1	97.9	96.6
贵　州	92.1	97.0	95.3
云　南	91.1	98.7	97.2
西　藏	75.1	86.6	86.5
陕　西	96.5	98.6	97.2
甘　肃	92.0	97.5	96.3
青　海	92.5	97.2	94.8
宁　夏	97.9	99.2	98.8
新　疆	94.3	99.1	98.0

3-4-4 2021年各地区孕产妇住院分娩率（%）

地区	合计	市	县
全　国	**99.9**	**100.0**	**99.9**
北　京	100.0	100.0	
天　津	100.0	100.0	
河　北	100.0	100.0	100.0
山　西	100.0	100.0	100.0
内蒙古	100.0	100.0	100.0
辽　宁	100.0	100.0	100.0
吉　林	100.0	100.0	100.0
黑龙江	100.0	100.0	100.0
上　海	99.8	99.8	
江　苏	100.0	100.0	100.0
浙　江	100.0	100.0	100.0
安　徽	100.0	100.0	100.0
福　建	100.0	100.0	100.0
江　西	100.0	100.0	100.0
山　东	100.0	100.0	100.0
河　南	100.0	100.0	100.0
湖　北	100.0	100.0	100.0
湖　南	100.0	100.0	99.9
广　东	100.0	100.0	99.9
广　西	100.0	100.0	100.0
海　南	100.0	100.0	99.9
重　庆	100.0	100.0	99.9
四　川	99.8	100.0	99.7
贵　州	99.7	99.9	99.7
云　南	99.9	99.9	99.9
西　藏	98.6	99.4	98.4
陕　西	99.9	100.0	99.9
甘　肃	99.9	100.0	99.9
青　海	99.8	100.0	99.7
宁　夏	100.0	100.0	100.0
新　疆	99.9	99.9	99.8

3-4-5 2010～2021 年儿童保健情况（%）

年份	新生儿访视率	3 岁以下儿童系统管理率	7 岁以下儿童保健管理率
2010	89.6	81.5	83.4
2015	94.3	90.7	92.1
2016	94.6	91.1	92.4
2017	93.9	91.1	92.6
2018	93.7	91.2	92.7
2019	94.1	91.9	93.6
2020	95.5	92.9	94.3
2021	96.2	92.8	94.6

3-4-6 2021 年分省儿童保健情况（%）

地区	新生儿访视率	3 岁以下儿童系统管理率	7 岁以下儿童保健管理率
全　国	**96.2**	**92.8**	**94.6**
北　京	98.0	96.1	99.1
天　津	98.9	96.1	93.7
河　北	94.3	92.2	94.0
山　西	96.1	92.7	93.7
内蒙古	97.2	95.1	94.8
辽　宁	96.5	93.6	94.2
吉　林	97.2	94.2	95.6
黑龙江	97.7	94.5	95.3
上　海	97.7	97.3	99.6
江　苏	98.1	96.3	95.6
浙　江	99.0	97.1	98.0
安　徽	96.1	90.7	93.3
福　建	96.4	94.2	95.8
江　西	96.4	92.9	93.7
山　东	96.2	94.8	94.9
河　南	91.5	89.9	91.4
湖　北	95.5	91.6	94.1
湖　南	97.7	93.9	94.8
广　东	95.9	92.3	96.1
广　西	97.2	82.5	94.4
海　南	98.3	88.0	93.6
重　庆	96.6	91.7	93.9
四　川	96.8	95.5	95.7
贵　州	95.5	93.1	93.8
云　南	97.6	93.1	94.2
西　藏	89.8	84.8	84.2
陕　西	97.7	95.2	96.2
甘　肃	96.7	93.8	94.3
青　海	94.1	92.8	91.4
宁　夏	99.1	96.2	96.4
新　疆	96.9	96.2	95.9

3-4-7 2015～2021 年分省 65 岁以上老年人健康管理人数（万人）

地区	2015	2016	2017	2018	2019	2020	2021
全 国	6531.5	11846.4	11712.4	11680.3	11988.6	12718.9	13948.9
北 京	71.3	159.1	160.9	159.4	155.9	165.6	175.8
天 津	49.7	130.8	130.1	116.5	113.8	126.8	151.0
河 北	357.9	667.3	688.7	685.7	717.6	785.3	833.6
山 西	157.0	275.0	287.2	301.8	320.2	340.8	389.3
内蒙古	93.1	187.2	192.6	199.2	208.4	225.9	258.2
辽 宁	202.1	360.8	374.8	380.9	388.4	406.3	441.7
吉 林	122.0	217.3	184.2	187.1	195.6	220.0	240.0
黑龙江	123.7	265.0	256.3	233.7	246.7	252.7	268.6
上 海	134.4	212.5	216.9	196.2	183.7	250.5	266.9
江 苏	538.9	855.3	880.2	884.2	867.4	903.4	993.9
浙 江	289.1	466.4	466.3	485.5	531.5	562.0	608.7
安 徽	366.8	694.0	753.2	774.2	791.9	840.6	911.5
福 建	146.3	273.6	257.9	249.9	264.0	288.4	345.2
江 西	164.3	353.7	342.7	336.1	333.9	362.1	402.1
山 东	472.2	843.9	918.7	970.1	1084.2	1108.4	1176.4
河 南	423.5	1079.5	1067.9	1088.9	1072.7	1108.0	1159.8
湖 北	284.8	543.8	459.9	476.8	498.2	527.8	600.2
湖 南	372.2	671.0	672.0	647.8	662.9	709.3	812.3
广 东	336.8	692.0	595.3	528.1	521.4	538.7	623.4
广 西	192.8	307.5	320.6	344.9	353.5	373.2	386.8
海 南	28.3	46.8	45.8	44.0	46.1	47.0	64.4
重 庆	195.3	273.0	263.0	269.0	276.5	314.3	366.1
四 川	527.4	867.4	810.9	731.9	712.0	735.2	790.4
贵 州	166.5	281.4	263.8	255.9	262.7	316.5	337.5
云 南	245.1	318.1	312.9	319.8	345.1	343.0	383.2
西 藏	1.3	12.0	13.3	18.2	19.4	18.2	20.4
陕 西	203.8	335.9	323.0	327.6	330.0	334.9	384.5
甘 肃	148.4	230.9	228.3	236.7	245.0	254.8	269.0
青 海	32.9	36.7	40.1	39.7	38.4	40.8	43.0
宁 夏	33.4	44.4	37.5	38.9	46.9	49.1	53.9
新 疆	50.1	143.9	147.5	151.3	154.5	169.4	191.8

3-4-8 2016～2021 年中医药健康管理人数（万人）

地区	2016	2017	2018	2019	2020	2021
全 国	14562.8	20224.4	12190.1	13201.0	14415.2	17897.7
北 京	175.2	180.2	157.0	167.7	189.7	282.7
天 津	83.7	109.4	96.1	107.0	122.9	161.0
河 北	706.1	761.9	678.7	729.0	803.5	946.5
山 西	304.1	341.4	331.0	357.0	393.9	523.7
内蒙古	217.7	229.8	193.7	211.2	218.6	284.7
辽 宁	351.3	1686.0	343.5	369.1	380.3	481.2
吉 林	185.9	1427.4	185.2	251.2	242.6	286.9
黑龙江	221.8	224.7	202.9	224.0	239.2	301.4
上 海	338.9	158.3	214.3	248.1	277.4	465.4
江 苏	953.0	990.1	898.6	904.4	958.4	1126.2
浙 江	452.1	471.6	476.9	537.4	642.8	712.4
安 徽	672.6	779.1	760.2	808.1	888.8	1094.3
福 建	265.6	299.9	308.0	326.2	356.8	417.3
江 西	336.1	345.0	318.7	339.2	403.3	484.0
山 东	813.2	973.6	988.0	1162.7	1248.0	1373.9
河 南	2178.5	2039.8	898.8	939.2	1027.8	1304.9
湖 北	588.3	526.9	512.5	562.9	604.9	767.8
湖 南	700.0	668.8	564.9	636.5	712.6	921.5
广 东	1107.7	953.8	695.6	732.9	787.8	1019.1
广 西	361.2	402.4	412.6	421.2	498.0	615.6
海 南	54.8	54.0	55.5	58.2	62.8	78.3
重 庆	304.6	318.6	282.7	290.2	360.0	458.1
四 川	1121.0	2206.6	894.1	941.4	936.5	1223.7
贵 州	343.0	371.5	380.9	411.5	494.4	530.8
云 南	427.8	435.0	416.9	459.7	488.2	571.9
西 藏	13.1	15.4	9.3	11.9	12.1	22.7
陕 西	444.9	467.6	387.4	400.3	433.0	519.1
甘 肃	467.2	449.7	250.5	275.7	289.1	437.5
青 海	107.2	101.4	58.6	59.8	62.5	108.8
宁 夏	113.4	85.6	60.8	70.1	73.6	116.7
新 疆	152.8	2149.1	156.3	186.1	205.7	259.6

3-4-9　2015～2021 年分省高血压患者规范管理人数
（万人）

地区	2015	2016	2017	2018	2019	2020	2021
全　国	8835.4	9023.0	10041.9	10199.5	10596.3	10912.1	11675.7
北　京	116.7	125.2	126.0	116.0	115.9	118.5	167.7
天　津	88.8	98.3	123.0	135.6	126.6	127.6	143.5
河　北	628.5	668.1	746.4	782.5	800.7	836.6	859.9
山　西	232.4	243.7	286.5	314.3	324.7	349.8	424.7
内蒙古	163.7	170.9	199.8	210.5	215.3	226.1	245.0
辽　宁	284.8	284.3	325.5	331.4	342.3	358.8	379.8
吉　林	146.3	151.9	174.1	181.7	184.9	194.5	198.3
黑龙江	212.7	202.1	208.5	221.1	217.8	223.0	228.8
上　海	198.2	209.1	210.7	224.0	226.7	231.5	239.3
江　苏	737.0	702.2	788.8	803.0	779.6	802.1	851.5
浙　江	366.7	355.3	480.2	514.3	700.0	565.0	556.9
安　徽	525.2	560.9	686.5	663.4	707.7	773.0	856.3
福　建	202.5	208.9	233.4	234.3	249.8	259.9	271.4
江　西	257.4	267.7	279.3	277.0	273.3	288.8	315.4
山　东	600.4	610.8	767.5	806.5	858.6	875.2	927.7
河　南	715.4	755.1	810.5	845.9	842.5	850.7	868.6
湖　北	525.7	436.7	420.4	440.0	464.2	487.1	537.5
湖　南	310.7	339.9	373.4	377.3	391.9	436.9	474.9
广　东	502.1	460.3	428.2	385.1	418.2	443.4	479.4
广　西	219.1	225.1	242.4	240.2	239.8	265.7	291.5
海　南	43.1	42.6	44.9	48.7	41.9	41.2	55.2
重　庆	183.3	169.2	191.5	185.6	188.5	211.1	224.2
四　川	519.9	638.9	727.2	650.3	606.5	607.7	610.5
贵　州	215.3	226.5	249.7	246.2	261.8	268.8	294.2
云　南	265.8	272.8	257.6	251.1	269.0	279.8	310.5
西　藏	8.8	9.0	16.1	19.2	21.1	15.3	17.2
陕　西	252.5	257.5	274.8	296.3	298.8	312.4	340.5
甘　肃	135.3	141.2	162.1	176.7	189.9	206.9	230.0
青　海	32.6	26.6	29.4	30.7	29.4	30.8	32.0
宁　夏	35.0	38.8	39.4	43.9	46.5	46.3	46.9
新　疆	109.5	123.4	138.2	146.4	161.1	177.7	196.3

3-4-10 2015～2021 年分省糖尿病患者规范管理人数（万人）

地区	2015	2016	2017	2018	2019	2020	2021
全　国	2614.2	2781.3	3124.8	3239.1	3350.7	3573.2	3917.8
北　京	44.0	47.9	49.8	50.9	52.9	54.8	84.0
天　津	33.0	33.6	45.2	50.6	47.0	51.0	58.0
河　北	194.4	220.4	250.1	260.9	276.5	291.4	304.2
山　西	62.5	67.4	79.4	86.6	93.6	98.4	112.5
内蒙古	37.1	39.1	48.5	52.2	56.3	60.5	67.0
辽　宁	120.9	122.0	133.4	138.9	135.5	137.1	147.9
吉　林	45.0	48.6	55.5	93.9	63.1	69.0	70.3
黑龙江	61.4	61.7	64.6	63.1	69.0	73.4	76.7
上　海	58.8	64.6	65.0	72.6	75.2	76.9	79.7
江　苏	212.6	212.1	240.4	244.2	241.8	257.5	269.8
浙　江	94.8	94.0	130.6	141.9	152.6	157.4	167.9
安　徽	132.3	144.6	179.7	194.3	221.5	253.3	288.2
福　建	67.2	72.0	82.0	81.8	87.8	91.9	101.5
江　西	66.5	72.3	80.1	79.0	79.9	84.5	97.0
山　东	200.7	216.6	280.7	299.4	319.3	333.6	364.2
河　南	229.4	246.8	272.4	287.3	293.8	302.8	318.7
湖　北	131.5	111.8	108.4	116.5	121.9	134.0	152.7
湖　南	92.5	105.6	121.7	121.1	126.4	142.6	165.7
广　东	148.4	135.7	139.0	127.5	138.4	165.3	180.4
广　西	61.5	66.4	71.9	69.9	70.8	78.2	88.1
海　南	16.0	16.9	18.0	18.5	17.3	17.1	23.6
重　庆	54.0	49.0	57.7	58.0	60.3	71.1	76.6
四　川	190.0	246.8	249.5	215.7	221.2	220.8	218.9
贵　州	54.1	63.6	68.5	69.1	65.2	71.4	78.2
云　南	65.4	68.4	61.0	60.0	64.5	68.2	78.6
西　藏	0.3	0.3	1.8	2.2	2.3	0.9	1.0
陕　西	58.0	65.7	70.4	76.5	79.4	82.1	92.6
甘　肃	28.3	28.8	33.0	37.4	39.8	45.3	53.2
青　海	7.6	6.4	7.2	7.2	7.3	7.8	8.5
宁　夏	9.3	10.2	10.3	11.9	13.1	13.3	13.2
新　疆	36.5	41.9	48.9	49.6	56.8	61.6	78.9

第五节

医疗服务效率与质量

3-5-1　2015～2021年各类医疗卫生机构医师日均担负诊疗量（人次）

机构分类	2015	2016	2017	2018	2019	2020	2021
机构合计	**8.4**	**8.3**	**8.2**	**8.0**	**8.0**	**6.8**	**7.2**
医院	7.3	7.3	7.1	7.0	7.1	5.9	6.5
三级医院	8.1	8.1	7.9	7.8	7.9	6.3	7.1
二级医院	7.0	6.9	6.8	6.7	6.8	5.8	6.2
一级医院	6.1	6.1	5.7	5.5	5.5	4.5	4.8
基层医疗卫生机构	10.3	10.1	10.0	9.7	9.7	8.3	8.5
社区卫生服务中心（站）	15.8	15.6	15.7	15.5	15.9	13.2	13.8
乡镇卫生院	9.6	9.5	9.6	9.3	9.4	8.5	8.9

3-5-2　2015～2021年各类医疗卫生机构医师日均担负住院床日（天）

机构分类	2015	2016	2017	2018	2019	2020	2021
机构合计	**1.9**	**1.9**	**1.9**	**1.9**	**1.8**	**1.6**	**1.6**
医院	2.6	2.6	2.6	2.5	2.5	2.1	2.2
三级医院	2.7	2.7	2.6	2.6	2.5	2.1	2.2
二级医院	2.6	2.7	2.7	2.7	2.6	2.3	2.3
一级医院	1.9	1.9	1.9	1.9	1.9	1.8	1.9
基层医疗卫生机构	0.8	0.8	0.8	0.8	0.7	0.6	0.5
社区卫生服务中心（站）	0.5	0.5	0.5	0.5	0.5	0.4	0.4
乡镇卫生院	1.6	1.6	1.6	1.6	1.5	1.3	1.2

3-5-3 2015～2021年各类医疗卫生机构平均住院日（天）

机构分类	2015	2016	2017	2018	2019	2020	2021
机构合计	**8.9**	**8.8**	**8.6**	**8.7**	**8.6**	**8.9**	**8.8**
医院	9.6	9.4	9.3	9.3	9.1	9.5	9.2
三级医院	10.4	10.1	9.8	9.6	9.2	9.2	8.8
二级医院	8.9	8.8	8.7	8.8	8.8	9.3	9.4
一级医院	9.0	9.0	8.6	8.8	9.2	10.2	9.9
基层医疗卫生机构	6.6	6.7	6.5	6.7	6.7	6.8	6.8
社区卫生服务中心（站）	9.7	9.6	9.2	9.7	9.6	10.2	9.8
乡镇卫生院	6.4	6.4	6.3	6.4	6.5	6.6	6.6

3-5-4 2015～2021年各类医疗卫生机构病床使用率（％）

机构分类	2015	2016	2017	2018	2019	2020	2021
机构合计	**79.5**	**79.8**	**79.7**	**78.8**	**78.0**	**67.7**	**69.3**
医院	85.4	85.3	85.0	84.2	83.6	72.3	74.6
三级医院	98.8	98.8	98.6	97.5	97.5	81.3	85.3
二级医院	84.1	84.2	84.0	83.0	81.6	70.7	71.1
一级医院	58.8	58.0	57.5	56.9	54.7	52.1	52.1
基层医疗卫生机构	59.1	59.7	60.3	58.4	56.3	49.2	47.4
社区卫生服务中心（站）	54.2	54.1	54.4	51.4	49.2	42.5	43.0
乡镇卫生院	59.9	60.7	61.3	59.6	57.5	50.4	48.2

3-5-5 2015～2021年分省医院医师日均担负诊疗人次

地区	2015	2016	2017	2018	2019	2020	2021
全　国	**7.3**	**7.3**	**7.1**	**7.0**	**7.1**	**5.9**	**6.5**
北　京	10.3	10.4	9.3	9.1	9.1	6.3	8.0
天　津	11.7	11.5	10.4	9.9	9.7	7.0	8.1
河　北	5.0	5.2	5.2	5.1	5.3	4.7	5.0
山　西	3.8	4.0	4.2	4.2	4.3	4.0	4.6
内蒙古	5.1	5.2	5.1	5.1	5.1	4.4	4.9
辽　宁	5.4	5.4	5.3	5.2	5.4	4.5	5.0
吉　林	5.0	5.0	5.0	5.0	51	4.1	4.9
黑龙江	4.7	4.8	4.7	4.6	4.6	3.4	4.1
上　海	15.1	14.8	14.8	14.4	14.2	11.1	13.5
江　苏	9.5	8.9	8.7	8.5	8.5	6.9	7.1
浙　江	11.5	11.1	11.4	10.9	10.7	8.8	9.4
安　徽	6.3	6.2	6.2	6.4	6.6	5.5	6.0
福　建	8.9	9.0	8.6	8.3	8.2	6.9	7.5
江　西	5.9	5.9	5.9	5.9	6.0	5.2	5.8
山　东	5.6	5.8	5.9	5.6	5.7	4.9	5.5
河　南	6.2	6.3	6.1	6.1	6.2	5.2	5.6
湖　北	6.7	6.8	6.9	6.8	7.1	5.3	6.5
湖　南	4.8	4.7	4.6	4.5	4.7	4.2	4.8
广　东	11.4	11.2	10.6	10.1	10.2	8.1	9.1
广　西	7.8	7.8	7.8	7.6	7.6	6.2	6.8
海　南	6.2	6.3	6.4	6.2	6.4	5.4	5.8
重　庆	7.6	7.4	7.2	6.8	7.1	6.3	7.1
四　川	6.9	7.0	7.0	7.0	7.4	6.3	6.9
贵　州	5.4	5.6	5.7	5.8	5.8	5.1	5.4
云　南	7.7	7.6	7.6	7.6	7.3	6.4	7.1
西　藏	6.1	6.1	5.9	5.6	5.1	5.1	5.1
陕　西	6.0	6.0	6.0	6.0	6.2	5.2	5.8
甘　肃	6.1	6.2	6.2	6.2	6.2	5.3	5.5
青　海	5.2	5.6	5.3	5.2	5.2	4.6	5.0
宁　夏	6.9	6.9	6.8	7.1	7.1	6.0	6.4
新　疆	5.7	5.8	5.8	5.7	5.8	5.0	5.5

3-5-6 2015～2021年分省医院医师日均担负住院床日（天）

地区	2015	2016	2017	2018	2019	2020	2021
全 国	**2.6**	**2.6**	**2.6**	**2.6**	**2.5**	**2.2**	**2.2**
北 京	1.4	1.5	1.4	1.4	1.4	1.0	1.2
天 津	1.7	1.7	1.6	1.5	1.5	1.1	1.2
河 北	2.2	2.2	2.2	2.1	2.0	1.8	1.7
山 西	1.9	2.0	2.1	2.1	2.1	1.8	1.8
内蒙古	2.1	2.1	2.2	2.2	2.0	1.6	1.6
辽 宁	2.8	2.7	2.7	2.5	2.3	1.9	2.0
吉 林	2.3	2.3	2.3	2.3	2.3	1.8	2.0
黑龙江	2.6	2.7	2.7	2.6	2.7	1.7	1.9
上 海	2.5	2.6	2.6	2.6	2.6	2.3	2.4
江 苏	2.7	2.6	2.6	2.6	2.5	2.2	2.2
浙 江	2.3	2.4	2.4	2.4	2.3	2.0	1.9
安 徽	2.8	2.7	2.7	2.7	2.7	2.3	2.3
福 建	2.4	2.4	2.4	2.4	2.3	2.0	2.1
江 西	2.9	2.9	2.9	3.0	2.9	2.6	2.6
山 东	2.3	2.2	2.2	2.2	2.1	1.8	2.0
河 南	2.8	2.8	2.8	2.9	2.8	2.4	2.4
湖 北	2.9	3.0	3.0	3.0	3.0	2.3	2.5
湖 南	3.0	3.0	2.9	2.8	2.9	2.7	2.8
广 东	2.3	2.3	2.3	2.2	2.2	1.9	2.0
广 西	2.7	2.7	2.7	2.8	2.8	2.6	2.5
海 南	2.1	2.1	2.1	2.1	2.1	1.9	1.9
重 庆	3.2	3.2	3.2	3.0	3.1	2.7	2.8
四 川	3.2	3.3	3.4	3.4	3.4	3.0	2.9
贵 州	3.1	3.0	3.0	3.1	3.1	2.8	2.8
云 南	3.2	3.1	3.1	3.2	3.0	2.7	2.8
西 藏	1.8	1.7	1.7	1.5	1.5	1.3	1.3
陕 西	2.8	2.8	2.8	2.8	2.7	2.2	2.3
甘 肃	2.8	2.8	2.7	2.8	2.8	2.5	2.2
青 海	2.3	2.4	2.2	2.2	2.2	2.1	1.9
宁 夏	2.4	2.3	2.3	2.2	2.2	1.8	1.8
新 疆	2.8	2.7	2.7	2.7	2.8	2.1	2.1

3-5-7 2015～2021年分省医院平均住院日（天）

地区	2015	2016	2017	2018	2019	2020	2021
全　国	**9.6**	**9.4**	**9.3**	**9.3**	**9.1**	**9.5**	**9.2**
北　京	10.9	10.5	10.1	10.1	9.0	9.9	8.9
天　津	10.9	10.3	10.1	9.2	9.4	9.6	8.4
河　北	9.1	8.8	8.8	9.0	9.0	9.3	9.2
山　西	10.8	10.5	10.4	10.5	10.3	10.3	10.3
内蒙古	10.1	9.9	9.8	9.6	9.3	9.6	9.4
辽　宁	11.1	10.8	10.5	10.3	10.0	10.4	10.1
吉　林	9.8	9.6	9.4	9.3	9.3	10.0	9.9
黑龙江	10.8	10.7	10.5	10.2	10.4	10.7	10.8
上　海	10.6	10.1	10.1	10.2	10.0	10.7	10.0
江　苏	9.8	9.6	9.5	9.6	9.4	9.7	9.5
浙　江	10.1	9.9	9.8	9.6	9.3	9.5	8.9
安　徽	9.1	8.8	8.7	8.7	8.6	9.7	8.9
福　建	8.7	8.7	8.6	8.6	8.6	8.7	8.7
江　西	9.1	9.1	8.9	8.9	8.9	9.0	9.0
山　东	9.4	8.9	8.6	8.8	8.6	8.9	8.8
河　南	9.9	9.7	9.6	9.5	9.3	9.5	9.4
湖　北	9.8	9.7	9.5	9.4	9.3	10.1	9.4
湖　南	9.4	9.5	9.1	9.2	9.1	9.5	9.4
广　东	8.8	8.8	8.7	8.9	8.4	8.7	8.7
广　西	8.8	8.6	8.6	8.7	8.9	9.1	8.7
海　南	9.3	9.0	8.9	8.9	8.9	9.3	9.1
重　庆	9.3	9.2	9.3	9.4	9.4	10.0	9.7
四　川	10.1	10.1	10.5	10.5	10.3	10.6	10.4
贵　州	8.3	8.5	8.2	8.1	8.4	8.4	8.3
云　南	8.8	8.6	8.5	8.6	8.5	8.7	8.7
西　藏	8.8	9.2	8.7	8.9	9.2	7.7	8.7
陕　西	9.4	9.2	9.1	8.9	8.7	9.1	9.0
甘　肃	9.7	9.1	8.8	8.4	8.6	8.7	8.5
青　海	9.5	9.3	9.0	9.0	9.2	9.0	9.0
宁　夏	10.7	9.3	8.9	8.9	8.7	8.7	8.4
新　疆	8.8	8.7	8.5	8.5	8.4	8.8	8.3

3-5-8 2015～2021 年分省医院病床使用率（%）

地区	2015	2016	2017	2018	2019	2020	2021
全 国	85.4	85.3	85.0	84.2	83.6	72.3	74.6
北 京	80.6	82.2	82.4	83.4	82.6	60.9	73.2
天 津	81.6	82.1	78.1	77.5	79.8	61.6	68.4
河 北	83.6	86.3	83.7	82.7	81.3	70.8	68.9
山 西	76.9	75.9	77.6	79.6	76.6	65.9	67.0
内蒙古	73.2	74.7	74.7	76.1	71.4	58.8	60.1
辽 宁	85.4	83.8	82.0	78.1	73.8	62.2	62.7
吉 林	78.5	78.3	77.6	76.0	76.3	61.1	66.4
黑龙江	81.4	82.7	78.9	73.8	74.5	48.3	55.5
上 海	95.7	95.8	95.4	95.9	96.2	85.3	89.3
江 苏	88.6	87.3	87.5	86.4	85.7	76.1	77.2
浙 江	88.9	89.4	89.4	89.5	88.4	77.9	79.9
安 徽	85.0	84.8	86.2	83.3	83.1	72.4	70.7
福 建	82.6	81.9	83.1	83.9	82.8	71.6	73.6
江 西	90.4	89.4	85.8	86.7	84.8	75.7	76.2
山 东	84.3	85.0	83.4	82.5	80.7	71.0	75.3
河 南	87.2	87.9	88.4	87.6	88.1	78.1	80.1
湖 北	92.4	92.0	92.7	92.7	92.3	72.1	78.9
湖 南	86.4	86.0	85.2	84.3	83.7	76.2	77.6
广 东	83.5	84.0	84.0	83.0	82.2	71.1	74.3
广 西	89.8	88.0	87.7	87.6	90.1	82.8	81.6
海 南	79.4	78.2	81.1	79.6	78.4	66.6	68.3
重 庆	86.8	84.4	84.1	82.2	82.2	74.7	78.2
四 川	89.6	90.2	91.3	88.7	89.4	79.0	82.2
贵 州	80.9	78.2	79.9	81.8	81.5	75.7	76.5
云 南	82.9	83.0	83.2	85.8	83.8	77.5	78.5
西 藏	73.2	74.5	72.1	64.6	64.8	56.2	56.6
陕 西	83.4	82.2	83.7	84.0	81.7	68.7	72.4
甘 肃	82.2	82.6	81.6	81.6	82.3	71.6	69.6
青 海	76.0	74.4	70.6	73.2	74.1	70.2	66.6
宁 夏	83.2	84.4	80.8	79.9	81.1	68.8	67.4
新 疆	86.9	86.5	85.0	85.6	87.9	69.9	73.6

3-5-9　2021年各地区医院医师担负工作量

地区	医师日均担负诊疗人次数			医师日均担负住院床日（天）		
	合计	公立	民营	合计	公立	民营
全　国	**6.5**	**7.0**	**4.7**	**2.2**	**2.2**	**2.3**
北　京	8.0	8.6	5.9	1.2	1.3	1.0
天　津	8.1	8.3	7.5	1.2	1.4	0.6
河　北	5.0	5.4	3.8	1.7	1.8	1.4
山　西	4.6	5.0	3.0	1.8	1.9	1.5
内蒙古	4.9	5.0	4.4	1.6	1.7	1.2
辽　宁	5.0	5.2	4.3	2.0	2.0	1.9
吉　林	4.9	5.3	3.6	2.0	2.0	2.1
黑龙江	4.1	4.3	3.3	1.9	1.8	2.3
上　海	13.5	14.3	8.0	2.4	2.1	4.5
江　苏	7.1	7.7	5.7	2.2	2.1	2.5
浙　江	9.4	10.5	5.5	1.9	1.8	2.4
安　徽	6.0	6.7	4.2	2.3	2.4	1.9
福　建	7.5	8.2	4.5	2.1	2.1	2.1
江　西	5.8	6.2	4.0	2.6	2.5	3.1
山　东	5.5	5.9	4.3	2.0	2.0	1.8
河　南	5.6	5.9	4.7	2.4	2.5	2.2
湖　北	6.5	6.9	4.7	2.5	2.6	2.1
湖　南	4.8	5.2	3.5	2.8	2.9	2.6
广　东	9.1	9.6	6.5	2.0	1.9	2.5
广　西	6.8	7.2	3.7	2.5	2.4	3.6
海　南	5.8	6.4	3.7	1.9	1.9	1.8
重　庆	7.1	8.1	4.6	2.8	3.0	2.5
四　川	6.9	7.8	4.6	2.9	2.9	3.1
贵　州	5.4	5.7	4.6	2.8	2.5	3.6
云　南	7.1	7.4	5.9	2.8	2.7	2.9
西　藏	5.1	5.0	5.4	1.3	1.2	1.3
陕　西	5.8	6.2	4.6	2.3	2.3	2.4
甘　肃	5.5	5.8	3.7	2.2	2.3	1.9
青　海	5.0	5.0	4.9	1.9	1.9	1.6
宁　夏	6.4	6.6	5.5	1.8	1.8	1.6
新　疆	5.5	5.7	3.1	2.1	2.2	1.5

3-5-10 2021年各地区医院医师担负工作量

地区	平均住院日（天）			病床使用率（%）		
	合计	公立	民营	合计	公立	民营
全　国	**9.2**	**9.0**	**10.5**	**74.6**	**80.3**	**59.9**
北　京	8.9	8.6	10.6	73.2	78.2	58.4
天　津	8.4	8.1	14.2	68.4	74.2	43.3
河　北	9.2	9.0	10.0	68.9	75.0	53.0
山　西	10.3	10.3	10.4	67.0	73.8	48.1
内蒙古	9.4	9.5	8.3	60.1	66.0	31.1
辽　宁	10.1	10.1	10.1	62.7	68.3	50.0
吉　林	9.9	9.6	11.0	66.4	71.6	54.3
黑龙江	10.8	10.4	12.3	55.5	56.1	53.7
上　海	10	8.3	36.5	89.3	92.5	81.1
江　苏	9.5	8.9	10.9	77.2	83.3	67.6
浙　江	8.9	7.7	16.2	79.9	85.9	67.1
安　徽	8.9	8.9	9.1	70.7	78.7	52.9
福　建	8.7	8.7	8.6	73.6	78.2	59.3
江　西	9.0	8.7	9.9	76.2	80.5	64.6
山　东	8.8	8.7	9.5	75.3	81.7	56.8
河　南	9.4	9.4	9.5	80.1	86.4	64.1
湖　北	9.4	9.4	9.7	78.9	84.7	55.7
湖　南	9.4	9.3	10.0	77.6	84.7	59.0
广　东	8.7	8.2	12.3	74.3	79.1	59.6
广　西	8.7	8.2	12.8	81.6	85.7	67.2
海　南	9.1	9.1	9.1	68.3	73.5	52.4
重　庆	9.7	10.2	8.6	78.2	88.2	58.8
四　川	10.4	10.1	11.4	82.2	90.0	66.9
贵　州	8.3	8.2	8.6	76.5	83.4	66.4
云　南	8.7	8.5	9.3	78.5	86.6	60.3
西　藏	8.2	9.2	5.9	56.6	57.2	54.5
陕　西	9	8.9	9.4	72.4	78.6	57.1
甘　肃	8.5	8.6	8.1	69.6	72.1	56.3
青　海	9	9.3	6.9	66.6	70.2	46.5
宁　夏	8.4	8.3	9.4	67.4	74.4	45.3
新　疆	8.3	8.3	8.4	73.6	77.7	43.4

3-5-11　三级公立医院门诊患者满意度

指标	2019	2020	变化	幅度（%）
隐私	83.69	84.43	0.74	0.88
环境与标识	81.27	83.23	1.96	2.41
挂号体验	82.58	84.20	1.62	1.96
医务人员回应	82.77	84.77	2.00	2.42
医生沟通	85.79	86.62	0.83	0.97
护士沟通	86.98	88.06	1.08	1.24
总分	85.41	86.51	1.10	1.29

数据来源：2020 年度三级公立医院绩效考核国家监测分析。

3-5-12　三级公立医院住院患者满意度

指标	2019	2020	变化	幅度（%）
出入院信息及手续	82.33	82.56	0.23	0.28
住院环境与标识	86.95	88.31	1.36	1.56
疼痛管理	88.50	89.75	1.25	1.41
饭菜	81.02	81.93	0.91	1.12
住院医生沟通	92.86	93.50	0.64	0.69
药物沟通	89.68	90.86	1.18	1.32
护士沟通	92.45	93.05	0.60	0.65
住院医务人员回应	93.13	93.86	0.73	0.78
对亲友态度	93.21	92.83	−0.38	−0.41
总分	91.01	91.68	0.67	0.74

数据来源：2020 年度三级公立医院绩效考核国家监测分析。

3-5-13　二级、三级公立医院用药及服务能力、质量

指标	2017	2018	2019	2020
三级公立医院				
门诊患者基本药物处方占比（%）	49.53	52.25	52.74	54.50
住院患者基本药物使用率（%）	94.44	95.38	94.86	95.63
辅助用药收入占比（%）	9.62	7.55	4.42	1.72
出院患者手术占比（%）	26.34	27.40	28.39	30.49
出院手术患者微创手术比例（%）	14.49	15.90	16.73	18.35
出院手术患者四级手术比例（%）	15.50	16.39	17.24	18.76
二级公立医院				
出院患者手术占比（%）	17.08	17.45	18.14	19.77
出院手术患者微创手术比例（%）	9.03	10.77	12.07	13.47
出院手术患者三级手术比例（%）	27.50	30.69	33.46	36.96

数据来源：2020 年度二级、三级公立医院绩效考核国家监测分析。

3-5-14　2020年分省药品不良反应监测情况（件）

地区	不良反应报告	严重药品不良反应报告	死亡病例报告	新的药品不良反应报告	药品群体不良事件报告
全　国	**1661807**	**165280**	**1486**	**368875**	**0**
北　京	20956	2425	111	2066	0
天　津	10443	296	12	1903	0
河　北	147527	6541	7	31255	0
山　西	47039	2463	3	10118	0
内蒙古	20478	1074	3	4354	0
辽　宁	34011	1269	42	8298	0
吉　林	20337	1184	1	2962	0
黑龙江	39394	604	1	11563	0
上　海	48889	3943	211	7228	0
江　苏	107396	9044	258	24005	0
浙　江	86830	17830	520	19614	0
安　徽	128204	5251	0	38800	0
福　建	41915	5789	4	10664	0
江　西	63208	10723	5	13796	0
山　东	143484	16594	6	17675	0
河　南	105439	10187	6	22311	0
湖　北	65140	7825	18	15328	0
湖　南	70047	7994	21	12021	0
广　东	94625	16311	26	22937	0
广　西	37591	9605	6	14357	0
海　南	9567	358	2	2889	0
重　庆	28550	2171	6	6277	0
四　川	90753	8815	20	26317	0
贵　州	51699	3097	5	8725	0
云　南	41765	4092	17	12541	0
西　藏	2016	15	0	446	0
陕　西	42569	5303	167	7696	0
甘　肃	25994	2658	1	5882	0
青　海	3739	197	4	628	0
宁　夏	7868	87	1	1144	0
新　疆	24334	1535	2	5075	0

数据来源：国家药品监督管理局《药品监督管理统计年度报告》。

3-5-15　2020年分省医疗器械不良事件报告和监测情况（个）

地区	不良事件报告数	严重伤害事件报告数	死亡事件	
			报告数	涉及品种
全　国	**536055**	**32874**	**218**	**88**
北　京	7037	177	3	3
天　津	8465	7	1	1
河　北	55037	813	2	2
山　西	10948	196	1	1
内蒙古	7131	40	0	0
辽　宁	10492	759	2	2
吉　林	6885	4	4	2
黑龙江	8995	9	0	0
上　海	10250	1138	164	53
江　苏	43123	1976	0	0
浙　江	15531	1784	6	2
安　徽	35250	1700	2	1
福　建	9520	1511	4	0
江　西	17748	3534	1	1
山　东	52872	3167	4	3
河　南	40109	212	5	2
湖　北	18991	1028	1	1
湖　南	19686	3726	1	1
广　东	41129	2919	9	8
广　西	17242	992	0	0
海　南	2869	46	0	0
重　庆	11203	41	0	0
四　川	28324	5038	2	1
贵　州	11863	402	4	2
云　南	12180	199	0	0
西　藏	367	0	0	0
陕　西	14492	1063	1	1
甘　肃	7784	377	0	0
青　海	864	1	1	1
宁　夏	1346	3	0	0
新　疆	8322	12	0	0

数据来源：国家药品监督管理局《药品监督管理统计年度报告》。

第六节

卫生经费与医疗费用

3-6-1 历年卫生总费用及 GDP 占比

年份	卫生总费用（亿元）	卫生总费用分项（亿元）			卫生总费用占 GDP（%）
		政府卫生支出	社会卫生支出	个人卫生支出	
1980	143.23	51.91	60.97	30.35	3.15
1985	279.00	107.65	91.96	79.39	3.09
1990	747.39	187.28	293.10	267.01	3.96
1995	2155.13	387.34	767.81	999.98	3.51
2000	4586.63	709.52	1171.94	2705.17	4.57
2001	5025.93	800.61	1211.43	3013.89	4.53
2002	5790.03	908.51	1539.38	3342.14	4.76
2003	6584.10	1116.94	1788.50	3678.66	4.79
2004	7590.29	1293.58	2225.35	4071.35	4.69
2005	8659.91	1552.53	2586.41	4520.98	4.62
2006	9843.34	1778.86	3210.92	4853.56	4.49
2007	11573.97	2581.58	3893.72	5098.66	4.29
2008	14535.40	3593.94	5065.60	5875.86	4.55
2009	17541.92	4816.26	6154.49	6571.16	5.03
2010	19980.39	5732.49	7196.61	7051.29	4.85
2011	24345.91	7464.18	8416.45	8465.28	4.99
2012	28119.00	8431.98	10030.70	9656.32	5.22
2013	31668.95	9545.81	11393.79	10729.34	5.34
2014	35312.40	10579.23	13437.75	11295.41	5.49
2015	40974.64	12475.28	16506.71	11992.65	5.95
2016	46344.88	13910.31	19096.68	13337.90	6.21
2017	52598.28	15205.87	22258.81	15133.60	6.32
2018	59121.91	16399.13	25810.78	16911.99	6.43
2019	65841.39	18016.95	29150.57	18673.87	6.67
2020	72175.00	21941.90	30273.67	19959.43	7.12
2021	76844.99	20676.06	34963.26	21205.67	6.72

注：①本表系核算数，2020 年为初步核算数；②按当年价格计算；③ 2001 年起卫生总费用不含高等医学教育经费，2006 年起包括城乡医疗救助经费。

3-6-2　历年卫生总费用构成

年份	卫生总费用（亿元）	卫生总费用构成（%）		
		政府卫生支出	社会卫生支出	个人卫生支出
1980	143.23	36.24	42.57	21.19
1985	279.00	38.58	32.96	28.46
1990	747.39	25.06	39.22	35.73
1995	2155.13	17.97	35.63	46.40
2000	4586.63	15.47	25.55	58.98
2001	5025.93	15.93	24.10	59.97
2002	5790.03	15.69	26.59	57.72
2003	6584.10	16.96	27.16	55.87
2004	7590.29	17.04	29.32	53.64
2005	8659.91	17.93	29.87	52.21
2006	9843.34	18.07	32.62	49.31
2007	11573.97	22.31	33.64	44.05
2008	14535.40	24.73	34.85	40.42
2009	17541.92	27.46	35.08	37.46
2010	19980.39	28.69	36.02	35.29
2011	24345.91	30.66	34.57	34.80
2012	28119.00	29.99	35.67	34.34
2013	31668.95	30.10	36.00	33.90
2014	35312.40	29.96	38.05	31.99
2015	40974.64	30.45	40.29	29.27
2016	46344.88	30.01	41.21	28.78
2017	52598.28	28.91	42.32	28.77
2018	59121.91	27.74	43.66	28.61
2019	65841.39	27.36	44.27	28.36
2020	72175.00	30.40	41.94	27.65
2021	76844.99	26.91	45.50	27.60

注：①本表系核算数，2020 年为初步核算数；②按当年价格计算；③ 2001 年起卫生总费用不含高等医学教育经费，2006 年起包括城乡医疗救助经费。

3-6-3 历年卫生费总费用构成

| 年份 | 城乡卫生费用（亿元） | | 人均卫生费用（元） | | |
	城市	农村	合计	城市	农村
1980			14.5		
1985			26.4		
1990	396.00	351.39	65.4	158.8	38.8
1995	1239.50	915.63	177.9	401.3	112.9
2000	2624.24	1962.39	361.9	813.7	214.7
2001	2792.95	2232.98	393.8	841.2	244.8
2002	3448.24	2341.79	450.7	987.1	259.3
2003	4150.32	2433.78	509.5	1108.9	274.7
2004	4939.21	2651.08	583.9	1261.9	301.6
2005	6305.57	2354.34	662.3	1126.4	315.8
2006	7174.73	2668.61	748.8	1248.3	361.9
2007	8968.70	2605.27	876.0	1516.3	358.1
2008	11251.90	3283.50	1094.5	1861.8	455.2
2009	13535.61	4006.31	1314.3	2176.6	562.0
2010	15508.62	4471.77	1490.1	2315.5	666.3
2011	18571.87	5774.04	1804.5	2697.5	879.4
2012	21280.46	6838.54	2068.8	2999.3	1064.8
2013	23644.95	8024.00	2316.2	3234.1	1274.4
2014	26575.60	8736.80	2565.5	3558.3	1412.2
2015	31297.85	9676.79	2962.2	4058.5	1603.6
2016	35458.01	10886.87	3328.6	4471.5	1846.1
2017			3756.7		
2018			4206.7		
2019			4669.3		
2020			5111.1		
2021			5440.0		

注：①本表系系核算数，2021年为初步核算数；②按当年价格计算；③ 2001年起卫生总费用不含高等医学教育经费，2006年起包括城乡医疗救助经费。

— 179 —

3-6-4 2020年分省卫生总费用、GDP占比、人均卫生总费用

地区	卫生总费用（亿元）	卫生总费用占GDP%	人均卫生总费用（元）
全　国	**72175.00**	**7.12**	**5111.11**
北　京	3028.26	8.39	13834.01
天　津	907.57	6.44	6545.33
河　北	3069.08	8.48	4111.38
山　西	1479.91	8.38	4239.83
内蒙古	1266.58	7.30	5271.21
辽　宁	1909.38	7.60	4486.87
吉　林	1174.46	9.54	4878.73
黑龙江	1776.72	12.97	5578.38
上　海	2634.22	6.81	10591.59
江　苏	4917.28	4.79	5800.56
浙　江	3815.64	5.91	5909.49
安　徽	2438.43	6.30	3995.66
福　建	1927.36	4.39	4631.96
江　西	1795.50	6.99	3973.35
山　东	4823.41	6.60	4750.85
河　南	3931.59	7.15	3954.93
湖　北	3449.84	7.94	5973.48
湖　南	2878.30	6.89	4331.86
广　东	7073.13	6.39	5602.92
广　西	1876.70	8.47	3739.20
海　南	529.79	9.58	5233.33
重　庆	1559.60	6.24	4860.20
四　川	4041.94	8.32	4830.52
贵　州	1490.37	8.36	3863.05
云　南	1909.93	7.79	4044.74
西　藏	210.44	11.06	5765.42
陕　西	2028.06	7.75	5127.85
甘　肃	1015.31	11.26	4059.58
青　海	382.11	12.71	6450.25
宁　夏	378.08	9.64	5244.28
新　疆	1510.16	10.95	5841.48

3-6-5　2020年分省卫生总费用构成

地区	卫生总费用分项（亿元）			卫生总费用构成（%）		
	政府卫生支出	社会卫生支出	个人卫生支出	政府卫生支出	社会卫生支出	个人卫生支出
全　国	21941.90	30273.67	19959.43	30.40	41.94	27.65
北　京	809.83	1812.81	405.62	26.74	59.86	13.39
天　津	191.61	452.13	263.83	21.11	49.82	29.07
河　北	848.36	1271.43	949.29	27.64	41.43	30.93
山　西	469.45	554.87	455.59	31.72	37.49	30.78
内蒙古	395.09	493.62	377.87	31.19	38.97	29.83
辽　宁	447.09	874.51	587.78	23.42	45.80	30.78
吉　林	366.69	464.97	342.80	31.22	39.59	29.19
黑龙江	524.28	719.81	532.62	29.51	40.51	29.98
上　海	633.70	1491.95	508.57	24.06	56.64	19.31
江　苏	1133.75	2609.27	1174.27	23.06	53.06	23.88
浙　江	913.11	1961.74	940.79	23.93	51.41	24.66
安　徽	801.83	925.61	710.99	32.88	37.96	29.16
福　建	660.82	790.85	475.69	34.29	41.03	24.68
江　西	673.55	635.55	486.40	37.51	35.40	27.09
山　东	1169.79	2235.99	1417.63	24.25	46.36	29.39
河　南	1163.03	1590.34	1178.23	29.58	40.45	29.97
湖　北	1314.92	1233.28	901.63	38.12	35.75	26.14
湖　南	795.62	1237.04	845.65	27.64	42.98	29.38
广　东	1950.18	3293.58	1829.37	27.57	46.56	25.86
广　西	731.74	634.71	510.25	38.99	33.82	27.19
海　南	239.69	174.90	115.20	45.24	33.01	21.75
重　庆	478.32	640.66	440.63	30.67	41.08	28.25
四　川	1220.72	1702.59	1118.62	30.20	42.12	27.68
贵　州	615.27	517.84	357.25	41.28	34.75	23.97
云　南	774.53	618.33	517.07	40.55	32.37	27.07
西　藏	147.11	48.25	15.07	69.91	22.93	7.16
陕　西	558.06	874.39	595.61	27.52	43.11	29.37
甘　肃	424.00	299.50	291.82	41.76	29.50	28.74
青　海	186.47	103.76	91.88	48.80	27.15	24.05
宁　夏	128.42	145.66	104.00	33.97	38.53	27.51
新　疆	605.50	536.97	367.69	40.10	35.56	24.35

3-6-6 历年政府卫生支出情况（亿元）

年份	合计	医疗卫生服务支出	医疗保障支出	行政管理事务支出	人口与计划生育事务支出
1990	187.28	122.86	44.34	4.55	15.53
1991	204.05	132.38	50.41	5.15	16.11
1992	228.61	144.77	58.10	6.37	19.37
1993	272.06	164.81	76.33	8.04	22.89
1994	342.28	212.85	92.02	10.94	26.47
1995	387.34	230.05	112.29	13.09	31.91
1996	461.61	272.18	135.99	15.61	37.83
1997	523.56	302.51	159.77	17.06	44.23
1998	590.06	343.03	176.75	19.90	50.38
1999	640.96	368.44	191.27	22.89	58.36
2000	709.52	407.21	211.00	26.81	64.50
2001	800.61	450.11	235.75	32.96	81.79
2002	908.51	497.41	251.66	44.69	114.75
2003	1116.94	603.02	320.54	51.57	141.82
2004	1293.58	679.72	371.60	60.90	181.36
2005	1552.53	805.52	453.31	72.53	221.18
2006	1778.86	834.82	602.53	84.59	256.92
2007	2581.58	1153.30	957.02	123.95	347.32
2008	3593.94	1397.23	1577.10	194.32	425.29
2009	4816.26	2081.09	2001.51	217.88	515.78
2010	5732.49	2565.60	2331.12	247.83	587.94
2011	7464.18	3125.16	3360.78	283.86	694.38
2012	8431.98	3506.70	3789.14	323.29	812.85
2013	9545.81	3838.93	4428.82	373.15	904.92
2014	10579.23	4288.70	4958.53	436.95	895.05
2015	12475.28	5191.25	5822.99	625.94	835.10
2016	13910.31	5867.38	6497.20	804.31	741.42
2017	15205.87	6550.45	7007.51	933.82	714.10
2018	16399.13	6908.05	7795.57	1005.79	689.72
2019	18016.95	7986.42	8459.16	883.77	687.61
2020	21941.90	11415.83	8844.93	1021.15	660.00
2021	20676.06	9564.18	9416.78	1048.13	646.97

注：①本表按当年价格计算；②2021年为初步核算数；③政府卫生支出是指各级政府用于医疗卫生服务、医疗保障补助、卫生和医疗保险行政管理事务、人口与计划生育事务支出等各项事业的经费。

3-6-7 政府卫生支出所占比重

年份	政府卫生支出（亿元）	占财政支出比重（%）	占卫生总费用比重（%）	占国内生产总值比重（%）
1990	187.28	6.07	25.06	1.00
1995	387.34	5.68	17.97	0.63
2000	709.52	4.47	15.47	0.71
2001	800.61	4.24	15.93	0.72
2002	908.51	4.12	15.69	0.75
2003	1116.94	4.53	16.96	0.81
2004	1293.58	4.54	17.04	0.80
2005	1552.53	4.58	17.93	0.83
2006	1778.86	4.40	18.07	0.81
2007	2581.58	5.19	22.31	0.96
2008	3593.94	5.74	24.73	1.13
2009	4816.26	6.31	27.46	1.38
2010	5732.49	6.38	28.69	1.39
2011	7464.18	6.83	30.66	1.53
2012	8431.98	6.69	29.99	1.57
2013	9545.81	6.81	30.14	1.61
2014	10579.23	6.97	29.96	1.64
2015	12475.28	7.09	30.45	1.81
2016	13910.31	7.41	30.01	1.86
2017	15205.87	7.49	28.91	1.83
2018	16399.13	7.42	27.74	1.78
2019	18016.95	7.54	27.36	1.83
2020	21941.90	8.41	30.40	2.16
2021	20676.06	8.35	26.91	1.81

注：①本表按当年价格计算；②为保证支出口径均为一般公共预算支出及历史时间序列数据可比，2020年政府卫生支出占财政支出比重中政府卫生支出不含政府性基金支出下抗疫特别国债安排的支出。

3-6-8　历年城乡居民医疗保健支出

年份	城镇居民			农村居民		
	人均年消费支出（元）	人均医疗保健支出（元）	医疗保健支出占消费性支出（%）	人均年消费支出（元）	人均医疗保健支出（元）	医疗保健支出占消费性支出（%）
2000	4998.0	318.1	6.4	1670.1	87.6	5.2
2005	7942.9	600.9	7.6	2555.4	168.1	6.6
2010	13471.5	871.8	6.5	4381.8	326.0	7.4
2015	21392.4	1443.4	6.7	9222.6	846.0	9.2
2016	23078.9	1630.8	7.1	10129.8	929.2	9.2
2017	24445.0	1777.4	7.3	10954.5	1058.7	9.7
2018	26112.3	2045.7	7.8	12124.3	1240.1	10.2
2019	28063.4	2282.7	8.1	13327.7	1420.8	10.7
2020	27007.4	2172.2	8.0	13713.4	1417.5	10.3

注：本表按当年价格计算。

3-6-9 2020 年全国城乡居民医疗保健支出

地区	城镇居民			农村居民		
	人均年消费支出（元）	人均医疗保健支出（元）	医疗保健支出占消费性支出（%）	人均年消费支出（元）	人均医疗保健支出（元）	医疗保健支出占消费性支出（%）
全　国	**27007.4**	**2172.2**	**8.0**	**13713.4**	**1417.5**	**10.3**
北　京	41726.3	3755.0	9.0	20912.7	1972.8	9.4
天　津	30894.7	2811.0	9.1	16844.1	1858.2	11.0
河　北	23167.4	1988.8	8.6	12644.2	1380.1	10.9
山　西	20331.9	2421.2	11.9	10290.1	1182.8	11.5
内蒙古	23887.7	2039.8	8.5	13593.7	1667.0	12.3
辽　宁	24849.1	2595.2	10.4	12311.2	1718.7	14.0
吉　林	21623.2	2396.4	11.1	11863.6	1568.5	13.2
黑龙江	20397.3	2350.7	11.5	12360.0	1562.9	12.6
上　海	44839.3	3188.7	7.1	22095.5	1655.3	7.5
江　苏	30882.2	2173.7	7.0	17021.7	1712.2	10.1
浙　江	36196.9	2162.1	6.0	21555.4	1546.2	7.2
安　徽	22682.7	1637.6	7.2	15023.5	1457.4	9.7
福　建	30486.5	1773.8	5.8	16338.9	1270.9	7.8
江　西	22134.3	1724.2	7.8	13579.4	1136.7	8.4
山　东	27291.1	2298.1	8.4	12660.4	1413.4	11.2
河　南	20644.9	1899.3	9.2	12201.1	1379.1	11.3
湖　北	22885.5	1922.3	8.4	14472.5	1558.5	10.8
湖　南	26796.4	2350.5	8.8	14974.0	1706.6	11.4
广　东	33511.3	1748.6	5.2	17132.3	1517.9	8.9
广　西	20906.5	1903.4	9.1	12431.1	1227.8	9.9
海　南	23559.9	1668.3	7.1	13169.3	1077.3	8.2
重　庆	26464.4	2445.7	9.2	14139.5	1560.1	11.0
四　川	25133.2	2193.4	8.7	14952.6	1650.3	11.0
贵　州	20587.0	1706.6	8.3	10817.6	959.4	8.9
云　南	24569.4	2317.7	9.4	11069.5	980.6	8.9
西　藏	24927.4	1098.9	4.4	8917.1	402.5	4.5
陕　西	22866.4	2608.5	11.4	11375.7	1490.7	13.1
甘　肃	24614.6	2090.5	8.5	9922.9	1140.4	11.5
青　海	24315.2	2524.6	10.4	12134.2	1416.0	11.7
宁　夏	22379.1	2267.3	10.1	11724.3	1478.0	12.6
新　疆	22951.8	2349.1	10.2	10778.2	955.0	8.9

注：①本表按当年价格计算；②分地区系 2020 年数字。

3-6-10　2021年各类医疗卫生机构收入情况（亿元）

机构分类	总收入	财政拨款收入	事业收入	医疗收入
总　计	**54824.0**	**9134.1**	**42723.4**	**41771.8**
一、医院	40904.6	4326.6	35469.4	35249.2
综合医院	29125.8	2877.4	25465.4	25319.7
中医医院	4987.5	662.1	4202.6	4185.6
中西医结合医院	781.7	77.9	686.4	682.5
民族医院	141.3	51.2	85.9	85.4
专科医院	5789.6	656.1	4961.2	4908.2
护理院	78.6	2.0	67.9	67.8
二、基层医疗卫生机构	8900.2	2674.6	5315.0	5145.8
社区卫生服务中心（站）	2538.5	944.5	1454.1	1407.5
卫生院	3712.5	1729.5	1809.1	1749.3
乡镇卫生院	3669.0	1709.2	1789.3	1730.2
村卫生室	488.1		314.9	252.2
门诊部	1216.4		1017.6	1017.6
诊所、卫生所、医务室、护理站	944.5	0.6	719.3	719.3
三、专业公共卫生机构	3934.1	1858.7	1752.7	1362.4
疾病预防控制中心	1387.1	929.7	292.1	
专科疾病防治院（所、站）	160.1	65.2	84.8	84.0
健康教育所（站、中心）	7.4	6.9	0.1	
妇幼保健院（所、站）	1847.5	514.7	1282.8	1278.4
急救中心（站）	81.1	59.8	15.9	
采供血机构	216.0	101.4	73.8	
卫生监督所（中心）	212.4	161.6	1.4	
计划生育技术服务机构	22.6	19.4	1.9	
四、其他医疗卫生机构	1085.2	274.3	186.3	14.4

　　统计范围：医疗卫生机构103.1万个，其中：社区卫生服务中心（站）3.6万个，诊所（医务室）26万个，村卫生室59.9万个。

3-6-11 2021年各类医疗卫生机构支出情况（亿元）

机构分类	总费用/总支出	业务活动费用和单位管理费用	财政拨款费用	总费用中：人员经费
总　计	**51646.2**	**48298.6**	**2115.5**	**18937.1**
一、医院	39144.1	38114.7	1309.1	13789.6
综合医院	28040.8	27443.6	869.0	9734.5
中医医院	4730.3	4628.3	194.6	1732.8
中西医结合医院	754.7	730.4	25.3	267.8
民族医院	133.0	129.6	14.0	53.4
专科医院	5402.5	5106.7	205.7	1968.1
护理院	82.8	76.0	0.4	32.9
二、基层医疗卫生机构	7895.5	5949.8	0.1	3408.8
社区卫生服务中心（站）	2452.4	2339.4		909.9
卫生院	3764.7	3587.8		1673.6
乡镇卫生院	3724.1	3548.0		1654.9
村卫生室	403.0			198.8
门诊部	709.0			320.7
诊所、卫生所、医务室、护理站	566.4	22.6	0.1	305.7
三、专业公共卫生机构	3762.9	3590.4	729.2	1456.5
疾病预防控制中心	1339.1	1277.2	452.8	356.6
专科疾病防治院（所、站）	144.7	141.1	19.0	66.4
健康教育所（站、中心）	7.3	7.0	1.7	4.1
妇幼保健院（所、站）	1736.8	1704.8	169.6	787.9
急救中心（站）	76.2	73.2	18.1	41.1
采供血机构	210.8	200.8	42.7	64.6
卫生监督所（中心）	225.6	166.1	19.3	124.9
计划生育技术服务机构	22.4	20.2	6.0	10.8
四、其他医疗卫生机构	843.7	643.7	77.1	282.3

　　统计范围：医疗卫生机构103.1万个，其中：社区卫生服务中心（站）3.6万个，诊所（医务室）26万个，村卫生室59.9万个。

3-6-12 2015～2021年分省人均基本公共卫生补助经费（元）

地区	2015	2016	2017	2018	2019	2020	2021
全　国	**42.6**	**47.7**	**52.6**	**57.6**	**58.9**	**77.4**	**82.3**
北　京	120.0	83.2			105.0	105.0	105.0
天　津	40.0	50.0	60.0	70.0	89.0	90.0	104.0
河　北	40.0	45.0	50.0	55.0	67.4	73.4	81.3
山　西	40.0	45.0	49.4	55.1	69.0	74.0	79.0
内蒙古	40.0	45.0	50.1	55.0	61.9	67.4	76.6
辽　宁	40.0	45.0	50.0	53.4	63.9	70.5	77.4
吉　林	40.0	45.0	50.0	55.0	59.8	74.8	79.1
黑龙江	40.0	45.0	50.0	55.0	59.9	71.9	78.7
上　海	64.0	65.0	79.4	86.9	91.8	104.7	107.9
江　苏	43.5	57.2	69.5	74.1	81.7	87.0	94.0
浙　江	43.9	46.6	53.8	58.7	66.1	90.0	103.1
安　徽	40.3	45.0	50.1	54.3	61.7	69.9	77.2
福　建	41.1	45.0	52.0	57.4	68.4	76.5	82.7
江　西	39.3	45.0	50.0	55.1	61.1	67.8	80.5
山　东	41.1	45.0	50.4	55.1	65.5	73.6	78.5
河　南	40.0	45.0	50.0	54.9	69.0	74.0	79.0
湖　北	41.3	47.5	50.2	55.5	62.5	71.5	76.6
湖　南	40.2	45.1	50.2	55.2	69.0	74.0	79.0
广　东	42.9	45.0	56.1	60.5	74.2	90.7	90.4
广　西	40.0	45.0	50.0	55.0	69.0	74.0	78.9
海　南	40.9	45.4	51.8	57.4	63.5	71.7	70.9
重　庆	40.0	45.0	50.0	55.0	69.0	74.0	79.0
四　川	40.9	46.1	51.9	57.3	65.2	73.1	79.7
贵　州	40.0	45.0	50.0	54.2	62.0	74.0	79.0
云　南	40.0	45.0	50.5	55.0	69.0	74.0	79.0
西　藏	50.0	55.0	65.0	75.0	70.7	93.4	100.5
陕　西	40.0	45.0	50.0	55.0	60.0	74.0	75.1
甘　肃	40.0	45.0	49.6	54.5	61.0	69.5	75.6
青　海	45.0	50.0	55.0	60.0	65.5	79.0	84.0
宁　夏	40.0	45.0	49.8	54.4	58.6	74.3	79.1
新　疆	42.9	45.0	52.3	55.7	50.3	82.0	77.4

3-6-13　公立医院收入与支出

指标名称	2015	2016	2017	2018	2019	2020	2021
机构数（个）	12633	12302	11872	11600	11465	11363	11343
平均每所医院总收入（万元）	16498.5	18915.7	21452.8	24182.9	27552.1	28289.9	31193.2
财政拨款收入*	1480.1	1727.0	1982.2	2306.1	2670.0	4503.8	3782.1
事业收入	-	-	-	-	24276.3	22859.7	26583.3
其中：医疗收入	14612.4	16721.5	18909.0	21200.8	24159.9	22723.8	26394.0
门急诊收入	5048.3	5703.5	6390.3	7158.1	8205.5	7864.2	9249.8
内：药品收入	2441.1	2664.1	2810.7	3019.3	3450.1	3188.6	3591.6
住院收入	9564.1	11017.9	12518.8	14042.7	15950.8	14847.8	16847.0
内：药品收入	3529.3	3814.7	3869.0	3915.8	4342.7	3858.5	4178.4
平均每所医院总费用（万元）	15996.5	18386.1	20968.1	23546.7	26271.7	26482.3	29746.9
其中：业务活动费用和单位管理费用#	13263.2	15333.8	17556.2	19695.4	25860.2	26015.0	26190.0
内：药品费	5322.1	5916.2	6360.1	6722.6	7712.5	6957.2	7555.2
平均每所医院人员经费（万元）	4900.6	5829.8	6984.2	8092.3	9448.8	9663.2	10771.5
职工人均年业务收入（万元）	37.0	39.5	41.5	43.9	46.9	42.3	47.1
医师人均年业务收入（万元）	132.7	141.1	147.1	154.8	164.5	147.3	162.8
门诊患者次均医药费（元）	235.2	246.5	257.1	272.2	287.6	320.2	320.9
住院患者人均医药费（元）	8833.0	9229.7	9563.2	9976.4	10484.3	11364.3	11673.7
住院患者日均医药费（元）	903.1	965.3	1017.4	1067.6	1154.8	1225.7	1304.3

注：①本表按当年价格计算；② 2010 年医疗业务成本为医疗支出和药品支出之和；③ *2018 年及以前系财政补助收入；④ #2018 年及以前系医疗业务成本。

3-6-14　综合医院收入与支出

指标名称	2015	2016	2017	2018	2019	2020	2021
机构数（个）	4519	4510	4521	4522	4505	4503	4507
平均每所医院总收入（万元）	31210.1	35007.1	38857.3	42507.3	48203.4	48956.4	53845.5
财政拨款收入	2555.3	2911.1	3227.7	3617.3	4140.9	7109.7	5897.4
事业收入	–	–	–	–	43052.1	40280.8	46588.1
其中：医疗收入	27962.6	31305.6	34677.0	37764.9	42872.5	40060.7	46279.3
门急诊收入	9132.1	10098.4	11061.8	12082.4	13828.6	13186.9	15865.5
内：药品收入	4200.3	4475.8	4585.7	4784.8	5492.1	5008.3	5604.3
住院收入	18830.4	21207.1	23615.2	25682.4	29030.6	26846.9	30327.4
内：药品收入	6870.2	7256.6	7243.4	7086.6	7804.2	6928.0	7467.0
平均每所医院总费用（万元）	30317.5	34035.7	37961.5	41368.2	45980.4	46093.6	51590.9
其中：业务活动费用和单位管理费用	25542.2	28823.2	32288.7	35137.2	45423.1	45383.3	50896.7
内：药品费	10038.2	10871.5	11428.4	11648.1	13148.4	11696.2	12864.8
平均每所医院人员经费（万元）	9170.8	10640.2	12427.6	13997.0	16149.7	16495.7	18274.5
职工人均年业务收入（万元）	40.0	42.5	44.7	47.1	50.5	45.5	50.6
医师人均年业务收入（万元）	145.0	153.7	159.9	167.5	177.7	159.3	175.5
门诊患者次均医药费（元）	237.5	247.8	257.4	271.4	286.4	319.6	318.7
其中：药费	109.3	109.8	106.7	107.5	113.8	121.4	116.0
检查费	50.1	52.7	55.6	59.3	62.3	71.4	72.0
住院患者人均医药费（元）	8953.3	9339.1	9735.4	10124.6	10644.2	11605.0	11919.0
其中：药费	3266.6	3195.6	2986.1	2793.7	2861.4	2994.7	2934.6
检查费	775.6	826.4	894.9	978.7	1056.7	1171.7	1237.8
住院患者日均医药费（元）	1009.7	1079.1	1142.3	1203.0	1300.5	1403.3	1502.3

注：①本表系卫生健康部门综合医院数字；②本表按当年价格计算；③ 2010 年医疗业务成本为医疗支出和药品支出之和。

3-6-15　医院门诊患者次均医药费用

指标	门诊患者次均医药费（元）	药费	检查费	占门诊医药费（%）	
				药费	检查费
医院合计					
2015	233.9	110.5	42.7	47.3	18.3
2016	245.5	111.7	45.2	45.5	18.4
2017	257.0	109.7	47.6	42.7	18.5
2018	274.1	112.0	51.0	40.9	18.6
2019	290.8	118.1	54.1	40.6	18.6
2020	324.4	126.9	61.6	39.1	19.0
2021	329.1	123.2	62.7	37.5	19.0
其中：公立医院					
2015	235.2	113.7	44.3	48.4	18.8
2016	246.5	115.1	46.9	46.7	19.0
2017	257.1	113.1	49.6	44.0	19.3
2018	272.2	114.8	53.0	42.2	19.5
2019	287.6	120.9	56.1	42.2	19.5
2020	320.2	129.8	64.4	40.5	20.1
2021	320.9	124.6	65.3	38.8	20.4
内：三级医院					
2015	283.7	139.8	51.1	49.3	18.0
2016	294.9	139.8	53.9	47.4	18.3
2017	306.1	135.7	57.0	44.3	18.6
2018	322.1	135.8	61.5	42.2	19.1
2019	337.6	141.3	65.3	41.8	19.4
2020	373.6	150.8	74.9	40.4	20.1
2021	370.0	142.9	75.4	38.6	20.4
二级医院					
2015	184.1	85.0	39.2	46.2	21.3
2016	190.6	85.5	40.6	44.9	21.3
2017	197.1	84.3	42.1	42.8	21.4
2018	204.3	85.2	43.0	41.7	21.0
2019	214.5	90.4	44.1	42.1	20.5
2020	238.4	96.8	49.7	40.6	20.9
2021	232.1	90.9	48.3	39.1	20.8

注：本表按当年价格计算。

3-6-16 医院住院患者人均医药费用

指标	住院患者人均医药费（元）	药费	检查费	占住院医药费（%）药费	检查费
医院合计					
2015	8268.1	3042.0	697.2	36.8	8.4
2016	8604.7	2977.5	740.7	34.6	8.6
2017	8890.7	2764.9	791.3	31.1	8.9
2018	9291.9	2621.6	861.3	28.2	9.3
2019	9848.4	2710.5	938.5	27.5	9.5
2020	10619.2	2786.6	1033.7	26.2	9.7
2021	11002.3	2759.4	1099.1	25.1	10.0
其中：公立医院					
2015	8833.0	3259.6	753.4	36.9	8.5
2016	9229.7	3195.6	805.2	34.6	8.7
2017	9563.2	2955.6	864.3	30.9	9.0
2018	9976.4	2781.9	943.3	27.9	9.5
2019	10484.3	2854.4	1021.1	27.2	9.7
2020	11364.3	2953.2	1131.6	26.0	10.0
2021	11673.7	2895.3	1198.3	24.8	10.2
内：三级医院					
2015	12599.3	4641.6	1078.1	36.8	8.6
2016	12847.8	4459.0	1121.8	34.7	8.7
2017	13086.7	4024.2	1181.4	30.8	9.0
2018	13313.3	3678.1	1254.9	27.6	9.4
2019	13670.0	3699.9	1321.8	27.1	9.7
2020	14442.0	3749.7	1423.5	26.0	9.9
2021	14283.6	3523.3	1449.1	24.7	10.1
二级医院					
2015	5358.2	1981.2	456.2	37.0	8.5
2016	5569.9	1913.6	487.4	34.4	8.8
2017	5799.1	1812.3	528.2	31.3	9.1
2018	6002.2	1713.1	576.8	28.5	9.6
2019	6232.4	1726.9	624.1	27.7	10.0
2020	6760.5	1765.3	700.1	26.1	10.4
2021	6842.4	1737.6	730.8	25.4	10.7

3-6-17 综合医院门诊患者次均医药费用

年份	门诊患者次均医药费（元）	药费	检查费	占门诊医药费（%）	
				药费	检查费
2015	237.5	109.3	50.1	46.0	21.1
2016	247.8	109.8	52.7	44.3	21.2
2017	257.4	106.7	55.6	41.5	21.6
2018	271.4	107.5	59.3	39.6	21.9
2019	286.8	113.8	62.4	39.7	21.8
2020	319.6	121.4	71.4	38.0	22.4
2021	318.7	116.0	72.0	36.4	22.6

3-6-18 综合医院住院患者人均医药费用

年份	住院患者人均医药费（元）	药费	检查费	占住院医药费（%）	
				药费	检查费
2015	8953.3	3266.6	775.6	36.5	8.7
2016	9339.1	3195.6	826.4	34.2	8.8
2017	9735.4	2986.1	894.9	30.7	9.2
2018	10124.6	2793.7	978.7	27.6	9.7
2019	10646.6	2861.5	1056.7	26.9	9.9
2020	11605.0	2994.7	1171.7	25.8	10.1
2021	11919.0	2934.6	1237.8	24.6	10.4

第四章

社会保障情况

第一节

社会服务情况

4-1-1　历年全国社会服务机构单位数情况（个）

年份	提供住宿的社会服务机构	老年人与残疾人服务机构	儿童福利机构
2008	41000		
2009	44000	39671	303
2010	44000	39904	335
2011	46000	42828	397
2012	48000	44304	463
2013	45977	42475	529
2014	37000	33043	545
2015	31187	27752	478
2016	31000	28000	713
2017	32000	29000	656
2018	33000	30000	664
2019	37000	34000	663
2020	40852	38000	735
2021	42534	40000	801

数据来源：国家统计局。

4-1-2　历年全国提供住宿的民政机构床位数情况（万张）

年份	提供住宿的民政机构床位数	养老床位数	精神疾病床位数	儿童福利和救助床位数	其他床位数
1978	16.3	15.7	0.6		
1980	24.2	21.3	2.4	0.5	
1985	49.1	45.5	2.9	0.5	
1990	78.0	73.5	3.7	0.8	
1995	97.6	91.9	4.0	1.1	0.6
2000	113.0	104.5	4.1	1.8	2.6
2001	140.7	114.6	4.2	2.3	19.6
2002	141.5	114.9	4.3	2.5	19.8
2003	142.9	120.6	4.5	2.7	15.1
2004	157.2	139.5	4.5	3.0	10.2
2005	180.7	158.1	4.4	3.2	15.0
2006	204.5	179.6	4.4	3.2	17.3
2007	269.6	242.9	4.7	3.4	18.6
2008	300.3	267.4	5.4	4.3	23.2
2009	326.5	293.5	5.9	4.8	22.3
2010	349.6	316.1	6.1	5.5	21.9
2011	396.4	369.2	6.5	6.8	13.9
2012	449.3	416.5	6.7	8.7	17.4
2013	462.4	429.5	7.4	9.8	15.7
2014	426.0	390.2	8.0	10.8	17.0
2015	393.2	358.2	7.9	10.0	17.1
2016	414.0	378.8	8.4	10.3	16.7
2017	419.6	383.5	8.8	10.3	17.1
2018	408.1	379.4	6.3	9.7	12.7
2019	467.4	438.8	6.5	9.9	12.2
2020	515.4	488.2	6.7	10.1	10.4
2021	528.4				

　　数据来源：国家统计局，2001年起，社会服务机构床位数口径有所调整，除收养性机构床位数外，还包括了救助类机构床位数、社区类机构床位数以及军休所、军供站等机构床位数。

4-1-3 2000～2021年全国居民受社会救助 情况（万人）

年份	城市居民最低生活保障人数	农村居民最低生活保障人数	农村集中供养五保人数	农村分散供养五保人数
2000	402.6	300.2		
2001	1170.7	304.6		
2002	2064.7	407.8		
2003	2246.8	367.1		
2004	2205.0	488.0		
2005	2234.2	825.0		
2006	2240.1	1593.1		
2007	2272.1	3566.3	138.0	393.3
2008	2334.8	4305.5	155.6	393.0
2009	2345.6	4760.0	171.8	381.6
2010	2310.5	5214.0	177.4	378.9
2011	2276.8	5305.7	184.5	366.5
2012	2143.5	5344.5	185.3	360.3
2013	2064.0	5388.0	183.5	353.8
2014	1877.0	5207.0	174.3	354.8
2015	1701.1	4903.6	162.3	354.4
2016	1480.2	4586.5	139.7	357.2
2017	1261.0	4045.2	99.6	367.2
2018	1007.0	3519.1	86.2	368.8
2019	860.9	3455.4	75.0	364.1
2020	805.1	3620.8	73.9	372.4
2021	738.0	3474.0		

数据来源：国家统计局。

4-1-4　2000~2020年全国残疾人事业基本情况

年份	城镇残疾人当年安排就业人数（万人）	城镇残疾职工参加社会保险人数（万人）	扶持贫困残疾人人数（万人次）	残疾人实用技术培训（万人次）	特殊教育普通高中在校生数（人）	高等院校录取残疾考生数（人）
2000	26.6					
2001	27.5					
2002	30.2					
2003	32.7					
2004	37.8					
2005	39.1		194.2	71.6		
2006	36.2		176.7	80.8		
2007	39.2	260.8	179.4	77.0	4978	6320
2008	36.8	297.6	179.8	87.0	5464	7305
2009	35.0	287.6	192.3	84.0	6339	7782
2010	32.4	283.2	204.0	85.5	6067	8731
2011	31.8	299.3	211.8	92.3	7207	8027
2012	32.9	280.9	229.9	86.1	7043	8363
2013	36.9	296.7	238.7	85.6	7313	8926
2014	27.8	282.8	233.2	72.6	7227	9542
2015	26.3		226.8	72.7	7488	10186
2016	896.1	2370.6	1.4	75.6	7686	9592
2017	942.1	2614.7	0.9	70.6	10059	10818
2019	948.4	2561.2	0.7	59.0	10505	11154
2020	861.7		0.4	45.7	10173	13551

数据来源：国家统计局。

4-1-5　历年全国结婚、离婚登记情况（万对）

年份	结婚登记	内地居民登记结婚	涉外及港澳台居民登记结婚	离婚登记	粗离婚率（‰）
1978	597.8			28.5	
1980					
1985	831.3	829.1	2.2	45.8	0.44
1990	951.1	948.7	2.4	80.0	0.69
1995	934.1	929.7	4.4	105.6	0.88
2000	848.5	842.0	6.5	121.3	0.96
2001	805.0	797.1	7.9	125.1	0.98
2002	786.0	778.8	7.3	117.7	0.90
2003	811.4	803.5	7.8	133.0	1.05
2004	867.2	860.8	6.4	166.5	1.28
2005	823.1	816.6	6.4	178.5	1.37
2006	945.0	938.2	6.8	191.3	1.46
2007	991.4	986.3	5.1	209.8	1.59
2008	1098.3	1093.2	5.1	226.9	1.71
2009	1212.4	1207.5	4.9	246.8	1.85
2010	1241.0	1236.1	4.9	267.8	2.00
2011	1302.4	1297.5	4.9	287.4	2.13
2012	1323.6	1318.3	5.3	310.4	2.29
2013	1346.9	1341.4	5.5	350.0	2.57
2014	1306.7	1302.0	4.7	363.7	2.67
2015	1224.7	1220.6	4.1	384.1	2.79
2016	1142.8	1138.6	4.2	415.8	3.02
2017	1063.1	1059.0	4.1	437.4	3.15
2018	1013.9	1009.1	4.8	446.1	3.20
2019	927.3	922.4	4.9	470.1	3.36
2020	814.3	812.6	1.7	433.9	3.09
2021	764.3				

数据来源：国家统计局。

4-1-6　2020年分省15岁及以上人口不同婚姻情况

地　区	15岁及以上人口（人）	未婚人口占比（%）	有配偶人口占比（%）	离婚人口占比（%）	丧偶人口占比（%）
全　国	**114261590**	19.2	72.7	2.4	5.7
北　京	1852002	20.8	72.2	2.8	4.1
天　津	1060933	18.2	73.5	3.2	5.1
河　北	5912499	15.9	76.5	1.8	5.8
山　西	2887300	17.9	74.8	1.8	5.5
内蒙古	2005584	15.1	76.2	2.9	5.8
辽　宁	3633278	15.9	72.9	4.5	6.8
吉　林	1937575	15.1	73.4	4.5	7.0
黑龙江	2637902	16.3	72.1	4.8	6.7
上　海	2183950	20.2	72.2	3.1	4.5
江　苏	6979672	15.6	76.8	1.9	5.7
浙　江	5632551	18.0	75.1	2.3	4.6
安　徽	4877094	17.1	74.6	2.1	6.2
福　建	3188888	18.6	73.7	2.2	5.5
江　西	3786171	21.9	70.8	1.8	5.4
山　东	8231972	16.1	76.2	1.5	6.1
河　南	7532705	20.0	72.6	1.5	5.9
湖　北	5118036	18.9	72.7	2.4	6.0
湖　南	5674153	20.4	70.8	2.4	6.4
广　东	9826600	27.0	67.5	1.8	3.7
广　西	3517749	22.1	68.9	2.1	7.0
海　南	739671	24.4	68.8	1.7	5.1
重　庆	2785011	19.7	70.7	3.4	6.2
四　川	7466650	19.1	71.4	2.9	6.5
贵　州	2769151	20.7	69.6	3.0	6.7
云　南	3899521	22.0	69.5	2.6	5.8
西　藏	250082	31.9	61.1	2.1	4.9
陕　西	3062288	18.2	74.1	1.8	5.9
甘　肃	1910067	17.2	74.2	1.9	6.7
青　海	453713	21.4	69.5	3.6	5.6
宁　夏	564754	17.8	74.7	3.0	4.4
新　疆	1884068	20.2	70.9	3.9	5.0

数据来源：《2020中国人口普查年鉴》。

不同婚姻情况人口数比例

地　区	15 岁及以上男性人口（人）	未婚男性人口占比（%）	有配偶男性人口占比（%）	离婚男性人口占比（%）	丧偶男性人口占比（%）
全　国	**57861957**	**22.6**	**71.9**	**2.5**	**3.0**
北　京	936729	22.1	73.6	2.4	1.9
天　津	536096	20.3	74.0	2.9	2.7
河　北	2953612	18.4	76.1	2.1	3.3
山　西	1466370	20.4	74.6	2.1	2.9
内蒙古	1019523	17.7	76.4	3.2	2.8
辽　宁	1809089	18.6	73.3	4.4	3.7
吉　林	958960	17.4	74.1	4.7	3.8
黑龙江	1311679	18.5	72.7	5.1	3.8
上　海	1124762	22.4	72.9	2.8	2.0
江　苏	3512398	18.4	76.5	2.0	3.0
浙　江	2945227	21.3	74.3	2.4	2.0
安　徽	2437492	20.5	73.5	2.5	3.5
福　建	1624272	22.2	73.1	2.3	2.3
江　西	1925679	25.8	69.6	2.1	2.6
山　东	4106966	18.6	76.3	1.7	3.4
河　南	3691317	23.3	71.4	1.7	3.6
湖　北	2608102	22.9	71.2	2.5	3.4
湖　南	2867782	24.3	69.6	2.7	3.4
广　东	5207531	31.7	65.1	1.7	1.5
广　西	1788061	26.9	67.4	2.3	3.4
海　南	387457	29.7	66.4	1.9	2.1
重　庆	1396941	23.1	69.9	3.6	3.5
四　川	3741247	22.4	70.6	3.2	3.8
贵　州	1398043	24.4	68.4	3.5	3.7
云　南	2008907	26.1	67.9	3.0	3.0
西　藏	130455	34.6	61.1	1.5	2.7
陕　西	1544904	21.4	73.1	2.1	3.4
甘　肃	951148	20.3	73.6	2.2	3.8
青　海	230889	24.3	69.2	3.6	2.9
宁　夏	285609	20.2	74.8	2.9	2.1
新　疆	954710	23.7	70.5	3.7	2.0

数据来源：《2020 中国人口普查年鉴》。

4-1-8 2020年分省15岁及以上女性人口数及不同婚姻情况人口数比例

地　区	15岁及以上女性人口（人）	未婚女性人口占比（%）	有配偶女性人口占比（%）	离婚女性人口占比（%）	丧偶女性人口占比（%）
全　国	**56399633**	**15.7**	**73.5**	**2.2**	**8.5**
北　京	915273	19.4	70.9	3.3	6.4
天　津	524837	16.0	73.0	3.4	7.6
河　北	2958887	13.4	76.8	1.6	8.3
山　西	1420930	15.3	74.9	1.5	8.2
内蒙古	986061	12.4	76.0	2.7	8.8
辽　宁	1824189	13.2	72.4	4.5	9.9
吉　林	978615	12.8	72.8	4.4	10.1
黑龙江	1326223	14.2	71.6	4.6	9.6
上　海	1059188	17.8	71.5	3.4	7.2
江　苏	3467274	12.7	77.1	1.8	8.4
浙　江	2687324	14.3	76.0	2.2	7.5
安　徽	2439602	13.7	75.7	1.8	8.8
福　建	1564616	14.8	74.4	2.1	8.7
江　西	1860492	17.9	72.1	1.6	8.4
山　东	4125006	13.7	76.1	1.3	8.9
河　南	3841388	16.9	73.7	1.3	8.1
湖　北	2509934	14.7	74.3	2.2	8.8
湖　南	2806371	16.4	72.0	2.1	9.5
广　东	4619069	21.7	70.2	1.9	6.2
广　西	1729688	17.1	70.3	1.8	10.8
海　南	352214	18.6	71.4	1.6	8.4
重　庆	1388070	16.2	71.6	3.3	8.9
四　川	3725403	15.7	72.3	2.6	9.4
贵　州	1371108	16.9	70.8	2.3	9.8
云　南	1890614	17.7	71.2	2.3	8.8
西　藏	119627	29.0	61.0	2.7	7.3
陕　西	1517384	14.9	75.1	1.6	8.4
甘　肃	958919	14.1	74.7	1.6	9.6
青　海	222824	18.3	69.8	3.6	8.3
宁　夏	279145	15.4	74.6	3.1	6.8
新　疆	929358	16.6	71.2	4.1	8.1

数据来源：《2020中国人口普查年鉴》。

第二节

养老保障等情况

4-2-1　历年城镇职工基本养老保险基金收入、支出、累计结余情况（亿元）

年份	基金收入	基金支出	累计结余
1989	146.7	118.8	68.0
1990	178.8	149.3	97.9
1991	215.7	173.1	144.1
1992	365.8	321.9	220.6
1993	503.5	470.6	258.6
1994	707.4	661.1	304.8
1995	950.1	847.6	429.8
1996	1171.8	1031.9	578.6
1997	1337.9	1251.3	682.8
1998	1459.0	1511.6	587.8
1999	1965.1	1924.9	733.5
2000	2278.5	2115.5	947.1
2001	2489.0	2321.3	1054.1
2002	3171.5	2842.9	1608.0
2003	3680.0	3122.1	2206.5
2004	4258.4	3502.1	2975.0
2005	5093.3	4040.3	4041.0
2006	6309.8	4896.7	5488.9
2007	7834.2	5964.9	7391.4
2008	9740.2	7389.6	9931.0
2009	11490.8	8894.4	12526.1
2010	13419.5	10554.9	15365.3
2011	16894.7	12764.9	19496.6
2012	20001.0	15561.8	23941.3
2013	22680.4	18470.4	28269.2
2014	25309.7	21754.7	31800.0
2015	29340.9	25812.7	35344.8
2016	35057.5	31853.8	38580.0
2017	43309.6	38051.5	43884.6
2018	51167.6	44644.9	50901.3
2019	52918.8	49228.0	54623.3
2020	44375.7	51301.4	48316.6

数据来源：国家统计局。

4-2-2 历年失业保险基金收入、支出、累计结余情况（亿元）

年份	基金收入	基金支出	累计结余
1989	6.8	2.0	13.6
1990	7.2	2.5	19.5
1991	9.3	3.0	25.7
1992	11.7	5.1	32.1
1993	17.9	9.3	40.8
1994	25.4	14.2	52.0
1995	35.3	18.9	68.4
1996	45.2	27.3	86.4
1997	46.9	36.3	97.0
1998	68.4	51.9	133.4
1999	125.2	91.6	159.9
2000	160.4	123.4	195.9
2001	187.3	156.6	226.2
2002	215.6	186.6	253.8
2003	249.5	199.8	303.5
2004	290.8	211.3	385.8
2005	340.3	206.9	519.0
2006	402.4	198.0	724.8
2007	471.7	217.7	979.1
2008	585.1	253.5	1310.1
2009	580.4	366.8	1523.6
2010	649.8	423.3	1749.8
2011	923.1	432.8	2240.2
2012	1138.9	450.6	2929.0
2013	1288.9	531.6	3685.9
2014	1379.8	614.7	4451.5
2015	1367.8	736.4	5083.0
2016	1228.9	976.1	5333.3
2017	1112.6	893.8	5552.4
2018	1171.1	915.3	5817.0
2019	1284.2	1333.2	4625.4
2020	951.5	2103.0	3354.1

数据来源：国家统计局。

4-2-3 历年工伤保险基金收入、支出、累计结余情况（亿元）

年份	基金收入	基金支出	累计结余
1989	0.0	0.0	0.0
1990	0.0	0.0	0.0
1991	0.0	0.0	0.0
1992	0.0	0.0	0.0
1993	2.4	0.4	3.1
1994	4.6	0.9	6.8
1995	8.1	1.8	12.7
1996	10.9	3.7	19.7
1997	13.6	6.1	27.7
1998	21.2	9.0	39.5
1999	20.9	15.4	44.9
2000	24.8	13.8	57.9
2001	28.3	16.5	68.9
2002	32.0	19.9	81.1
2003	37.6	27.1	91.2
2004	58.3	33.3	118.6
2005	92.5	47.5	163.5
2006	121.8	68.5	192.9
2007	165.6	87.9	262.6
2008	216.7	126.9	384.6
2009	240.1	155.7	468.8
2010	284.9	192.4	561.4
2011	466.4	286.4	742.6
2012	526.7	406.3	861.9
2013	614.8	482.1	996.2
2014	694.8	560.5	1128.8
2015	754.2	598.7	1285.3
2016	736.9	610.3	1410.9
2017	853.8	662.3	1606.9
2018	913.0	742.0	1784.9
2019	819.4	816.9	1783.2
2020	486.3	820.3	1449.3

数据来源：国家统计局。

4-2-4　历年城镇基本养老保险参保情况（万人）

年份	参加养老保险人数	在职职工参加养老保险人数	企业在职职工参加养老保险人数	离退人员参加养老保险人数	企业离退休人员参加养老保险人数
1989	5710.3	4816.9	4816.9	893.4	893.4
1990	6166.0	5200.7	5200.7	965.3	965.3
1995	10979.0	8737.8	8737.8	2241.2	2241.2
2000	13617.4	10447.5	9469.9	3169.9	3016.5
2001	14182.5	10801.9	9733.0	3380.6	3171.3
2002	14736.6	11128.8	9929.4	3607.8	3349.2
2003	15506.7	11646.5	10324.5	3860.2	3556.9
2004	16352.9	12250.3	10903.9	4102.6	3775.0
2005	17487.9	13120.4	11710.6	4367.5	4005.2
2006	18766.3	14130.9	12618.0	4635.4	4238.6
2007	20136.9	15183.2	13690.6	4953.7	4544.0
2008	21891.1	16587.5	15083.4	5303.6	4868.0
2009	23549.9	17743.0	16219.0	5806.9	5348.0
2010	25707.3	19402.3	17822.7	6305.0	5811.6
2011	28391.3	21565.0	19970.0	6826.2	6314.0
2012	30426.8	22981.1	21360.9	7445.7	6910.9
2013	32218.4	24177.3	22564.7	8041.0	7484.8
2014	34124.4	25531.0	23932.3	8593.4	8013.6
2015	35361.2	26219.2	24586.8	9141.9	8536.5
2016	37929.7	27826.5	25239.6	10103.4	9023.9
2017	40293.3	29267.6	25856.3	11025.7	9460.4
2018	41901.6	30104.0	26502.6	11797.7	9980.5
2019	43487.9	31177.5	27508.7	12310.4	10396.3
2020	45621.1	32858.7	29123.6	12762.3	10784.2
2021	48075.0				

数据来源：国家统计局。

4-2-5 历年城乡居民社会养老保险情况

年份	城乡居民社会养老保险参保人数（万人）	城乡居民社会养老保险实际领取待遇人数（万人）	城乡居民社会养老保险基金收入（亿元）	城乡居民社会养老保险基金支出（亿元）	城乡居民社会养老保险累计结余（亿元）
2012	48369.5	13382.2	1829.2	1149.7	2302.2
2013	49750.1	14122.3	2052.3	1348.3	3005.7
2014	50107.5	14312.7	2310.2	1571.2	3844.6
2015	50472.2	14800.3	2854.6	2116.7	4592.3
2016	50847.1	15270.3	2933.3	2150.5	5385.2
2017	51255.0	15597.9	3304.2	2372.2	6317.6
2018	52391.7	15898.1	3837.7	2905.5	7250.3
2019	53266.0	16031.9	4107.0	3114.3	8249.2
2020	54243.8	16068.2	4852.9	3355.1	9758.6
2021	54797.0				

数据来源：国家统计局。

第三节

医疗保障情况

4-3-1 2018～2021年医疗保障基本情况

指标	2018	2019	2020	2021
基本医疗保险				
年末参保人数（万人）	134458.6	135407.4	136131.1	136424.7
基金收入（亿元）	21384.4	24420.9	24846.1	28732.0
基金支出（亿元）	18749.8	20854.2	21032.1	24048.2
基金累计结余（亿元）	23440.0	27696.7	31500.0	36178.3
职工基本医疗保险				
年末参保人数（万人）	31680.8	32924.7	34455.1	35430.8
基金收入（亿元）	13537.8	15845.4	15731.6	19007.5
基金支出（亿元）	10706.6	12663.2	12867.0	14751.8
基金累计结余（亿元）	18749.8	21982.0	25423.5	29461.8
在岗职工年末参保人数（万人）	23307.5	24224.4	25428.8	26106.5
退休人员年末参保人数（万人）	8373.3	8700.4	9026.3	9324.4
城乡居民医疗保险				
年末参保人数（万人）	89735.7	102482.7	101676.0	100865.9
基金收入（亿元）	7846.4	8575.5	9114.5	9724.5
基金支出（亿元）	7115.9	8191.0	8165.1	9296.4
基金累计结余（亿元）	4372.3	5142.5	6076.5	6716.6
生育保险				
年末参保人数（万人）	20434.1	21417.3	23567.3	23751.7
基金收入（亿元）	756.0	861.4		
基金支出（亿元）	738.3	792.1	902.8	
基金累计结余（亿元）	574.3	619.3		

数据来源：国家医疗保障局，医疗保障事业发展统计快报，2020年基本医疗保险基金、职工基本医疗保险基金收入、支出、结余包含生育保险。

4-3-2 全国基本医疗保险参保总体情况

年份	参保总人数（万人）	职工医保参保人数（万人）	城乡居民医保参保人数（万人）	新农合参保人数（亿人）
1998	1878.7	1878.7	–	–
1999	2065.3	2065.3		–
2000	3786.9	3786.9		
2001	7285.9	7285.9		
2002	9401.2	9401.2		
2003	10901.7	10901.7		
2004	20403.6	12403.6		0.8
2005	31682.9	13782.9	–	1.8
2006	56731.8	15731.8	–	4.1
2007	94911.4	18020.3	4291.1	7.3
2008	113321.6	19995.6	11826.0	8.2
2009	123447.0	21937.4	18209.6	8.3
2010	126863.0	23734.7	19528.3	8.4
2011	130543.2	25227.1	22116.1	8.3
2012	134141.3	26485.6	27155.7	8.1
2013	137272.5	27443.1	29629.4	8.0
2014	133346.9	28296.0	31450.9	7.4
2015	133581.6	28893.1	37688.5	6.7
2016	74391.5	29531.5	44860.0	–
2017	117681.4	30322.7	87358.7	–
2018	134458.6	31680.8	102777.8	–
2019	135407.4	32924.7	102482.7	–
2020	136131.1	34455.1	101676.0	–
2021	136296.7	35430.9	100865.9	–

注：2016 年、2017 年不含未整合的新农合参保，2018 年起，城乡居民医保数据含整合后的新农合参保。

数据来源：《2022 年中国医疗保障统计年鉴》。

4-3-3 全国基本医疗保险基金总体情况（亿元）

年份	基金收入			基金支出			累计结存
	合计	职工	居民	合计	职工	居民	合计
1998	60.6	–	–	53.3	–	–	20.0
1999	89.9	–	–	69.1	–	–	57.6
2000	170.0	–	–	124.5	–	–	109.8
2001	383.6	–	–	244.1	–	–	253.0
2002	607.8	–	–	409.4	–	–	450.7
2003	890.0	–	–	653.9	–	–	670.6
2004	1140.5	–	–	862.2	–	–	957.9
2005	1405.3	–	–	1078.7	–	–	1278.1
2006	1747.1	–	–	1276.7	–	–	1752.4
2007	2257.2	2214.2	43.0	1561.8	1551.7	10.1	2476.9
2008	3040.4	2885.5	154.9	2083.6	2019.7	63.9	3431.7
2009	3671.9	3420.3	251.6	2797.4	2630.1	167.3	4275.9
2010	4308.9	3955.4	353.5	3538.1	3271.6	266.5	5047.1
2011	5539.2	4945.0	594.2	4431.4	4018.3	413.1	6180.0
2012	6938.7	6061.9	876.8	5543.6	4868.5	675.1	7644.5
2013	8248.3	7061.6	1186.6	6801.0	5829.9	971.1	9116.5
2014	9687.2	8037.9	1649.3	8133.6	6696.6	1437.0	10644.8
2015	11192.9	9083.5	2109.4	9312.1	7531.5	1780.6	12542.8
2016	13084.3	10273.7	2810.5	10767.1	8286.7	2480.4	14964.3
2017	17931.6	12278.3	5653.3	14421.7	9466.9	4954.8	19385.6
2018	21384.2	13537.9	7846.4	17822.5	10706.6	7115.9	23439.9
2019	23695.2	15119.8	8575.5	20206.7	12015.7	8191.0	27124.5
2020	24846.1	15731.6	9114.5	21032.1	12867.0	8165.1	31500.0
2021	28732.0	19007.5	9724.5	24048.2	14751.8	9296.4	36178.3

注：2007年以前基金收入为城镇职工基本医疗保险数据。2007年及以后基本医疗保险基金中包括职工基本医疗保险和城乡居民基本医疗保险。2020年职工基本医疗保险与生育保险合并实施，统一核算，与以往年度统计口径有差异。

数据来源：《2022年中国医疗保障统计年鉴》。

4-3-4 2021年各地区基本医疗保险基金总体情况（亿元）

地区	基金收入			基金支出		
	合计	职工	居民	合计	职工	居民
全　国	**28732.0**	**19007.5**	**9724.5**	**24048.2**	**14751.8**	**9296.4**
北　京	1786.1	1672.5	113.6	1465.6	1358.8	106.8
天　津	440.0	386.6	53.4	385.4	324.1	61.3
河　北	1130.6	608.0	522.5	931.4	462.1	469.3
山　西	566.0	322.5	243.5	460.3	244.2	216.0
内蒙古	432.5	279.9	152.6	342.6	209.2	133.3
辽　宁	810.4	608.8	201.6	698.8	499.1	199.7
吉　林	367.4	226.2	141.2	306.8	175.9	130.9
黑龙江	551.3	379.9	171.5	477.4	308.0	169.4
上　海	1829.1	1730.5	98.6	1133.3	1038.0	95.2
江　苏	2176.3	1614.7	561.6	1854.1	1315.1	539.0
浙　江	2032.6	1549.5	483.1	1632.5	1174.6	457.8
安　徽	906.8	417.8	489.0	817.8	328.1	489.7
福　建	715.4	447.9	267.5	618.7	357.8	260.9
江　西	672.1	268.9	403.3	616.8	225.6	391.2
山　东	1921.5	1223.6	698.0	1827.6	1118.1	709.6
河　南	1399.0	614.7	784.2	1275.1	493.4	781.7
湖　北	1001.9	598.0	403.9	861.6	469.0	392.6
湖　南	956.0	453.2	502.8	806.2	347.9	458.3
广　东	2573.2	1890.5	682.6	2199.3	1572.9	626.4
广　西	731.0	321.4	409.6	677.3	257.9	419.4
海　南	197.2	123.6	73.6	141.4	86.0	55.5
重　庆	605.5	401.6	203.9	504.7	290.7	214.0
四　川	1554.6	962.0	592.6	1247.3	674.3	573.1
贵　州	588.0	261.4	326.6	489.0	187.4	301.6
云　南	760.4	388.4	372.0	640.3	298.9	341.3
西　藏	87.5	63.6	23.9	40.9	25.7	15.2
陕　西	695.6	415.0	280.6	629.8	351.0	278.7
甘　肃	402.7	201.6	201.1	318.8	145.9	172.9
青　海	139.1	94.9	44.2	110.1	66.9	43.2
宁　夏	127.8	78.2	49.7	101.5	54.8	46.7
新　疆	574.5	402.3	172.2	435.8	290.3	145.5

4-3-5　2021年各地区基本医疗保险基金总体情况（亿元）

地区	当年结余			累计结存			
	合计	职工	居民	合计	职工医保统筹资金	职工医保个人账户	城乡居民
全 国	**4683.8**	**4255.7**	**428.1**	**36178.3**	**17691.4**	**11770.4**	**6716.6**
北 京	320.5	313.7	6.8	1674.2	1611.0	2.1	61.1
天 津	54.6	62.6	-8.0	467.7	245.9	128.4	93.5
河 北	199.2	146.0	53.2	1385.0	618.8	449.3	316.9
山 西	105.8	78.2	27.5	671.8	200.2	308.5	163.1
内蒙古	90.0	70.7	19.3	596.5	297.3	182.2	117.1
辽 宁	111.6	109.7	1.9	881.3	341.5	337.9	201.8
吉 林	60.6	50.3	10.3	542.5	271.3	142.4	128.8
黑龙江	73.9	71.9	2.0	782.1	312.7	277.1	192.3
上 海	695.9	692.5	3.4	3903.4	2410.9	1465.1	27.3
江 苏	322.2	299.6	22.7	2625.7	1118.2	1230.7	276.9
浙 江	400.1	374.9	25.2	2860.2	1712.8	886.5	261.0
安 徽	88.9	89.7	-0.8	867.5	371.0	261.4	235.2
福 建	96.7	90.0	6.7	963.6	356.9	497.1	109.6
江 西	55.3	43.3	12.1	730.9	257.1	175.4	298.5
山 东	93.9	105.6	-11.6	1759.2	1019.9	315.5	423.9
河 南	123.9	121.3	2.5	1200.3	389.9	490.3	320.1
湖 北	140.3	129.0	11.3	1042.8	315.8	438.5	288.5
湖 南	149.8	105.3	44.5	1060.5	373.0	394.4	293.1
广 东	373.9	317.6	56.3	4042.1	2012.5	1300.8	728.9
广 西	53.7	63.5	-9.8	913.9	256.9	256.5	400.5
海 南	55.8	37.6	18.1	277.8	204.2	11.1	62.5
重 庆	100.8	110.8	-10.1	615.7	140.9	304.4	170.5
四 川	307.3	287.7	19.6	2250.4	1187.0	562.4	501.0
贵 州	98.9	74.0	24.9	647.2	214.2	165.4	267.6
云 南	120.2	89.5	30.7	853.9	321.1	292.8	240.0
西 藏	46.5	37.9	8.7	194.2	137.9	36.9	19.4
陕 西	65.9	63.9	1.9	770.7	274.9	330.7	165.1
甘 肃	83.9	55.7	28.2	376.4	152.4	106.1	117.9
青 海	28.9	28.0	1.0	215.2	63.1	105.7	46.5
宁 夏	26.3	23.4	2.9	178.3	119.1	21.6	37.5
新 疆	138.7	111.9	26.7	827.2	383.1	293.4	150.7

4-3-6 全国职工基本医疗保险医疗费支出情况（亿元）

年份	普通门（急）诊费用	门诊慢特病费用	住院费用	个人账户在药店购药费用
2013	1788.7	577.7	3779.5	-
2014	2091.4	671.7	4319.8	-
2015	2306.0	769.0	4813.0	-
2016	2565.5	844.4	5354.3	-
2017	2824.4	932.9	5813.3	-
2018	3123.3	1068.2	6303.3	-
2019	3517.5	1298.3	7155.6	2029.4
2020	3254.9	1346.3	6680.0	2076.0
2021	3763.6	1533.1	7639.8	2060.9

数据来源：《2021年中国医疗保障统计年鉴》。

4-3-7 各地区城乡居民基本医疗保险医疗费支出情况（亿元）

地区	医疗费合计	普通门（急）诊医疗费	门诊慢特病医疗费	住院医疗费
2020 全国	**14080.4**	**1473.4**	**1020.3**	**11586.7**
2021 全国	**12936.5**	**3763.6**	**1533.1**	**7639.8**
北　京	1103.2	674.0	59.0	370.2
天　津	382.0	158.7	76.7	146.6
河　北	384.3	71.7	51.6	261.0
山　西	151.9	24.5	22.6	104.9
内蒙古	171.5	31.8	21.1	118.6
辽　宁	472.4	83.6	62.3	326.6
吉　林	207.6	27.0	27.0	153.7
黑龙江	272.4	40.4	32.8	199.2
上　海	1118.2	506.5	61.9	549.8
江　苏	1240.9	405.9	130.6	704.4
浙　江	1218.3	579.2	85.5	553.6
安　徽	284.4	45.2	47.1	192.0
福　建	313.2	110.2	41.5	161.5
江　西	224.1	35.7	33.5	154.9
山　东	799.6	93.6	141.6	564.4
河　南	394.1	48.7	40.7	304.7
湖　北	447.2	79.4	57.3	310.6
湖　南	302.8	26.7	31.1	245.0
广　东	1106.8	283.9	147.2	675.7
广　西	201.2	39.1	19.2	142.9
海　南	62.1	0.0	9.7	52.5
重　庆	338.0	79.1	63.0	195.9
四　川	573.8	113.4	82.2	378.1
贵　州	163.0	27.2	21.8	114.1
云　南	227.3	46.3	37.3	143.6
西　藏	15.8	5.0	2.2	8.7
陕　西	291.4	46.8	59.2	185.4
甘　肃	108.2	18.9	13.8	75.4
青　海	45.7	13.6	2.7	29.5
宁　夏	41.7	9.1	7.8	24.8
新　疆	273.3	38.2	43.4	191.7

4-3-8 2015~2021年城乡居民医保人均筹资水平
［元/（人·年）］

地区	2015	2016	2017	2018	2019	2020	2021
全　国	**531**	**620**	**646**	**723**	**782**	**833**	**889**
北　京	1200			1640	1606	2724	2598
天　津	760	850	970	1082	1058	833	855
河　北	524	569	614	673	755	794	788
山　西	488		600	670	716	798	851
内蒙古	533	755	636	708	751	850	899
辽　宁	550				758	908	847
吉　林	573				757	673	684
黑龙江	565		649	723	756	830	860
上　海	1130	1544	1843	2319	2517	2643	2682
江　苏	623	755	687	823	925	976	1069
浙　江	769	874	1004	1057	1296	1393	1457
安　徽	470	541	592	674	702	792	837
福　建	507	546	604	684	744	799	878
江　西	485	577	613	710	750	814	896
山　东	500	577	621	700	730	835	886
河　南	475		603	670	657	706	788
湖　北	498	578	609	690	757	791	840
湖　南	475	540	600	670	711	773	816
广　东	480	618	717	778	736	819	944
广　西	463		600	670	739	776	847
海　南	458	540	581	621	815	797	853
重　庆	460	540	590	670	728	813	886
四　川	499	561	610	670	763	793	852
贵　州	462	510	570	610	685	787	835
云　南	507	568	609	683	772	804	836
西　藏	436				141	614	629
陕　西	519	590	620	687	1178	754	819
甘　肃	494	540	602	618	786	803	870
青　海	555	610	680	776	867	896	951
宁　夏	462	583	627	685	766	820	866
新　疆	520	630	646	719	759	861	910

注：2020年新疆数据不包含新疆生产建设兵团。

4-3-9　全国职工基本医疗保险异地就医待遇享受情况（万人次）

年份	异地就医人次数	异地就医人次数	普通门(急)诊人次数	门诊慢特病人次数	出院人次数
2012	370.4	1107.9	660.1	144.8	303.0
2013	430.9	1515.0	998.1	178.0	338.9
2014	511.1	1897.5	1316.9	217.2	363.3
2015	548.0	2297.0	1637.0	268.0	392.0
2016	599.5	2771.5	2002.7	327.5	441.3
2017	739.6	3799.1	2965.8	355.6	477.7
2018	806.5	3656.1	2698.7	408.0	549.5
2019	984.1	4372.3	3215.9	503.4	653.0
2020	1002.9	4831.1	3730.9	491.3	608.9
2021	1462.7	6433.8	4930.4	717.5	785.9

数据来源：《2022 年中国医疗保障统计年鉴》。

4-3-10　全国城乡居民基本医疗保险异地就医待遇享受情况（万人次）

年份	异地就医人次数	异地就医人次数	普通门(急)诊人次数	门诊慢特病人次数	出院人次数
2012	140.9	281.1	70.1	45.9	165.1
2013	317.8	596.9	292.6	44.5	259.8
2014	461.4	858.1	457.7	80.0	320.5
2015	609.0	1223.0	685.0	146.0	392.0
2016	783.4	1645.0	959.7	136.0	549.4
2017	1130.1	3391.0	1272.5	237.5	1881.1
2018	1238.8	2876.4	1161.2	355.1	1360.1
2019	1652.5	5417.6	2840.9	629.0	1947.7
2020	1260.4	3407.4	1460.4	411.9	1535.1
2021	1530.6	4317.7	2078.1	612.7	1626.8

数据来源：《2022 年中国医疗保障统计年鉴》。

4-3-11　2021 年各地区医疗救助资金使用情况（万元）

地区	救助总金额	住院救助资金数	门诊救助资金数	其他有关部门资助参加基本医疗保险资金数	其他有关部门实施直接救助资金数
全　　国	6198959	3254852	625705	425805	41487
北　　京	35467	21992	9404	0	0
天　　津	25634	10066	10580	0	0
河　　北	232327	111518	34533	3008	1
山　　西	71912	45821	2654	6139	961
内　蒙　古	105714	75253	9032	2901	32
辽　　宁	109168	58949	11927	2058	0
吉　　林	56668	25667	9125	1612	0
黑　龙　江	152865	88376	16007	9201	0
上　　海	68420	36044	24148	0	0
江　　苏	434951	201584	97988	12244	638
浙　　江	200642	88306	44164	1709	2062
安　　徽	394465	207579	49470	19668	0
福　　建	155563	58756	22036	41696	0
江　　西	277279	146459	38072	63988	9960
山　　东	281409	150986	23169	48264	1925
河　　南	242911	152418	9909	7166	2288
湖　　北	313333	187458	28715	19579	681
湖　　南	282152	126080	17336	49387	13238
广　　东	393610	229357	57774	9932	102
广　　西	278387	165868	25003	17935	3388
海　　南	47509	18824	2419	9690	0
重　　庆	182578	86122	20320	34318	0
四　　川	502679	230007	15662	17198	1329
贵　　州	318069	159846	9108	27164	3920
云　　南	285642	134064	3787	12510	0
西　　藏	22117	7738	861	2779	0
陕　　西	156931	126666	10848	0	0
甘　　肃	248644	138289	5265	5143	654
青　　海	56556	32276	4697	0	0
宁　　夏	51385	18416	3001	0	0
新　　疆	213972	114067	8691	516	310

数据来源：《2022 年中国医疗保障统计年鉴》。

4-3-12 2010～2021年医疗救助资金使用情况（万元）

年份	救助总金额	医疗救助资助参加基本医疗保险资金数	住院救助资金数	门诊救助资金数	其他有关部门资助参加基本医疗保险资金数	其他有关部门实施直接救助资金数
2010	1577623	–	–	–	–	–
2011	2162502	–	–	–	–	–
2012	2306113	–	1435332	227808	–	–
2013	2574119	–	1572558	232039	–	–
2014	2839872	–	1801586	239709	–	–
2015	3036690	394921	1908143	237572	71529	222106
2016	3323311	467758	2042239	285219	72446	165572
2017	3761500	597713	2363847	297043	142011	234363
2018	4246277	1026749	2644317	325920	156240	93052
2019	5022489	1348499	2930056	412276	240586	91073
2020	5468373	1601319	3003775	519827	289311	54140
2021	6198959	1851110	3318625	625705	425805	41487

数据来源：《2022年中国医疗保障统计年鉴》。

4-3-13 2015～2021年职工医疗互助收支情况（万元）

年份	互助金收入	互助金支出
2015	248842.4	231376.4
2016	369996.5	295175.0
2017	507548.6	434905.3
2018	582514.5	466284.4
2019	170785.0	
2020	465225.4	403068.8
2021	702264.3	461822.3

数据来源：《2022年中国医疗保障统计年鉴》。

4-3-14 2017～2021年试点地区长期护理保险情况

年份	参保人数（万人）	享受待遇人数（人）	基金收入（万元）	基金支出（万元）
2017	4468.7	75252.0	310039.3	57696.1
2018	7691.0	276075.0	1704695.7	827465.8
2019	9815.2	747340.0	1768532.9	1120442.1
2020	10835.3	835094.0	1961373.2	1313767.2
2021	14460.7	1086562.0	2605758.8	1683610.4

数据来源：《2022年中国医疗保障统计年鉴》。

第四节

商业保险情况

4-4-1　全国商业健康保险情况

年份	开展保险机构数 （个）	保费收入 （亿元）	理赔支出 （亿元）
2007	62	384	117
2008	81	586	175
2009	89	574	217
2010	93	574	232
2011	96	692	360
2012	106	863	298
2013	115	1123	411
2014	117	1587	571
2015	124	2410	763
2016	136	4042	1001
2017	149	4389	1295
2018	156	5448	1744
2019	157	7066	2351
2020	158	8173	2921
2021	157	8755	4085

数据来源：《2022年中国医疗保障统计年鉴》。

4-4-2　2015~2021 年全国各地区原保险保费总收入情况（亿元）

地区	2015	2016	2017	2018	2019	2020	2021
全　国	24283	30959	36581	38017	42645	45257	44900
集团、总公司本级	81	73	69	78	52	61	37
北　京	1404	1839	1973	1793	2076	2303	2527
天　津	398	529	565	560	618	672	660
河　北	1163	1495	1714	1791	1989	2089	1995
辽　宁	708	838	946	853	919	970	980
大　连	233	277	330	335	371	369	378
上　海	1125	1529	1587	1406	1720	1865	1971
江　苏	1990	2690	3450	3317	3750	4051	4051
浙　江	1207	1527	1844	1953	2251	2477	2485
宁　波	228	258	303	321	376	391	375
福　建	631	755	832	871	948	1006	1052
厦　门	146	163	200	211	227	236	243
山　东	1544	1966	2341	2519	2751	2972	2816
青　岛	244	336	397	439	487	511	4622
广　东	2167	2986	3275	3472	4112	4199	4513
深　圳	648	834	1030	1192	1384	1454	1427
海　南	114	133	165	183	203	206	198
山　西	587	701	824	825	883	933	998
吉　林	431	557	642	630	679	710	691
黑龙江	592	686	931	899	952	987	995
安　徽	699	771	1107	1210	1349	1404	1380
江　西	508	609	728	754	835	928	910
河　南	1248	1555	2020	2263	2431	2506	2360
湖　北	844	1052	1347	1471	1729	1854	1878
湖　南	712	887	1110	1255	1396	1513	1509
重　庆	515	602	745	806	916	988	966
四　川	1267	1712	1939	1958	2149	2274	2205
贵　州	258	321	388	446	489	512	496
云　南	435	529	613	668	742	756	690
西　藏	17	22	28	34	37	40	40
陕　西	572	715	869	969	1033	1103	1052
甘　肃	257	308	366	399	444	485	490
青　海	56	69	80	88	98	104	107
宁　夏	103	134	165	183	198	211	211
新　疆	367	440	524	577	654	682	686
内蒙古	396	487	570	660	730	740	646
广　西	386	469	565	629	665	734	781

数据来源：中国银保监会，全国各地区原保险保费收入情况表。

4-4-3 2015～2021年全国各地区原保险保费财产险收入情况（亿元）

地区	2015	2016	2017	2018	2019	2020	2021
全　国	7995	8725	9835	10770	11649	11929	11671
集团、总公司本级	79	71	65	73	47	53	31
北　京	345	369	404	423	455	441	443
天　津	120	128	142	144	152	164	154
河　北	400	442	487	530	573	592	545
辽　宁	207	222	238	258	284	300	289
大　连	71	73	79	81	88	86	83
上　海	355	371	429	485	525	509	524
江　苏	672	733	814	859	941	993	1002
浙　江	525	569	622	674	734	766	745
宁　波	121	127	139	153	166	174	176
福　建	199	211	228	235	260	261	257
厦　门	61	63	74	80	79	76	71
山　东	474	520	586	620	663	686	668
青　岛	93	106	108	129	127	141	144
广　东	665	708	823	927	1071	1010	1019
深　圳	215	237	282	344	362	363	377
海　南	44	48	57	64	71	72	74
山　西	160	174	194	213	227	238	231
吉　林	121	133	155	173	184	188	171
黑龙江	134	149	170	188	202	210	199
安　徽	273	313	366	409	453	471	437
江　西	162	184	214	240	260	277	265
河　南	320	373	444	497	532	571	550
湖　北	238	263	309	352	398	370	380
湖　南	243	273	314	357	398	409	391
重　庆	156	165	184	203	220	230	214
四　川	421	457	496	492	513	548	557
贵　州	134	153	179	208	223	225	215
云　南	201	224	255	276	297	296	262
西　藏	11	14	17	22	25	27	27
陕　西	177	191	214	230	217	238	255
甘　肃	90	101	112	126	138	144	131
青　海	26	30	33	37	42	44	45
宁　夏	41	46	56	64	68	68	65
新　疆	143	153	170	191	225	235	229
内蒙古	149	163	180	194	213	217	205
广　西	147	166	196	219	217	233	241

数据来源：中国银保监会，全国各地区原保险保费收入情况表。

4-4-4 2015～2021年全国各地区原保险保费寿险收入情况（亿元）

地区	2015	2016	2017	2018	2019	2020	2021
全　国	13242	17442	21456	20723	22754	23982	23572
集团、总公司本级	0	0	0	0	0	0	0
北　京	778	1102	1208	990	1163	1334	1499
天　津	237	350	352	329	355	382	372
河　北	642	888	1023	980	1062	1102	1045
辽　宁	403	500	578	468	473	485	495
大　连	139	175	213	209	230	221	230
上　海	608	913	882	620	839	1000	1048
江　苏	1084	1507	2211	1985	2215	2348	2345
浙　江	541	714	952	982	1159	1281	1288
宁　波	91	109	137	132	164	162	145
福　建	344	411	449	467	478	506	541
厦　门	64	77	97	95	107	114	122
山　东	882	1157	1408	1443	1514	1614	1473
青　岛	125	178	226	229	260	260	210
广　东	1206	1612	1954	1947	2303	2368	2283
深　圳	331	426	579	625	709	695	638
海　南	59	68	87	90	90	89	80
山　西	377	455	536	487	492	517	579
吉　林	271	371	411	348	348	354	349
黑龙江	403	414	639	546	527	528	549
安　徽	354	440	608	612	658	657	657
江　西	295	348	416	381	395	446	444
河　南	795	1003	1298	1349	1379	1368	1264
湖　北	495	630	830	841	975	1095	1087
湖　南	389	496	634	677	710	761	749
重　庆	276	335	437	450	506	539	519
四　川	691	991	1162	1155	1231	1258	1173
贵　州	97	129	157	162	172	183	181
云　南	171	219	261	278	293	286	252
西　藏	4	4	5	4	5	5	5
陕　西	330	440	542	604	639	666	598
甘　肃	133	168	201	204	213	238	258
青　海	23	29	34	35	38	40	42
宁　夏	47	68	81	83	88	97	101
新　疆	169	215	260	271	289	299	304
内蒙古	204	263	306	352	376	360	302
广　西	185	239	284	293	299	326	346

数据来源：中国银保监会，全国各地区原保险保费收入情况表。

4-4-5　2015～2021年全国各地区原保险保费意外险收入情况（亿元）

地区	2015	2016	2017	2018	2019	2020	2021
全　　国	636	50	901	1076	1175	1174	1210
集团、总公司本级	2	2	3	4	4	3	4
北　　京	38	45	59	65	58	66	62
天　　津	8	8	10	14	18	20	18
河　　北	23	26	31	35	38	40	44
辽　　宁	12	13	15	18	19	21	21
大　　连	5	5	6	6	7	8	8
上　　海	46	53	64	85	91	75	75
江　　苏	54	61	70	78	85	87	94
浙　　江	38	46	52	60	66	62	63
宁　　波	6	6	7	8	9	10	11
福　　建	18	20	24	28	29	29	30
厦　　门	5	6	7	7	7	7	7
山　　东	32	38	43	55	62	62	69
青　　岛	6	7	8	9	10	11	11
广　　东	62	78	96	119	129	128	139
深　　圳	25	36	43	54	66	47	45
海　　南	3	3	4	6	8	7	6
山　　西	9	11	14	17	19	21	22
吉　　林	6	8	9	12	14	15	16
黑　龙　江	10	12	15	17	18	18	17
安　　徽	13	17	21	26	31	35	37
江　　西	11	12	15	18	22	25	25
河　　南	22	28	38	48	52	53	52
湖　　北	22	30	35	40	44	42	43
湖　　南	20	22	27	32	35	40	41
重　　庆	18	18	20	23	26	27	26
四　　川	33	38	47	51	56	58	61
贵　　州	10	12	14	18	19	19	21
云　　南	17	19	21	23	25	26	28
西　　藏	2	2	3	4	3	3	3
陕　　西	14	15	17	21	25	24	24
甘　　肃	8	10	11	12	13	14	14
青　　海	2	2	2	3	3	3	3
宁　　夏	3	4	4	5	6	6	7
新　　疆	13	14	16	19	18	18	18
内　蒙　古	8	9	11	14	15	16	16
广　　西	15	17	20	23	25	28	29

数据来源：中国银保监会，全国各地区原保险保费收入情况表。

4-4-6 2015～2021年全国各地区原保险保费健康险收入情况（亿元）

地区	2015	2016	2017	2018	2019	2020	2021
全　　国	2411	4043	4390	5448	7066	8173	8447
集团、总公司本级	0	0	1	1	1	5	3
北　　京	243	323	302	316	401	462	522
天　　津	34	45	61	72	92	106	116
河　　北	99	140	173	246	317	355	361
辽　　宁	87	104	115	110	142	164	175
大　　连	19	24	32	39	47	54	57
上　　海	116	192	213	216	265	281	324
江　　苏	180	389	355	395	509	586	610
浙　　江	103	198	218	237	292	369	389
宁　　波	10	15	20	28	37	45	43
福　　建	70	113	132	141	182	210	224
厦　　门	16	17	23	28	33	39	43
山　　东	156	251	304	402	511	609	607
青　　岛	20	45	55	73	89	100	96
广　　东	234	588	402	480	609	694	712
深　　圳	76	135	126	169	248	348	367
海　　南	8	14	17	23	33	38	38
山　　西	41	60	80	108	146	157	167
吉　　林	34	46	66	97	133	153	156
黑龙江	45	111	108	149	205	231	231
安　　徽	59	106	113	163	207	241	249
江　　西	41	65	84	114	158	180	176
河　　南	111	151	241	369	468	515	494
湖　　北	88	128	173	238	312	347	369
湖　　南	60	95	134	189	254	304	328
重　　庆	65	84	104	131	164	191	206
四　　川	122	226	235	260	348	409	414
贵　　州	17	28	38	58	75	84	80
云　　南	46	68	77	91	127	149	148
西　　藏	1	2	3	3	4	4	4
陕　　西	53	68	95	115	152	174	176
甘　　肃	26	29	43	57	80	89	87
青　　海	6	8	10	13	16	17	17
宁　　夏	12	16	24	31	36	40	38
新　　疆	42	58	78	96	122	130	135
内蒙古	35	52	73	100	126	148	123
广　　西	38	48	66	94	124	147	165

数据来源：中国银保监会，全国各地区原保险保费收入情况表。

第五章

医药产业与科技创新

第一节

医药产业情况

5-1-1　2015～2020 年医药企业批发零售情况

指标	2015	2016	2017	2018	2019	2020
医药及医疗器械批发						
法人企业数（个）	6231	6830	8008	9053	10893	12710
年末从业人数（人）	552966	610408	704476	760685	849013	874475
营业收入（亿元）	18146.16	20595.71	23791.33	26108.70	32067.11	33831.03
医药及医疗器械专门零售						
法人企业数（个）	4593	5041	4958	4746	5227	5580
年末从业人数（人）	497770	220440	566911	608088	653551	719636
营业收入（亿元）	5304.60	6291.75	4979.79	4281.08	4271.61	4631.97
西药零售						
法人企业数（个）	3980	4365	4372	3791	4255	4589
年末从业人数（人）	478975	531375	549182	553993	595284	664129
营业收入（亿元）	5025.18	5992.99	4728.77	3825.74	3730.74	4218.51

数据来源：国家统计局。

5-1-2　2020年分省药品生产、经营企业许可情况（家）

地区	药品生产企业许可数	药品经营企业许可数			
		小计	批发	零售连锁	零售
全　国	**7690**	**573295**	**13105**	**319227**	**240963**
北　京	227	5367	225	2665	2477
天　津	111	4842	127	1522	3193
河　北	423	29098	600	16828	11670
山　西	161	14179	339	5420	8420
内蒙古	111	15260	208	8606	6446
辽　宁	250	24730	368	13871	10491
吉　林	335	15395	527	6919	7949
黑龙江	221	22083	512	10886	10685
上　海	206	4278	150	3804	324
江　苏	578	30987	387	17081	13519
浙　江	329	22030	540	11889	9601
安　徽	450	20819	425	11179	9215
福　建	135	11314	239	4759	6316
江　西	235	13245	449	5488	7308
山　东	460	42351	578	31051	10722
河　南	336	33153	395	16953	15805
湖　北	331	16519	688	9109	6722
湖　南	220	22527	445	15442	6640
广　东	586	55610	1483	22279	31848
广　西	244	20391	344	13912	6135
海　南	99	5334	330	3643	1361
重　庆	127	17881	692	8948	8241
四　川	488	47721	934	40807	5980
贵　州	168	15709	231	5642	9836
云　南	248	21835	561	10556	10718
西　藏	26	641	42	115	484
陕　西	222	14933	447	5422	9064
甘　肃	213	7728	383	2593	4752
青　海	51	2088	92	1378	618
宁　夏	35	4672	111	3123	1438
新　疆	64	10575	253	7337	2985

数据来源：国家药品监督管理局《药品监督管理统计年度报告》。

5-1-3 2020年分省医疗器械生产企业情况（家）

地区	生产企业总数	一类医疗器械生产企业	二类医疗器械生产企业	三类医疗器械生产企业
全 国	**15536**	**13011**	**2181**	**26465**
北 京	406	643	282	974
天 津	326	389	120	602
河 北	1168	447	41	1656
山 西	128	176	8	312
内蒙古	33	42	5	74
辽 宁	428	399	34	861
吉 林	205	288	32	493
黑龙江	113	224	9	346
上 海	567	453	214	963
江 苏	2123	1651	457	3559
浙 江	1389	939	179	2060
安 徽	516	446	28	982
福 建	299	272	32	495
江 西	506	421	34	961
山 东	2002	853	142	2754
河 南	575	680	102	1030
湖 北	436	443	72	793
湖 南	405	501	27	732
广 东	2737	2260	226	4368
广 西	186	244	8	378
海 南	28	48	4	59
重 庆	124	242	32	316
四 川	256	315	49	461
贵 州	131	88	4	223
云 南	60	99	4	163
西 藏	0	6	1	7
陕 西	322	240	25	587
甘 肃	23	91	8	107
青 海	10	20	0	30
宁 夏	8	24	0	31
新 疆	26	67	2	88

数据来源：国家药品监督管理局《药品监督管理统计年度报告》。

5-1-4　2020年分省医疗器械经营企业情况（家）

地区	经营企业总数	仅经营第二类医疗器械企业	仅经营第三类医疗器械企业	同时仅经营第二类、三类医疗器械企业
全　国	**898591**	**583198**	**77021**	**238372**
北　京	28422	16945	1865	9612
天　津	9579	4714	816	4049
河　北	40088	29886	2917	7285
山　西	21535	7617	2933	10985
内蒙古	16702	4787	2736	9179
辽　宁	35138	17160	1902	16076
吉　林	18255	6554	1833	9868
黑龙江	24128	5198	1119	17811
上　海	33884	17235	3975	12674
江　苏	40775	26229	4464	10082
浙　江	51088	41155	4098	5835
安　徽	29444	20260	2618	6566
福　建	19729	14487	1944	3298
江　西	25837	8564	4153	13120
山　东	85815	53355	11212	21248
河　南	38742	25715	3603	9424
湖　北	8705	4252	1423	3030
湖　南	14073	9301	1140	3632
广　东	147396	128319	5007	14070
广　西	33092	27216	1092	4784
海　南	3654	2798	179	677
重　庆	15422	10816	1780	2826
四　川	62893	51375	4436	7082
贵　州	18573	13065	1826	3682
云　南	24911	6085	3220	15606
西　藏	469	188	61	220
陕　西	24247	13493	2460	8294
甘　肃	6761	4287	638	1836
青　海	628	535	75	18
宁　夏	7295	5762	418	1115
新　疆	11311	5845	1078	4388

数据来源：国家药品监督管理局《药品监督管理统计年度报告》。

第二节

科技创新与信息化

5-2-1 2015～2020年医药科技创新情况

指标	2015	2016	2017	2018	2019	2020
规模以上工业医药制造业经费情况（亿元）						
研究与试验发展经费	441.5	488.5	534.2	580.9	609.6	784.6
开发经费支出	427.9	497.9	588.6	652.1	732.5	883.2
高技术产业专利申请数（件）						
医药制造业	16020	17785	19878	21698	23400	29107
化学药品制造业	6731	7040	7857	7902	9028	11755
中成药制造业	3011	3487	3581	4078	4373	4730
生物、生化制品制造业	2638	2970	3000	3480	4044	5036
医疗器械及仪器仪表制造业	24260	26393	31287	36172	43994	57185
医疗仪器设备及器械制造业	7270	7467	9171	12130	14572	20499

数据来源：国家统计局。

5-2-2 2021年直辖市、副省级及省会城市卫生健康信息化指数排名前10位

位次	总指数排名	治理水平	建设水平	应用水平
1	北京	北京	厦门	深圳
2	广州	武汉	北京	广州
3	上海	上海	上海	上海
4	深圳	西宁	深圳	杭州
5	厦门	广州	广州	银川
6	南京	南京	南京	厦门
7	杭州	成都	成都	南京
8	银川	济南	海口	哈尔滨
9	武汉	杭州	银川	沈阳
10	成都	合肥	福州	太原

数据来源：2020年全民健康信息化调查。

5-2-3 2021 年地级样本城市卫生健康信息化指数排名前 30 位

位次	总指数排名	治理水平	建设水平	应用水平
1	佛山	广元	苏州	东莞
2	东莞	绵阳	珠江	无锡
3	珠海	宜宾	东莞	佛山
4	无锡	佛山	常州	绍兴
5	苏州	泸州	无锡	惠州
6	绍兴	铜陵	湖州	珠海
7	湖州	雅安	佛山	苏州
8	衢州	遵义	衢州	江门
9	惠州	通化	日照	襄阳
10	中山	保定	茂名	中山
11	镇江	十堰	嘉兴	扬州
12	常州	三明	东营	湖州
13	广元	株洲	中山	舟山
14	嘉兴	承德	济宁	镇江
15	南通	桂林	宜昌	连云港
16	江门	珠海	三亚	台州
17	绵阳	阿拉善盟	清江	鄂州
18	连云港	芜湖	武威	衢州
19	襄阳	汉中	绍兴	淮南
20	宜宾	攀枝花	南通	中卫
21	济宁	张掖	连云港	南通
22	扬州	南充	南平	长治
23	台州	阳江	泉州	石嘴山
24	舟山	衢州	丽水	济宁
25	宜宾	佳木斯	惠州	宿迁
26	中卫	金昌	襄阳	莆田
27	烟台	龙岩	烟台	宜昌
28	十堰	镇江	龙岩	威海
29	东营	湛江	淮安	嘉兴
30	威海	安康	马鞍山	鄂尔多斯

数据来源：2020 年全民健康信息化调查。

地区	2016年前	2017年	2018年	2019年
总　计	**36**	**9**	**19**	**13**
北　京	2		1	2
天　津			1	
河　北				
山　西			2	
内蒙古	2	1		
辽　宁				
吉　林				
黑龙江				
上　海	7			1
江　苏	2	1	2	1
浙　江	3	1	4	
安　徽	1	2	2	1
福　建	1			
江　西				1
山　东		2	1	2
河　南				
湖　北	1		1	1
湖　南	1			
广　东	4			
广　西		1		
海　南				
重　庆	9		1	1
四　川	1		4	1
贵　州				
云　南	2			
西　藏				
陕　西				
甘　肃				2
青　海				
宁　夏				
新　疆				

5-2-5 通过不同等级互联互通测评的地市情况

地区	4级乙等及以下	4级甲等	5级乙等	5级甲等
总　计	**35**	**47**	**7**	**0**
北　京	2	4		
天　津		1		
河　北				
山　西		2		
内蒙古	2	1		
辽　宁				
吉　林				
黑龙江				
上　海	2	6		
江　苏	1	4	4	
浙　江	2	7	1	
安　徽	2	4		
福　建		1	1	
江　西	1			
山　东		6	1	
河　南				
湖　北	1	3		
湖　南	1			
广　东	2	2		
广　西	1			
海　南				
重　庆	11	2		
四　川	2	4		
贵　州				
云　南	2			
西　藏				
陕　西				
甘　肃	3			
青　海				
宁　夏				
新　疆				

注: 截至 2021 年底。

5-2-6 历年通过互联互通测评的县区数

地区	2016 年前	2017 年	2018 年	2019 年
总　　计	**3**	**6**	**29**	**18**
北　　京				
天　　津				
河　　北				
山　　西				
内　蒙　古				
辽　　宁				
吉　　林				
黑　龙　江				
上　　海				
江　　苏	2	1	6	5
浙　　江	1	1	17	7
安　　徽			1	1
福　　建				
江　　西				
山　　东		2	2	1
河　　南				
湖　　北			2	4
湖　　南				
广　　东		2	1	
广　　西				
海　　南				
重　　庆				
四　　川				
贵　　州				
云　　南				
西　　藏				
陕　　西				
甘　　肃				
青　　海				
宁　　夏				
新　　疆				

5-2-7 通过不同等级互联互通测评的县区情况

地区	4级乙等及以下	4级甲等	5级乙等	5级甲等
总　计	**15**	**53**	**6**	**0**
北　京				
天　津				
河　北				
山　西				
内蒙古				
辽　宁				
吉　林				
黑龙江				
上　海				
江　苏	1	15	4	
浙　江	7	21	2	
安　徽	1	5		
福　建				
江　西				
山　东		5		
河　南				
湖　北	2	5		
湖　南				
广　东	4	2		
广　西				
海　南				
重　庆				
四　川				
贵　州				
云　南				
西　藏				
陕　西				
甘　肃				
青　海				
宁　夏				
新　疆				

注: 截至 2021 年底。

5-2-8 历年通过国家医疗健康信息互联互通标准化成熟度测评的医院数

地区	2016 年前	2017 年	2018 年	2019 年	2020 年
总　　计	**40**	**50**	**101**	**164**	**240**
北　京	6	3	9	8	9
天　津			1	1	2
河　北		1	2	3	5
山　西			1	2	4
内蒙古		2	3	5	6
辽　宁	4		3	6	5
吉　林	1		2	2	5
黑龙江				1	2
上　海	11	9	11	9	10
江　苏	3	4	13	13	18
浙　江	3	2	20	21	31
安　徽		4	1	2	7
福　建	1	3	5	6	8
江　西		1	2	5	6
山　东	1	3	6	14	18
河　南	1	1	1	3	8
湖　北	1	3	3	11	12
湖　南	1	1		2	6
广　东		8	12	23	35
广　西				2	3
海　南				1	2
重　庆	3	3	1	4	2
四　川	2	2	2	12	17
贵　州					1
云　南	1			1	4
西　藏					
陕　西				4	4
甘　肃			1	2	4
青　海					2
宁　夏	1			1	
新　疆			2		4

5-2-9　通过不同等级互联互通测评的医院情况

地区	4级乙等及以下	4级甲等	5级乙等	5级甲等
总　计	**69**	**473**	**53**	**0**
北　京	7	25	3	
天　津		4		
河　北	2	9		
山　西		7		
内蒙古	2	14		
辽　宁	3	13	2	
吉　林	1	6	3	
黑龙江		3		
上　海	5	37	8	
江　苏	2	46	3	
浙　江	6	62	9	
安　徽	3	10	1	
福　建		21	2	
江　西	2	11	1	
山　东	2	38	2	
河　南		12	2	
湖　北	2	26	2	
湖　南	2	7	1	
广　东	5	61	12	
广　西		5		
海　南	1	2		
重　庆	5	8		
四　川	13	21	1	
贵　州		1		
云　南	2	4		
西　藏				
陕　西	2	6		
甘　肃	2	4	1	
青　海		2		
宁　夏		2		
新　疆		6		

注：截至 2020 年底。

5-2-10 2020年区域卫生健康信息平台、基础功能建设情况

指标	省级		市级		县级	
	数量	占比（%）	数量	占比（%）	数量	占比（%）
信息平台建设情况						
已建设	30	100.0	213	62.8	859	46.4
未建设，但已列入规划	0	0.0	100	29.5	563	30.4
未建设，未列入规划	0	0.0	26	7.7	430	23.2
总计	30	100.0	339	100.0	1852	100.0
信息平台基础功能建设情况						
数据规范上报和共享	27	90.0	177	52.2	605	32.7
平台主索引	28	93.3	185	54.6	553	29.9
注册服务	21	70.0	141	41.6	406	21.9
数据采集与交换	30	100.0	202	59.6	684	36.9
信息资源管理	22	73.3	170	50.1	584	31.5
信息资源存储	25	83.3	189	55.8	630	34.0
信息资源目录	18	60.0	145	42.8	458	24.7
全程健康档案服务	23	76.7	167	49.3	618	33.4
区域业务协同	21	70.0	165	48.7	540	29.2
平台管理功能	28	93.3	186	54.9	678	36.6
居民健康卡注册管理	19	63.3	104	30.7	387	20.9
大数据应用支撑	19	63.3	133	39.2	441	23.8

数据来源：2020年全民健康信息化调查。

5-2-11 2020 年区域卫生健康信息平台便民服务、业务协同功能情况

指标	省级		市级		县级	
	数量	占比(%)	数量	占比(%)	数量	占比(%)
便民服务功能开通情况						
预约挂号	26	86.7	261	77.0	846	45.7
双向转诊	17	56.7	184	54.3	890	48.1
家庭医生签约服务	25	83.3	250	73.7	1420	76.7
健康档案查询系统	28	93.3	244	72.0	1341	72.4
健康评估	12	40.0	140	41.3	850	45.9
慢病管理	20	66.7	229	67.6	1319	71.2
精神疾病管理	18	60.0	166	49.0	1121	60.5
免疫接种服务	20	66.7	200	59.0	1129	61.0
医养服务	3	10.0	28	8.3	285	15.4
健康教育	18	60.0	202	59.6	1114	60.2
生育登记网上办理	22	73.3	148	43.7	803	43.4
医疗信息分级公开	13	43.3	84	24.8	431	23.3
贫困人口健康信息服务	14	46.7	134	39.5	848	45.8
业务协同功能开通情况						
疾病监测业务协同	7	23.3	116	34.2	621	33.5
疾病管理业务协同	10	33.3	114	33.6	586	31.6
突发公共卫生事件应急指挥协同	9	30.0	118	34.8	632	34.1
妇幼健康业务协同	20	66.7	189	55.8	986	53.2
卫生计生监督应用协同	10	33.3	123	36.3	747	40.3
血液安全管理业务协同	11	36.7	79	23.3	215	11.6
院前急救业务协同	6	20.0	92	27.1	313	16.9
分级诊疗协同	17	56.7	177	52.2	817	44.1
医疗医药联动应用协同	7	23.3	52	15.3	332	17.9
出生人口监测业务协同	17	56.7	123	36.3	688	37.1
跨境重大疫情防控协同	3	10.0	30	8.8	224	12.1
药品（疫苗）监管协同	10	33.3	80	23.6	584	31.5
食品安全防控协同	3	10.0	32	9.4	290	15.7
医保业务监管协同	7	23.3	77	22.7	566	30.6

数据来源：2020 年全民健康信息化调查。

5-2-12 2020 年区域卫生健康信息平台业务监管功能开通情况

指标	省级		市级		县级	
	数量	占比（%）	数量	占比（%）	数量	占比（%）
医改进展监测	16	53.3	100	29.5	317	17.1
综合业务监管	15	50.0	115	33.9	435	23.5
卫生服务资源监管	14	46.7	95	28.0	490	26.5
医务人员监管	11	36.7	93	27.4	482	26.0
医疗行为监管	14	46.7	107	31.6	468	25.3
传染性疾病管理业务监管	12	40.0	132	38.9	941	50.8
慢病管理业务监管	19	63.3	168	49.6	1010	54.5
精神疾病业务监管	13	43.3	108	31.9	772	41.7
预防接种业务监管	16	53.3	160	47.2	1005	54.3
妇女保健业务监管	20	66.7	147	43.4	820	44.3
儿童保健业务监管	19	63.3	149	44.0	947	51.1
食品安全监测业务监管	5	16.7	33	9.7	327	17.7
医院运营情况监管	10	33.3	91	26.8	456	24.6
检验检查互认业务监管	9	30.0	75	22.1	329	17.8
医疗质量情况监管	11	36.7	101	29.8	430	23.2
医院感染情况监管	7	23.3	48	14.2	353	19.1
基层医疗卫生机构绩效考核监管	17	56.7	126	37.2	652	35.2
中医药服务项目监管	7	23.3	69	20.4	412	22.2
基本药物运行情况监测	9	30.0	114	33.6	772	41.7
合理用药业务监管	8	26.7	111	32.7	554	29.9
远程医业业务监管	14	46.7	107	31.6	475	25.6
居民健康卡应用监督	20	66.7	131	38.6	582	31.4
人口信息服务与监管	21	70.0	118	34.8	650	35.1
医疗机构监管	14	46.7	139	41.0	646	34.9

数据来源：2020 年全民健康信息化调查。

5-2-13　2020 年互联网 + 医疗健康便民惠民应用情况

指标	省级		市级		县级	
	数量	占比（%）	数量	占比（%）	数量	占比（%）
智能导医分诊	14	46.7	157	46.3	405	21.9
网上预约诊疗服务平台	28	93.3	257	75.8	901	48.7
互联网医院	17	56.7	106	31.3	355	19.2
智能语音服务	7	23.3	48	14.2	157	8.5
医保异地就医直接结算	12	40.0	170	50.1	831	44.9
脱卡就医	9	30.0	96	28.3	305	16.5
在线支付方式／"一站式"结算服务	15	50.0	211	62.2	936	50.6
复诊患者在线部分常见病、慢性病处方	11	36.7	70	20.6	288	15.6
在线健康状况评估与健康管理	7	23.3	96	28.3	337	18.2
签约患者转诊绿色通道	9	30.0	119	35.1	528	28.5
处方在线审核	7	23.3	64	18.9	237	12.8
中药饮片网上配送	7	23.3	40	11.8	207	11.2
在线接种预约服务	12	40.0	80	23.6	272	14.7
网上家庭医生签约服务	16	53.3	181	53.4	751	40.6
网络科普平台	13	43.3	64	18.9	186	10.1
电子健康档案数据库与电子病历数据库互联对接	17	56.7	149	44.0	557	30.1

指标	省级		市级		县级	
	数量	占比（%）	数量	占比（%）	数量	占比（%）
"互联网＋"健康咨询服务	13	43.3	89	26.3	323	17.5
区域远程医疗中心	16	53.3	165	48.7	701	37.9
对基层机构的远程诊疗、在线咨询	15	50.0	154	45.4	588	31.8
基层卫生信息系统中医学影像、远程心电、实验室检验	11	36.7	140	41.3	560	30.3
三级医院院内医疗服务信息互通共享	15	50.0	151	44.5	253	13.7
院前急救车载监护系统与区域或医院信息平台连接	6	20.0	65	19.2	197	10.6
院前急救协同信息平台	5	16.7	71	20.9	195	10.5
医院应急救治中心与院前急救机构信息互通共享	4	13.3	56	16.5	196	10.6
医疗机构、医师、护士电子化注册审批	15	50.0	114	33.6	707	38.2
严重精神障碍患者发病报告在线管理	7	23.3	53	15.6	352	19.0
区域内检查检验结果互认	11	36.7	103	30.4	362	19.6
区域政务服务一网通办	16	53.3	93	27.4	335	18.1
生育服务网上登记	22	73.3	149	44.0	675	36.5
区域政务信息共享	19	63.3	112	33.0	359	19.4
公共服务卡应用集成	5	16.7	34	10.0	113	6.1

数据来源：2020 年全民健康信息化调查。

5-2-14 2020 年医院信息平台基本功能点建设情况

指标	三级医院		二级医院		其他医疗机构	
	数量	占比(%)	数量	占比(%)	数量	占比(%)
已开通	1028	52.4	2853	59.9	442	60.8
数据交换	981	95.4	2443	85.6	305	69.0
数据存储	840	81.7	2599	91.1	387	87.6
数据质量管理	624	60.7	1417	49.7	195	44.1
数据查询	924	89.9	2668	93.5	391	88.5
单点登录	713	69.4	1828	64.1	259	58.6
辅助决策支持	620	60.3	1106	38.8	117	26.5
标准字典库	804	78.2	1791	62.8	212	48.0
数据安全管理	568	55.3	1405	49.2	195	44.1
数据标准管理	702	68.3	1319	46.2	173	39.1
患者主索引	842	81.9	1761	61.7	216	48.9
平台配置及服务监控	643	62.5	784	27.5	114	25.8
用户权限管理	775	75.4	2253	79.0	313	70.8
医院门户	382	37.2	617	21.6	91	20.6
数据质量监控	490	47.7	847	29.7	113	25.6
医疗机构电子证照管理	72	7.0	153	5.4	37	8.4
医师电子证照管理	89	8.7	207	7.3	52	11.8
护士电子证照管理	78	7.6	190	6.7	49	11.1
其他	50	4.9	162	5.7	27	6.1
未开通	934	47.6	1907	40.1	285	39.2

数据来源：2020 年全民健康信息化调查。

5-2-15　2020年接入医院集成平台的信息系统情况

指标	三级医院		二级医院		其他医疗机构	
	数量	占比(%)	数量	占比(%)	数量	占比(%)
门急诊挂号收费管理系统	959	48.9	2799	58.8	425	58.5
门诊医生工作站	968	49.3	2832	59.5	432	59.4
分诊管理系统	668	34.1	1087	22.8	55	7.6
住院患者入出转系统	912	46.5	2542	53.4	347	47.7
住院医生工作站	967	49.3	2836	59.6	402	55.3
住院护士工作站	963	49.1	2846	59.8	409	56.3
电子化病历书写与管理系统	929	47.4	2663	56.0	359	49.4
合理用药管理系统	660	33.6	1337	28.1	171	23.5
临床检验系统	930	47.4	2264	47.6	264	36.3
医学影像系统	906	46.2	2027	42.6	225	31.0
超声/内镜管理系统	810	41.3	1527	32.1	151	20.8
手术麻醉管理系统	710	36.2	989	20.8	67	9.2
临床路径管理系统	700	35.7	1305	27.4	96	13.2
输血管理系统	608	31.0	600	12.6	31	4.3
重症监护系统	424	21.6	303	6.4	19	2.6
心电管理系统	627	32.0	648	13.6	86	11.8
体检管理系统	661	33.7	1394	29.3	128	17.6
病理管理系统	624	31.8	677	14.2	42	5.8
移动护理系统	538	27.4	348	7.3	24	3.3
移动查房系统	373	19.0	229	4.8	16	2.2
移动输液系统	254	13.0	114	2.4	13	1.8
病历质控系统	610	31.1	1239	26.0	105	14.4
医疗保险/新农合接口	601	30.6	1857	39.0	225	31.0
人力资源管理系统	403	20.5	421	8.8	62	8.5
财务管理系统	505	25.7	1608	33.8	232	31.9
药品管理系统	770	39.3	2305	48.4	335	46.1
设备材料管理系统	595	30.3	1600	33.6	156	21.5
物资供应管理系统	628	32.0	1556	32.7	146	20.1
预算管理系统	258	13.2	218	4.6	35	4.8
绩效管理系统	336	17.1	435	9.1	48	6.6
其他	85	4.3	121	2.5	24	3.3
未接入	919	46.8	1754	36.8	238	32.7

数据来源：2020年全民健康信息化调查。

指标	三级医院		二级医院		其他医疗机构	
	数量	占比（%）	数量	占比（%）	数量	占比（%）
便民服务功能开通情况						
互联网服务	1427	72.7	1601	33.6	116	16.0
预约服务	1800	91.7	2444	51.3	212	29.2
自助服务	1788	91.1	2470	51.9	156	21.5
智能候诊	821	41.8	612	12.9	54	7.4
自助支付	1680	85.6	2292	48.2	162	22.3
智能导航	567	28.9	356	7.5	17	2.3
信息推送	1304	66.5	1320	27.7	137	18.8
患者定位	183	9.3	80	1.7	6	0.8
陪护服务	319	16.3	335	7.0	37	5.1
满意度评价	1426	72.7	1954	41.1	159	21.9
信息公开服务	1377	70.2	1815	38.1	180	24.8
未开通	26	1.3	947	19.9	339	46.6
医疗服务功能开通情况						
患者基本信息管理	1867	95.2	4059	85.3	505	69.5
院前急救	810	41.3	1620	34.0	164	22.6
门诊分诊	1507	76.8	2288	48.1	284	39.1
急诊分级分诊	905	46.1	1124	23.6	96	13.2
门急诊电子病历	1597	81.4	3086	64.8	375	51.6
急诊留观	1160	59.1	1966	41.3	191	26.3
申请单管理	1598	81.4	2667	56.0	239	32.9
住院病历书写	1931	98.4	4364	91.7	488	67.1
护理记录	1857	94.6	4043	84.9	457	62.9
非药品医嘱执行	1618	82.5	2718	57.1	271	37.3
临床路径	1665	84.9	2706	56.8	216	29.7
多学科协作诊疗	754	38.4	685	14.4	46	6.3
电子病历和健康档案调阅	1392	70.9	2381	50.0	239	32.9
随访服务管理	977	49.8	995	20.9	144	19.8
未开通	4	0.2	163	3.4	128	17.6

数据来源：2020 年全民健康信息化调查。

5-2-17 2020年各级医疗机构医技服务、医疗管理功能开通情况

指标	三级医院		二级医院		其他医疗机构	
	数量	占比(%)	数量	占比(%)	数量	占比(%)
医技服务功能开通情况						
医学影像信息管理	1859	94.8	3651	76.7	391	53.8
临床检验信息管理	1915	97.6	3973	83.5	413	56.8
病理管理	1475	75.2	1703	35.8	92	12.7
生物标本库管理	740	37.7	600	12.6	33	4.5
手术信息管理	1511	77.0	2113	44.4	130	17.9
麻醉信息管理	1410	71.9	1689	35.5	102	14.0
输血信息管理	1396	71.2	1397	29.3	71	9.8
电生理信息管理	759	38.7	366	7.7	25	3.4
透析治疗信息管理	634	32.3	572	12.0	15	2.1
放疗信息管理	303	15.4	118	2.5	3	0.4
化疗信息管理	210	10.7	101	2.1	2	0.3
康复信息管理	370	18.9	463	9.7	44	6.1
放射介入信息管理	642	32.7	419	8.8	16	2.2
高压氧信息管理	233	11.9	208	4.4	8	1.1
供应室管理	1174	59.8	1067	22.4	87	12.0
未开通	25	1.3	593	12.5	269	37.0
医疗管理功能开通情况						
人员权限管理	1893	96.5	4125	86.7	491	67.5
电子病历质量监控管理	1654	84.3	2919	61.3	274	37.7
手术分级管理	1311	66.8	1617	34.0	96	13.2
危急值管理	1646	83.9	2249	47.2	182	25.0
临床路径与单病种管理	1603	81.7	2476	52.0	164	22.6
院内感染管理	1619	82.5	2183	45.9	206	28.3
护理质量管理	1207	61.5	1707	35.9	195	26.8
医疗安全（不良）事件上报	1466	74.7	2125	44.6	239	32.9
传染病信息上报	1624	82.8	2838	59.6	323	44.4
食源性疾病信息上报	925	47.1	1594	33.5	137	18.8
卫生应急管理	358	18.2	554	11.6	86	11.8
未开通	11	0.6	351	7.4	177	24.3

数据来源：2020年全民健康信息化调查。

5-2-18 2020年作为上级指导医院连接下级服务医院开展远程医疗功能开通情况

指标	三级医院		二级医院		其他医疗机构	
	数量	占比（%）	数量	占比（%）	数量	占比（%）
远程预约	518	26.4	541	11.4	38	5.2
远程会诊	1176	59.9	1458	30.6	118	16.2
远程影像诊断	884	45.1	1126	23.7	43	5.9
远程心电诊断	674	34.4	873	18.3	41	5.6
远程医学教育	523	26.7	501	10.5	34	4.7
远程病理诊断	326	16.6	222	4.7	10	1.4
远程双向转诊	536	27.3	644	13.5	58	8.0
远程重症监护	42	2.1	13	0.3	2	0.3
远程手术示教	257	13.1	46	1.0	3	0.4
远程检验共享	288	14.7	283	5.9	25	3.4
远程影像共享	415	21.2	400	8.4	30	4.1
未开通	548	27.9	2768	58.2	564	77.6

数据来源：2020年全民健康信息化调查。

第六章

部分国家健康指标情况

6-1-1 2016～2021 年人口数（万人）

国家	2016	2017	2018	2019	2020	2021
澳大利亚	2419.1	2460.2	2498.3	2536.6	2569.3	2573.8
奥地利	874.0	879.5	883.8	887.8	891.7	895.2
比利时	1129.5	1134.9	1140.4	1146.2	1150.7	1155.3
加拿大	3610.9	3654.5	3706.5	3760.1	3803.7	3824.6
智利	1816.7	1841.9	1875.1	1910.7	1945.8	1967.8
哥伦比亚	4874.8	4929.2	4983.4	5037.4	5091.2	5120.8
哥斯达黎加	489.0	494.7	500.3	505.8	511.1	516.3
捷克	1056.5	1059.0	1062.6	1066.9	1070.0	1050.1
丹麦	572.4	576.1	579.0	581.4	582.5	585.0
爱沙尼亚	131.6	131.7	132.2	132.7	132.9	133.1
芬兰	549.5	550.8	551.6	552.2	553.0	554.1
法国	6668.9	6688.3	6712.5	6735.6	6754.0	6772.0
德国	8234.9	8265.7	8290.6	8309.3	8316.1	8312.9
希腊	1077.6	1075.5	1073.3	1072.2	1069.9	1065.7
匈牙利	981.4	978.8	977.6	977.1	975.0	971.0
冰岛	33.5	34.3	35.3	36.1	36.6	37.3
爱尔兰	474.0	479.2	485.7	492.1	497.7	501.1
以色列	854.6	871.3	888.3	905.4	921.5	936.5
意大利	6011.5	6000.2	5987.7	5972.9	5943.9	5911.0
日本	12693.3	12670.6	12644.3	12616.7	12614.6	12550.2
韩国	5121.8	5136.2	5158.5	5176.5	5183.6	5174.5
拉脱维亚	196.0	194.2	192.7	191.4	190.0	188.4

国家	2016	2017	2018	2019	2020	2021
立陶宛	286.8	282.8	280.2	279.4	279.5	279.5
卢森堡	58.3	59.6	60.8	62.0	63.0	64.0
墨西哥	12271.5	12404.2	12532.8	12657.8	12779.2	12897.2
荷兰	1703.0	1713.1	1723.2	1734.5	1744.2	1753.3
新西兰	471.4	481.4	490.1	497.9	509.0	511.3
挪威	523.6	527.7	531.2	534.8	537.9	540.8
波兰	3842.7	3842.2	3841.3	3838.6	3835.4	3816.2
葡萄牙	1032.5	1030.0	1028.4	1028.6	1029.7	1029.8
斯洛伐克	543.1	543.9	544.7	545.4	545.9	544.2
斯洛文尼亚	206.4	206.6	207.0	208.9	210.0	210.7
西班牙	4645.0	4653.3	4672.9	4710.5	4735.6	4732.7
瑞典	992.3	1005.8	1017.5	1027.9	1035.3	1041.6
瑞士	837.3	845.2	851.4	857.5	863.8	870.2
土耳其	7927.8	8031.3	8140.7	8257.9	8338.5	8414.7
英国	6564.8	6604.0	6643.6	6679.7	6708.1	6735.1
美国	32307.2	32512.2	32683.8	32833.0	33150.1	33189.4
巴西	20515.7	20680.5	20849.5	21014.7	21175.6	21331.8
印度	132451.7	133867.7	135264.2	136641.8	138000.4	139340.9
印度尼西亚	25849.7	26135.6	26416.2	26691.2	26960.3	27224.9
俄罗斯	14667.5	14684.2	14683.1	14676.5	14646.0	
南非	5614.1	5699.1	5785.9	5872.7	5953.9	6014.3

数据来源: https://stats.oecd.org/.

6-1-2 2016～2021 年 60 岁以上人口数（万人）

国家	2016	2017	2018	2019	2020	2021
澳大利亚	497.7	512.3	527.2	543.2	563.4	578.9
奥地利	211.1	215.0	219.1	223.6	228.5	233.0
比利时	275.9	280.5	285.2	290.2	294.6	298.9
加拿大	823.4	852.3	881.3	911.4	940.7	968.9
智利	286.8	298.1	310.4	322.5	334.8	347.2
哥伦比亚	554.2	575.3	597.1	619.9	644.1	673.1
哥斯达黎加	56.3	59.0	61.8	64.8	67.9	71.2
捷克	267.7	271.9	275.2	277.4	278.4	277.0
丹麦	142.4	144.7	146.9	149.0	151.3	153.7
爱沙尼亚	33.6	34.0	34.5	34.9	35.4	35.8
芬兰	150.8	153.4	155.7	157.9	160.2	162.4
法国	1678.0	1708.9	1739.1	1771.1	1800.3	1827.6
德国	2264.7	2293.8	2323.1	2355.8	2391.4	2427.4
希腊	295.5	298.6	301.7	305.2	308.2	310.7
匈牙利	254.1	256.7	257.9	258.9	259.2	258.5
冰岛	6.5	6.7	6.9	7.2	7.4	7.6
爱尔兰	86.6	89.2	92.0	95.0	97.9	100.8
以色列	132.8	136.8	140.9	145.0	149.0	152.7
意大利	1704.5	1722.9	1741.4	1763.2	1782.0	1798.4
日本	4275.1	4295.6	4316.9	4340.8	4346.9	4360.6
韩国	975.1	1023.6	1075.5	1131.7	1196.6	1263.6
拉脱维亚	51.0	51.3	51.7	52.1	52.5	52.7

国家	2016	2017	2018	2019	2020	2021
立陶宛	72.2	72.7	73.5	74.7	75.7	76.9
卢森堡	11.4	11.7	12.0	12.4	12.7	13.0
墨西哥	1248.1	1294.4	1342.9	1393.6	1446.1	1500.3
荷兰	418.4	427.3	436.5	446.1	455.3	464.0
新西兰	94.9	97.8	100.6	104.0	108.2	111.5
挪威	115.9	118.4	121.0	123.6	126.2	128.8
波兰	892.6	916.4	939.3	960.1	977.8	980.3
葡萄牙	281.1	285.1	289.3	293.5	297.7	301.5
斯洛伐克	116.4	119.7	122.6	125.2	127.5	128.9
斯洛文尼亚	53.1	54.3	55.3	56.4	57.4	58.5
西班牙	1135.5	1155.3	1177.4	1204.0	1226.9	1249.8
瑞典	252.3	255.5	258.6	261.7	264.6	267.3
瑞士	198.4	202.3	206.1	210.2	214.3	218.2
土耳其	979.9	1013.1	1044.9	1086.9	1131.7	1169.2
英国	1534.8	1558.8	1583.9	1613.0	1636.4	1665.1
美国	6866.0	7068.6	7265.8	7459.7	7547.8	7708.4
巴西	2599.4	2699.1	2802.5	2909.5	3019.7	3133.0
印度	12134.8	12583.0	13029.8	13487.0	13961.0	14432.2
印度尼西亚	2405.2	2515.8	2630.9	2749.8	2872.0	3000.8
俄罗斯	3013.6	3030.5	3051.3	3067.5	3313.0	
南非	482.0	496.4	511.3	526.7	542.2	550.5

数据来源：https://stats.oecd.org/.

6-1-3　2016～2021年60岁以上人口占比（％）

国家	2016	2017	2018	2019	2020	2021
澳大利亚	20.6	20.8	21.1	21.4	21.9	22.5
奥地利	24.2	24.4	24.8	25.2	25.6	26.0
比利时	24.4	24.7	25.0	25.3	25.6	25.9
加拿大	22.8	23.3	23.8	24.2	24.7	25.3
智利	15.8	16.2	16.6	16.9	17.2	17.6
哥伦比亚	11.4	11.7	12.0	12.3	12.7	13.1
哥斯达黎加	11.5	11.9	12.4	12.8	13.3	13.8
捷克	25.3	25.7	25.9	26.0	26.0	26.4
丹麦	24.9	25.1	25.4	25.6	26.0	26.3
爱沙尼亚	25.5	25.8	26.1	26.3	26.6	26.9
芬兰	27.4	27.9	28.2	28.6	29.0	29.3
法国	25.2	25.5	25.9	26.3	26.7	27.0
德国	27.5	27.8	28.0	28.4	28.8	29.2
希腊	27.4	27.8	28.1	28.5	28.8	29.2
匈牙利	25.9	26.2	26.4	26.5	26.6	26.6
冰岛	19.4	19.6	19.7	19.9	20.2	20.5
爱尔兰	18.3	18.6	18.9	19.3	19.7	20.1
以色列	15.5	15.7	15.9	16.0	16.2	16.3
意大利	28.4	28.7	29.1	29.5	30.0	30.4
日本	33.7	33.9	34.1	34.4	34.5	34.7
韩国	19.0	19.9	20.8	21.9	23.1	24.4
拉脱维亚	26.0	26.4	26.8	27.2	27.6	28.0

国家	2016	2017	2018	2019	2020	2021
立陶宛	25.2	25.7	26.2	26.7	27.1	27.5
卢森堡	19.5	19.6	19.8	19.9	20.1	20.3
墨西哥	10.2	10.4	10.7	11.0	11.3	11.6
荷兰	24.6	24.9	25.3	25.7	26.1	26.5
新西兰	20.1	20.3	20.5	20.9	21.3	21.8
挪威	22.1	22.4	22.8	23.1	23.5	23.8
波兰	23.2	23.9	24.5	25.0	25.5	25.7
葡萄牙	27.2	27.7	28.1	28.5	28.9	29.3
斯洛伐克	21.4	22.0	22.5	23.0	23.4	23.7
斯洛文尼亚	25.7	26.3	26.7	27.0	27.3	27.8
西班牙	24.4	24.8	25.2	25.6	25.9	26.4
瑞典	25.4	25.4	25.4	25.5	25.6	25.7
瑞士	23.7	23.9	24.2	24.5	24.8	25.1
土耳其	12.4	12.6	12.8	13.2	13.6	13.9
英国	23.4	23.6	23.8	24.1	24.4	24.7
美国	21.3	21.7	22.2	22.7	22.8	23.2
巴西	12.7	13.1	13.4	13.8	14.3	14.7
印度	9.2	9.4	9.6	9.9	10.1	10.4
印度尼西亚	9.3	9.6	10.0	10.3	10.7	11.0
俄罗斯	20.5	20.6	20.8	20.9	22.6	
南非	8.6	8.7	8.8	9.0	9.1	9.2

数据来源：https://stats.oecd.org/.

6-1-4　2016～2021 年 65 岁以上人口数（万人）

国家	2016	2017	2018	2019	2020	2021
澳大利亚	367.2	379.1	391.3	404.0	419.6	432.9
奥地利	161.6	163.6	165.8	168.2	170.8	173.3
比利时	207.9	211.3	214.8	218.5	221.7	224.9
加拿大	592.1	613.5	635.6	660.0	684.6	708.2
智利	198.6	207.1	216.5	226.0	235.9	245.9
哥伦比亚	374.2	387.6	401.7	416.6	432.9	453.3
哥斯达黎加	37.2	39.0	40.9	43.0	45.3	47.7
捷克	196.0	201.4	206.3	210.9	214.5	216.0
丹麦	108.6	110.6	112.7	114.7	116.7	118.8
爱沙尼亚	25.2	25.6	26.0	26.4	26.8	27.1
芬兰	113.7	116.5	119.2	121.8	124.4	126.7
法国	1272.0	1302.4	1331.4	1360.9	1387.5	1412.3
德国	1740.5	1761.0	1779.7	1798.7	1818.1	1836.6
希腊	230.6	233.0	235.2	237.5	239.7	241.8
匈牙利	181.2	184.0	187.1	191.6	195.9	198.8
冰岛	4.7	4.8	5.0	5.2	5.3	5.5
爱尔兰	63.0	65.0	67.3	69.6	72.0	74.2
以色列	95.9	99.8	103.7	107.5	111.1	114.4
意大利	1339.2	1351.4	1362.9	1377.6	1390.0	1399.4
日本	3459.1	3515.2	3557.8	3588.5	3602.7	3621.4
韩国	675.7	706.6	736.6	768.9	815.2	857.1
拉脱维亚	38.7	38.8	38.9	39.0	39.3	39.3

国家	2016	2017	2018	2019	2020	2021
立陶宛	54.9	55.1	55.2	55.4	55.7	55.8
卢森堡	8.3	8.5	8.7	9.0	9.2	9.4
墨西哥	847.9	877.1	908.2	941.2	976.4	1013.5
荷兰	312.2	319.9	327.7	335.3	342.5	349.1
新西兰	69.2	71.4	73.5	76.0	79.2	81.8
挪威	86.5	88.6	90.8	93.0	95.4	97.8
波兰	618.7	640.2	661.9	683.6	705.8	717.5
葡萄牙	215.9	219.5	222.9	226.2	229.5	232.2
斯洛伐克	79.9	83.0	86.0	89.0	91.9	93.7
斯洛文尼亚	38.6	39.6	40.7	41.8	43.0	44.1
西班牙	875.3	887.9	901.6	917.7	930.1	944.4
瑞典	196.2	199.2	202.1	205.1	207.7	210.3
瑞士	150.9	153.7	156.4	159.2	161.8	164.3
土耳其	657.3	677.3	704.1	736.8	775.2	809.9
英国	1181.4	1198.9	1216.6	1237.5	1250.9	1268.5
美国	4920.8	5075.8	5235.5	5403.7	5443.8	5584.8
巴西	1778.3	1848.8	1922.8	2000.3	2081.3	2165.8
印度	7673.4	8009.5	8359.3	8714.9	9072.0	9441.3
印度尼西亚	1517.2	1586.8	1659.7	1737.5	1819.8	1906.6
俄罗斯	2060.8	2060.8	2060.8	2060.8	2292.7	
南非	318.6	329.2	339.9	351.2	362.7	369.0

数据来源：https://stats.oecd.org/.

6-1-5　2016～2021 年 65 岁以上人口占比（%）

国家	2016	2017	2018	2019	2020	2021
澳大利亚	15.2	15.4	15.7	15.9	16.3	16.8
奥地利	18.5	18.6	18.8	18.9	19.2	19.4
比利时	18.4	18.6	18.8	19.1	19.3	19.5
加拿大	16.4	16.8	17.1	17.6	18.0	18.5
智利	10.9	11.2	11.5	11.8	12.1	12.5
哥伦比亚	7.7	7.9	8.1	8.3	8.5	8.9
哥斯达黎加	7.6	7.9	8.2	8.5	8.9	9.2
捷克	18.6	19.0	19.4	19.8	20.0	20.6
丹麦	19.0	19.2	19.5	19.7	20.0	20.3
爱沙尼亚	19.2	19.5	19.7	19.9	20.2	20.4
芬兰	20.7	21.1	21.6	22.1	22.5	22.9
法国	19.1	19.5	19.8	20.2	20.5	20.9
德国	21.1	21.3	21.5	21.6	21.9	22.1
希腊	21.4	21.7	21.9	22.1	22.4	22.7
匈牙利	18.5	18.8	19.1	19.6	20.1	20.5
冰岛	13.9	14.0	14.1	14.3	14.6	14.9
爱尔兰	13.3	13.6	13.9	14.1	14.5	14.8
以色列	11.2	11.5	11.7	11.9	12.1	12.2
意大利	22.3	22.5	22.8	23.1	23.4	23.7
日本	27.3	27.7	28.1	28.4	28.6	28.9
韩国	13.2	13.8	14.3	14.9	15.7	16.6
拉脱维亚	19.8	20.0	20.2	20.4	20.7	20.8

续 表

国家	2016	2017	2018	2019	2020	2021
立陶宛	19.2	19.5	19.7	19.8	19.9	20.0
卢森堡	14.2	14.3	14.4	14.4	14.6	14.7
墨西哥	6.9	7.1	7.2	7.4	7.6	7.9
荷兰	18.3	18.7	19.0	19.3	19.6	19.9
新西兰	14.7	14.8	15.0	15.3	15.6	16.0
挪威	16.5	16.8	17.1	17.4	17.7	18.1
波兰	16.1	16.7	17.2	17.8	18.4	18.8
葡萄牙	20.9	21.3	21.7	22.0	22.3	22.6
斯洛伐克	14.7	15.3	15.8	16.3	16.8	17.2
斯洛文尼亚	18.7	19.1	19.7	20.0	20.5	20.9
西班牙	18.8	19.1	19.3	19.5	19.6	20.0
瑞典	19.8	19.8	19.9	19.9	20.1	20.2
瑞士	18.0	18.2	18.4	18.6	18.7	18.9
土耳其	8.3	8.4	8.6	8.9	9.3	9.6
英国	18.0	18.2	18.3	18.5	18.6	18.8
美国	15.2	15.6	16.0	16.5	16.4	16.8
巴西	8.7	8.9	9.2	9.5	9.8	10.2
印度	5.8	6.0	6.2	6.4	6.6	6.8
印度尼西亚	5.9	6.1	6.3	6.5	6.7	7.0
俄罗斯	14.1	14.0	14.0	14.0	15.7	
南非	5.7	5.8	5.9	6.0	6.1	6.1

数据来源: https://stats.oecd.org/.

6-1-6 2016～2021 年预期寿命（岁）

国家	2016	2017	2018	2019	2020	2021
澳大利亚	82.4	82.5	82.7	82.9	83.2	
奥地利	81.8	81.7	81.8	82.0	81.3	81.3
比利时	81.5	81.6	81.7	82.1	80.8	81.9
加拿大	82.0	81.9	81.9	82.3	81.7	
智利	80.0	80.2	80.4	80.6	80.8	81.0
哥伦比亚	75.7	75.9	76.5	76.6	76.7	76.8
哥斯达黎加	80.0	80.2	80.3	80.5	80.6	80.8
捷克	79.1	79.1	79.1	79.3	78.3	77.4
丹麦	80.9	81.1	81.0	81.5	81.6	81.4
爱沙尼亚	78.0	78.4	78.5	79.0	78.9	76.9
芬兰	81.5	81.7	81.8	82.1	82.0	82.0
法国	82.7	82.7	82.8	83.0	82.3	82.5
德国	81.0	81.1	81.0	81.3	81.1	80.9
希腊	81.5	81.4	81.9	81.7	81.4	80.3
匈牙利	76.2	76.0	76.2	76.5	75.7	74.5
冰岛	82.2	82.6	82.9	83.2	83.1	83.2
爱尔兰	81.7	82.2	82.2	82.8	82.6	
以色列	82.5	82.7	82.9	82.9	82.7	82.6
意大利	83.4	83.1	83.4	83.6	82.3	82.9
日本	84.1	84.2	84.3	84.4	84.7	
韩国	82.4	82.7	82.7	83.3	83.5	
拉脱维亚	74.9	74.9	75.1	75.7	75.5	73.4

国家	2016	2017	2018	2019	2020	2021
立陶宛	74.9	75.8	76.0	76.5	75.1	74.5
卢森堡	82.7	82.1	82.3	82.7	82.2	82.8
墨西哥	74.8	74.9	75.0	75.1	75.2	
荷兰	81.7	81.8	81.9	82.2	81.4	81.5
新西兰	81.7	81.9	81.7	82.1	82.3	
挪威	82.5	82.7	82.8	83.0	83.3	83.2
波兰	78.0	77.8	77.7	78.0	76.5	75.6
葡萄牙	81.3	81.6	81.5	81.9	81.1	81.2
斯洛伐克	77.3	77.3	77.4	77.8	77.0	74.8
斯洛文尼亚	81.2	81.2	81.5	81.6	80.6	80.9
西班牙	83.5	83.4	83.5	84.0	82.4	83.3
瑞典	82.4	82.5	82.6	83.2	82.4	83.2
瑞士	83.7	83.7	83.8	84.0	83.1	84.0
土耳其	78.0	78.1	78.3	78.6		
英国	81.2	81.3	81.3	81.4	80.4	
美国	78.7	78.6	78.7	78.8	77.0	
巴西	75.2	75.5	75.7	75.9	76.1	
印度	68.9	69.2	69.4	69.7	69.9	
印度尼西亚	71.0	71.3	71.5	71.7	71.9	
俄罗斯	71.8	72.6	72.8	73.2		
南非	63.2	63.5	63.9	64.1	64.4	

数据来源：https://stats.oecd.org/.

6-1-7　2016～2021年卫生支出总金额（百亿）

国家	单位	2016	2017	2018	2019	2020	2021
澳大利亚	澳元	17.8	18.7	19.6	20.3	22.0	
奥地利	欧元	3.7	3.8	4.0	4.2	4.4	4.9
比利时	欧元	4.6	4.8	5.0	5.1	4.9	
加拿大	加拿大元	22.3	23.3	24.2	25.3	28.6	29.1
智利	智利比索	1444.2	1630.1	1747.7	1832.8	1955.6	2177.7
哥伦比亚	哥伦比亚比索	6505.3	7068.0	7532.3	8604.1	8981.4	
哥斯达黎加	哥斯达黎加科朗	234.5	242.0	262.4	273.2	286.4	
捷克	捷克克朗	34.1	37.7	40.4	44.0	52.6	
丹麦	丹麦克朗	21.6	22.1	22.8	23.5	24.5	27.1
爱沙尼亚	欧元	0.1	0.2	0.2	0.2	0.2	0.2
芬兰	欧元	2.0	2.1	2.1	2.2	2.3	
法国	欧元	25.7	26.1	26.5	27.1	28.1	
德国	欧元	35.2	37.0	38.6	40.6	43.2	45.7
希腊	欧元	1.5	1.4	1.5	1.5	1.6	
匈牙利	匈牙利福林	253.0	264.7	285.3	299.3	350.0	
冰岛	冰岛克朗	20.3	21.8	23.8	25.9	28.0	31.2
爱尔兰	欧元	2.0	2.1	2.2	2.4	2.6	2.8
以色列	以色列新谢克尔	8.8	9.3	9.8	10.6	11.7	
意大利	欧元	14.8	15.1	15.4	15.6	16.0	16.8
日本	日元	5802.3	5893.7	5978.1	6120.3	5991.8	
韩国	韩元	12046.4	13007.0	14274.1	15667.4	16169.1	18060.9
拉脱维亚	欧元	0.2	0.2	0.2	0.2	0.2	

续 表

国家	单位	2016	2017	2018	2019	2020	2021
立陶宛	欧元	0.3	0.3	0.3	0.3	0.4	0.4
卢森堡	欧元	0.3	0.3	0.3	0.3	0.4	
墨西哥	墨西哥比索	111.8	119.7	126.6	133.2	145.8	
荷兰	欧元	7.3	7.5	7.8	8.3	8.9	
新西兰	新西兰元	2.5	2.6	2.8	2.9	3.2	
挪威	挪威克朗	32.8	34.0	35.6	37.5	38.7	41.8
波兰	兹罗提	12.2	13.1	13.4	14.8	15.2	17.3
葡萄牙	欧元	1.8	1.8	1.9	2.0	2.1	2.4
斯洛伐克	欧元	0.6	0.6	0.6	0.7	0.7	
斯洛文尼亚	欧元	0.3	0.4	0.4	0.4	0.4	
西班牙	欧元	10.0	10.4	10.8	11.4	12.0	
瑞典	瑞典克朗	47.9	49.9	52.8	54.7	57.3	61.6
瑞士	瑞士法郎	7.7	8.0	8.0	8.2	8.3	
土耳其	土耳其里拉	11.3	13.1	15.5	18.8	23.3	
英国	英镑	19.6	20.1	21.0	22.3	25.8	27.7
美国	美元	313.9	326.6	341.6	356.4	393.1	408.8
巴西	巴西雷亚尔	57.5	62.4	66.3	71.0		
印度	印度卢比	539.4	501.8	557.5	613.4		
印度尼西亚	印尼盾						
俄罗斯	俄罗斯卢布						
南非	兰特	38.5	40.6	43.2	46.3		

数据来源: https://stats.oecd.org/.

6-1-8 2016～2021 年 GDP 总金额（百亿）

国家	单位	2016	2017	2018	2019	2020	2021
澳大利亚	澳元	175.9	184.3	194.6	198.1	206.7	
奥地利	欧元	35.8	36.9	38.5	39.7	38.1	40.6
比利时	欧元	43.0	44.5	46.0	47.8	45.7	50.7
加拿大	加拿大元	202.6	214.1	223.6	231.1	220.7	249.3
智利	智利比索	16876.5	17931.5	18943.5	19581.6	20034.4	24063.3
哥伦比亚	哥伦比亚比索	86378.2	92047.1	98779.1	106006.8	99871.9	
哥斯达黎加	哥斯达黎加科朗	3205.6	3434.4	3601.5	3783.2	3635.6	3990.6
捷克	捷克克朗	479.7	511.1	541.1	579.2	570.9	610.8
丹麦	丹麦克朗	210.8	219.3	225.3	231.1	232.2	250.4
爱沙尼亚	欧元	2.2	2.4	2.6	2.8	2.7	3.1
芬兰	欧元	21.8	22.6	23.3	24.0	23.8	25.1
法国	欧元	223.4	229.7	236.3	243.8	231.0	250.1
德国	欧元	313.5	326.7	336.3	347.3	340.5	360.2
希腊	欧元	17.4	17.7	18.0	18.3	16.5	18.3
匈牙利	匈牙利福林	3620.7	3927.5	4338.6	4766.5	4841.2	5512.6
冰岛	冰岛克朗	251.2	264.2	284.4	304.4	293.8	325.1
爱尔兰	欧元	27.0	29.8	32.7	35.7	37.3	42.6
以色列	以色列新谢克尔	122.5	127.9	134.2	141.8	140.1	
意大利	欧元	169.6	173.7	177.1	179.7	166.1	178.2
日本	日元	54436.5	55307.3	55629.4	55849.1	53815.5	
韩国	韩元	174078.0	183569.8	189819.3	192449.8	194072.6	207165.8
拉脱维亚	欧元	2.5	2.7	2.9	3.1	2.9	3.3

国家	单位	2016	2017	2018	2019	2020	2021
立陶宛	欧元	3.9	4.2	4.6	4.9	5.0	5.5
卢森堡	欧元	5.6	5.8	6.0	6.2	6.5	7.2
墨西哥	墨西哥比索	2012.9	2193.4	2352.4	2445.3	2335.7	
荷兰	欧元	70.8	73.8	77.4	81.3	79.7	85.6
新西兰	新西兰元	27.1	29.1	30.6	32.4	32.7	
挪威	挪威克朗	309.8	329.5	355.4	356.3	341.0	414.2
波兰	兹罗提	186.3	199.0	212.2	229.3	233.9	262.2
葡萄牙	欧元	18.6	19.6	20.5	21.4	20.1	21.4
斯洛伐克	欧元	8.1	8.4	8.9	9.4	9.2	9.7
斯洛文尼亚	欧元	4.0	4.3	4.6	4.9	4.7	5.2
西班牙	欧元	111.4	116.2	120.3	124.4	112.2	120.5
瑞典	瑞典克朗	441.5	462.5	482.8	505.0	503.9	545.2
瑞士	瑞士法郎	68.5	69.4	71.9	72.7	70.6	74.3
土耳其	土耳其里拉	262.7	313.4	375.9	431.2	504.8	724.9
英国	英镑	201.7	209.7	217.4	225.5	215.0	231.7
美国	美元	1869.5	1948.0	2052.7	2137.3	2089.4	
巴西	巴西雷亚尔	626.9	658.5	700.4	738.9		
印度	印度卢比	15391.7	17090.0	18887.0	20351.0		
印度尼西亚	印尼盾	1240172.9	1358982.6	1483875.6	1583265.7	1543801.8	1697078.9
俄罗斯	俄罗斯卢布	8561.6	9184.3	10386.2	10924.2	10696.7	
南非	兰特	435.9	465.4	487.4	507.8	497.4	

数据来源：https://stats.oecd.org/.

6-1-9 2016～2021年卫生总费用占GDP比例（%）

国家	2016	2017	2018	2019	2020	2021
澳大利亚	10.1	10.1	10.1	10.2	10.6	
奥地利	10.4	10.4	10.3	10.5	11.5	12.2
比利时	10.8	10.8	10.8	10.7	10.8	
加拿大	11.0	10.9	10.8	11.0	12.9	11.7
智利	8.5	9.1	9.2	9.3	9.8	9.1
哥伦比亚	7.5	7.7	7.6	8.1	9.0	
哥斯达黎加	7.3	7.0	7.3	7.2	7.9	
捷克	7.1	7.4	7.5	7.6	9.2	
丹麦	10.3	10.1	10.1	10.1	10.5	10.8
爱沙尼亚	6.7	6.6	6.7	6.8	7.8	7.5
芬兰	9.4	9.1	9.0	9.2	9.5	
法国	11.5	11.4	11.2	11.1	12.2	
德国	11.2	11.3	11.5	11.7	12.8	12.8
希腊	8.4	8.1	8.1	8.2	9.5	
匈牙利	7.0	6.7	6.6	6.3	7.3	
冰岛	8.1	8.3	8.4	8.5	9.5	9.7
爱尔兰	7.4	7.1	6.9	6.7	7.1	6.7
以色列	7.2	7.2	7.3	7.5	8.3	
意大利	8.7	8.7	8.7	8.7	9.6	9.5
日本	10.7	10.7	10.7	11.0	11.1	
韩国	6.9	7.1	7.5	8.1	8.4	8.8
拉脱维亚	6.1	6.0	6.2	6.5	7.4	

国家	2016	2017	2018	2019	2020	2021
立陶宛	6.6	6.5	6.5	7.0	7.5	7.9
卢森堡	5.1	5.1	5.3	5.4	5.7	
墨西哥	5.6	5.5	5.4	5.4	6.2	
荷兰	10.3	10.1	10.0	10.2	11.2	
新西兰	9.2	9.0	9.0	9.0	9.7	
挪威	10.6	10.3	10.0	10.5	11.3	10.1
波兰	6.5	6.6	6.3	6.4	6.5	6.6
葡萄牙	9.4	9.3	9.4	9.5	10.5	11.2
斯洛伐克	7.0	6.8	6.7	6.9	7.3	
斯洛文尼亚	8.5	8.2	8.3	8.5	9.5	
西班牙	9.0	9.0	9.0	9.1	10.7	
瑞典	10.9	10.8	10.9	10.8	11.5	11.4
瑞士	11.3	11.5	11.2	11.3	11.8	
土耳其	4.3	4.2	4.1	4.4	4.6	
英国	9.7	9.6	9.7	9.9	12.0	11.9
美国	16.8	16.8	16.6	16.7	18.8	17.8
巴西	9.2	9.5	9.5	9.6		
印度	3.5	2.9	3.0	3.0		
印度尼西亚					8.5	
俄罗斯						
南非	8.8	8.7	8.9	9.1	7.8	

数据来源：https://stats.oecd.org/.

6-1-10 2016～2021年新生儿死亡率（‰）

国家	2016	2017	2018	2019	2020	2021
澳大利亚	2.3	2.4	2.3	2.4	2.4	
奥地利	2.3	2.0	2.0	2.3	2.5	
比利时	2.2	2.3	2.4	2.5		
加拿大	3.4	3.5	3.5	3.3	3.5	
智利	5.2	5.5	5.0	4.8	4.3	
哥伦比亚	7.0	6.9	6.9	6.9		
哥斯达黎加	6.2	6.1	6.4	6.2	5.8	
捷克	1.7	1.8	1.6	1.6	1.6	
丹麦	2.6	3.1	2.8	2.4	2.7	
爱沙尼亚	1.4	1.4	0.9	0.9	0.9	
芬兰	1.3	1.5	1.6	1.4	1.3	
法国	2.6	2.8	2.7	2.7	2.6	
德国	2.4	2.3	2.3	2.3	2.2	
希腊	2.8	2.3	2.4	2.6	2.3	
匈牙利	2.5	2.2	2.1	2.2	2.1	
冰岛	0.5	2.2	1.2	0.7	1.8	
爱尔兰	2.3	2.3				
以色列	2.0	2.0	2.0	2.0	1.6	
意大利	2.0	2.0	2.0	1.7		
日本	0.9	0.9	0.9	0.9	0.8	
韩国	1.6	1.5	1.6	1.5	1.3	
拉脱维亚	2.5	3.2	1.8	2.2	2.4	

国家	2016	2017	2018	2019	2020	2021
立陶宛	2.5	1.7	2.2	2.2	1.9	
卢森堡	3.0	2.1	3.0	4.2	3.9	
墨西哥	7.4	7.5	7.4	7.3	7.9	
荷兰	2.6	2.7	2.5	2.7	2.9	
新西兰	2.8	3.3	3.0			
挪威	1.5	1.6	1.7	1.4	1.3	
波兰	2.9	2.8	2.8	2.7	2.6	
葡萄牙	2.3	1.8	2.2	1.9	1.7	
斯洛伐克	2.9	2.6	3.0	3.2	3.1	
斯洛文尼亚	1.4	1.3	1.4	1.3	1.4	
西班牙	1.9	1.9	1.9	1.8	1.8	
瑞典	1.5	1.6	1.3	1.4	1.7	
瑞士	3.0	2.8	2.7	2.7	3.0	2.7
土耳其	6.2	5.8	5.9	5.7	5.5	
英国	2.8	2.8	2.8	2.8	2.7	
美国	3.9	3.9	3.8	3.7	3.6	
巴西	10.0	9.3	9.2	8.9	8.7	
印度	24.8	23.7	22.7	21.4	20.3	
印度尼西亚	13.6	13.1	12.6	12.2	11.7	
俄罗斯	3.5	3.2	2.9	2.6	2.3	
南非	11.1	11.1	11.0	10.8	10.6	

数据来源：https://stats.oecd.org/.

6-1-11 2016～2021年婴儿死亡率（‰）

国家	2016	2017	2018	2019	2020	2021
澳大利亚	3.1	3.3	3.1	3.3	3.2	
奥地利	3.1	2.9	2.7	2.9	3.1	
比利时	3.2	3.6	3.8	3.7	3.3	
加拿大	4.5	4.5	4.7	4.4	4.5	
智利	7.0	7.1	6.6	6.5	5.6	
哥伦比亚	18.7	18.2	17.3	17.0	16.8	16.5
哥斯达黎加	7.9	7.9	8.4	8.2	7.9	
捷克	2.8	2.7	2.6	2.6	2.3	
丹麦	3.1	3.8	3.7	3.0	3.2	
爱沙尼亚	2.3	2.3	1.6	1.6	1.4	
芬兰	1.9	2.0	2.1	2.1	1.8	
法国	3.7	3.9	3.8	3.8	3.6	3.6
德国	3.4	3.3	3.2	3.2	3.1	
希腊	4.2	3.5	3.5	3.7	3.2	
匈牙利	3.9	3.5	3.3	3.6	3.4	
冰岛	0.7	2.7	1.7	1.1	2.9	
爱尔兰	3.0	3.0	2.9	2.8	3.0	
以色列	3.1	3.1	3.0	3.0	2.5	
意大利	2.8	2.7	2.8	2.4	2.4	
日本	2.0	1.9	1.9	1.9	1.8	
韩国	2.8	2.8	2.8	2.7	2.5	
拉脱维亚	3.7	4.1	3.2	3.4	3.5	

续 表

国家	2016	2017	2018	2019	2020	2021
立陶宛	4.5	3.0	3.4	3.3	2.8	
卢森堡	3.8	3.2	4.3	4.7	4.5	
墨西哥	13.4	13.5	12.9	13.1	13.8	
荷兰	3.5	3.6	3.5	3.6	3.8	
新西兰	4.2	4.7	4.3			
挪威	2.2	2.2	2.3	2.0	1.6	
波兰	4.0	4.0	3.8	3.8	3.6	
葡萄牙	3.2	2.7	3.3	2.8	2.4	
斯洛伐克	5.4	4.5	5.0	5.1	5.1	
斯洛文尼亚	2.0	2.1	1.7	2.1	2.2	
西班牙	2.7	2.7	2.7	2.6	2.6	
瑞典	2.5	2.4	2.0	2.1	2.4	
瑞士	3.6	3.5	3.3	3.3	3.6	3.2
土耳其	9.7	9.0	9.2	9.0	8.5	
英国	3.8	3.9	3.9	3.7	3.6	
美国	5.9	5.8	5.7	5.6	5.4	
巴西	14.0	13.4	13.1	13.3	12.2	
印度	33.1	31.4	29.8	28.3	27.0	
印度尼西亚	22.4	21.6	20.8	20.2	19.5	
俄罗斯	6.0	5.6	5.1	4.9		
南非	28.0	27.6	26.9	26.3	25.8	

数据来源: https://stats.oecd.org/.

6-1-12 2016～2021年围生期死亡率（1/10万）

国家	2016	2017	2018	2019	2020	2021
澳大利亚	3.7	3.9	3.5	3.9	4.1	
奥地利	5.2	4.9	4.8	5.0	5.8	
比利时	6.0	7.1	6.9	6.6		
加拿大	5.7	5.8	5.8	5.7	5.6	
智利	7.5	7.3	7.0	6.6	5.9	
哥伦比亚	10.2	10.6	10.8	11.0		
哥斯达黎加						
捷克	3.8	3.8	3.4	3.6	3.9	
丹麦	4.4	5.1	4.1			
爱沙尼亚	3.5	3.8	2.7	2.9	2.3	
芬兰	3.2	3.0	3.4	3.3	2.9	
法国	10.7	10.8	10.6	10.4		
德国	5.6	5.6	5.6	5.9	5.8	
希腊	4.7	5.1	5.5	5.1	6.8	
匈牙利	5.8	6.0	5.7	5.6	5.6	
冰岛	2.5	3.4	2.1	2.9	3.3	
爱尔兰	5.7	5.2	5.4	5.6		
以色列	5.1	4.9	5.0	4.6	4.4	
意大利	4.1	4.1	4.0	3.9		
日本	2.4	2.4	2.2	2.3	2.1	
韩国	2.8	2.7	2.8	2.7	2.5	
拉脱维亚	5.1	4.9	4.3	4.1	4.6	

国家	2016	2017	2018	2019	2020	2021
立陶宛	5.9	4.9	5.4	5.4	4.4	
卢森堡	8.1	8.1	8.9	11.6	10.1	
墨西哥	11.3	11.2	10.9	11.7	13.6	
荷兰	4.8	4.8	4.9	5.1		
新西兰	5.5	5.6	5.3			
挪威	3.5	3.5	3.8	3.0	2.8	
波兰	4.0	4.1	4.4	4.3	4.2	
葡萄牙	3.7	3.3	4.2	3.5	3.4	
斯洛伐克	4.4	4.5	4.9	5.0	5.2	
斯洛文尼亚	4.2	3.6	2.8	2.7	3.7	
西班牙	4.4	4.4	4.4	4.4	4.2	
瑞典	4.7	4.6	4.7	4.2	4.3	
瑞士	6.7	6.5	6.6	6.3	6.4	6.7
土耳其	11.4	11.0	11.0	10.8	10.6	
英国	5.0	6.3	6.2	6.1	6.0	
美国	6.0	5.9	5.8	5.7	5.5	
巴西						
印度						
印度尼西亚						
俄罗斯						
南非						

数据来源: https://stats.oecd.org/.

6-1-13　2016～2020 年孕产妇死亡率（1/10 万）

国家	2016	2017	2018	2019	2020	2021
澳大利亚	3.9	1.9	4.8	3.9	2.0	
奥地利	5.7	2.3	7.1	5.9	2.4	
比利时	4.1					
加拿大	6.3	6.6	8.6	7.5	8.4	
智利	9.0	17.3	13.5	10.9	22.1	
哥伦比亚	51.3	51.0	45.3	50.7	34.4	
哥斯达黎加	28.6	23.3	16.1	20.2		
捷克	7.1	7.0	4.4	4.5		
丹麦	3.2	1.6	1.6		7.7	
爱沙尼亚	14.4				4.3	
芬兰	5.6	8.0	4.2	10.9		
法国					3.6	
德国	2.9	2.8	3.2	3.2		
希腊	6.5	11.3	4.6	7.2	15.2	
匈牙利	11.8	15.3	10.0	11.2	3.3	
冰岛						
爱尔兰	6.2	1.6			2.8	
以色列	2.2	2.7	3.3	3.3		
意大利	2.8	3.5	2.5	2.9	2.7	
日本	3.7	3.8	3.6	3.7	11.8	
韩国	8.4	7.8	11.3	9.9	22.9	
拉脱维亚	23.0	4.8	15.7	37.6		

国家	2016	2017	2018	2019	2020	2021
立陶宛	6.5	7.0	14.2	11.0		
卢森堡		32.4			54.0	
墨西哥	37.2	35.0	34.6	34.2	1.2	
荷兰	3.4	1.8	3.0	5.3		
新西兰	1.7	6.6	13.6		3.7	
挪威			1.8		2.5	
波兰	2.4	2.2	1.3	1.1		
葡萄牙	8.0	12.8	17.2	11.5	1.8	
斯洛伐克	6.9	5.2	3.5			
斯洛文尼亚	5.0	5.0			2.9	
西班牙	3.7	3.3	1.9	1.7	7.0	
瑞典	2.5	4.3	4.3	3.5		
瑞士	4.6	5.7	6.8	7.0	13.1	
土耳其	14.7	14.5	13.6	13.1		
英国	6.6	6.5			23.8	
美国			17.4	20.1		
巴西						
印度						
印度尼西亚						
俄罗斯						
南非						

数据来源：https://stats.oecd.org/.

6-1-14 2016～2020可避免死亡人口数（人）

国家	2016	2017	2018	2019	2020
澳大利亚	24108	24762	24758	25861	24492
奥地利	12228	11937	12115	11897	13156
比利时	14997	14789	14772		
加拿大	47056	48702	47011	46782	
智利	21352	20865	20286		
哥伦比亚	57958	58447	60423	61360	
哥斯达黎加	5220	5010	5365	5524	6439
捷克	19620	20068	20095	19494	22744
丹麦	8737	8456	8035		
爱沙尼亚	2917	2875	2978	2767	3056
芬兰	8559	8438	8498		
法国	75092				
德国	119266	117524	118857	115278	123590
希腊	14175	14263	14267	14326	
匈牙利	30264	30594	30516	29655	
冰岛	344	336	323	302	293
爱尔兰			4948		
以色列	4955	4922	5099		
意大利	63442	63513			
日本	146364	142376	138927	134500	
韩国	62084	58891	58198	57420	
拉脱维亚	5896	5747	5732	5227	5582

国家	2016	2017	2018	2019	2020
立陶宛	8701	7913	7516	7411	8920
卢森堡	599	577		557	
墨西哥	189637	197229	200741	206154	392548
荷兰	20758	20372	20802	20273	23663
新西兰	5168				
挪威	5644				
波兰	72777	74666	77092	77643	
葡萄牙	13688	13639	13805		
斯洛伐克	11275	11244	11586	11248	
斯洛文尼亚	3476	3512	3414	3429	4063
西班牙	48431	48465	48321	47710	62285
瑞典	11001	10894	10908		
瑞士	8111	8096	8119		
土耳其	86714			76507	
英国	86916	86257	88003	86683	
美国	596511	609254	607005	608625	811300
巴西	347154	347053	339881	333764	
印度					
印度尼西亚					
俄罗斯					
南非		141855	140072	140431	

注：可避免死亡指通过有效的公共卫生和初级预防措施，在疾病、伤害发生之前，通过减少发病率可以避免的死亡。

数据来源：https://stats.oecd.org/.

6-1-15　2016～2020 可避免死亡率（‰）

国家	2016	2017	2018	2019	2020
澳大利亚	1.3	1.3	1.1	1.3	1.0
奥地利	1.3	1.3	1.3	1.2	1.3
比利时	1.3	1.2	1.2		
加拿大	1.2	1.2	1.2	1.1	
智利	1.4	1.3	1.2		
哥伦比亚	1.5	1.5	1.5	1.5	
哥斯达黎加	1.3	1.2	1.3	1.3	1.5
捷克	1.6	1.6	1.6	1.6	1.8
丹麦	1.4	1.3	1.2		
爱沙尼亚	2.1	2.6	2.1	2.0	2.2
芬兰	1.4	1.3	1.3		
法国	1.1				
德国	1.3	1.3	1.3	1.2	1.3
希腊	1.2	1.2	1.2	1.2	
匈牙利	2.7	2.7	2.7	2.6	
冰岛	1.1	1.3	1.0	0.9	0.8
爱尔兰			1.9		
以色列	0.8	0.7	0.7		
意大利	0.9	0.9			
日本	0.9	0.9	0.9	0.9	
韩国	1.2	1.1	1.7	1.3	
拉脱维亚	2.8	2.7	2.7	2.5	2.6

国家	2016	2017	2018	2019	2020
立陶宛	2.9	2.6	2.5	2.4	2.9
卢森堡	1.9	1.3		0.9	
墨西哥	2.3	2.3	2.2	2.2	4.4
荷兰	1.9	1.5	1.3	1.0	1.1
新西兰	1.1				
挪威	1.5				
波兰	1.8	1.8	1.8	1.8	
葡萄牙	1.2	1.2	1.2		
斯洛伐克	2.0	2.0	2.0	1.9	
斯洛文尼亚	1.5	1.5	1.5	1.4	1.6
西班牙	1.0	1.0	1.0	0.9	1.2
瑞典	1.0	1.0	1.0		
瑞士	0.9	0.9	0.9		
土耳其	1.6			1.3	
英国	1.3	1.3	1.3	1.2	
美国	1.9	1.9	1.8	1.8	2.4
巴西	2.7	2.2	2.0	1.9	
印度					
印度尼西亚					
俄罗斯					
南非	3.5	3.4	3.4		

注：可避免死亡指通过有效的公共卫生和初级预防措施，在疾病、伤害发生之前，通过减少发病率可以避免的死亡。

数据来源：https：//stats.oecd.org/.

6-1-16　2016～2021 年每百万人口医院数

国家	2016	2017	2018	2019	2020	2021
澳大利亚	55.93	54.59	54.20	53.38		
奥地利	31.71	31.26	30.31	29.84	29.94	30.00
比利时	15.62	15.38	15.23	14.27	14.13	14.11
加拿大	19.99	19.76	19.29	18.86	18.46	
智利	19.60	19.44	18.83	18.63	17.83	16.36
哥伦比亚	215.35	213.14	211.14	211.12	214.08	
哥斯达黎加	8.79	8.69	8.79	8.70	8.61	8.52
捷克	24.61	24.35	24.08	24.18	24.58	24.76
丹麦						
爱沙尼亚	22.80	22.77	22.69	22.61	21.81	
芬兰	47.68	44.84	43.69	43.28	45.03	
法国	45.94	45.52	45.30	44.64	44.23	
德国	37.64	37.31	36.80	36.42	36.15	
希腊	25.98	25.76	25.25	25.18		
匈牙利	17.12	16.86	16.67	16.68	16.72	
冰岛	23.85	23.30	22.68	22.19	21.83	
爱尔兰	18.08	17.89	17.67	17.43	17.25	
以色列	9.83	9.64	9.46	9.28	9.12	9.08
意大利	17.98	17.56	17.53	17.68	17.92	
日本	66.51	66.39	66.21	65.79	65.31	
韩国	73.96	75.68	76.07	77.66	79.21	
拉脱维亚	33.17	32.44	32.17	31.87	31.57	

国家	2016	2017	2018	2019	2020	2021
立陶宛	32.42	32.88	33.91	33.64	27.91	
卢森堡	20.57	16.77	16.45	16.13	15.86	15.75
墨西哥	36.46	36.58	36.94	37.19	38.41	38.73
荷兰	31.36	31.87	31.86	32.75	35.43	
新西兰	33.73	33.65	33.67	32.13	31.24	31.29
挪威						
波兰	28.02	33.55	33.60	32.56	32.64	
葡萄牙	21.79	21.84	22.37	23.33	23.40	
斯洛伐克	24.49	24.08	23.87	23.65	24.18	
斯洛文尼亚	14.04	14.03	13.98	13.89	13.79	13.75
西班牙	16.44	16.72	16.71	16.48	16.28	
瑞典	33.80	33.25	33.00	32.77	31.95	
瑞士						
土耳其	19.05	18.90	18.84	18.62	18.40	
英国	29.28	29.07	28.75	29.61	28.64	
美国	17.13	19.10	18.80	18.55		
巴西						
印度						
印度尼西亚						
俄罗斯						
南非						

数据来源: https://stats.oecd.org/.

6-1-17 2016～2021年千人口床位数（张）

国家	2016	2017	2018	2019	2020	2021
澳大利亚	3.84					
奥地利	7.42	7.37	7.27	7.19	7.05	
比利时	5.76	5.66	5.62	5.57	5.53	5.51
加拿大	2.60	2.53	2.55	2.52	2.55	
智利	2.12	2.11	2.06	2.03	2.01	1.95
哥伦比亚	1.68	1.70	1.71	1.74	1.69	
哥斯达黎加	1.15	1.14	1.11	1.10	1.15	1.17
捷克	6.66	6.63	6.62	6.58	6.50	
丹麦	2.60	2.61	2.61	2.59	2.59	2.52
爱沙尼亚	4.69	4.61	4.53	4.53	4.46	
芬兰	3.97	3.75	3.61	3.35	2.83	
法国	6.06	5.98	5.89	5.83	5.73	
德国	8.06	8.00	7.98	7.91	7.82	
希腊	4.20	4.21	4.20	4.18		
匈牙利	7.00	7.02	6.95	6.91	6.76	6.82
冰岛	3.13	3.06	2.87	2.80	2.84	
爱尔兰	2.95	2.97	2.97	2.88	2.89	
以色列	2.99	3.01	2.97	2.97	2.92	2.91
意大利	3.17	3.18	3.14	3.16	3.19	
日本	13.11	13.05	12.98	12.84	12.63	
韩国	11.99	12.29	12.44	12.43	12.65	
拉脱维亚	5.72	5.57	5.49	5.42	5.29	

国家	2016	2017	2018	2019	2020	2021
立陶宛	6.69	6.56	6.43	6.35	6.01	
卢森堡	4.81	4.66	4.51	4.26	4.19	4.18
墨西哥	0.99	0.98	0.97	0.95	0.99	
荷兰	3.41	3.28	3.18	3.02	2.91	
新西兰	2.72	2.70	2.59	2.54	2.49	2.67
挪威	3.68	3.60	3.53	3.47	3.40	
波兰	6.64	6.62	6.54	6.17	6.19	
葡萄牙	3.39	3.39	3.44	3.51	3.53	
斯洛伐克	5.78	5.82	5.70	5.76	5.68	
斯洛文尼亚	4.49	4.50	4.43	4.43	4.28	
西班牙	2.97	2.97	2.97	2.95	2.95	
瑞典	2.34	2.21	2.13	2.07	2.05	
瑞士	4.69	4.65	4.63	4.59	4.48	
土耳其	2.75	2.81	2.85	2.88	3.01	
英国	2.57	2.54	2.50	2.45	2.43	2.34
美国	2.77	2.86	2.83	2.80		
巴西	2.34	2.32	2.28	2.26	2.45	2.47
印度	0.48	0.53				
印度尼西亚	0.99	1.04				
俄罗斯	8.16	8.05	7.99	8.00		
南非						

数据来源: https://stats.oecd.org/.

6-1-18　2016～2021年千人口执业医师数（人）

国家	2016	2017	2018	2019	2020	2021
澳大利亚	3.58	3.68	3.75	3.83	3.90	
奥地利	5.13	5.18	5.24	5.32	5.35	5.45
比利时	3.07	3.08	3.13	3.16	3.21	
加拿大	2.62	2.66	2.72	2.74	2.73	2.77
智利						
哥伦比亚						
哥斯达黎加						
捷克			4.04	4.07	4.10	
丹麦	4.00	4.11	4.20	4.25		
爱沙尼亚	3.46	3.47	3.48	3.47	3.48	
芬兰	3.42	3.46	3.48			
法国	3.12	3.14	3.14	3.16	3.17	
德国	4.19	4.25	4.31	4.39	4.47	4.53
希腊						
匈牙利	3.21	3.32	3.38	3.49	3.14	3.28
冰岛	3.85	3.87	3.89	3.89		
爱尔兰	3.19	3.26	3.28	3.32	3.46	4.05
以色列	3.08	3.14	3.22	3.29	3.31	
意大利	3.95	3.99	3.98	4.05	4.00	4.13
日本	2.43		2.49		2.60	
韩国	2.29	2.35	2.39	2.46	2.51	
拉脱维亚	3.21	3.21	3.30	3.27	3.34	

国家	2016	2017	2018	2019	2020	2021
立陶宛	4.47	4.56	4.60	4.57	4.48	
卢森堡	2.88	2.98				
墨西哥	2.34	2.40	2.44	2.44	2.41	
荷兰	3.54	3.60	3.67	3.75	3.83	
新西兰	3.12	3.25	3.31	3.38	3.43	3.53
挪威	4.58	4.73	4.86	4.97	5.09	5.18
波兰	2.42	2.38				
葡萄牙						
斯洛伐克						
斯洛文尼亚	3.01	3.10	3.18	3.26	3.30	
西班牙	3.82	3.88	4.02	4.40	4.58	
瑞典	4.23	4.27	4.32	4.29		
瑞士	4.25	4.30	4.34	4.35	4.39	4.45
土耳其						
英国	2.78	2.81	2.84	2.95	3.03	3.18
美国	2.59	2.61	2.61	2.64		
巴西	1.79	1.86	1.90	1.97	2.05	2.15
印度	0.76	0.78	0.85	0.90		
印度尼西亚		0.38	0.43	0.47	0.63	
俄罗斯	3.94	4.04	4.09	4.16		
南非	0.77	0.78	0.75	0.79		

数据来源: https://stats.oecd.org/.

6-1-19 2016～2021年千人口药师数（人）

国家	2016	2017	2018	2019	2020	2021
澳大利亚	0.87	0.88	0.88	0.89	0.91	
奥地利	0.71	0.71	0.72	0.73	0.73	
比利时	1.22	1.24	1.25	1.27	1.29	
加拿大	1.01	1.03	1.03	1.04	1.04	
智利						
哥伦比亚						
哥斯达黎加						
捷克	0.68	0.69	0.69	0.72	0.71	
丹麦	0.52	0.53	0.54	0.44		
爱沙尼亚	0.73	0.73	0.72	0.72	0.73	
芬兰	1.01	1.03	1.03			
法国	1.05	1.04	1.03	1.03	1.02	
德国	0.64	0.65	0.66	0.67	0.67	
希腊						
匈牙利	0.75	0.77	0.80	0.83	0.78	
冰岛	0.49	0.50	0.52	0.54	0.57	
爱尔兰				1.07		
以色列	0.72	0.76	0.87	0.94	0.90	
意大利	1.16	1.17	1.19	1.26	1.24	1.24
日本	1.81		1.90		1.99	
韩国	0.66	0.72	0.73	0.75	0.77	
拉脱维亚	0.84	0.95	0.86	0.84	0.87	0.87

国家	2016	2017	2018	2019	2020	2021
立陶宛		0.99	1.03	1.03	1.03	
卢森堡	0.70	0.70				
墨西哥						
荷兰	0.21	0.21	0.21	0.21	0.22	
新西兰	0.67	0.66	0.70	0.70	0.72	0.72
挪威	0.79	0.81	0.83	0.86	0.88	0.92
波兰	0.77	0.77				
葡萄牙	0.85	0.91	0.91	0.93	0.95	
斯洛伐克						
斯洛文尼亚	0.66	0.69	0.71	0.73	0.74	
西班牙	1.21	1.16	1.19	1.23	1.32	
瑞典	0.77	0.77	0.79	0.79		
瑞士	0.70	0.70	0.69	0.67		
土耳其						
英国	0.86	0.85	0.86	0.87	0.85	
美国						
巴西						
印度						
印度尼西亚						
俄罗斯						
南非						

数据来源: https://stats.oecd.org/.

6-1-20 2016～2021 年千人口护士数（人）

国家	2016	2017	2018	2019	2020	2021
澳大利亚	11.57	11.68	11.92	12.22	12.26	
奥地利	6.77	6.85	6.87	10.37	10.48	
比利时	10.96	11.22	11.07			
加拿大	9.96	10.00	9.95	9.98	16.00	
智利						
哥伦比亚						
哥斯达黎加						
捷克	7.93	8.50	8.52	8.56	8.66	
丹麦	9.95	13.00	10.10	10.13		
爱沙尼亚	6.10	6.19	6.29	6.24	6.38	
芬兰	12.98	13.27	13.57			
法国						
德国	10.87	11.08	11.52	11.79	12.06	
希腊	3.25	3.31	3.37	3.38		
匈牙利	6.44	6.51	6.62	6.62	6.58	6.59
冰岛	14.22	14.50	14.67	15.36	15.63	
爱尔兰						12.80
以色列	4.99	5.08	5.03	5.01	5.14	
意大利	5.57	5.80	5.74	6.16	6.28	6.26
日本	11.34		11.76		12.10	
韩国	6.83	6.95	7.24	7.93	8.37	
拉脱维亚	4.64	4.57	4.35	4.39	4.18	

国家	2016	2017	2018	2019	2020	2021
立陶宛	7.70	7.71	7.78	7.74	7.81	
卢森堡	11.72	11.72				
墨西哥	2.87	2.87	2.87	2.85	2.91	
荷兰	10.67	10.94	11.16	10.77	11.08	
新西兰	10.24	10.13	10.21	10.24	10.60	10.91
挪威	17.48	17.66	17.71	17.88	18.01	18.37
波兰	5.16	5.10				
葡萄牙						
斯洛伐克						
斯洛文尼亚	9.65	9.92	10.14	10.28	10.47	
西班牙	5.51	5.74	5.87	5.89	6.10	
瑞典	10.95	10.92	10.88	10.85		
瑞士	17.02	17.23	17.59	17.96	18.37	
土耳其						
英国						
美国						
巴西	1.08	1.14	1.21	1.27	1.42	1.55
印度	1.50	1.53	1.57			
印度尼西亚		1.32	1.70	2.17	2.28	
俄罗斯	8.46	8.47	8.46	8.48		
南非	1.31	1.31	1.22	1.10	1.03	

数据来源：https://stats.oecd.org/.

6-1-21　2016～2021年千人口口腔医师数（人）

国家	2016	2017	2018	2019	2020	2021
澳大利亚	0.59	0.59	0.60	0.61	0.61	
奥地利	0.57	0.57	0.57	0.58	0.58	
比利时	0.75	0.75	0.75	0.76	0.77	
加拿大	0.64	0.64	0.66	0.65	0.65	
智利						
哥伦比亚						
哥斯达黎加						
捷克	0.75	0.75	0.74	0.73	0.74	
丹麦	0.74	0.72	0.72	0.72		
爱沙尼亚	0.96	0.96	0.97	0.98	1.00	
芬兰	0.73	0.72	0.72			
法国	0.62	0.62	0.62	0.63	0.63	
德国	0.86	0.86	0.86	0.86	0.86	
希腊						
匈牙利	0.62	0.67	0.70	0.73	0.67	
冰岛	0.83	0.81	0.82	0.79	0.79	
爱尔兰	0.76	0.69	0.77	0.83	0.87	
以色列						
意大利	0.80	0.82	0.83	0.87	0.87	0.86
日本	0.80		0.81		0.83	
韩国	0.47	0.49	0.50	0.51	0.52	
拉脱维亚	0.72	0.71	0.71	0.71	0.72	

国家	2016	2017	2018	2019	2020	2021
立陶宛	0.97	1.00	1.03	1.05	1.11	
卢森堡	0.94	0.97				
墨西哥	0.14	0.14	0.12	0.13	0.11	
荷兰	0.51	0.55	0.56	0.57	0.57	
新西兰						0.52
挪威	0.89	0.90	0.90	0.91	0.91	0.93
波兰	0.35	0.35				
葡萄牙						
斯洛伐克						
斯洛文尼亚	0.69	0.70	0.72	0.72	0.75	
西班牙						
瑞典	0.81	0.81	0.81	0.78		
瑞士	0.50	0.52	0.51	0.41		
土耳其						
英国	0.53	0.53	0.53	0.53	0.54	0.51
美国						
巴西						
印度						
印度尼西亚						
俄罗斯						
南非						

数据来源：https://stats.oecd.org/.

6-1-22　2016～2021年长期护理人员数（人）

国家	2016	2017	2018	2019	2020	2021
澳大利亚	228069				306181	
奥地利	65420	66751	68211	69291	69885	
比利时						
加拿大	217916	220176	223329	226824	232142	
智利						
哥伦比亚						
哥斯达黎加						
捷克						
丹麦	86255	87003	87245	86653		
爱沙尼亚	13765	13578	13644	14173	14331	
芬兰						
法国						
德国		918620		974138		
希腊						
匈牙利	39722	39565	35314	35045	36038	
冰岛						
爱尔兰	25441	25981	26383	26179	26271	26589
以色列	106100	105600	104500	103900	111500	128300
意大利						
日本	2028341	2071008	2382115	2411446	2430685	
韩国	235168	255497	287071	332332	366261	
拉脱维亚	6333	6293	6341	6489	6617	

国家	2016	2017	2018	2019	2020	2021
立陶宛						
卢森堡						
墨西哥						
荷兰	247000	239000	255000	264000	266000	
新西兰						
挪威	108194	110972	111820	113766	114566	115593
波兰	15769	16454	17266	18405	18750	19489
葡萄牙						
斯洛伐克	11635	10220	13146	12301		
斯洛文尼亚						
西班牙	391589	413266	425174	441300	443836	454655
瑞典	240909	243524	242782	241418	239802	
瑞士	120954	124747	127647	131141	134580	
土耳其						
英国						
美国	2791842	2817369	2861973	2807279	2602513	
巴西						
印度						
印度尼西亚						
俄罗斯						
南非						

数据来源：https://stats.oecd.org/.

6-1-23　2016～2021年每百名65岁及以上老人可获得的长期护理人员数（人）

国家	2016	2017	2018	2019	2020	2021
澳大利亚	6.2				7.3	
奥地利	4.1	4.1	4.1	4.2	4.1	
比利时						
加拿大	3.7	3.6	3.5	3.4	3.4	
智利						
哥伦比亚						
哥斯达黎加						
捷克						
丹麦	8.0	7.9	7.8	7.6		
爱沙尼亚	5.5	5.3	5.3	5.4	5.4	
芬兰						
法国						
德国		5.2		5.4		
希腊						
匈牙利	2.2	2.2	1.9	1.9	1.9	
冰岛						
爱尔兰	4.1	4.0	3.9	3.8	3.7	3.6
以色列	11.1	10.6	10.1	9.7	1	11.2
意大利						
日本	5.9	5.9	6.7	6.7	6.7	
韩国	3.5	3.6	3.9	4.3	4.5	
拉脱维亚						

国家	2016	2017	2018	2019	2020	2021
立陶宛						
卢森堡	7.7	7.5	7.4	7.3	7.3	
墨西哥						
荷兰	8.0	7.6	7.9	8.0	7.8	
新西兰			6.8			
挪威	12.7	12.7	12.5	12.4	12.2	12.0
波兰						
葡萄牙	0.7	0.8	0.8	0.8	0.8	0.8
斯洛伐克	1.5	1.3	1.6	1.4		
斯洛文尼亚						
西班牙	4.5	4.7	4.7	4.8	4.8	4.9
瑞典	12.4	12.3	12.1	11.9	11.6	
瑞士	8.1	8.2	8.2	8.3	8.4	
土耳其						
英国						
美国	5.7	5.6	5.5	5.2	4.8	
巴西						
印度						
印度尼西亚						
俄罗斯						
南非						

数据来源: https://stats.oecd.org/.

6-1-24 2016～2021 年人均门诊次数（人次）

国家	2016	2017	2018	2019	2020	2021
澳大利亚	7.0	7.1	7.3	7.3	6.8	6.1
奥地利	6.6	6.5	6.6	6.6	5.8	
比利时	6.9	7.0	7.2	7.3	6.2	
加拿大	6.6	6.6	6.5	6.6		
智利	3.6	3.8	2.8	2.9	2.2	
哥伦比亚	1.3	1.9	2.2	2.6		
哥斯达黎加	2.2	2.2	2.2	2.3	1.9	
捷克	7.7	7.7	7.9	7.9	7.3	
丹麦	4.1	4.1	4.1	3.9	4.0	3.8
爱沙尼亚	6.3	5.9	5.6	5.5	4.1	
芬兰	4.3	4.4	4.4	4.4	4.2	
法国	6.1	5.9	5.9	5.8	5.0	
德国	1.0	9.9	9.9	9.8	9.5	
希腊		3.5	3.3	3.5	2.7	2.7
匈牙利	11.1	10.9	10.7	10.7	9.7	
冰岛						
爱尔兰	5.7	5.7	5.0	5.8		
以色列	8.5	8.4	8.2	8.1	6.7	7.1
意大利	9.9	10.1	10.3	10.4	5.2	
日本	12.6	12.6	12.5	12.4		
韩国	17.1	16.7	16.9	17.2	14.7	
拉脱维亚	5.9	6.1	6.0	6.1	5.1	

国家	2016	2017	2018	2019	2020	2021
立陶宛	9.2	9.5	9.9	9.5	6.3	
卢森堡	6.0	5.7	5.8	5.6	4.4	
墨西哥	2.6	2.5	2.4	2.3	2.1	
荷兰	8.8	8.3	9.0	8.8	8.4	
新西兰		3.8				
挪威	4.4	4.5	4.5	4.4	3.7	3.9
波兰	7.5	7.6	7.6	7.7	6.8	
葡萄牙						
斯洛伐克	11.4	10.9	10.9	11.1	10.1	
斯洛文尼亚	6.7	6.6	6.6	6.7	5.2	
西班牙		7.3			5.3	
瑞典	2.8	2.8	2.7	2.6	2.2	
瑞士		4.3				
土耳其	8.6	8.9	9.5	9.8	7.2	
英国						
美国						
巴西	2.4	2.3	2.0	2.0	1.4	1.6
印度						
印度尼西亚						
俄罗斯	9.7	9.7	9.8	9.9		
南非						

注：门诊访问量不包含电话和电子邮件咨询、实验室检查、口腔医师和护士访问。

数据来源：https://stats.oecd.org/.

6-1-25　2016～2021 年出院率（%）

国家	2016	2017	2018	2019	2020	2021
澳大利亚	18.7	18.5	18.4	17.4		
奥地利	25.3	24.9	24.7	24.3	20.2	
比利时	16.9	16.8	16.8	16.7	13.9	
加拿大	8.5	8.5	8.4	8.3	7.2	
智利	9.0	8.9	8.9	8.6	6.8	
哥伦比亚	2.6	3.3				
哥斯达黎加	5.4	5.3	5.1	5.0	4.0	
捷克	2.0	19.8	19.6	19.1	16.1	
丹麦	14.5					
爱沙尼亚	16.0	15.6	15.6	15.4	13.5	
芬兰	16.8	16.4	16.4		14.3	
法国	18.8	18.6	18.5	18.3	16.1	
德国	25.7	25.5	25.2	25.3	21.9	
希腊						
匈牙利	19.9	19.5	19.3	19.1	14.7	
冰岛	11.5	11.5		10.6		
爱尔兰	13.5	13.3	13.4	13.2	11.4	
以色列	15.6	15.4	15.3	15.1	13.6	
意大利	11.7	11.6	11.4	11.3	9.3	
日本		13.3				
韩国	17.1	16.9	16.9	17.7	15.4	
拉脱维亚	17.3	16.6	16.4	16.2	13.9	

国家	2016	2017	2018	2019	2020	2021
立陶宛	22.8	22.5	22.2	22.0	15.8	
卢森堡						
墨西哥	4.3	4.0	3.9	4.0	2.8	
荷兰	9.6	9.2	9.0	8.8	7.7	
新西兰	14.8	14.8	14.5	14.6		
挪威	16.8	16.5	16.3	16.2	14.8	15.5
波兰	17.9	18.2	17.3	16.8	12.6	
葡萄牙			8.3	8.7	7.4	
斯洛伐克	19.7	19.5	19.1	18.9	15.5	
斯洛文尼亚	18.3	17.6	17.5	17.3	14.3	
西班牙	10.4	10.4	10.5	10.3	9.0	
瑞典	14.6	14.0	13.9	13.7	12.8	
瑞士	17.2	17.1	17.0	16.9	15.9	
土耳其	16.8	16.9	16.6			
英国	12.8		12.9			
美国						
巴西						
印度						
印度尼西亚						
俄罗斯	22.4	22.2	22.4	22.2		
南非						

数据来源：https://stats.oecd.org/.